DIAGNOSTIC ET TRAITEMENT

DES

RÉTRÉCISSEMENTS

DE L'ŒSOPHAGE

ET DE LA TRACHÉE

Dʳ JEAN GUISEZ

DIAGNOSTIC ET TRAITEMENT

DES

RÉTRÉCISSEMENTS

DE L'ŒSOPHAGE

ET DE LA TRACHÉE

Avec 216 figures et 2 planches en couleurs

MASSON ET Cⁱᵉ, ÉDITEURS
LIBRAIRES DE L'ACADÉMIE DE MÉDECINE
120, BOULEVARD SAINT-GERMAIN, 120, PARIS, VIᵉ
1923

PRÉFACE

L'œsophagoscopie ayant rendu possible un diagnostic *de visu*, vérifié dans les cas de doute par l'extraction d'un fragment pour le contrôle biopsique, alors que jusqu'à l'introduction de cette méthode on n'avait que l'examen nécropsique, devait modifier considérablement les idées que l'on se faisait jusque-là sur la pathologie œsophagienne et la créer pour ainsi dire de toutes pièces.

Tout en tenant compte dans la plus large mesure, des travaux de nos devanciers, le présent travail est basé principalement sur nos observations personnelles.

Depuis le début de l'année 1903, c'est-à-dire depuis presque 20 ans, nous avons examiné, soigné, ou opéré sous l'œsophagoscopie, un grand nombre de malades œsophagiens, et le nombre total de nos observations dépasse actuellement 2.500.

Un point qu'il faut avoir présent à l'esprit chaque fois que l'on essaie de débrouiller la pathogénie des affections œsophagiennes, c'est que l'œsophage mort ne peut servir de base à l'étude de l'organe vivant. C'est en procédant de cette façon que des générations ont vécu sur cette idée que l'œsophage était un simple canal virtuel.

L'œsophagoscope nous a montré que, sur le vivant, la conformation, l'aspect de l'œsophage semblent tout à fait différents de ce qu'ils sont sur le cadavre. Ce n'est pas un simple conduit, mais une *véritable cavité*. Il est en effet nettement cavitaire à sa partie moyenne et pendant une grande partie de son trajet et tubulaire seulement à ses deux extrémités. Cette disposition donne la clef de faits pathologiques jusqu'ici peu expliqués : la fréquence de localisation des corps étrangers dans les deux portions tubulaires supérieure et inférieure, le siège de prédilection des brûlures par caustiques déglutis et des sténoses inflammatoires en ces deux régions, c'est-à-dire en les points les plus étroits.

La **Physiologie** nous enseigne en outre que c'est un **véritable organe** qui possède un rôle évident dans la déglutition des aliments, en particulier des aliments solides. La bouche œsophagienne s'ouvre au-devant du bol alimentaire, le happe pour ainsi dire, le conduit dans l'œsophage proprement dit, qui le chasse vers le cardia par des mouvements péristaltiques. Dans la région du cardia qui commence à la traversée diaphragmatique, nouvel arrêt, mais peu accentué, néanmoins il doit s'ouvrir spontanément pour chasser les aliments vers l'estomac.

L'œsophage a donc un *rôle tout à fait actif* dans la déglutition des solides et parfois des liquides.

En outre, l'existence d'un sphincter supérieur et inférieur, d'une fermeture constante de la bouche de l'œsophage en particulier, jette un jour tout nouveau sur la pathogénie des spasmes de l'œsophage, des diverticules et des grandes dilatations dites autrefois idiopathiques de l'œsophage.

Enfin l'œsophagoscope nous a permis de décrire une variété de sténose à peine mentionnée dans les traités classiques et qui cependant est la plus fréquente après le cancer : les *sténoses inflammatoires de l'œsophage*.

S'appuyant sur les données fermes d'un diagnostic précis et d'une pathogénie rationnelle, la thérapeutique des rétrécissements de l'œsophage a fait, elle aussi, de réels progrès. Il est possible, sous endoscopie, de traiter de façon efficace les rétrécissements cicatriciels et inflammatoires de l'œsophage et d'instituer dans le cancer de cet organe une thérapeutique qui nous a donné les résultats les plus encourageants puisque, dans un certain nombre d'entre eux, on peut maintenant prononcer le mot de guérison.

INTRODUCTION

La plupart des affections de l'œsophage étant sténosantes, dans ce livre
sur les rétrécissements de l'œsophage nous serons amené à décrire toutes
celles dans lesquelles un grand symptôme clinique domine, la dysphagie.
Mais si en général le rétrécissement est provoqué par une véritable
altération des parois de ce conduit, celui-ci peut être aussi déterminé par
des affections, des tumeurs du voisinage qui compriment et même envahissent l'œsophage.

De là, la division des rétrécissements de l'œsophage en deux groupes :

1° **Les rétrécissements intrinsèques** qui sont dus à une altération
des parois de l'œsophage. La cause de toutes la plus fréquente, c'est le
cancer de l'œsophage qui occupe dans notre statistique plus des deux tiers
des cas qui nous furent envoyés pour un examen œsophagoscopique. A ce
groupe se rattachent les tumeurs bénignes qui ici comme ailleurs peuvent
à un moment donné, subir une transformation maligne. Viennent ensuite
les *sténoses cicatricielles traumatiques*.

Mais à côté de ces deux grandes causes de sténoses, il est toute une série
d'affections qui valent une description toute spéciale, dont quelques-unes
ont pris une entité clinique, depuis l'œsophagoscopie qui a révélé leur
fréquence. En premier lieu, les **sténoses spasmodiques** et **inflammatoires**, enfin comme raretés, les **sténoses congénitales**, certaines altérations pathologiques telles que les **phlegmons**, la **tuberculose**, la **syphilis**,
l'**actynomycose** de l'œsophage.

2° **Les rétrécissements extrinsèques** sont dus à la compression par
une tumeur du voisinage, **goitre, anévrisme aortique, adénopathie,
phlegmon périœsophagien,** etc.

LES RÉTRÉCISSEMENTS

ET LES

STÉNOSES DE L'ŒSOPHAGE

CHAPITRE PREMIER

MODES D'EXPLORATION DE L'ŒSOPHAGE

Bien qu'actuellement les seuls moyens couramment employés pour l'œsophage soient le cathétérisme, les rayons X et l'œsophagoscopie, nous ne pouvons passer sous silence des modes d'examen qui paraissent aujourd'hui surannés, la palpation et l'auscultation de l'œsophage.

I. — INSPECTION, PALPATION, AUSCULTATION DE L'ŒSOPHAGE

Il n'y a guère que dans sa portion tout à fait supérieure cervicale, que l'œsophage peut être soumis à ces modes d'exploration directe et dans la majeure partie de son étendue pour en étudier les modifications pathologiques, on doit avoir recours aux trois grandes méthodes dont nous avons parlé plus haut, grâce auxquelles il est possible d'effectuer véritablement l'inspection ou la palpation médiates de l'œsophage.

1° Un diverticule plein d'aliments peut gonfler la partie latérale du cou et être perçu à la simple *inspection*.

2° La *possibilité de sentir* certaines modifications pathologiques de la partie cervicale de l'œsophage permet à la *palpation* de donner quelques renseignements utiles. C'est ainsi que l'on peut percevoir (principalement chez l'enfant) un corps étranger arrêté dans la portion cervicale de l'œsophage; une tumeur, un diverticule peuvent être ainsi reconnus. On s'en rend surtout compte si l'on fait exécuter au patient des mouvements de déglutition qui en plus entraînent une ascension du conduit et permettent ainsi d'explorer les 5 ou 6 centimètres de la partie supérieure de ce conduit.

En outre, par le *toucher intrabuccal*, il est possible chez l'enfant d'atteindre l'orifice supérieur de l'œsophage, de sentir un corps étranger arrêté au niveau du châton cricoïdien et de l'extraire à l'aide d'une pince conduite sur la pulpe de l'index. Chez l'adulte, cette exploration est, en général, impossible, l'orifice supérieur étant distant d'au moins 15 centimètres des arcades dentaires.

La *percussion* fournirait également quelques renseignements intéressants (Rosenheim) dans certains cas de tumeurs, et de diverticules de l'œsophage ; un diverticule de l'œsophage donnerait une zone de sonorité quand il est rempli d'air et de la matité quand il est rempli de liquide. De même on pourrait noter dans certains cas de la matité de chaque côté de la colonne vertébrale en cas de tumeur ou de dilatation de l'œsophage lorsque celle-ci est remplie de liquide. Nous n'avons jamais vérifié ces constatations de Rosenheim.

3° *L'auscultation de l'œsophage* donne, quelquefois, des indications plus précises (Hamburger). Si, chez un sujet normal, l'on ausculte à l'aide d'un sthétoscope le long du bord gauche de la colonne vertébrale, à hauteur de la partie moyenne de l'œsophage entre la 1re et la 8° dorsale pendant la déglutition d'une gorgée de liquide, on entend nettement deux bruits, qui ressemblent, le premier à une sorte de glissement et le second à un bruit de glouglou. Chez ce sujet normal, le premier se produit au début de la déglutition, le deuxième six à huit secondes plus tard. En cas de rétrécissement, le deuxième bruit, durant plus longtemps qu'à l'état normal, est retardé et peut n'être perçu que trente-huit à quarante secondes après, donnant la sensation de la pénétration de liquide à travers un orifice rétréci, s'accompagnant d'un bruit de gargouillement ; il peut même ne pas exister, en cas de sténose serrée du cardia.

Mais ce signe n'existe, de façon nette, que lorsqu'il n'y a qu'un seul rétrécissement et bas situé.

Revidseff (1) a indiqué un signe qui serait plus précis. Si après le deuxième bruit, on ordonne au malade de faire un ou plusieurs mouvements de déglutition, on entend un bruit de glouglou, à chacune de ces contrac-

____

(1) Revidseff. *Berlin. klin. Woch.*, 13 avril 1903.

tions, qui peut se reproduire plusieurs fois, lorsque le rétrécissement est très serré.

Bien plus faciles à percevoir sont, à notre avis, les bruits de *gargouillement* qui accompagnent la déglutition, lorsqu'il y a dilatation sus-jacente au rétrécissement, que le malade perçoit lui-même et qui dans le cas de diverticule *cervical* peuvent même être entendus à distance ; ils sont caractéristiques. Les contractions brusques de l'œsophage amènent ce bruit par la pulsion du liquide à travers la sténose, liquide que vient remplacer l'air.

Lorsqu'il y a grande dilatation œsophagienne, si l'on fait avaler une certaine quantité de liquide et qu'on secoue le thorax du malade, on peut entendre un véritable bruit de *succussion œsophagienne*.

L'auscultation ne fournit en somme de signes valables que dans certains cas déterminés nous renseignant quand il y a un seul rétrécissement, dilatation sus jacente, etc. ; on ne lui attribue plus aujourd'hui une grande valeur en présence des moyens plus perfectionnés dont nous disposons.

II. — DU CATHÉTÉRISME DE L'ŒSOPHAGE (1)

Depuis que la radioscopie et surtout l'œsophagoscopie ont complètement éclairé la pathologie de l'œsophage, convient-il de conserver le simple cathétérisme comme mode d'exploration de ce conduit.

Tout comme pour l'urètre, ce cathétérisme **dit à l'aveugle** doit continuer à être employé à la fois comme mode très précieux d'examen (**cathétérisme explorateur**) et comme mode thérapeutique de la plupart des sténoses de l'œsophage (**cathétérisme dilatateur**), à la condition : 1º de se servir d'une instrumentation appropriée à la fragilité toute spéciale des parois de ce conduit ; 2º de se soumettre à une technique tout à fait précise dont nous essaierons de fixer les règles et, 3º de ne pas trop demander à ce mode de diagnostic et de thérapeutique qui présente des **indications** et des **contre-indications** très nettes.

1º *Le cathétérisme explorateur.*

Le **cathétérisme explorateur**, véritable toucher médial de la cavité œsophagienne, doit à quelques exceptions près que nous énumérerons plus loin, rester le premier mode d'examen dans toutes les sténoses de l'œsophage ; il nous fixe exactement sur leur **siège** et nous permet même d'en présager la **nature**.

(1) Voir Guisez : Du Cathétérisme, *Paris Médical*. nº du 30 août 1919.

a) *Instrumentation*. — Le toucher digital n'arrivant qu'à grand'peine à la jonction du pharynx et de l'œsophage, on a dû pour explorer ce conduit, avoir recours à des instruments prolongeant en quelque sorte le doigt, à des **explorateurs**. Le cathétérisme fait à l'aide de ces instruments a été pendant longtemps le seul mode d'exploration de l'œso-

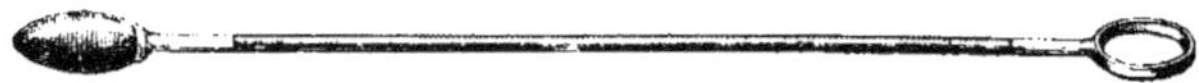

Fig. 1. — Ancien cathéter de l'œsophage. Boule d'ébonite montée sur tige en baleine.

phage. Pour le pratiquer, lit-on dans les classiques, on se sert couramment d'une tige pleine sur l'extrémité de laquelle on peut visser une série d'olives en ivoire de diamètre variable (V. fig. 1). La tige doit présenter une certaine rigidité, et généralement on emploie les tiges en baleine et il est encore malheureusement trop courant que le médecin pour acquérir un renseignement facile **passe une olive dans l'œsophage**. Si celle-ci ne passe pas, il en visse une autre plus petite jusqu'à ce qu'il ait franchi

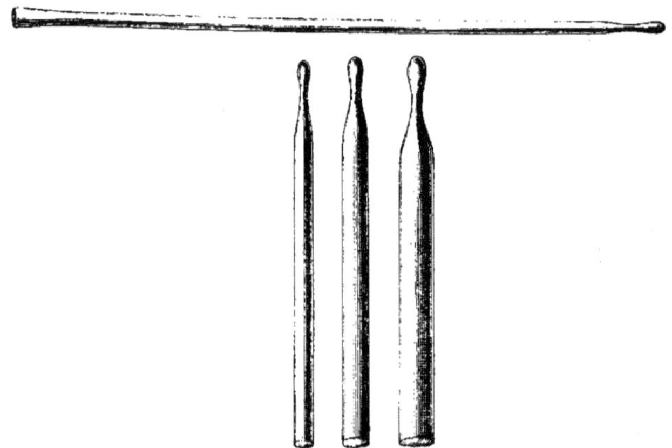

Fig. 2. — Bougies en gomme à extrémité olivaire pour le cathétérisme et la dilatation de l'œsophage.

la sténose, sinon il pense que la sténose est « infranchissable ». Encore si dès le plus petit obstacle senti d'une main experte il s'arrêtait, il n'y aurait pas à proprement parler de grand danger, mais il essaie de le franchir et dans les mains des anciens opérateurs c'était un mode de dilatation couramment usité.

Nous n'avons pas besoin de citer les cas malheureux pour condamner définitivement cette méthode. Il suffit de savoir que l'œsophage même en dehors de la fragilité toute spéciale que lui donnent certains états patholo-

giques (ulcérations cancéreuses, poches anévrysmales) peut se rompre avec
la plus grande facilité au niveau de la paroi d'une rétrodilatation
pour condamner définitivement toutes les pratiques de cathétérisme avec
des instruments rigides et
en particulier l'explorateur
à boule.

Sous l'empire de cette
crainte on fit des essais
d'exploration avec *des sondes en caoutchouc, beaucoup
trop molles* pour pouvoir
donner un renseignement
utile : il était dangereux,
d'autre part, de les rendre
rigides à l'aide de mandrins
métalliques qui pouvaient
perforer la sonde à un moment donné.

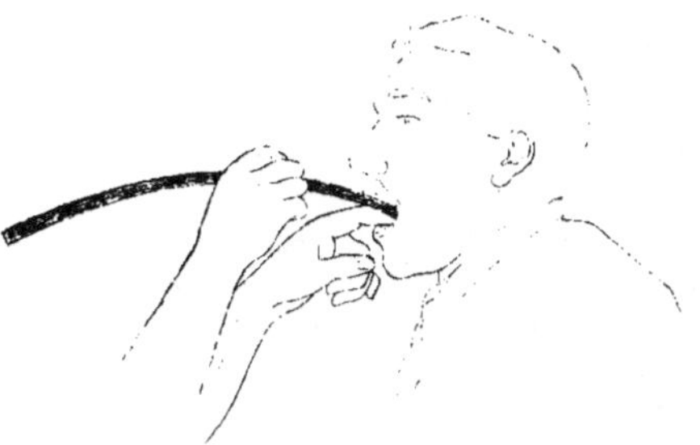

Fig. 3. — Cathétérisme de l'œsophage. Bonne
position de la tête (celle-ci doit être dans la
rectitude).

En vue d'explorer l'œsophage, on a construit des cathéters coudés, pour
pénétrer et mesurer les diverticules, des sondes armées de cire pour épou-
ser la forme de la sténose (Holmes).

Actuellement le seul instrument que l'on soit autorisé à employer, c'est
la *bougie molle en gomme cylindroconique à extrémité olivaire*. Cette bougie
doit être exactement calibrée, souple à l'état ordinaire et ramollie en la
trempant quelques instants
avant de s'en servir dans de
l'eau bouillante ce qui constitue d'ailleurs le mode de
stérilisation le plus simple
et le plus pratique.

b) *Technique*. — Pour
explorer l'œsophage on emploie un numéro moyen du
26 au 30 et les bougies sont
placées sur un champ stéri-
lisé à portée de l'opérateur.
Le malade sera à jeun, on
lui fait enlever ses pièces
dentaires, s'il y a lieu. Il est
assis la tête exactement ver-

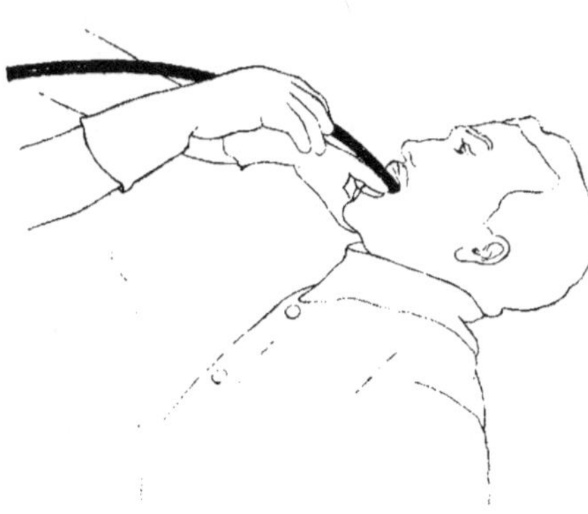

Fig. 4. — Mauvaise position de la tête,
trop renversée en arrière.

ticale ou mieux légèrement infléchie en avant, de façon à régulariser la
courbe brusque qui de la sixième vertèbre cervicale s'étend aux deux
premières dorsales : le renversement en arrière, position que prend
le malade instinctivement expose en effet à la pénétration dans les voies
aériennes (V. fig. 3 et 4).

De la main droite la bougie dont l'extrémité aura été lubréfiée d'huile d'olive stérilisée, tenue vers son tiers inférieur est introduite au fond de la gorge tandis que la main gauche qui pendant toute la manœuvre va être solidaire de la main droite déprime la base de la langue et dirige l'extrémité de la bougie de façon à ce qu'elle suive la paroi postérieure du pharynx. On rencontre souvent un peu de difficulté à pénétrer avec la bougie molle dans la bouche de l'œsophage surtout chez les sujets nerveux chez qui cet orifice se spasmodie avec la plus grande facilité. On atténue cet inconvénient en faisant respirer largement le patient ou en lui faisant tirer la langue ; l'anesthésie locale avec la cocaïne à 1/20e en badigeonnage de l'hypopharynx et de la bouche de l'œsophage avec un long porte coton courbe dit laryngé est indiquée dans les cas difficiles.

Mais dans la majorité des cas la bougie maintenue simplement au contact pénètre d'elle-même dans l'œsophage ; elle glisse ensuite et tombe véritablement à travers la portion thoracique toujours dilatée « cavitaire » (1), à peine perçoit-on un peu de résistance au niveau du cardia. Si la bougie bute, retirez-la de quelques centimètres, et enfoncez-la de nouveau pour être assuré qu'il ne s'agit pas d'un pli ou d'une valvule pariétale. Quand au bout de quelques secondes l'obstacle ne s'ouvre pas, vous pouvez affirmer qu'il y a sténose organique. Ces manœuvres doivent être faites avec la plus grande légèreté de main et il faut savoir s'arrêter à la moindre résistance.

Le cathétérisme nous fixe donc *sur l'existence d'un rétrécissement* organique. En retranchant de la longueur totale de la bougie qui a pénétré 16 centimètres, distance de l'orifice supérieur de l'œsophage aux arcades dentaires supérieures on aura *le siège exact* de la sténose. Cette notion de siège est des plus importantes, elle nous en laisse jusqu'à un *certain point présager la nature :* nous verrons que les rétrécissements spasmodiques (et inflammatoires consécutifs) siègent en deux points d'élection, 1° au niveau de la bouche œsophagienne et 2° dans la région cardiaque. Si la bougie s'arrête en tout autre point, neuf fois sur dix il s'agit d'un épithélioma, les sténoses par compression (adénopathie trachéobronchique, tumeurs du médiastin) étant très rares.

C'est *tout ce que l'on doit demander au cathétérisme explorateur* en cas de sténose de nature indéterminée ; tout au plus est-on autorisé dans les formes cicatricielles à étiologie bien nette, en essayant plusieurs bougies de calibre décroissant, à franchir le rétrécissement et l'on aura ainsi une

---

(1) Il est utile de se rappeler la conformation de l'œsophage normal tel que nous le montre l'œsophagoscope avec sa bouche œsophagienne, sa partie moyenne dilatée véritablement cavitaire, sa région cardiaque légèrement étranglée au niveau de l'anneau diaphragmatique. Les rétrécissements normaux bronchique aortique ne sont pas plus sensibles au cathétérisme qu'ils ne sont visibles à l'œsophagoscope.

notion sur le degré, sur le nombre des rétrécissements. Si aucune bougie ne peut pénétrer, il est dit *infranchissable*.

Il est évidemment quelques causes d'erreur par le simple cathétérisme. L'instrument peut buter sur une bride latérale qui n'obstrue que partiellement la lumière de l'œsophage : retirer alors la sonde et la réintroduire en changeant la direction. La bougie peut pénétrer ou se replier dans un cul-de-sac qui descend plus bas que la sténose elle-même, on s'en méfiera chaque fois que la bougie sort repliée sur elle-même. *L'excentricité du pertuis,* reliquat de la lumière œsophagienne, peut le rendre impénétrable. En cas de rétrécissements multiples, si le centre de ceux-ci n'est pas exactement superposé, la bougie peut franchir le premier et buter sur le second. Le *spasme secondaire* qui est particulièrement réveillé au contact de la bougie qui veut franchir l'orifice du rétrécissement augmente momentanément la sténose et peut la faire croire infranchissable. Un anneau de spasme secondaire peut arrêter la sonde bien au-dessus du rétrécissement proprement dit, cela de façon durable, lorsqu'il y a contracture spasmosdique.

Le cathétérisme explorateur est très difficile à pratiquer chez l'enfant, il convient qu'il soit bien exactement immobilisé assis sur les genoux d'un aide, un ouvre-bouche empêche qu'il ne morde l'opérateur.

Accidents. Contre-indications. — Le seul accident ou plutôt incident possible du cathétérisme fait suivant ces règles est la *pénétration de la bougie dans les voies aériennes :* on en est immédiatement averti par une quinte de toux et de la suffocation (1). C'est qu'alors le patient avait la tête en mauvaise position trop inclinée en arrière ce qui amène l'axe de la bouche en continuité directe avec celui du trachéolarynx (V. figure 4); une paralysie laryngée favorise cet accident et il est utile de faire précéder toute exploration de l'œsophage par un examen du larynx au miroir qui nous permet de reconnaître une paralysie récurrentielle si fréquente dans les sténoses épithéliomateuses ou par compression.

On a signalé des *ruptures de parois friables*, des *hémorragies* mortelles, des médiastinites suppurées consécutives à un simple cathétérisme. Une perforation complète de l'œsophage n'est du reste pas nécessaire pour amener la production de ces complications ; il suffit d'un simple traumatisme, d'une érosion. Nous croyons qu'elles sont dues surtout à l'emploi d'instruments défectueux, en particulier les instruments rigides, et *les boules en ivoire,* à l'extrémité de tiges en baleine, encore communément employées, ont donné lieu à bien des méfaits. Elles *devraient*

---

(1) M. Hartmann dans le « Traité de Duplay et Reclus » rapporte l'erreur commise par un maître dans les Hôpitaux, qui, cathétérisant une malade avec une olive était arrêté toujours au même point, avait porté le diagnostic de sténose cicatricielle infranchissable de la portion thoracique de l'œsophage alors qu'il s'était engagé chaque fois dans le larynx et qu'il butait avec le cathéter sur l'éperon de la bifurcation trachéale.

être proscrites de l'arsenal chirurgical. L'olive qui veut franchir une sténose sur conducteur rigide, ne peut appuyer sur une paroi friable sans crainte de la rompre. Au contraire, la bougie molle en gomme se replie en pareil cas et si les données qu'elle fournit sont un peu moins précises, elle doit être toujours préférée.

Il est des **contre-indications absolues du cathétérisme** explorateur : lorsqu'il y a des signes cliniques nets d'ectasie aortique, le diagnostic sera alors affirmé par la radiographie ou même l'œsophagoscopie qui permet de voir la tumeur à distance sans la toucher ; l'œsophagite douloureuse ; une brûlure récente de l'œsophage et l'on doit admettre comme règle que l'on ne doit introduire d'instrument dans l'œsophage que lorsque les lésions pariétales se sont consolidées, c'est-à-dire au moins un mois après la brûlure.

Enfin, si l'on soupçonne **l'existence d'un corps étranger** l'on peut être tenté de pratiquer le cathétérisme dans un but diagnostic, le spasme dont il est cause amenant à son niveau une véritable sténose, ou même dans un but thérapeutique pour essayer de le refouler dans l'estomac ; ces deux pratiques doivent être condamnées d'une façon absolue : le renseignement est souvent nul, la bougie pouvant passer entre le corps étranger et la paroi et cette manœuvre est dangereuse en cas de corps pointu. Nous avons œsophagoscopé plusieurs malades chez lesquels le cathétérisme avait été particulièrement nuisible. Tout récemment nous avons enlevé avec beaucoup de difficulté un os pointu qui était enfoncé sous la muqueuse de la paroi postérieure, il n'émergeait qu'une toute petite pointe de 1 ou 2 millimètres. Nous avons eu beaucoup de peine à extraire sous l'endoscopie cet os qui mesurait 3 centimètres de long : le passage d'une bougie exploratrice n'était pas étranger à cet enclavement qui a failli être définitif. Durant la guerre nous avons été envoyé pour débrouiller un cas particulièrement difficile où l'explorateur à boule avait chassé dans la trachée un petit os qui était primitivement dans l'œsophage et qui avait de la sorte échappé à une œsophagotomie externe !

Le cathétérisme explorateur doit être soumis à des règles précises, à cette condition il nous donne des renseignements exacts. Il nous guide de plus dans le choix du tube à employer (qui doit toujours être le plus court possible) pour l'examen œsophagoscopique. Le cathéter manié d'une main avertie est tout à fait inoffensif et, pour notre part, nous n'avons jamais eu à regretter le plus petit inconvénient à sa suite et, d'un autre côté, les données qu'il nous a fournies ont toujours été reconnues exactes sous l'endoscopie qui a suivi.

2° Le cathétérisme dilatateur.

Au point de vue thérapeutique, le cathétérisme est encore le meilleur mode de traitement des sténoses de l'œsophage mais il ne doit être appliqué que suivant certaines règles très précises et il ne comporte qu'un certain nombre d'indications ; et quelle que soit la cause de la sténose même dans les rétrécissements cicatriciels avérés elles doivent être *posées uniquement par l'œsophagoscope*. Ce n'est qu'après avoir fait un diagnostic exact de lésions actuelles que l'on sera autorisé à l'entreprendre.

Ceci posé quelles sont les affections de l'œsophage qui peuvent bénéficier du cathétérisme dilatateur : 1° au premier rang, ce sont les *sténoses cicatricielles* par brûlures, caustiques ou par traumatismes ; 2° les sténoses spasmodiques et les *sténoses inflammatoires* qui leur sont consécutives (1).

1° Dans les **sténoses cicatricielles** la thérapeutique doit avoir un double but : *a*) recalibrer l'œsophage, indication souvent d'urgence pour permettre l'alimentation et *b*) viser à supprimer les altérations de la paroi (lésions cicatricielles et scléro-inflammatoires). Le traitement idéal sera donc celui qui remplira ces deux propositions ; disons tout de suite que la première et la plus importante d'ailleurs est la plus facile à atteindre et en particulier il est remarquable de constater combien est souvent faible le calibre d'un œsophage qui permet une alimentation à peu près normale.

On a définitivement abandonné comme inefficaces et dangereux tous les anciens procédés de *dilatation rapide* agissant par *divulsion* se faisant soit à l'aide de boules de calibre croissant (dilatateurs de Duguet, de Velpeau, de Verneuil), soit par des dilatateurs mécaniques, sortes de pinces dont les mors s'écartent au niveau de la sténose (appareils de Lefort, Flechter). Tous peuvent déterminer des lésions graves de la paroi de l'œsophage. C'est encore à la bougie cylindroconique olivaire en gomme demi-molle que l'on doit avoir recours en appliquant à l'œsophage la méthode qui est d'un usage courant pour l'urètre c'est-à-dire *dilatation lente et progressive*.

Au point de vue technique on doit suivre les règles que nous avons indiquées plus haut pour le cathétérisme explorateur. Les bougies doivent s'engager librement et sans forcer dans le rétrécissement et il y a là une sensation caractéristique pour une main habituée. Dans une même séance on ne passera que deux ou trois bougies en commençant par un numéro inférieur à celui auquel on a été amené dans la séance précédente et on laissera trois ou quatre jours entre chacune de ces séances.

Mais le cathétérisme à l'aveugle est souvent en défaut et malgré des tentatives répétées la bougie ne peut pénétrer dans le pertuis reliquat de la lumière de l'œsophage. C'est ici qu'intervient utilement l'œsophagoscope qui permet de faire véritablement un *cathétérisme de visu* et actuellement on doit poser comme règle absolue que tout cathétérisme dilatateur doit au moins dans les premières séances être fait œsophagoscopiquement. Dans le chapitre des sténoses cicatricielles, nous indiquerons les moyens

(1) Voir *Presse Médicale*. 4 juin 1917, Les sténoses inflammatoires de l'œsophage.

de retrouver ce pertuis : déplissement de la muqueuse sous l'extrémité du tube, issue de mucosités qui sortent sous l'influence des contractions œsophagiennes et stomacales, etc.

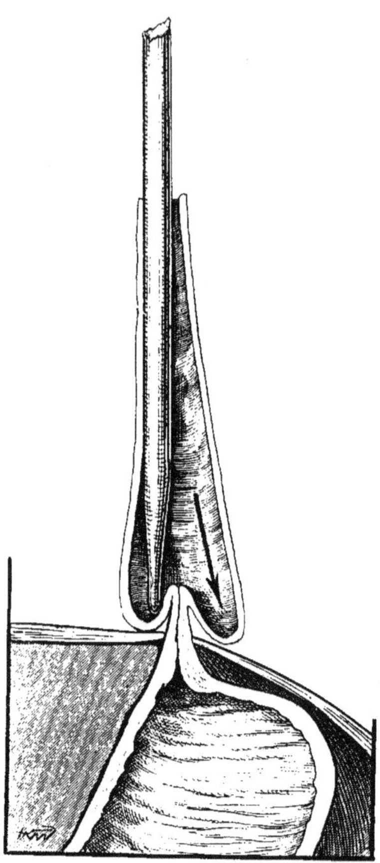

Fig. 5. — Culs-de-sac latéraux montrant la difficulté et le danger du cathétérisme à l'aveugle dans le cas de grande dilatation de l'œsophage.

Le nombre des rétrécissements impossibles à franchir de haut en bas est devenu grâce à l'endoscope tout à fait infime (3 cas sur 185 sténoses cicatricielles que nous avons eues à soigner). Le pertuis une fois reconnu, il faut dans les cas difficiles faire œuvre de grande patience pour réussir à le cathétériser avec la filiforme. La cocaïnisation locale du pourtour du pertuis aide au cathétérisme en faisant tomber le spasme local (1). Quand la bougie s'engage mal, on doit essayer dans une autre direction en faisant varier l'axe de l'œsophagoscope, on pourra se servir de filiformes coudées à leur extrémité. Le *cathétérisme en faisceau*, avec les trois bougies filiformes, détermine parfois une sorte de déplissement de la muqueuse qui permet à l'une d'elles de franchir le pertuis.

L'introduction de la filiforme va être, en effet, *la clé de la cure de la sténose cicatricielle* quels qu'en soient le degré, la forme, et la longueur, à la condition, comme nous le disions déjà dans notre rapport (2) au Congrès de chirurgie de 1912, d'appliquer à l'œsophage ce qui est classique pour l'urètre et de laisser *à demeure* cette bougie pendant tout le temps nécessaire.

Contrairement à ce que l'on pourrait supposer, cette bougie est très bien

(1) Contrairement à ce qu'on pourrait supposer, le chloroforme même très poussé ne fait pas tomber le spasme local.
(2) *Rapport au Congrès de chirurgie*, oct. 1912.

supportée (pendant 12 heures et plus, cela même chez l'enfant). Si le patient est gêné par sa salive au début, comme la bougie ne tarde pas à faire le chemin en dilatant par sa seule présence, le conduit rétréci, il ne tarde pas à la déglutir ; tout comme dans le rétrécissement uréthral, on voit l'urine en rétention de la vessie s'écouler spontanément le long de la filiforme à demeure.

Elle est d'autant plus efficace qu'elle a été engagée librement et sans frottement dans la portion rétrécie ; c'est par sa seule présence qu'elle agit et après une seule séance de filiforme à demeure on est surpris de constater que le rétrécissement est maintenant franchissable à une bougie de trois ou quatre numéros plus grosse.

C'est pour avoir méconnu cette règle pourtant bien simple que certains auteurs ont déclaré ces rétrécissements franchissables *mais non dilatables* ou qu'ils ont cru utile d'avoir recours à des manœuvres beaucoup plus complexes (*cathétérisme rétrograde après ouverture de l'estomac*).

Pour l'introduction de la filiforme, il ne sert à rien d'avoir recours à divers artifices que nous n'avons vu réussir qu'exceptionnellement, et devenus inutiles depuis l'œsophagoscopie, tels que la déglutition du fil porteur d'une petite balle de plomb qui franchissant la sténose servirait de fil d'Ariane pour retrouver le pertuis.

A quel moment est-on **autorisé à remplacer le cathétérisme œso-phagoscopique par le cathétérisme simple ?** Lorsque la sténose se laisse facilement franchir par une bougie n°ˢ 16 ou 17. Nous faisons aussi alors quelques séances d'électrolyse circulaire qui nous ont toujours paru avoir un effet résolutif sur le tissu cicatriciel des sténoses.

Mais le simple fait de laisser à chaque séance la dernière bougie en place pendant un temps très court (un quart d'heure), donne dans les sténoses inflammatoires comme dans les cicatricielles un assouplissement tout à fait remarquable. Ceci semble bien prouver que la sténose est modifiée organiquement bien plus par la seule présence de la bougie que par la dilatation proprement dite (V. chap. II, page 90).

Enfin, donnons comme règle de ne **jamais entreprendre de cathété-risme dilatateur** lorsqu'il y a poussée d'œsophagite, ce qu'il est facile de constater sous l'endoscope par la rougeur inflammatoire dans la poche sus-jacente à la sténose ; des lavages alcalins de l'œsophage seront alors indiqués avant d'entreprendre tout traitement local. C'est de la même manière qu'agit également la gastrostomie qui permet le repos complet de l'œso-phage, elle fait souvent tomber très rapidement le spasme par suite de la disparition de l'œsophagite secondaire. Dans plusieurs cas qui étaient nettement infranchissables même sous endoscope, nous avons ainsi pu réussir à introduire une filiforme de haut en bas après la gastrotomie et la dilatation a pu être continuée régulièrement.

2° Le cathétérisme dilatateur à la simple bougie nous a donné des résultats remarquables dans le traitement des sténoses **spasmodiques**

graves et des sténoses inflammatoires qui leur sont consécutives et nous exposerons plus loin la technique que nous avons suivie dans des cas particulièrement difficiles, technique qui nous a amené à la cure de ces sténoses.

Ce qui semble bien confirmer la théorie pathogénique d'ailleurs généralement admise, que nous avons exposée dans de nombreux travaux depuis

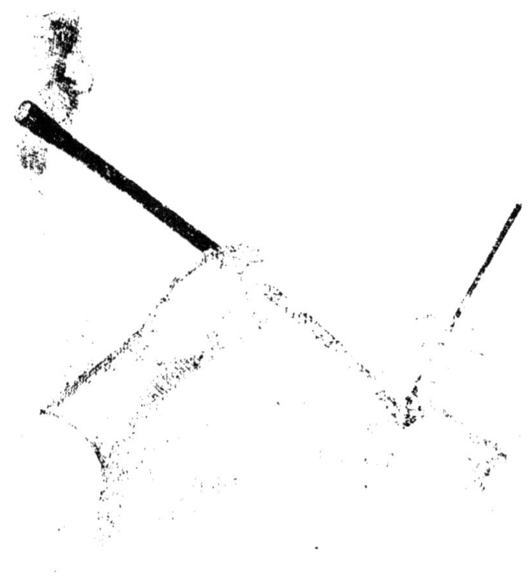

Fig. 6. — Cathétérisme pluribougiraire, la fine bougie introduite au préalable sert de conducteur à la grosse.

1910, qu'il s'agit bien là de sténoses organiques, c'est que toutes ont guéri par un traitement de dilatation locale et qu'avec elles ont disparu petit à petit les rétro-dilatations lorsqu'elles n'étaient pas trop volumineuses.

Le cathétérisme de la bouche de l'œsophage est particulièrement difficile dans les cas de diverticules, la bougie ayant les plus grandes tendances à se replier dans la poche de dilatation et à manquer son but.

On réussit souvent beaucoup mieux avec le toucher que sous la vue. Il faut avec une grande patience, après cocaïnisation locale, essayer d'introduire une bougie nos 11 ou 12 et de franchir la bouche œsophagienne qui

est tantôt rejetée à droite ou à gauche. Ce n'est qu'après de multiples
tâtonnements et souvent après une ou deux séances infructueuses que
l'on y parvient. Dès qu'on a réussi à introduire cette fine bougie, on la
laisse en place, et elle va servir de conducteur pour glisser sur elle avec la
plus grande facilité une bougie beaucoup plus grosse (V. fig. 6) qu'on
laisse à demeure pour dilater la sténose, réalisant ainsi ce que l'on peut

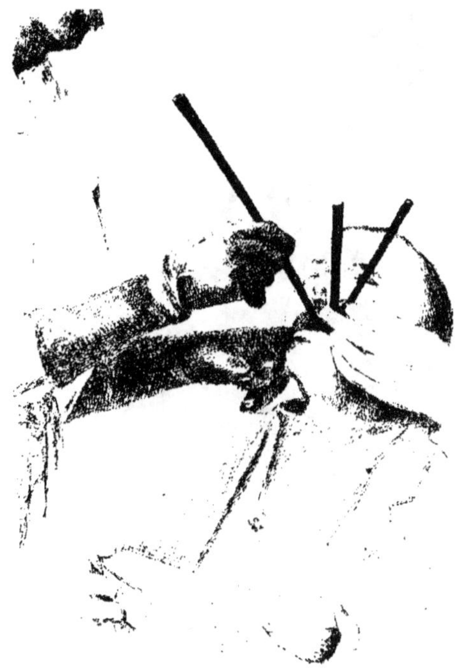

Fig. 7. — Cathétérisme multibougiraire. Introduction successive des trois bougies
la première servant de conducteur aux deux autres.

appeler la **dilatation multibougiraire.** Ou mieux si l'on veut faire de la
dilatation forcée, on pourra introduire successivement trois bougies, les
deux latérales servant de conducteur à la médiane (V. fig. 7 et 8). Il est
facile de se rendre compte qu'en particulier, au niveau de la bouche de
l'œsophage ou du cardia, la dilatation totale sera ainsi bien supérieure à
celle d'une bougie unique de gros numéro, les deux bougies ou les trois
bougies agissant surtout dans le sens transversal (Voir fig. 9 et 10),
sont bien mieux supportées et on peut les laisser pendant quelques
minutes pour qu'elles continuent la dilatation. Au contraire, une grosse

bougie unique qui comprime le chaton cricoïdien est, en général, bien plus pénible.

Dans les **sténoses inflammatoires du cardia**, la thérapeutique sera à peu près la même mais le cathétérisme est généralement beaucoup plus

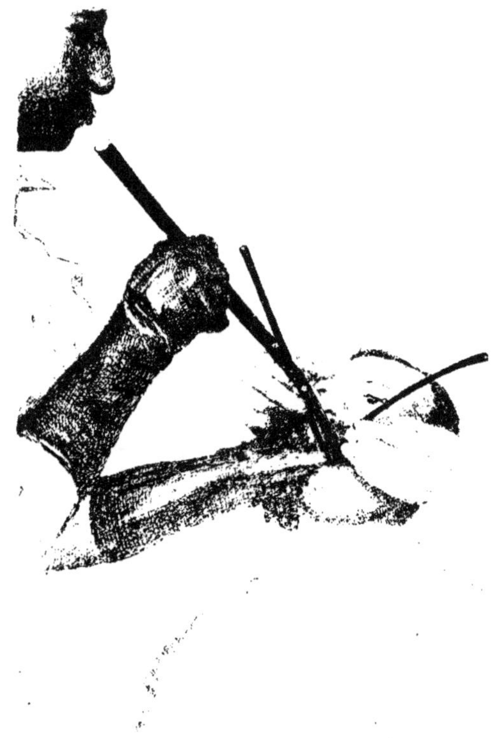

Fig. 8. — Cathétérisme multibougiraire. Les deux fines bougies écartées latéralement servent de conducteur à la grosse.

facile. C'est alors surtout qu'il convient d'avoir posé un diagnostic exact de l'état de la muqueuse dans la poche sus-jacente avant d'entreprendre la dilatation de l'anneau sténosant et souvent des lavages sont nécessaires plusieurs jours au préalable. On emploiera ici également avec succès la manœuvre de la bougie conduite sur la filiforme, la dilatation par les trois bougies, **dilatation multibougiraire** (V. plus loin, page 244).

En outre, les bougies ont le grand avantage de pouvoir être gardées pendant un certain temps à chaque séance de dilatation et c'est là le meilleur traitement de tous les spasmes graves qui sont à la base de toutes les sténoses inflammatoires de l'œsophage et lorsque la dilatation a pu être

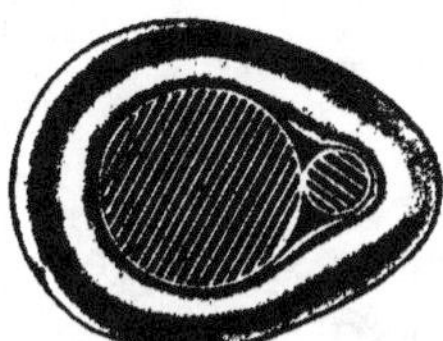

Fig. 9. — Dilatation multibougiraire d'un cardia spasmodié ; la petite bougie sert de guide à la grosse.

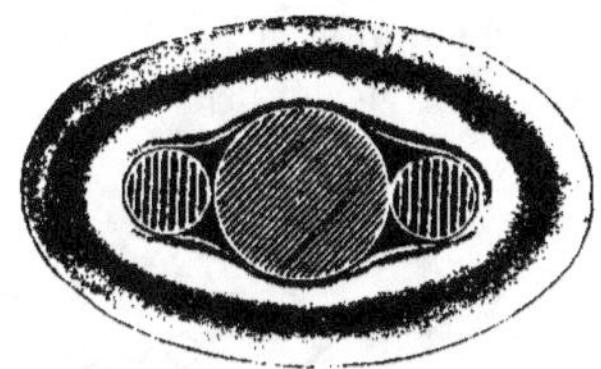

Fig. 10. — Dilatation multibougiraire : deux petites bougies latérales servant de conducteur à la grosse médiane.

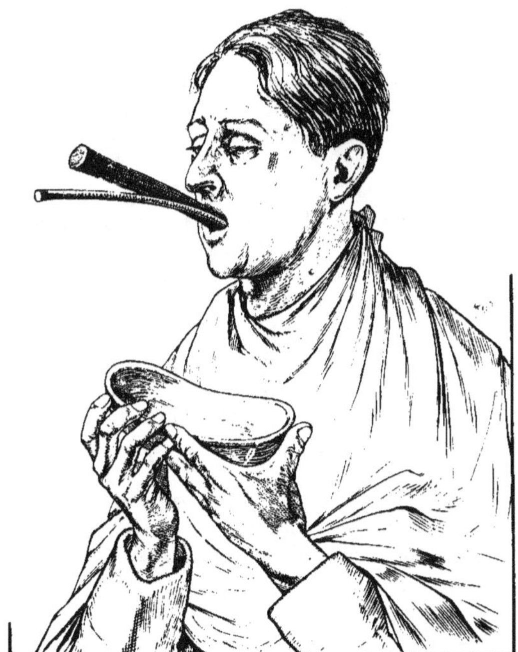

Fig. 11. — Les bougies sont en place et laissées à demeure pendant quelque temps dans l'œsophage (1/4 d'heure).

faite régulièrement et suffisamment longtemps, nous avons pu voir disparaître petit à petit les rétrodilatations et les diverticules secondaires.

Pour conclure le simple cathétérisme mérite d'être conservé comme méthode simple et en somme très précise d'exploration de la cavité œsophagienne et comme le meilleur mode thérapeutique des sténoses cicatricielles, spasmodiques graves et inflammatoires, à la condition d'employer une instrumentation et une technique appropriées à la fragilité toute spéciale des parois de cet organe.

III. — EXPLORATION RADIOGRAPHIQUE ET RADIOSCOPIE DE L'ŒSOPHAGE

A l'état normal, l'œsophage, en raison de sa structure musculo-membraneuse et de la faible épaisseur de ses parois, échappe à l'examen radiologique direct. Mais indirectement, il peut être exploré par l'intermédiaire de substances opaques introduites à son intérieur, mercure, plomb, ou bismuth.

A l'examen direct antéro-postérieur, l'œsophage se trouve inclus entre la colonne vertébrale et l'aorte, d'une part, et le cœur. L'ombre accentuée de ces organes masque celle de l'œsophage, même après ingestion de bismuth.

Pour dégager le médiastin postérieur et explorer l'œsophage aux rayons X, il convient de placer le malade en **position oblique,** antérieure droite ou postérieure gauche, pour mettre en évidence l'**espace clair médian** où se trouve l'œsophage entre l'ombre de la colonne vertébrale. d'une part. et l'ombre cardio-aortique (1). d'autre part. La position oblique antérieure droite est la plus souvent usitée.

Les parois de l'œsophage semblent cependant pouvoir donner une ombre nette dans certaines conditions quand elles sont le siège d'un épaississement qui est toujours d'origine néoplasique. Les taches, plus ou moins espacées sur l'écran, correspondent à des ganglions hypertrophiés et dégénérés.

Les corps étrangers s'aperçoivent dans l'œsophage avec netteté s'ils sont denses (corps métalliques. os volumineux, dentiers en alliage, etc.).

Mais pour l'exploration de l'œsophage proprement dit, on peut, dans l'examen oblique, à l'aide d'une sonde introduite à son intérieur et garnie de mercure ou de grenaille de plomb, en étudier le trajet. L'ombre de la sonde alors se détache très nettement sur l'espace clair médian. L'emploi du **cathéter opaque** permet de reconnaître les déviations, l'allongement de l'œsophage et le siège d'un rétrécissement.

(1) S'il existe une dilatation anévrysmale. on la découvre avec un peu d'habitude. Cette constatation est très précieuse quand on doit pratiquer ultérieurement un examen œsophagoscopique.

Mais généralement aujourd'hui, et depuis les travaux de Holzknecht (1), on emploie comme plus simple et plus inoffensive, la déglutition du bismuth. On fait avaler au malade soit un cachet de bismuth, soit un lait de bismuth.

Pour l'examen des organes intrathoraciques, de l'œsophage en particulier, le choix se portera de préférence sur *l'exploration radioscopique*. Bien mieux que la *radiographie*, l'écran fluorescent représente la vie avec ses ombres mobiles, il permet d'étudier le cheminement du corps opaque dégluti et la physiologie proprement dite de l'œsophage, tandis que les images figées sur une épreuve radiographique ont une immobilité de mort et ne présentent plus que des pièces anatomiques (Béclère).

L'exploration radiologique permet d'obtenir deux ordres de renseignements :

1° Sur le siège du rétrécissement, à l'aide d'un cachet de bismuth ;

2° Sur la longueur, le calibre, la forme du rétrécissement, à l'aide d'un lait de bismuth.

Avant toute exploration, il convient toujours de se renseigner sur l'état du canal aortique, sa dilatation ou son ectasie. La répétition des examens à l'écran a montré la fréquence insoupçonnée des dilatations, des petites ectasies aortiques qui ne se manifestent subjectivement et cliniquement que par une gêne de la déglutition.

A l'état normal, si l'on fait ingérer un cachet de bismuth, on le voit descendre plus ou moins rapidement le long du tube œsophagien, parfois avec quelques ralentissements successifs, mais en l'espace de quelques secondes, à une ou deux minutes il passe dans l'estomac. Le lait de bismuth passe comme un éclair à travers l'œsophage et c'est à peine si l'on peut le voir filer jusque dans l'estomac. Parfois il s'arrête un peu au-dessus du cardia mais, en général, on ne peut saisir son passage à travers l'œsophage et le cardia et on le voit d'emblée dans l'estomac.

Quand il y a rétrécissement de l'œsophage, le cachet de bismuth est arrêté à un point variable du conduit, le plus souvent aux points d'élection des sténoses, aux points normalement rétrécis signalés par Morosow, Mickulicz. Dans ce cas, le cachet s'arrête d'une façon permanente ; parfois on constate des mouvements antipéristaltiques.

Si l'on donne un lait de bismuth, on constate de nouveau un arrêt au même endroit, puis le bismuth traverse le rétrécissement en montrant sa longueur, son calibre (fig. 12-13).

Le bismuth nous renseigne également, d'après la forme et les dimensions variables de la colonne d'ombre au-dessus de la sténose, si celle-ci est précédée d'une *dilatation* de l'œsophage, permettant d'en apprécier les

---

(1) Holzknecht, Zur diagn. der Œsoph. sténose, *Deutsch. Med. Woch.*, 1900, n° 36.

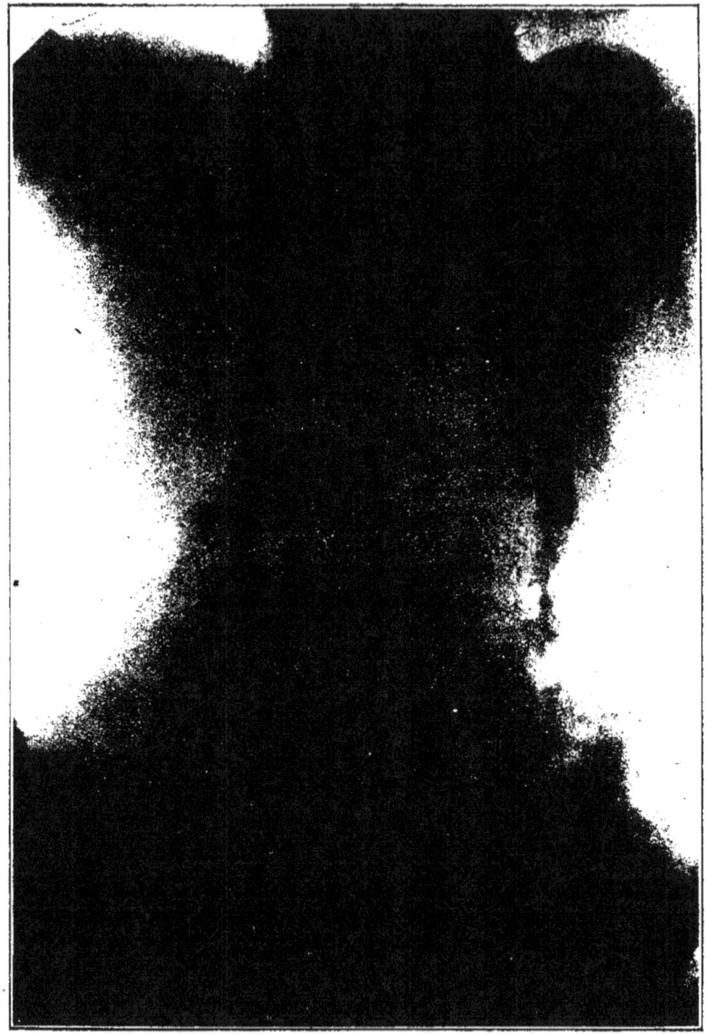

Fig. 12. — Aspect radiographique d'une grande dilatation de l'oesophage [on voit un
mince filet de bismuth couler au travers de la sténose] (Cliché du Dr Gilson,
malade du Dr Pauchet).

dimensions, la forme (fig. 14 et 15). Il est facile également ainsi de révéler la présence de *diverticules*, leur siège, leur origine exacte.

Le diagnostic doit être fait : avec un cancer souvent partiellement perméable au bismuth ; avec un spasme simple dans lequel, après un arrêt plus ou moins long, le **cachet finit** par passer en bloc ; avec une dilatation congénitale de l'œsophage, au-dessus d'un point congénitalement rétréci ; avec un diverticule de l'œsophage, mais ces diverticules siè-

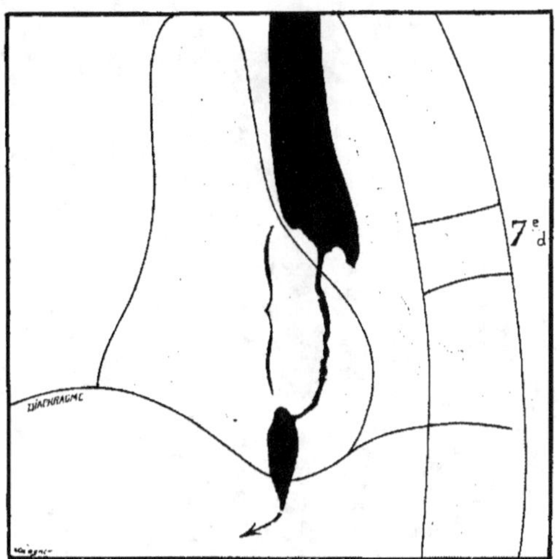

Fig. 13. — Rétrécissement de la partie sus-diaphragmatique de l'œsophage, le mince filet de bismuth indique la longueur et le degré du rétrécissement (schéma radioscopique).

gent très haut et en avant du conduit ; avec l'atonie de l'œsophage, caractérisée par ce fait que les liquides passent mieux que les substances solides (Holzknecht), etc.

Est-il *possible de par les rayons X de préciser la nature d'un rétrécissement* ? Comme nous l'avons vu dans certains cas favorables, il est possible de voir aux rayons X des tumeurs œsophagiennes ; le tissu néo-formé étant de densité plus élevée que le tissu sain, on verrait nettement une ombre à l'écran. Mais, en réalité, la radioscopie ne donne, dans ces cas, que des renseignements très aléatoires et à plus forte raison lorsqu'il n'y a pas de tumeur proprement dite et simplement sténose cicatricielle par exemple (Aubourg).

L'exploration isolée de l'œsophage par les rayons X expose à des erreurs d'interprétation. Ch. Jackson (1) cite le cas d'un malade envoyé avec le

(1) V. Chevalier Jackson, *Peroral endoscopy*, Saint-Louis. 1915.

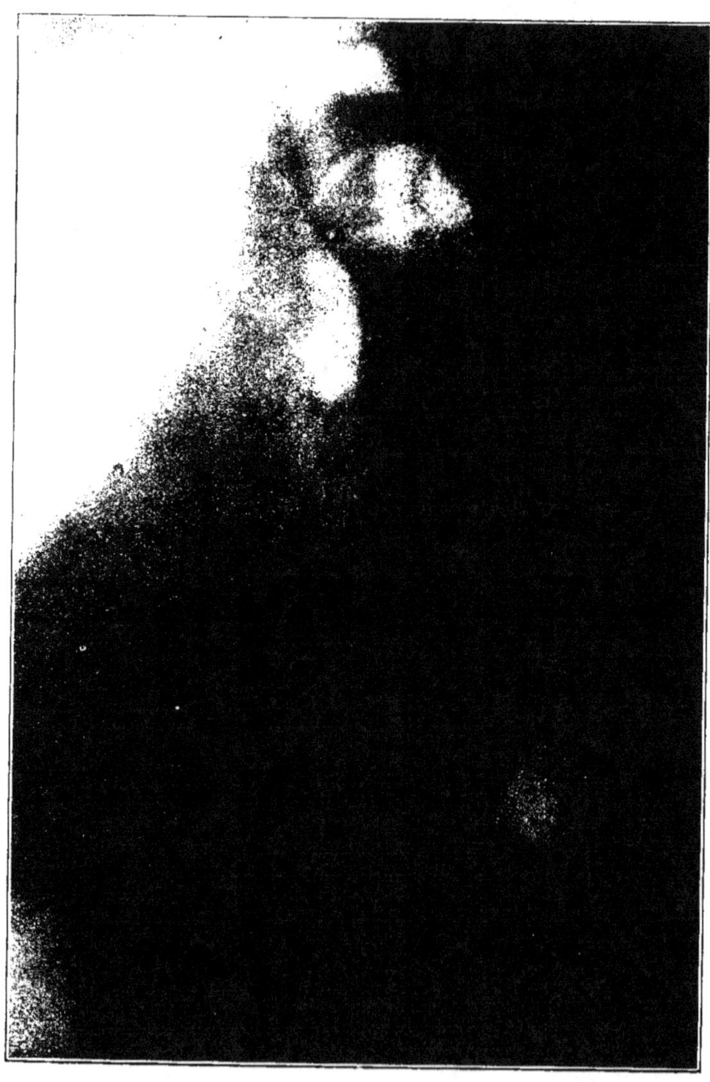

Fig. 14. — Grande dilatation de l'œsophage en position oblique antérieure droite après ingestion de 150 cmc. de mucilage opaque.

diagnostic radioscopique de diverticule susceptible d'être enlevé alors qu'il s'agissait d'une volumineuse dilatation de l'œsophage dans sa région sus-diaphragmatique. La dilatation était pleine d'aliments au moment de l'examen, de sorte que la bouillie bismuthée s'était logée simplement au-dessus de cette masse d'aliments.

De plus, le contrôle œsophagoscopique nous a montré que, quelquefois, des anneaux de contracture spasmodique peuvent tromper sur le siège

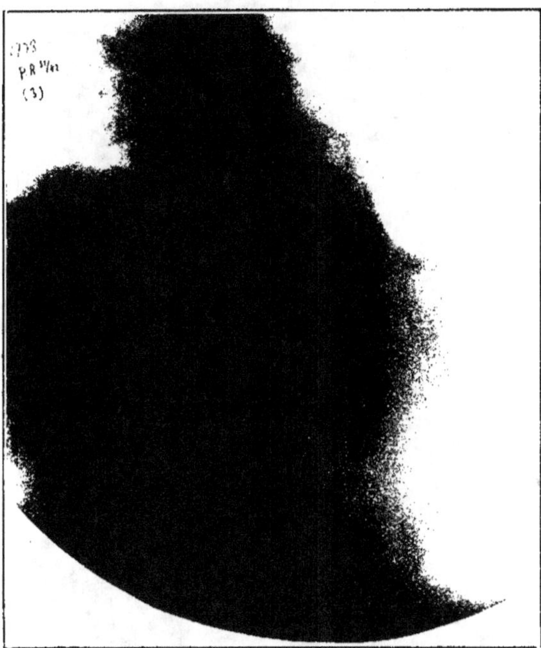

Fig. 15. — Sténose du cardia avec rétrodilatation du tiers moyen de l'œsophage.

exact des rétrécissements, le bismuth se trouvant au-dessus du rétrécissement proprement dit.

Cet examen n'est pas sans inconvénient dans les sténoses serrées et il conviendrait toujours de faire suivre l'exploration à la bouillie bismuthée d'un *lavage abondant de l'œsophage* avec le tube de Faucher ; dans cinq cas, en effet (trois fois dans des cas de cancer, deux fois dans des rétrécissements spasmodiques du cardia), nous avons observé la transformation d'une dysphagie incomplète en dysphagie absolue depuis l'exploration radioscopique au bismuth. Nous avons dû, sous œsophagoscopie, démas-

tiquer le bismuth, qui s'était accumulé au niveau de la sténose très
étroite (1).

Quoi qu'il en soit, cette méthode est d'une grande valeur dans l'exploration des *sténoses de l'œsophage*, nous fixant sur l'existence réelle d'une
sténose organique, son siège exact et l'état de plus ou moins grande dila-

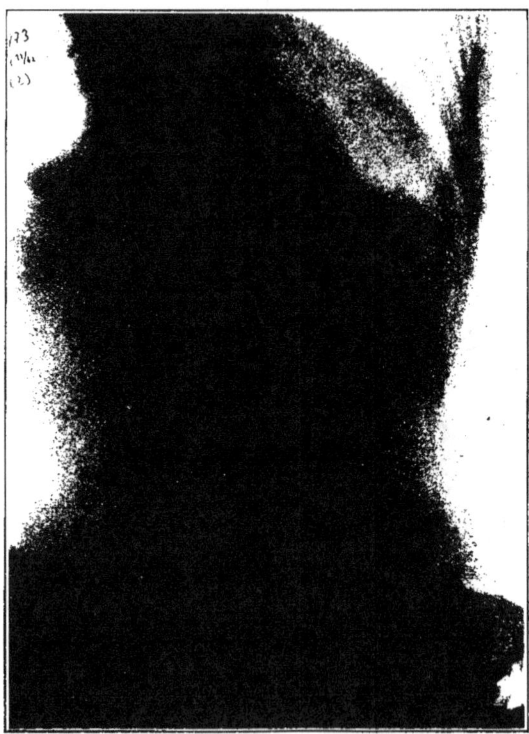

Fig. 16. — Même cas au bout de 30 minutes. L'estomac est rempli.

tation de l'œsophage dans la portion sus-jacente. Elle doit précéder l'exploration œsophagoscopique qu'elle guidera. Elle montrera, du reste, s'il
existe un anévrysme de l'aorte susceptible de rendre dangereux l'introduction d'un instrument rigide (cathéter, tube œsophagoscopique) dans

(1) L'un de ces malades, atteint de sténose cicatricielle du cardia, qui avait
été examiné aux rayons X, à Lyon, a été pris à la suite d'une dysphagie absolue, même à la salive, qui durait depuis trois jours, lorsque nous l'avons examiné et débarrassé à l'œsophagoscope.

ce conduit. Les rayons X peuvent, en somme, préciser l'anatomie morphologique des rétrodilatations et du rétrécissement lui même, mais dans aucun cas, ils ne nous permettent de préciser sa **nature** (1).

C'est à l'exploration œsophagoscopique qu'il convient de s'adresser pour arriver à ce résultat précis.

L'ŒSOPHAGOSCOPIE (²)

L'œsophagoscopie constitue le mode d'exploration le plus exact que nous puissions désirer, puisqu'elle est basée sur la vision directe.

De par la marche des rayons visuels, la vision directe à l'extrémité d'un tube n'est possible que si celui-ci est rectiligne. **A priori,** l'introduction d'instruments droits dans l'œsophage semble irréalisable ; cependant il faut se rappeler que, la tête étant dans l'extension forcée, soit dans la station assise, soit dans le décubitus, l'axe de la bouche et du pharynx se continue directement avec celui de l'œsophage.

Lorsque son orifice supérieur est franchi, l'œsophage se modèle sur les tubes rigides que l'on introduit à son intérieur. On peut pénétrer ainsi jusqu'au cardia et même dans l'estomac sans avoir à tenir compte des légères courbures de ce conduit.

L'idée de faire pénétrer des instruments pour explorer sa cavité n'est pas neuve et il y a plus d'un siècle que Bozzini (1807) proposa un instrument destiné à permettre l'examen des conduits naturels, mais cet auteur n'a rien publié ; en réalité, c'est Voltolini qui, le premier, fit construire en 1860 un instrument destiné à pratiquer cet examen : il se servait d'une sorte de pince à longues branches qui ouvrait l'orifice supérieur de l'œsophage, qu'il examinait alors à l'aide du laryngoscope. Viennent ensuite, à l'étranger, les travaux de Semeleder, Stoerk qui n'obtinrent guère de résultats positifs.

A peu près à la même époque, en France, Désormeaux venait en 1865 de présenter à l'Académie de Médecine son endoscope urétral qui se composait d'une source lumineuse reliée par une armature fixée à un tube endoscopique. Il proposait de l'appliquer non seulement aux voies urinaires mais aussi aux voies digestives ; mais cet instrument très court (25 cm.) ne permettait que l'examen de l'extrémité supérieure de l'œsophage. Kussmaul lui substitua un tube basé sur le même principe, mais plus long (47 cm.). Il montra que tout homme normal peut avaler un

(1) Dr Aubourg *Société de l'Internat,* janvier 1912, et Communication orale.

(2) Nous ne rappellerons ici que les quelques notions essentielles concernant cette méthode et les perfectionnements que nous avons cru devoir lui apporter dans ces dernières années, nous renvoyons pour plus de détails à notre *Traité sur l'Œsophagoscopie* (Baillière, 1911).

tube de 45 centimètres et de 13 millimètres de diamètre et, de fait, il l'introduisait facilement jusqu'au cardia. Mais Kussmaul n'a rien publié. L'éclairage était du reste bien imparfait et la lumière réfléchie permettait à peine la vision à l'extrémité du tube, et l'endoscopie ne fera de réels progrès qu'après *l'apparition de la lumière électrique* et l'usage du Panélectroscope de von Leiter et le manche de Kasper. C'est Mickuliez qui, en 1881, publia le premier travail important sur la question avec résultats réellement positifs ; vinrent ensuite ceux de von Hacker, Rosenheim, Gottstein qui perfectionnèrent la méthode.

En France, les premiers essais de broncho-œsophagoscopie (1) datent du début de 1903, où nous eûmes l'occasion, dans le service de M. Lermoyez dont nous étions l'assistant, de faire plusieurs trachéoscopies directes pour dilater un malade atteint de rétrécissement syphilitique de la trachée, la même année le Dr Moure consignait ses essais dans la thèse de Dupérons. Mais le *premier résultat positif* (2) de *broncho-œsophagoscopie* en France fut, en décembre 1903, notre extraction d'un clou de la troisième ramification bronchique, puis, en 1904 (3), extraction de trois corps étrangers œsophagiens, 50 cas d'œsophagoscopie (4). En même temps, vinrent les travaux de Sencert, Moure, ceux de Et. Lombard, etc.

Instrumentation.

L'instrumentation pour l'œsophagoscopie comporte essentiellement : les tubes rectilignes destinés à être introduits dans l'œsophage et l'appareil d'éclairage.

Pour éclairer l'extrémité des tubes œsophagoscopiques, quelques auteurs ont placé la lumière dans le tube lui-même, les autres dans le manche, et enfin, en troisième lieu, d'autres placent la lumière sur le front.

1° L'éclairage endoscopique, *à l'aide d'une petite lampe annexée aux parois du tube* et qui projette à l'extrémité du tube un faisceau de rayons lumineux destinés à éclairer le champ visuel, n'a guère de partisans en France ou en Europe. Ce sont surtout les auteurs américains (Max Einhorn, Mosher, Ch. Jackson, etc.) qui emploient ce mode d'éclairage.

A cet éclairage on peut reprocher en premier lieu, sa fragilité, car ces petites lampes brûlent facilement. En outre, lorsque l'on opère dans l'œsophage ou dans les bronches, il arrive, la plupart du temps, que de légères hémorragies, que du pus, des mucosités se collent sur la lampe elle-même, et l'obscurcissant complètement en se coagulant à sa surface.

(1) Dupérons. *Thèse de Bordeaux*, 1903.
(2) Voir *Société médicale des Hôpitaux*, décembre 1903 ; *Presse médicale*, décembre 1903.
(3) *Gazette des Hôpitaux*, 1904.
(4) *Progrès Médical*, 1904.

2° L'éclaireur *peut être fixé dans le manche du tube endoscopique* et projeter ainsi ses faisceaux lumineux dans l'intérieur même de l'endoscope ; c'est là le principe du miroir à manche de Kasper et de l'appareil de Brunings.

Dans le miroir à manche de Kasper, par suite d'un dispositif spécial, les rayons, après avoir traversé la lentille, sont réfléchis par un miroir qui n'occupe que la moitié inférieure du tube. De la sorte, l'œil de l'observateur peut examiner, par la partie restée libre, l'intérieur de l'œsophage.

Plus récemment, Brunings (de Fribourg-en-Brisgau), élève de Killian, a construit une instrumentation ingénieuse, modification de l'appareil de Kasper et qui est basée sur le même principe (V. fig. 17). Mais on peut lui reprocher d'immobiliser une des mains de l'opérateur, sa complication et de plus, la lampe se chauffe rapidement dans l'oculaire où elle est contenue et gêne l'observateur ; en outre, on est obligé d'employer lorsque l'on veut manœuvrer à l'intérieur du tube, des instruments à extrémité supérieure recourbée, pour qu'ils puissent y être introduits sans buter sur l'oculaire. Elle est intéressante surtout pour la bronchoscopie.

3° Pour toutes ces raisons, nous sommes resté fidèle à *l'éclairage frontal*, que nous considérons comme beaucoup plus maniable, plus pratique. Nous avons pu le comparer aux autres modes d'éclairage et

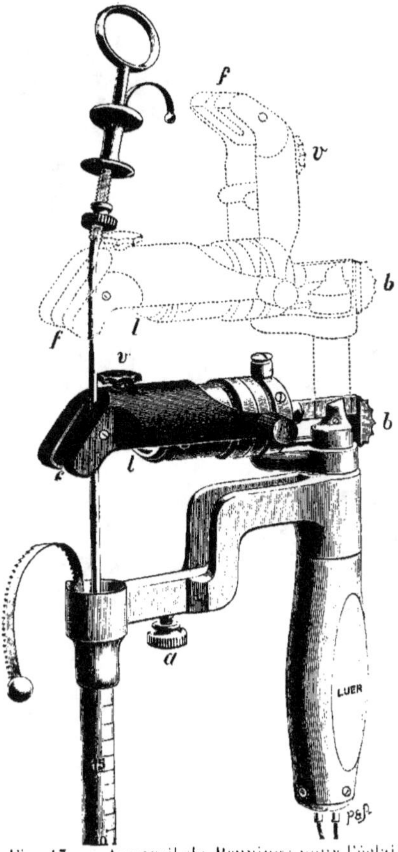

Fig. 17. — Appareil de Brunings pour l'éclairage des bronches et de l'œsophage.

constater que la lumière obtenue ainsi était aussi bonne même avec des tubes étroits et de grande longueur.

Au début, et pendant plusieurs années, nous nous sommes servi de l'éclaireur de Kirstein, mais il a l'inconvénient de chauffer et d'être peu maniable. Ensuite, *d'un éclaireur à trois lampes*, mais qui *est très fragile*.

C'est pour toutes ces raisons que nous leur préférons le *miroir modifié de Clar* pour tous les examens courants de l'œsophage. Comme la vision doit toujours être au minimum à 30 centimètres, nous avons fait cons-

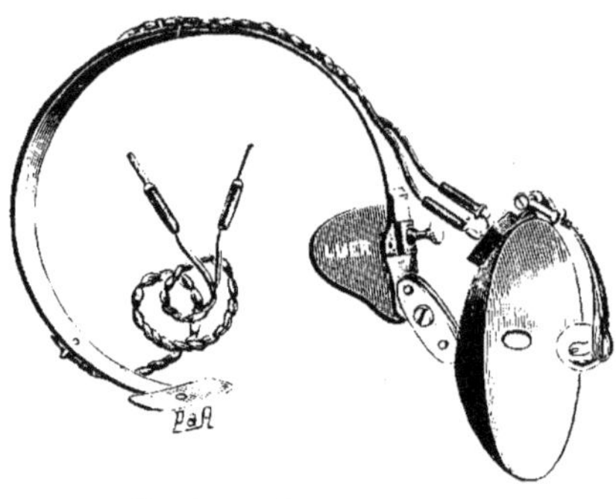

truire un miroir de Clar dont le foyer utile correspond à la distance à laquelle on a le plus communément affaire en broncho-œsophagoscopie, c'est-à-dire la distance d'environ 35 à 40 centimètres. Ce miroir se fixe par un bandeau sur la tête et n'est percé que d'un seul orifice à droite, ce qui permet à l'observateur de se servir de la vision monoculaire sans aucune espèce de fatigue. Sur ce miroir, nous montons une lampe de 4 ou 6 volts en fila-

Fig. 18. — Miroir de Clar.

ment métallique. Nous obtenons ainsi, à 30 centimètres, une tache extrêmement brillante et tout à fait lumineuse (V. fig. 19).

L'usage de ce miroir est d'une grande commodité, parce qu'il est très léger sur la tête et qu'il permet à l'observateur l'introduction des instru-

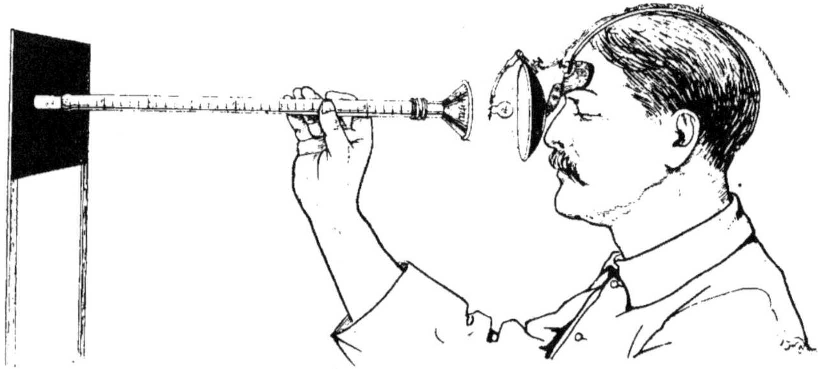

Fig. 19. — Principe de l'éclairage avec le miroir de Clar à long foyer.

ments droits à l'intérieur du tube. La vision monoculaire se fait sans fatigue ; de plus, il protège la figure de l'opérateur contre les crachements ou expectorations du malade. Ce miroir ne chauffe pas et il est peu fragile.

Mais, nous le répétons, **l'*éclaireur* doit être approprié aux tubes que l'on emploie et les deux instruments ne doivent faire absolument**

qu'un, et ce serait mal juger d'un éclaireur que de l'employer pour des tubes qui n'ont pas été construits pour son usage.

Les **tubes** que nous employons sont cylindriques, gradués et rectilignes. Ils sont munis d'un très large entonnoir, destiné, en quelque sorte, à recueillir les rayons lumineux issus de la lampe. **L'extrémité infé-**

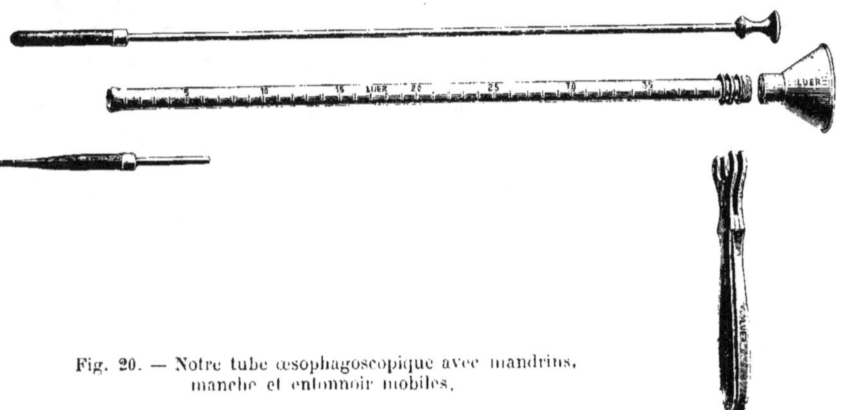

Fig. 20. — Notre tube œsophagoscopique avec mandrins, manche et entonnoir mobiles.

rieure du tube présente une sorte de petite dilatation façonnée de telle sorte que son bord inférieur rentre un peu et est émoussé (V. fig. 21). Ainsi le tube accrochera moins et glissera mieux sur la muqueuse œsophagienne, en particulier au niveau du bord supérieur du chaton cricoïdien.

La face interne du tube est brillante, exactement polie et bien nickelée, de telle façon qu'elle réfléchit les rayons lumineux vers son extrémité :

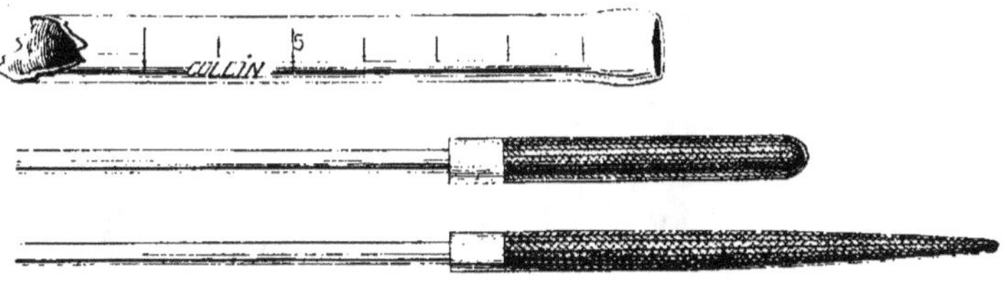

Fig. 21. — Extrémité de nos tubes (à forme olivaire) avec ses deux mandrins court et long, mi-rigide et mi-souple.

nous recommanderons même, avant l'examen, de nettoyer le tube très strictement et d'y passer auparavant, avec le porte-coton, soit de l'éther, soit de l'alcool pour rendre cette surface particulièrement brillante.

L'introduction du tube œsophagoscopique nous a paru singulièrement

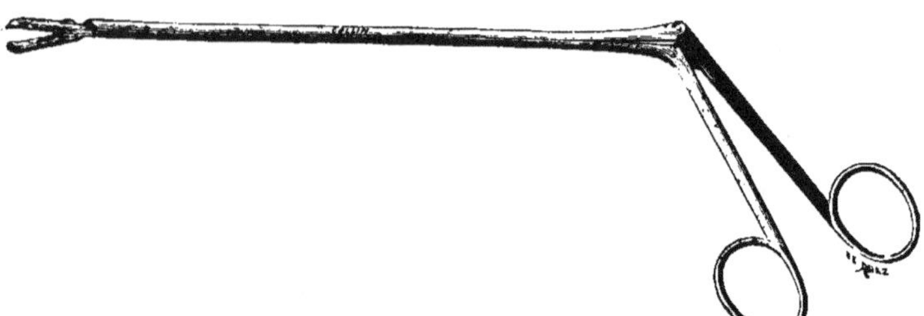

Fig. 22. — Pince pour ablation de fragments
pour biopsie.

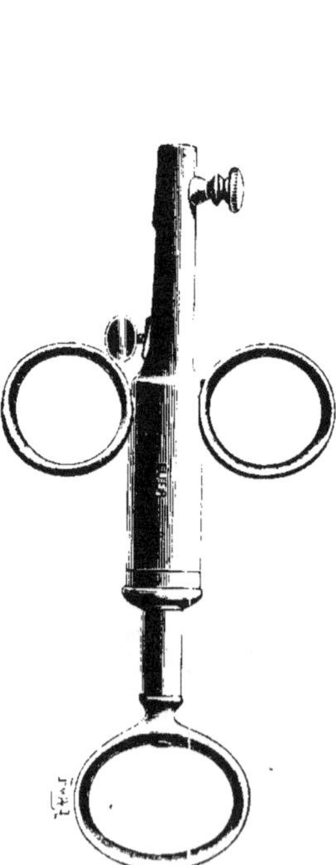

Fig. 23. — Emporte-pièce rhomboïdal pouvant être
tourné dans tous les sens ; — Manche à trois
anneaux pour l'emporte-pièce.

facilitée par l'emploi d'un **mandrin spécial** mi-rigide, mi souple. Ce mandrin est métallique jusqu'à l'extrémité inférieure du tube ; il se prolonge au delà par une courte bougie souple en gomme à extrémité olivaire.

L'instrumentation est complétée par des pinces, porte-coton, pompe à mucus, etc. Les pinces (V. fig. 24) doivent saisir sur place, se méfier de celles qui entrent dans un manche à coulisse et déplacent l'extrémité des mors au moment de la prise.

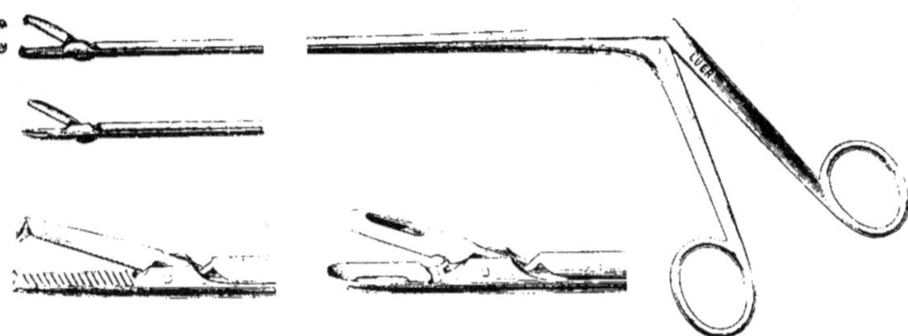

Fig. 24. — Pince à biopsie et à corps étranger (suivant la forme des mors).

En résumé, on doit choisir l'instrumentation qui laisse le plus les mains libres pour l'intervention. L'éclairage avec le miroir de Clar modifié à long foyer est toujours suffisant et nous a permis de voir et d'extraire des corps étrangers dans l'œsophage et les plus petites ramifications bronchiques, à la condition toutefois que l'intérieur des tubes soit exactement brillant.

Les tubes seront choisis de façon à ce qu'ils puissent léser le moins possible les parois de l'œsophage, leur extrémité inférieure doit être légèrement olivaire (instrumentation de Collin ou de Luer) (V. fig. 21). Les tubes de Brunings sont défectueux à cet égard et l'instrumentation de cet auteur est plus bronchoscopique qu'œsophagoscopique et ne devrait pas être employée pour l'œsophage.

Technique.

Sans vouloir faire ici en détail la technique de cette méthode (1), nous désirons insister sur quelques points essentiels que nous a enseignés notre pratique (2).

(1) V. *Traité d'œsophagoscopie* (Baillière, 1911).
(2) Voir Guisez, De la technique en broncho-œsophagoscopie et en particulier de la position du malade (*Société belge de Laryngologie*, juillet 1921).

a) **Préparation du malade**. — Le malade sera à jeun, et il est indispensable de l'avoir soumis au régime exclusif des liquides (sauf le lait qui laisse des caillots au-dessus des sténoses) le jour qui précède l'exploration, surtout s'il s'agit de grandes dilatations ; s'il y a de l'*œsophagite*, des lavages seront faits auparavant pendant plusieurs jours, car le moindre traumatisme dans ce cas amène facilement de la médiastinite.

Comme nous le verrons plus loin, une des difficultés pour l'introduction du tube consiste dans les nausées qu'éprouve le malade lorsque l'instrument arrive dans le pharynx. Le meilleur moyen consistera à faire, une demi-heure avant l'examen, une piqûre de 1 centigramme de morphine ; si l'on veut en même temps diminuer la salivation toujours gênante pour l'examen, on pourra associer dans l'injection 2 milligrammes d'atropine. Le médecin devra rassurer le malade et le persuader qu'il s'agit là d'une intervention plus désagréable que douloureuse.

b) **Position du malade**. — La vision dans l'intérieur de l'œsophage devant être rectiligne, il est indispensable que le malade ait la **tête renversée en arrière** pour que l'axe de la bouche et celui de l'œsophage soient dans le même prolongement

Le débutant se trouvera très embarrassé sur la *position à donner au malade*, les différents auteurs ayant décrit dans ces derniers temps les positions les plus diverses. Il est évidemment possible de mettre l'axe de bouche du pharynx et de l'œsophage suivant une rectiligne dans la position assise, soit dos appuyé sur une chaise basse, soit à califourchon tête en avant et redressée (Mouret), et tout dernièrement, le Dr Bensaude (*Presse Médicale*, mai 1921) a décrit une position agenouillée toute spéciale (la même qu'il emploie pour faire la rectoscopie).

Il semble rationnel de choisir celle qui immobilise le plus exactement le malade, dans laquelle il fatigue le moins, celle qui amène le maximum de relâchement des muscles du cou. *Il n'y en a qu'une qui remplisse ces desiderata*, **c'est la position couchée**, soit sur le dos, soit latéralement quand il y a beaucoup de sécrétion. C'est celle que nous conseillons dans tous les cas, sauf quelques exceptions que nous verrons plus loin.

La position couchée, tête bien maintenue par l'aide, *est la moins fatigante* pour le patient si l'intervention doit se prolonger. Que l'on ne croie pas que la position assise facilite l'introduction du tube ; dans les cas rares où nous avons eu quelque difficulté à franchir la bouche œsophagienne soit pour une raison anatomique (cou court, scoliose), soit pour un état local de l'œsophage, nous n'avons trouvé aucun avantage dans la station assise.

En outre, lorsqu'un malade nous est envoyé pour un simple examen œsophagoscopique, nous ne savons pas exactement ce que nous allons trouver et *souvent cet examen se transformera en une intervention*. C'est ainsi que nous avons vu plusieurs cas de sténose causés par des corps étrangers avec ou sans abcès de l'œsophage alors que rien dans l'histoire clinique ne laissait supposer cette complication. Or, lorsqu'il faut opérer ou lorsque l'œsophagoscopie doit se prolonger, nous croyons que tout le monde devrait être d'accord pour adopter la position couchée (1).

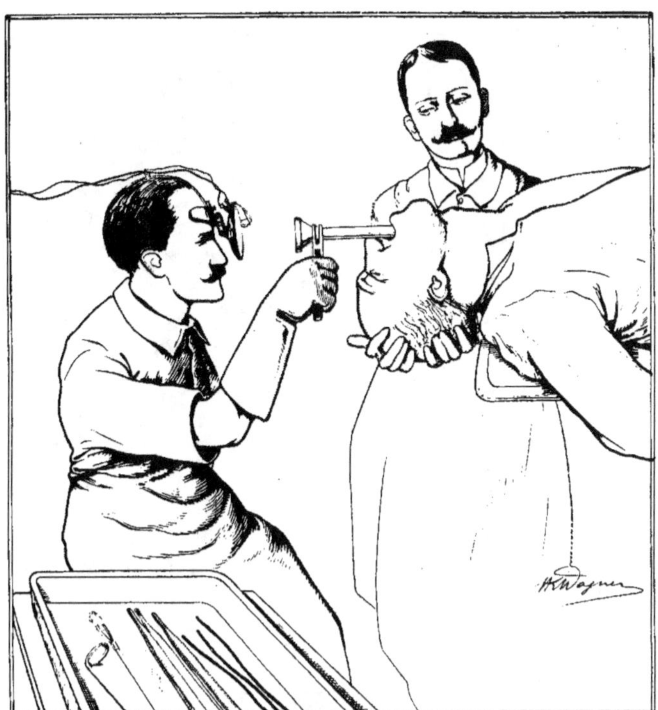

Fig. 25. — Œsophagoscopie en position cervico-dorsale. Tête dans la rectitude. Le tube est introduit dans l'œsophage. L'aide maintient la tête en bonne position et en suivant les différentes phases de l'intervention.

De même lorsque l'on a affaire à une grande dilatation de l'œsophage, et que la poche de rétrodilatation est remplie de liquide, elle se vide bien mieux dans la position couchée : c'est la seule qui permette un lavage soigneux de cette poche qui renferme souvent des aliments macérés, ingérés depuis plusieurs jours.

Du reste, tous les auteurs qui s'occupent de façon suivie de broncho-

(1) Nous avons ouvert sous l'œsophagoscope plusieurs volumineux abcès de l'œsophage qui auraient certainement étouffé le malade si l'intervention avait été faite dans la position assise.

œsophagoscopie ont adopté maintenant cette position (Ch. Jackson, W. Hill, etc.) et leur statistique, de même que celle qui nous est personnelle, porte sur plusieurs milliers d'examens. Il n'y a guère que chez quelques malades pléthoriques à cou court, chez certains dyspnéiques que l'on puisse conseiller la position assise.

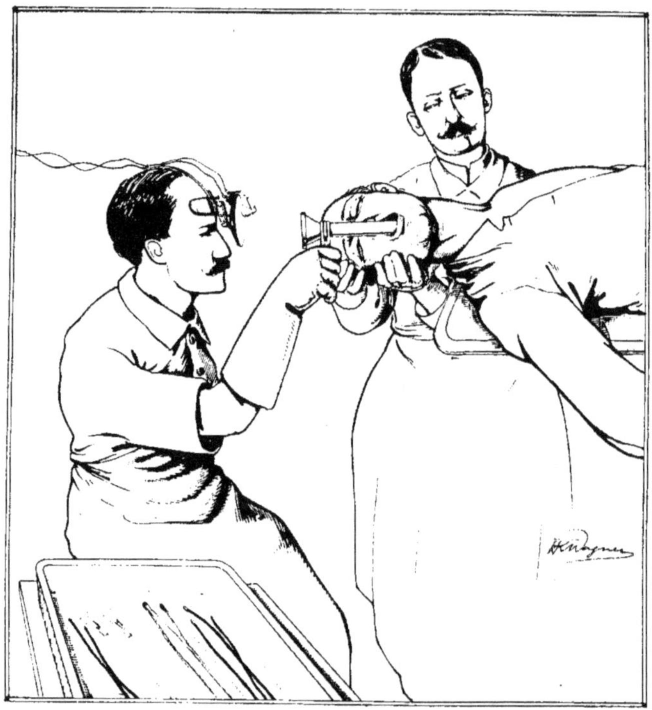

Fig. 26. — Œsophagoscopie en position cervico-dorsale. Tête latérale.

Enfin, la tête sera maintenue exactement dans la rectitude (et *non en position de Rose*) par un aide très habitué à ces sortes de manœuvres qui suit exactement les différents temps de l'exploration œsophagoscopique.

L'anesthésie chez l'adulte doit, en principe, **être toujours locale**, l'anesthésie générale complique l'intervention au lieu de la faciliter ; elle n'apporte aucune aide contre le spasme. De plus, à l'état de veille, le malade prévient l'opérateur qui s'arrête à la moindre douleur.

Elle doit être précédée un quart d'heure avant d'une piqûre de morphine.

Chez l'enfant au-dessous de trois ans, aucun anesthésique local ou général ; après trois ans, le chlorure d'éthyle est presque toujours suffisant.

Si l'on est obligé d'avoir recours à l'anesthésie générale à l'aide du chloroforme, *elle devra être profonde* et il est indispensable, si l'on veut faire un examen œsophagoscopique, que le malade dorme complètement. Une anesthésie superficielle n'entraînerait pas une immobilisation parfaite et serait dangereuse. Dans la plupart des cas, il est **indispensable d'associer l'anesthésie locale à l'anesthésie générale.** En effet, l'anesthésie générale n'enlève pas les phénomènes spasmodiques, qui persistent malgré tout, et seule l'anesthésie locale arrivera, comme nous le verrons plus loin, à les supprimer. On devra donc, pour l'introduction du tube, même dans l'anesthésie générale, badigeonner localement l'entrée de l'œsophage à l'aide de la solution de cocaïne.

d) **Le cathétérisme à la bougie molle** ou *l'exploration aux rayons X* doit toujours précéder l'introduction du tube. Elle fixe sur le siège de la sténose, notion indispensable avant tout examen, nous guidant également dans le choix du tube; celui-ci doit être *plus court* et le *plus large* possible pour faciliter la vision et les manœuvres endoscopiques seront toujours faites sous le contrôle exact de la vue, lors d'une première séance.

e) **L'introduction du tube** œsophagoscopique dans l'orifice supérieur constitue un des points les plus difficiles de la méthode ; en effet, le **premier obstacle** que l'on rencontre, ce sont les **réflexes nauséeux** qui se produisent dès que l'on met un instrument au fond de la gorge. La **bouche de l'œsophage** est toujours invariablement fermée et ne s'ouvre que dans certaines conditions ; de plus, le contact d'un instrument métallique que l'on veut introduire dans l'œsophage augmente beaucoup le spasme des fibres sphinctériennes de cet orifice.

Le troisième obstacle est dû au peu d'espace qui existe entre le cartilage cricoïde et la colonne vertébrale ; **le tube accroche facilement les cartilages aryténoïdes** et passe difficilement en arrière du châton cricoïdien. Dans tous les cas, on peut éviter ce dernier inconvénient en introduisant, au moment précis où le tube va franchir cet espace, le mandrin olivaire qui, souple et en gomme, écarte les cartilages aryténoïdes, refoule le cartilage cricoïde en avant et trace le chemin au tube qui le suit. Mais cette manœuvre ne doit être faite que si l'on s'est assuré au préalable que l'œsophage cervical est libre.

Le spasme est vaincu par la cocaïnisation et l'introduction lente et méthodique du tube ; il ne faut pas craindre de cocaïner profondément l'orifice supérieur et d'attendre 5 à 6 minutes que le maximum d'anesthésie locale ait été obtenu.

On décrit encore deux procédés pour introduire le tube dans l'œsophage : le *procédé du toucher* ou *celui de la vue.* Mais ce dernier seul est à recommander. En employant les tubes à extrémité olivaire, que nous avons décrits précédemment, on peut les introduire sans le secours du mandrin sans accrocher la muqueuse, sous le contrôle de la vue, et leur faire franchir d'emblée l'orifice supérieur de l'œsophage.

Par la lumière du tube, on cherche immédiatement en arrière des aryténoïdes une sorte de fente transversale (V. fig. 27) plissée sur les bords, mamelonnée en avant (saillie aryténoïdienne), légèrement convexe en arrière (saillie de la colonne vertébrale). C'est là ce qu'on appelle la **bouche de l'œsophage** ; c'est vers cette fente qu'il faut se diriger pour faire pénétrer le tube dans l'œsophage. En appuyant avec le tube, si l'on essaie de pénétrer dans l'œsophage, on a l'aspect de deux lèvres qui, fermées, se déplissent progressivement ; si l'on insiste un peu, et surtout si le malade se contracte et a des mouvements de nausée, on peut voir la bouche de l'œsophage s'entrouvrir, et alors rien n'est plus facile que de profiter de cet instant pour pénétrer directement dans l'œsophage.

La tête maintenue par l'aide doit suivre les différents temps de l'intervention. Dès que l'on arrive dans la région cervicale, il convient, pour faciliter la descente du tube, de faire relever légèrement la tête du malade. Le tube est alors descendu exactement sous le contrôle de la vue. On voit la muqueuse œsophagienne qui se déplisse en forme de rosette (V. fig 2, pl. I) et, cocaïnant de proche en proche, on arrive bientôt dans une région plus large, la portion thoracique (V. fig. 3, pl. I).

La descente, pendant toute la région cervicale, doit être faite avec une très grande légèreté de main et avec beaucoup de précaution, car, ici les parois sont accolées, on ne peut pas voir très loin par la lumière du tube dans l'intérieur de l'œsophage et les accidents qui ont été signalés se sont produits surtout pour des lésions de la région cervicale (Starck). On voit cependant toujours au moins à 2 centimètres au delà de l'extrémité du tube, la surface qui se déroule ayant un aspect conique.

Au contraire, la région thoracique étant dilatée, l'inspection s'en fera avec une grande facilité. L'œil embrasse toute l'étendue de cette cavité, et même dès l'origine de celle-ci, on aperçoit le cardia au fond, à condition de diriger le tube légèrement vers la gauche.

Descendant progressivement le tube, on arrive dans une nouvelle région étroite tubulaire, *la région du cardia*. Pour bien explorer cette portion cardiaque de l'œsophage, il est nécessaire de replacer la tête dans l'hyperextension et d'incliner légèrement l'extrémité du tube vers la gauche en portant la portion supérieure du tube vers la commissure droite. La pénétration dans le cardia qui va s'ouvrir et se déplisser devant le tube est toujours facile. Nous voici à 40 ou 45 centimètres des arcades dentaires. La muqueuse change alors de caractère : de rosée qu'elle était, elle devient rougeâtre. C'est la muqueuse gastrique.

Aspect normal de l'œsophage.

Il est indispensable pour en étudier les modifications pathologiques de connaître exactement l'aspect de l'œsophage normal.

Chez l'adulte. — Dans l'œsophagoscope, *l'orifice supérieur* nous apparaît comme une simple fente transversale, située en arrière des aryténoïdes, ceux-ci faisant un relief dans la lumière du tube (V. fig. 27). Si l'on appuie un peu avec le tube, en refoulant légèrement en avant le cartilage cricoïde, on voit ces deux lèvres se déplisser, se dérouler pour ainsi dire, et le tube pénètre progressivement dans la cavité de l'œsophage. Chez l'adulte, cet orifice supérieur apparaît exactement fermé en contraction tonique. Il existe, en effet, formé aux dépens du constricteur inférieur du pharynx, une sorte de sphincter qui est contracté de façon plus ou moins forte et ne s'ouvre que dans les mouvements de nausée provoqués par la pression du tube. C'est la *bouche de l'œsophage.*

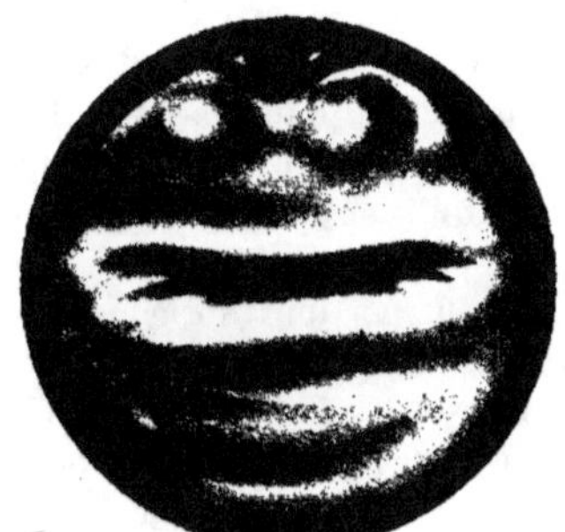 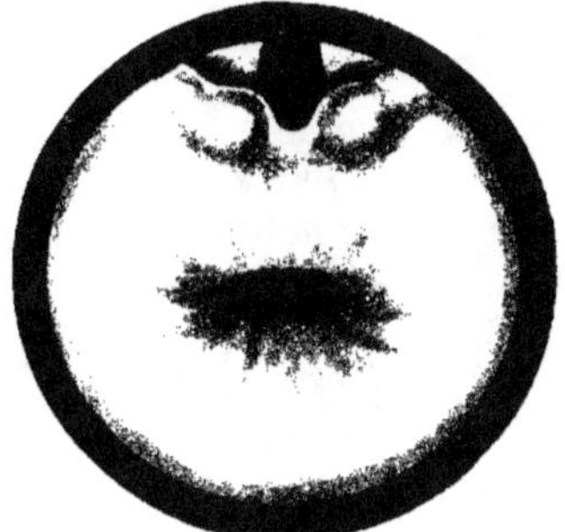

Fig. 27. — Bouche de l'œsophage normale vue dans le tube endoscopique.

Fig. 28. — Bouche de l'œsophage s'ouvrant au moment de l'inspiration chez le tout jeune enfant.

Chez le tout jeune enfant, l'orifice supérieur de l'œsophage est fermé de façon beaucoup moins exacte. Chez lui, il devient béant rythmiquement (V. fig. 28) au moment de l'inspiration, et il ne se ferme pas complètement au moment de l'expiration, gardant toujours un aspect infundibuliforme. Au moment de l'inspiration, il faisait dans plusieurs cas entendre un véritable bruit d'aspiration dans le tube. Cet orifice est donc plus ouvert que chez l'adulte. Les mouvements de succion semblent favorisés par cette ouverture et cette sorte d'aspiration de la bouche œsophagienne.

Dès que la bouche œsophagienne est franchie, la **portion cervicale** apparaît tout d'abord, pendant un centimètre ou deux, à la façon de deux lèvres transversales qui se décollent progressivement, avec plis radiés latéraux. Plus bas, la lumière œsophagienne prend une forme étoilée ou de rosette, les parois s'adossant ici également de façon tout à fait exacte.

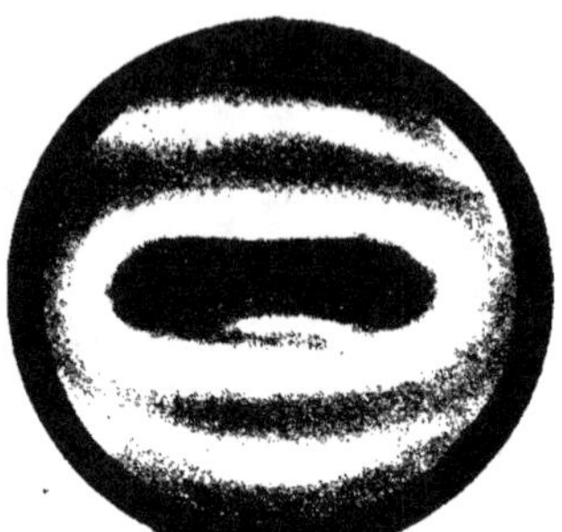

Fig. 29. — Aspect de l'œsophage normal, partie cervicale inférieure.

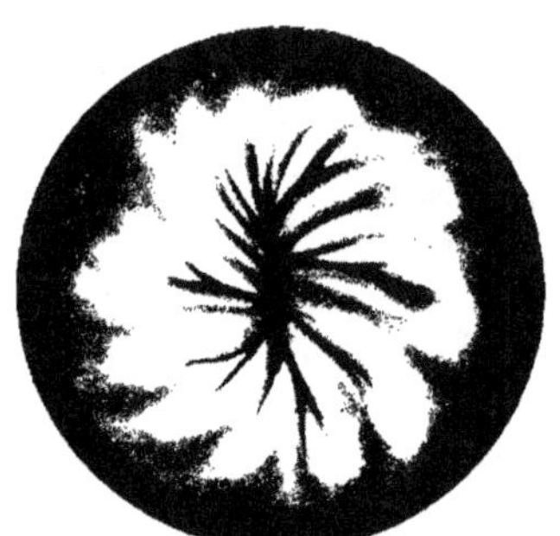

Fig. 31. — Cardia normal. Vue supérieure.

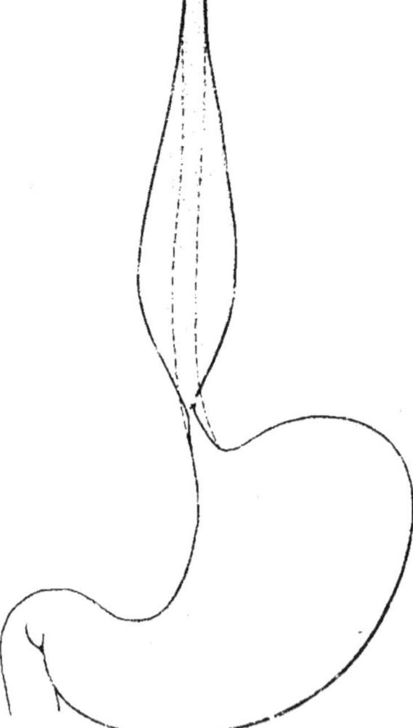

Fig. 30. — Aspect réel de l'œsophage sur le vivant. Ce n'est pas un simple tube comme l'indique le pointillé (état cadavérique), mais une véritable cavité.

Le tube détermine cependant au delà de lui une sorte de cavité en entonnoir, de 1 à 2 centimètres de longueur, dans laquelle l'œil explore les parois de l'œsophage, avant qu'il ne soit en contact avec lui (espace de sécurité).

Dès la portion thoracique, les parois se séparent progressivement sous l'influence du vide intra-thoracique (V. fig. 3, pl. I), s'écartant de la ligne médiane et dessinant une **véritable cavité** qui va se continuer jusqu'à la région cardiaque (1), et, grâce à cette disposition, avec l'endoscope on verra de très loin les parois de cette cavité. Celles-ci sont animées de mouvements **respiratoires** se dilatant à chaque inspiration et

(1) Cette conception d'une cavité ouverte, d'un œsophage cavitaire pendant une majeure partie de son étendue, a renversé les idées de tous les anatomistes qui, d'après l'aspect cadavérique, considéraient l'œsophage comme un canal fermé à parois accolées.

d'**ondulations** qui transmettent les **battements cardiaques.** Les rétrécissements normaux *bronchique* déterminé par le croisement de la bronche gauche et *aortique* par la crosse de l'aorte ne sont pas ou à peine visibles sur le vivant et à l'état normal.

Etant donnée la disposition cavitaire de l'œsophage surtout si l'on incline un peu le tube vers la gauche, on aperçoit de loin la *région cardiaque* terminale de l'œsophage, celle-ci de même que dans la région cervicale a ses parois accolées, mais seulement durant 2 centimètres ; il s'agit de nouveau d'une région véritablement tubulaire, mais cet accolement est bien moindre que dans la zone cervicale. De temps à autre, les lèvres s'entr'ouvrent sous l'influence des mouvements respiratoires et par le reflux à l'intérieur de l'œsophage de quelques bulles de liquide du contenu stomacal.

Le cardia présente un aspect analogue à celui de la figure 5, planche I et de la figure 31. L'accolement des deux lèvres n'est pas parfait, et si l'on pousse le tube dans cette région en l'inclinant vers la gauche, elles s'entr'ouvrent facilement et bientôt on aperçoit la muqueuse stomacale qui tranche par sa rougeur caractéristique. Il n'y a, *du reste, pas de fermeture bien nette entre l'œsophage et l'estomac*, ni de sphincter bien déterminé. L'accolement des parois n'existe qu'au niveau de l'orifice diaphragmatique.

La muqueuse de l'œsophage normal est rose pâle, elle passe au rouge vif dans l'estomac. Cette coloration est cependant un peu plus accentuée dans la région cervicale et à la partie inférieure de la zone thoracique.

Œsophagoscopie rétrograde.

Ce mode d'exploration a été proposé par Glucksmann en 1901. **A priori,** il semblerait facile de passer un tube par une fistule gastrique et d'aller rechercher le cardia pour examiner de façon rétrograde l'œsophage. Cette méthode présente en réalité les plus grandes difficultés.

La **difficulté** tient dans ces cas à la situation toujours relativement basse de la fistule, quel qu'ait été le procédé opératoire de la gastrostomie ; il est malaisé d'incliner le tube suffisamment pour atteindre le cardia. En outre, la muqueuse stomacale, très lâche, se plisse devant l'orifice même du tube et il est difficile de la déplacer et de la mobiliser.

L'estomac sécrète constamment un liquide épais, visqueux, au moment de l'introduction du tube à son intérieur.

Quoi qu'il en soit, la **technique** que l'on devra suivre est la suivante : après avoir dilaté la fistule à l'aide de laminaires, ou mieux de simples bougies olivaires pour qu'on puisse pénétrer avec un tube de moyen calibre :

1° Laver l'estomac par la fistule gastrique de façon que tout son intérieur soit exactement et complètement nettoyé ;

2° Mettre le malade en position renversée, tête basse et déclive ;

3° Introduire un tube de petit calibre (10 ou 11 mm.) à l'aide du mandrin, et chercher le cardia à 4 ou 5 centimètres en inclinant le tube légèrement vers la gauche (1) (V. fig. 32).

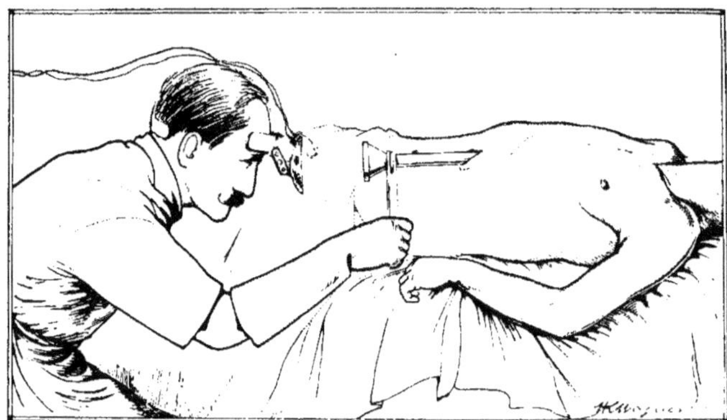

Fig. 32. — OEsophagoscopie rétrograde. Recherche du cardia.

Indications. — L'œsophagoscopie rétrograde peut être indiquée dans le cas où le cathétérisme d'une sténose n'a pas réussi par en haut : on peut espérer qu'elle réussira de bas en haut (2), ou pour l'établissement du **cathétérisme sans fin** de von Hacker (V. page 105).

Difficulté de la technique. Contre=indications.

L'introduction du tube dans l'orifice supérieur de l'œsophage est certainement le point le plus délicat de la technique dans l'œsophagoscopie et c'est presque toujours dans cette région initiale que se produisent les fausses routes pour les débutants dans la méthode. Cet orifice supérieur ne se traduit que par une légère fente transversale, il est assez difficile de le trouver au début de la pratique, et l'on s'égare souvent dans les recessus latéraux de l'hypopharynx. Il est nécessaire de se tenir bien exactement sur la ligne médiane, de reconnaître dans la lumière du tube en avant la saillie des aryténoïdes : la bouche de l'œsophage est immédiatement en arrière.

(1) V. Starck, *Die œsophagoskopie.* L'ingestion d'une solution colorée (bleu de méthylène) peut servir à cette recherche en colorant le cardia.

(2) Nous verrons plus loin que c'est là une idée erronée et que lorsque l'on a échoué sous endoscopie supérieure à retrouver le pertuis on ne réussira pas plus de bas en haut.

Certaines difficultés proviennent en outre :

a) De la fermeture de cet orifice à l'état normal et de l'état de contracture dans lequel il se met en présence d'un tube rigide.

Une bonne cocaïnisation est indispensable, amenant le relâchement du sphincter supérieur : il est alors incapable de résister à l'introduction du tube.

b) Du côté du malade, on peut rencontrer des difficultés de causes diverses :

1° Des mouvements de nausée provoqués par le contact d'un corps dur au fond de la gorge.

La frayeur augmentant cet état spasmodique, il faut, avant de commencer, le rassurer, lui ordonner de respirer tranquillement : de bonnes inspirations favorisent l'introduction du tube et en particulier chez les enfants dont la bouche de l'œsophage s'ouvre rythmiquement à chaque inspiration.

Le renversement exagéré de la tête en arrière, en particulier chez l'enfant et chez la femme dont le cou est très souple, est parfois une difficulté : le tube bute sur la saillie antérieure de la colonne vertébrale. Ne pas oublier que la bonne position est celle dans laquelle la tête est dans la rectitude et non dans la position de Rose. Inversement certains malades ont le cou court, renversent difficilement la tête ou ouvrent avec peine la bouche. D'autres ont les dents de devant longues. Dans tous ces cas, il est commode d'employer l'une des commissures avec inclinaison de la tête du côté opposé, ce qui fait gagner 1 cm. 1/2 dans l'extension.

2° Lorsque le tube a pénétré dans l'œsophage, la respiration peut être difficile à cause de la compression du larynx par le tube. S'il s'agit d'un adulte, il faut l'en prévenir et lui dire que ce n'est là qu'une étape transitoire, que bientôt la respiration va se rétablir tranquillement. Chez l'enfant, cet incident est fréquent et indique qu'on a choisi un tube trop gros.

La salivation est souvent gênante, excessive parfois, surtout chez les patients qui ont de la dysphagie ancienne. Il convient d'aspirer la salive avec la pompe ou de nettoyer la bouche avec des compresses. La position couchée, tête inclinée latéralement est certes la plus favorable pour l'écoulement de la salive en dehors (V. fig. 26, position latérale), et doit être employée dans ce cas (1).

Contre-indications. — L'œsophagoscopie constitue, comme on le voit, une véritable intervention nécessitant, de la part de celui qui la pratique, une éducation toute spéciale. Et, comme toute intervention, elle comporte des *indications* bien nettes comme moyen précieux de diagnostic et de thérapeutique des corps étrangers et sténoses de ce conduit, et un certain nombre de *contre-indications* qu'il convient de connaître bien exactement.

(1) L'injection de 1 milligramme d'atropine associé avec la morphine faite avant l'intervention diminue beaucoup cette salivation.

Il arrive fréquemment lorsqu'il y a sténose que des aliments soient amoncelés au-dessus de l'obstacle masquant la muqueuse de l'œsophage ; il convient alors de faire un lavage à grande eau, tête déclive, pour nettoyer la surface muqueuse à examiner.

Chez les vieillards, la colonne vertébrale étant plus rigide, l'hyperextension de la tête est rendue plus difficile et l'introduction de l'endoscope est alors particulièrement malaisée. Toutefois l'âge du sujet a moins d'importance que l'état plus ou moins parfait d'intégrité de ses organes (cœur, poumons), et chaque fois que, pour un fait d'urgence, on se croira obligé d'œsophagoscoper un vieillard, on devra examiner avec soin son cœur et ses poumons. C'est là, en réalité, que l'on peut trouver de véritables contre-indications.

A partir *de quel âge* peut-on faire l'œsophagoscopie chez l'enfant ? Nous avons eu l'occasion de faire des œsophagoscopies chez de tout jeunes enfants, de 4, 6, 9, 11 et 12 mois, pour des cas d'urgence et sans aucun accident. A cet âge, évidemment, les parois œsophagiennes sont très fragiles, mais toutefois l'introduction du tube nous a paru singulièrement facile chez le tout jeune enfant par la béance de la bouche de l'œsophage en particulier au moment de l'inspiration.

L'état pathologique du cœur et des poumons peut constituer une contre-indication : la tuberculose pulmonaire avancée, l'emphysème pulmonaire, les affections cardiaques mal compensées, les anévrysmes aortiques lorsqu'ils ont été diagnostiqués nettement à la radiographie ou de par les signes cliniques, certains goîtres exophtalmiques avec excitation nerveuse constituent autant de contre-indications.

Il en est de même de l'état de *cachexie* très accentuée, dans le cas de sténose grave par exemple (1), car on vous enverra des malades **in extremis** à œsophagoscoper comme dernière ressource.

Les *affections du larynx* à forme grave, les sténoses laryngées et trachéales, constituent des contre-indications, l'œsophagoscopie augmentant parfois (mais non toujours) la gêne respiratoire.

Parmi les *conformations anormales* de la colonne vertébrale, la *scoliose* prononcée, n'est pas une contre-indication : l'œsophage suit la déviation latérale de celle-ci. Dans le cas de *cyphose*, l'œsophagoscopie est contre-indiquée ou en tout cas impossible la plupart du temps, le gibbeux ne pouvant pas relever suffisamment la tête.

L'état de l'œsophage lui-même doit être pris en sérieuse considération.

On ne doit pas œsophagoscoper dans le cas d'*affection aiguë* (œsophagite, brûlure récente et étendue), lorsque l'on suppose une ulcération à forme étendue de la muqueuse à cause du danger de perforation.

---

(1) Il me souvient d'avoir refusé d'œsophagoscoper un malade atteint de cancer de l'œsophage, arrivé à la dernière limite de la cachexie. En remontant dans sa salle, ce malade a été emporté brusquement par une syncope

A aucun moment le chirurgien ne perdra de vue que l'usage de l'œsophagoscope nécessite une éducation toute spéciale, et c'est seulement avec l'exercice fréquent et répété qu'il arrivera à se familiariser avec son emploi. A cette double condition, l'œsophagoscopie n'est plus comme on l'a prétendu une méthode *dangereuse ni même douloureuse*. L'œsophagoscopie bien faite ne doit pas laisser de phénomènes douloureux quoi qu'on en dise. L'introduction du mandrin juste au moment où l'on franchit la bouche de l'œsophage rend l'intervention beaucoup moins pénible pour le patient, les bords du tube accrochant bien moins ainsi la muqueuse de l'œsophage. Mais on n'utilisera ce mandrin que lorsque l'on saura exactement où siège la sténose, par exemple, lorsque l'on doit faire plusieurs examens chez le même malade.

Telles sont les remarques que nous a suggérées la pratique journalière de cette méthode.

L'œsophagoscopie de même que la bronchoscopie sont des méthodes on ne peut plus précieuses, grâce auxquelles nombre de malades doivent le retour à la santé normale. Mais elles ne doivent être entreprises que dans des conditions déterminées et soumises à des règles on ne peut plus précises, et les accidents signalés ou les échecs sont dus à des fautes de technique et souvent aussi, il faut le dire, à une mauvaise instrumentation et, nous le répétons, les tubes de Brunings n'ont jamais été faits pour l'œsophage. S'il peut survenir, dans les cas difficiles et lorsque les manœuvres sont complexes et comme dans toutes les interventions, des échecs et des accidents opératoires, il ne devrait jamais y en avoir à propos d'un simple examen.

Enfin, l'œsophagoscopie doit-elle être pratiquée par tous les médecins ? Nous ne le croyons pas. Les affections de l'œsophage étant dans la clientèle habituelle plutôt rares, il y a intérêt pour les malades à ce que toutes les méthodes endoscopiques restent dans le domaine de notre spécialité et même en quelque sorte *une spécialité dans la spécialité* (n'en est-il pas de même pour la cystoscopie, l'urétroscopie, etc.); nous n'en voulons pour preuve que les statistiques tout à fait favorables publiées dans les cliniques spéciales telles que celles de Ch. Jackson, W. Hill, etc.

RÉTRÉCISSEMENTS D'ORIGINE ENDOGÈNE

LES STÉNOSES CONGÉNITALES DE L'ŒSOPHAGE

De toutes les malformations congénitales de l'œsophage (absence complète ou partielle de l'œsophage, fistule œsophago-trachéale), le rétrécissement congénital est celui qui présente le plus d'intérêt pratique pour le médecin. Les observations rapportées par les anciens auteurs, Rossi, Tenon, Bailhé dans Mondière, et celles de Hirschprung, Wadstein, Home, Follin et Demme rapportées par Hartman en avaient établi l'existence par les constatations nécropsiques. L'origine *congénitale* d'un certain nombre de ces observations semble douteuse. Leur rareté, du reste, est très grande. Von Acker ne cite aucune observation cadavérique probante et les nombreuses recherches œsophagoscopiques faites en Allemagne jusqu'en 1904 d'après Gottstein, n'ont pu permettre de diagnostiquer un seul rétrécissement congénital de l'œsophage chez l'enfant et ce n'est que depuis l'œsophagoscopie que cette variété de sténose a pu être décrite en France et traitée de façon rationnelle.

Nous avons eu l'occasion de diagnostiquer et de soigner 5 cas très nets de sténose congénitale de l'œsophage et tous présentaient une symptomatologie et des caractères anatomo pathologiques à peu près analogues.

Le premier (2), dont nous ne rapportons ici que les traits essentiels, concernait un jeune homme de 18 ans, qui nous fut adressé en 1906. Depuis sa naissance, il n'a jamais pu absorber que de l'eau et du lait. Tous les autres aliments, même les potages et les jaunes d'œufs, ont toujours été invariablement rejetés peu après leur absorption A la suite d'une de ces crises de dysphagie, il fut gastrotomisé d'urgence (Dr Doyen). On le soumit à des médications variées, d'hypnotisme, de suggestion, il séjourna dans plusieurs cliniques médi-

(1) *Traité de chirurgie de Duplay et Reclus,* article : Œsophage.
(2) Von Acker, *Handbuch der prot chir.,* Stuttgart, 1900.

cales et chirurgicales Lorsque nous le voyons, nous sommes frappé par son peu de développement thoracique, sa maigreur : malgré sa taille de 1 m. 70, il ne pesait que 50 kilogrammes. Il est imberbe : ses formes sont efféminées.

L'œsophagoscopie nous montre une large dilatation du 1/3 inférieur du conduit, puis une valvule **siégeant un peu au-dessus du cardia**, à direction transversale, légèrement plissée, percé d'un orifice taillé à l'emporte-pièce, et rejeté vers la droite. Cet orifice est minuscule, il admet seulement une toute petite bougie filiforme n° 6 de la filière ordinaire (V. fig. 33). C'est par là qu'a pu filtrer, goutte à goutte, le lait dont le malheureux s'était nourri jusqu'alors : on s'explique que ce pertuis ait pu se boucher à de nombreuses reprises sous l'influence du moindre spasme : il nous fut facile avec l'œsophagotome de fendre légèrement cette valvule, de recalibrer l'orifice par la dilatation bougiraire et de lui rendre petit à petit une alimentation normale.

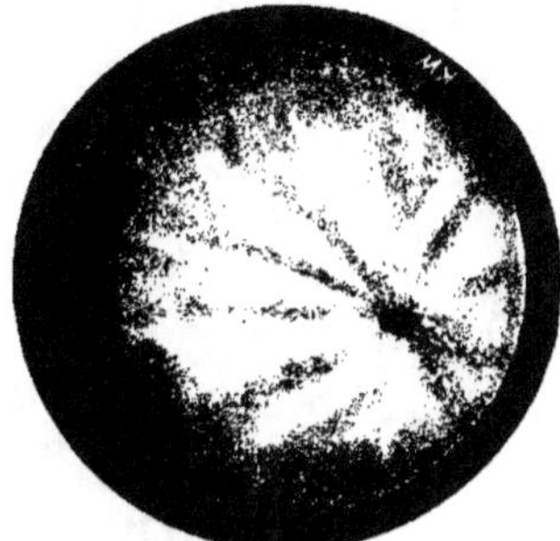

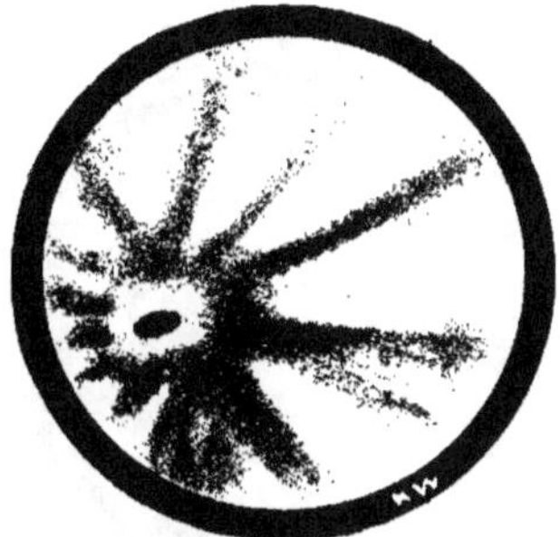

Fig. 33. — Sténose congénitale de l'œsophage (cas n° 2).

Fig. 34. — Sténose congénitale valvulaire de la portion cardiaque de l'œsophage (cas n° 2).

2° Quatre ans après (mars 1910), notre collègue M. Léopold Lévy nous amène un autre petit malade, âgé de 10 ans, qui présentait depuis sa toute enfance, également des troubles dysphagiques. Toutefois, on ne s'est aperçu de sa gêne à s'alimenter qu'à partir de l'âge de 16 mois, c'est-à-dire quand on a voulu le sevrer. Comme dans le cas n° 1, il s'est alimenté jusqu'à présent exclusivement de lait. Il rejetait invariablement toute alimentation demi-solide, panades, bouillies.

L'œsophagoscope nous montre une volumineuse dilatation fusiforme du tiers moyen de l'œsophage De même que dans le cas précédent, cette dilatation est située en aval d'un rétrécissement sis tout près du cardia : rétrécissement très serré, puisque la seule portion qui apparaisse libre est constituée par un tout petit orifice, toutefois un peu plus large que dans le cas précédent et laissant passer une bougie filiforme n° 10 (V. fig. 34).

La dilatation a pu être entreprise également avec des bougies olivaires et on y adjoignit *l'électrolyse circulaire* : l'alimentation redevint aisée et lorsque nous le présentons, le 17 janvier 1908, à la Société Médicale des Hôpitaux, avec M. Lévy, son alimentation était redevenue normale.

Dans ce cas aussi, nous avons été frappé par l'aspect tout particulier de l'enfant, non seulement il est maigre, pâle, chétif, tout comme dans une nutrition insuffisante, mais il présente des formes efféminées, a les membres inférieurs gros et arrondis, son aspect est celui d'une petite fille du même âge. Nous l'avons suivi jusqu'à l'âge de 14 ans ; il était encore, alors, impubère. L'alimentation spéciale exclusivement lactée semble, comme dans le cas précédent, être cause de ce retard de développement.

3° Dans la troisième observation (décembre 1913), bien qu'il s'agissait d'un homme de 30 ans, l'origine congénitale ne faisait également aucun doute. Étant tout petit, même lorsqu'on l'allaitait, il avait des régurgitations et des vomissements fréquents, et il semble que, déjà à cette époque, il avait la plus grande difficulté à s'alimenter. Pendant l'adolescence, toutefois, ces troubles semblèrent diminuer. Il put s'alimenter d'aliments demi-mous, mais il était obligé de manger très lentement, d'insaliver longuement ses aliments pour pouvoir les avaler, et il ressentait toujours, nous dit-il, une sorte de ressaut au moment de la déglutition, un peu au-dessus du creux épigastrique. De temps à autre, crises de dysphagie, durant lesquelles l'alimentation est absolument impossible.

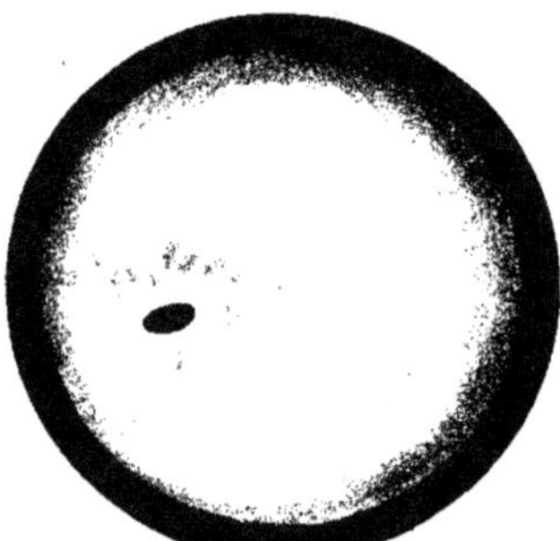 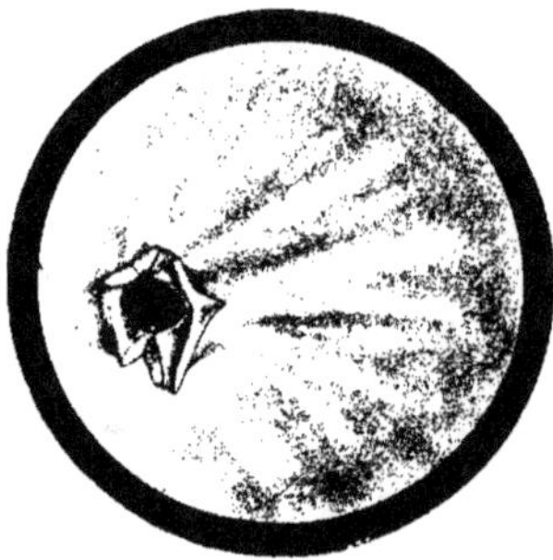

Fig. 35. — Sténose congénitale valvulaire du tiers inférieur de l'œsophage.

Fig. 36. — Le même après œsophagotomie interne et passage de la bougie dilatatrice.

Il vint, en décembre, consulter M. Legendre, qui nous l'adresse aux fins d'un examen œsophagoscopique. Là, encore, nos constatations sont analogues à celles des deux cas précédents : dilatation fusiforme, assez volumineuse, des deux tiers inférieurs de l'œsophage qui, ici, était rempli de salive mousseuse. Après asséchement, nous constatons, à 35 centimètres des arcades dentaires, une sténose également valvulaire, mais dont la surface est granuleuse, rouge, enflammée. A gauche cet opercule est interrompu par un petit orifice arrondi, ne mesurant qu'un millimètre et demi de diamètre. Ici, encore, il a été possible, grâce à l'œsophagoscope, de dilater *de visu*, d'électrolyser cette sténose.

4° De ce cas nous pouvons rapprocher celui d'une valvule incomplète, constituée par un croissant semi-lunaire, qui occupait la paroi gauche de l'œsophage, chez une jeune malade que nous avons examinée en février 1913 pour des spasmes à forme grave.

Chez cette malade, également, les troubles existaient depuis le jeune âge : ils avaient été qualifiés de spasmes graves, par tous les médecins appelés à la soigner, et, nul doute que la sténose incomplète, occasionnée par cette valvule, était ici également la cause indirecte des crises spasmodiques. La disposition valvulaire de la sténose nous a permis de reconnaître la véritable origine congénitale des troubles observés chez elle.

De ce cas nous pouvons en rapprocher un autre vu récemment chez une femme (V. fig. 37) dysphagique ancienne où la valvule avait la forme représentée sur la figure ci-jointe.

Enfin, 5° nous avons eu l'occasion (mars 1920) d'examiner dans le service du Dr Grégoire (hôpital Bretonneau) une enfant de quatre ans qui n'a jamais pu se nourrir que d'aliments liquides ; dès qu'elle prend des solides elle les rejette immédiatement. On la nourrit de potages, de soupes, de lait, les légumes en purées mêmes claires ne passent pas. Son état général est resté bon, elle n'a pas l'aspect cachectique, rien de particulier au point de vue héréditaire, père et mère bien portants.

L'examen radiographique montre qu'il y a une sténose très serrée dans la région du cardia avec rétrodilatation du tiers moyen de l'œsophage.

A l'œsophagoscopie. — On pénètre très facilement dans l'œsophage qui est dilaté dans toute la portion thoracique remplie d'une grande quantité de mucus. Les parois de la poche sont très enflammées. Le tube est arrêté dans sa

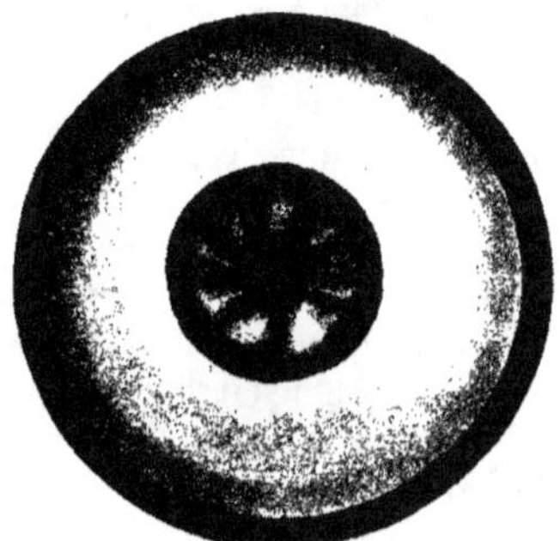 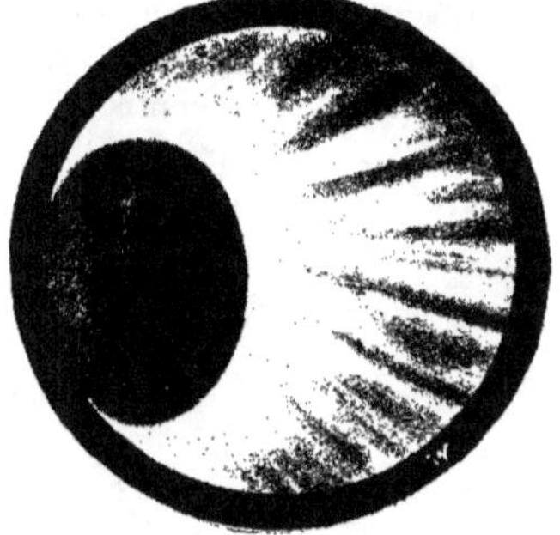

Fig. 37. — Sténose congénitale, valvulaire incomplète, du tiers moyen avec arrêt de développement du tiers moyen de l'œsophage.

Fig. 38. — Valvule congénitale du tiers moyen (cas de Sencert).

descente au voisinage du cardia et l'on constate que l'œsophage est obstrué par une valvule semi-lunaire laissant un petit pertuis rejeté vers la gauche. Ce pertuis a un aspect punctiforme et n'admet qu'une filiforme n° 6 ; nous passons successivement des bougies de plus en plus grosses et laissons à demeure une bougie n° 12 pendant 20 minutes.

Cathétérisme avec les bougies vissées, on passe les n⁰ˢ 12, 14, 16, 18.

L'enfant est revenue à différentes reprises à intervalles de huit jours. Dilatations avec les bougies olivaires, mais seulement sous le contrôle du doigt et sans aucune espèce d'anesthésique : nous pouvons ainsi l'amener progressivement jusqu'au n° 26, c'est-à-dire à un calibre tout à fait suffisant, étant donné l'âge du sujet, pour que son alimentation soit tout à fait normale.

Depuis nous revoyons de temps à autre cette petite malade que nous dilatons tous les trois ou quatre mois ; son aspect est tout à fait normal.

A ces cinq observations, on peut en joindre une, publiée par MM. Gross et Sencert, de Nancy (1), et où ces auteurs firent des constatations à peu

(1) *Rev. de chir.*, 1907.

près analogues. Chez un enfant de 12 ans, souffrant de troubles de la déglutition depuis sa première enfance et n'ayant jamais pu avaler que des liquides et demi-liquides, tout essai d'alimentation solide étant suivi invariablement de vomissements, ils constatèrent une valvule (V. fig. 38) un peu au dessous de la bifurcation bronchique, à 20 centimètres des arcades dentaires ne laissant qu'un tout petit orifice circulaire de 3 millimètres de mètre rejeté vers la gauche, valvule également très mince cloisonnant presque complètement l'œsophage qui fut sectionnée sous la vue avec l'œsophagotome.

On voit qu'en somme, toutes ces observations, semblent exactement calquées l'une sur l'autre : elles permettent donc de décrire la **sténose congénitale de l'œsophage**. On est, en effet, autorisé à dire qu'il s'agit d'une affection congénitale, car les troubles remontent à la toute première enfance. Même dans les premiers mois de la vie et au sein, ces enfants présentaient déjà des vomissements, des régurgitations.

Il s'agit là, évidemment, d'une affection rare puisque depuis 1903, sur l'ensemble de nos œsophagoscopies, nous ne l'avons observée que cinq fois, mais le type clinique et anatomo-pathologique en est nettement défini.

Le siège, dans tous les cas rapportés plus haut, était toujours identique, au voisinage du cardia. Cependant, il existe quelques observations de sténoses congénitales de la partie toute supérieure de l'œsophage et au niveau de la bifurcation bronchique (Sencert).

Le **développement tout spécial de la portion initiale** du canal alimentaire va nous expliquer ces malformations congénitales. Le tube digestif de l'embryon n'est au début qu'une simple gouttière pleine qui tend de plus en plus à se resserrer par suite de l'accroissement des replis qui limitent l'ébauche embryonnaire. Elle va devenir un tube ; transformation qui s'effectue rapidement aux deux extrémités que l'on dénomme *intestin antérieur* et *postérieur* et plus lentement à la partie moyenne *intestin moyen*. L'intestin antérieur communique en arrière dans l'intestin moyen, latéralement dans les fentes branchiales, à l'extérieur par la bouche. Ces fentes branchiales persistent uniquement chez les vertébrés inférieurs servant à la respiration aquatique. Chez les supérieurs, elles disparaissent et la fonction respiratoire passe à un organe spécial le poumon qui est un diverticule de l'intestin antérieur. Celui-ci donne donc naissance au pharynx, à l'œsophage, et aussi à l'appareil respiratoire. Ce tube unique ne tarde pas à se différencier en deux, et sur un embryon de 8 à 9 millimètres, l'appareil respiratoire, trachée, poumons est séparé complètement de la paroi ventrale de l'intestin.

Les malformations congénitales de l'œsophage s'expliquent par cette formation de l'œsophage et de la trachée aux dépens d'une chambre primitive unique l'intestin antérieur. D'abord plein, l'œsophage devenu tubulaire s'ouvre secondairement dans le pharynx et dans l'estomac. L'abouchement anormal dans la trachée peut s'expliquer par un défaut de séparation des conduits œsophagien et respiratoire lorsque se forme ce dernier. L'oblitération congénitale de l'œsophage a son origine dans la persistance, en un certain point, de l'état tubulaire plein de la période embryonnaire. C'est là une malformation incompatible avec la vie, qui a son siège de prédilection au voisinage du cardia ; rien d'étonnant que le diminutif constitué par le rétrécissement ou la valvule congénitale siège dans la même région.

Pour ce qui est des troubles de croissance que l'on a observé principalement chez nos deux premiers malades, les formes féminines et l'infantilisme des organes génitaux qu'ils présentent, sont-ils dus à l'alimentation exclusivement lactée ou à un vice de développement, le même qui aurait amené la malformation œsophagienne ? Nous inclinons plutôt pour la première hypothèse : les trois derniers exemples où l'alimentation a pu être demi-liquide et où de semblables constatations n'ont pas été faites semblent le prouver.

Le diagnostic posé antérieurement chez tous ces malades par les médecins qui les avaient examinés était spasme à forme grave de l'œsophage, prenant la complication pour l'affection elle-même. Sans doute, le spasme existait, mais il n'était que *secondaire* venant compliquer une sténose organique.

L'étude clinique est à peu près la même dans toutes les observations. La déglutition est toujours possible à la naissance alors que le sujet ne s'alimente que de liquides ; ce n'est qu'au début de l'alimentation plus consistante qu'apparaissent les premiers symptômes. C'est au moment où on l'a sevré qu'avec les premières bouillies a apparu la difficulté à la déglutition, l'enfant étant long à manger, régurgitant souvent une partie de ses ingesta. Dès que l'enfant a commencé à grandir, qu'il a eu besoin d'une alimentation plus solide, alors ont apparu de véritables troubles dysphagiques qui ont forcé de revenir à l'alimentation ou uniquement (V. cas n°s 1 et 2) ou à peu près liquide. C'est, en effet, toujours au début de la deuxième enfance, vers 2 ou 3 ans, que l'on s'aperçoit des troubles de la déglutition chez de pareils sujets. Nos petits malades avaient 4, 10 et 12 ans. Sans doute, parmi ceux que nous avons examinés, l'un avait 18 ans et l'autre 30 ans, mais tous les deux souffraient de troubles graves de la déglutition depuis leur enfance. Il peut survenir de véritables crises de dysphagie où rien ne passe plus et pouvant nécessiter la gastrostomie (V. cas n° 1).

Le *cathétérisme* joint à l'exploration aux rayons X dénote nettement l'existence d'une sténose à siège le plus souvent inférieur (ou exceptionnellement au tiers moyen).

Mais c'est *l'endoscopie* qui a permis d'établir et de différencier cette affection. L'examen œsophagoscopique, le seul qui ait permis d'arriver au diagnostic exact, nous a toujours fait faire, dans ces différents cas, des constatations identiques. Au voisinage du cardia, il existait une sorte de valvule, plus ou moins enflammée, modifiée par les poussées d'œsophagite, mais gardant toujours au niveau du pertuis laissé libre, son aspect spécial et son bord tranchant facile à reconnaître. Au-dessus, le tube œsophagoscopique se meut dans une rétro-dilatation plus ou moins volumineuse, mais dont la capacité n'excédait pas deux tiers de litre, n'atteignant jamais, par exemple, les grandes dimensions des sténoses rétro-spasmodiques, qui sont d'ailleurs rares chez les jeunes sujets.

Cet aspect valvulaire est, semble-t-il, caractéristique. Cette valvule ne laisse pour toute lumière dans l'œsophage qu'un tout petit orifice à siège le plus souvent excentrique. On peut avec un petit crochet se rendre compte de la minceur de cette valvule et de sa mobilité relative. N'en est-il pas de même dans les sténoses congénitales du rectum, dans celles de l'urètre ? Nous avons publié un cas de rétrécissement congénital de la trachée, où l'aspect valvulaire était également typique. Cependant, Whiphan et Faye (*The Lancet*, 1906) ont constaté à l'autopsie d'un enfant de quatre ans une sténose congénitale qui se présentait sous la forme d'un cylindre étroit siégeant au tiers inférieur de l'œsophage. La hauteur de la partie rétrécie était de 1 cm. 1/2, n'admettait que le diamètre d'un crayon environ.

Il est impossible de confondre ces rétrécissements congénitaux avec les **sténoses par contracture spasmodique**, où l'orifice est plissé, fortement serré, avec les **sténoses inflammatoires** où on ne trouve point l'aspect valvulaire. Combien de malades jeunes nous ont été adressés avec le diagnostic probable de sténose congénitale alors qu'il s'agissait d'une sténose inflammatoire consécutive au spasme. Mais comme rien ne semblait expliquer la production de cette variété de sténose peu connue avant l'œsophagoscope, on cherchait à en expliquer l'origine dans une disposition congénitale. Avec les **sténoses par compression**, où l'une des parois de l'œsophage est repoussée par une tumeur extérieure et où la lumière prend une forme en semi-lunaire ou en croissant. L'absence de commémoratif permet d'éliminer les rétrécissements **cicatriciels ;** cependant, dans cinq cas où l'accident avait passé inaperçu, on avait antérieurement posé le diagnostic de rétrécissement congénital de l'œsophage alors qu'il y avait cicatrice très facile à constater à l'œsophagoscope.

Le *pronostic* est donc grave, mais il est lié essentiellement au degré plus ou moins marqué de la sténose et aussi au régime plus ou moins exact suivi par le malade. Il était grave chez les deux premiers malades ; il le semblait moins chez les deux derniers.

Mais nous n'avons observé, sans doute, que des cas compatibles avec l'existence et même arrivés à l'âge adulte. Il est probable qu'un certain nombre de nourrissons doivent, annuellement, mourir de troubles digestifs, qui sont probablement dus à des malformations congénitales de l'œsophage ; le départ entre les affections de l'estomac et celles du tiers inférieur de l'œsophage dilaté, étant très difficile à faire cliniquement, en particulier chez le tout jeune enfant.

La **thérapeutique** instituée dans tous ces cas a procédé toujours des mêmes principes : après avoir soumis le sujet à un régime spécial liquide ou même lui avoir fait faire des lavages quotidiens de sa poche pour faire tomber l'œsophagite, on a pu entreprendre la dilatation du pertuis, reliquat de la lumière œsophagienne. Des bougies olivaires filiformes sont introduites tout d'abord sous la vue dans les formes serrées. On laisse même à demeure, plusieurs heures, une fine bougie destinée à faire le chemin.

Mais il a été presque toujours nécessaire de sectionner véritablement la valvule, par l'œsophagotome à lame triangulaire, et il nous fut possible de voir, après cette section, flotter à l'intérieur de l'œsophage les bords de la valvule ainsi élargie (V. fig. 35) Dans trois cas, nous avons employé l'électrolyse circulaire : le rétrécissement congénital se compliquait, alors, d'un léger degré de sténose inflammatoire et cicatricielle, et l'introduction, sous la vue de boules électrolytiques, de plus en plus grosses, nous a donné des résultats que n'aurait certainement pas atteint l'œsophagotomie, résultats du reste qui, par l'électrolyse, sont beaucoup plus durables.

Dans tous les cas que nous avons observés, l'alimentation est redevenue rapidement normale et est restée telle depuis, à la condition de faire de temps à autre quelques dilatations bougiraires simples.

Ces sténoses ont peu de tendance à se reproduire lorsque la valvule est suffisamment détruite, à la condition toutefois que, par un régime approprié, par des lavages, on combatte l'œsophagite concomitante, qui a une action évidente sur leur récidive.

L'œsophagoscope a donc permis de décrire les sténoses congénitales de l'œsophage, à symptômes et d'aspect endoscopique particuliers qui ressemble, par ses caractères morphologiques généraux. aux sténoses congé‑ nitales de certains autres conduits, du rectum, par exemple.

RÉTRÉCISSEMENTS CICATRICIELS TRAUMATIQUES DE L'ŒSOPHAGE

Sous le titre de rétrécissements cicatriciels de l'œsophage, on doit, aujourd'hui que cette affection est mieux connue, désigner un état pathologique généralement d'origine traumatique, plus rarement consécutif à une ulcération médicale, constitué par une altération permanente de ce conduit, dont la caractéristique **est la dégénérescence cicatricielle** de sa paroi, amenant des troubles variés, **à évolution toujours progressive**, aboutissant en un temps plus ou moins long à l'oblitération complète.

Les sténoses cicatricielles constituent, après le cancer, les sténoses spasmodiques et inflammatoires, l'affection **la plus fréquente** de l'œsophage, elles occupent dans notre statistique environ le douzième, exactement 185 sur 2.500 malades que nous avons examinés à l'œsophagoscope pour affection sérieuse de l'œsophage depuis 1903. Ces 185 cas de sténoses cicatricielles de l'œsophage que nous avons eu à œsophagoscoper et à soigner étaient presque toutes dues à la déglutition d'un caustique et 7 seulement à un corps étranger, 2 à des brûlures par aliments trop chauds Dans 5 observations il y avait lésions graves de l'œsophage par projectiles de guerre et dans 2 cas par déglutition de gaz toxiques. Le **cancer** est neuf fois plus fréquent dans l'œsophage que le rétrécissement cicatriciel.

Les **rétrécissements cicatriciels** se rencontrent **à tout âge**. Dans une statistique de Von Acker portant sur 100 observations il s'agissait 44 fois d'enfants et 50 fois d'adultes (6 fois l'âge n'est pas donné) (Sencert). Dans nos cas personnels il y avait plus d'enfants et dans notre statistique nous comptons 98 enfants pour 87 adultes. Chez les adultes 40 hommes et 47 femmes. Pour citer nos cas extrèmes, le plus jeune enfant chez qui nous ayons constaté un rétrécissement cicatriciel avait vingt et un mois (1), le plus âgé 87 ans.

Comment pose-t-on le diagnostic de rétrécissement cicatriciel de l'œsophage? L'étude du *commémoratif* a une grande importance, ainsi que nous le verrons plus loin. Mais à quelle cause peut être due la sténose

(1) Il s'agissait du jeune fils d'un confrère, qui trois mois auparavant avait avalé une gorgée d'un flacon de potasse caustique laissé à sa portée. Toute déglutition de liquides et de sa salive était devenue impossible depuis deux jours. Il était porteur de deux sténoses cicatricielles que nous dûmes dilater successivement, une à 3 centimètres de l'origine et l'autre beaucoup plus serrée au niveau de la traversée diaphragmatique. Il nous fut facile de les dilater successivement l'une après l'autre.

cicatricielle ? Nous allons voir qu'elle peut être multiple, et il importe de bien préciser exactement et tout d'abord dans quelles conditions cette sténose peut se produire.

Ainsi que les classiques nous l'enseignent, c'est le plus souvent à **un traumatisme**, à une brûlure, ou plus rarement à une plaie chirurgicale. ou au séjour prolongé d'un corps étranger, que succède le rétrécissement cicatriciel. Plus rarement encore il s'agit d'une **lésion** (ulcère simple, ulcération) **d'origine purement médicale**, qui, en se cicatrisant, amène un rétrécissement de l'œsophage.

Mais il est tout un groupe de sténoses cicatricielles que l'œsophago-scope nous a permis de décrire, dont on ne trouve aucune mention dans les traités classiques, ce sont les **sténoses cicatricielles d'origine inflammatoire**. L'œsophage, à la suite de multiples poussées d'œsopha-gite, est susceptible de se rétrécir sans qu'aucun traumatisme ne puisse être invoqué. Ces sténoses ne sont point rares, puisqu'elles dépassent en fréquence, dans notre statistique, les rétrécissements par trauma-tismes. Nous les étudierons dans un chapitre d'ensemble à propos des sténoses inflammatoires de l'œsophage et dans ce chapitre nous n'aurons en vue que les **rétrécissements cicatriciels traumatiques** ou consé-cutifs à *une ulcération d'origine médicale*.

1° Le traumatisme le plus fréquent c'est la *brûlure*. Il s'agit presque tou-jours de la déglutition de liquides caustiques, qui déterminent des lésions plus ou moins profondes dans la paroi œsophagienne aboutissant souvent à l'escarre, dont l'élimination laisse à sa place des ulcérations pouvant occuper une plus ou moins grande partie de la muqueuse, et même toute la paroi de l'œsophage.

La cicatrisation se forme par l'organisation des bourgeons charnus du tissu conjonctif et par la formation d'un épithélium nouveau à leur sur-face. Peu à peu le tissu conjonctif de nouvelle formation revient sur lui-même, amène un retrait cicatriciel et par suite un rétrécissement du canal œsophagien (Cornil et Ranvier).

Mais l'œsophagite concomitante peut jouer également un rôle dans la production de ces sténoses cicatricielles et il n'est point nécessaire qu'une brûlure soit profonde pour amener une sténose serrée de l'œsophage.

La nature du liquide avalé était à peu près toujours la même, il s'agis-sait de *soude* ou de *potasse caustique* en solution. Ceci s'explique par l'usage courant de ce liquide dans les cuisines et par les peintres, et le nombre de ces accidents a décuplé le jour où la soude a été employée communément dans les ménages. Dans notre statistique personnelle sur 185 cas, 139 fois la brûlure était due à la soude (1).

(1) Dans le Midi au moment du travail des olives on emploie beaucoup les solutions de potasse qui nous ont fourni un contingent assez élevé de brû-lures de l'œsophage.

Le chlorure de zinc, l'ammoniaque (1), l'acide sulfurique, sont une cause moins fréquente.

Les brûlures par aliments, boissons **trop chaudes**, sont rares. Gottstein (in Starck) en cite un cas dû à la déglutition de pomme de terre trop chaude, que le sujet ne peut rejeter. A la suite survinrent des douleurs très vives, qui durèrent deux jours, et se calmèrent. Un mois après dysphagie et l'œsophagoscope fait constater une sténose cicatricielle unilatérale au niveau du cardia. Nous en avons observé deux cas très nets et un contestable (2). On a noté cette cause chez des enfants et chez des aliénés.

Les corps étrangers, surtout lorsqu'ils ont séjourné longtemps dans l'œsophage et lorsqu'ils sont volumineux. peuvent déterminer dans la suite des rétrécissements cicatriciels, et cela par deux mécanismes, ou bien :

1° Le corps étranger a **produit une plaie** dans l'œsophage, plaie qui peut être due d'ailleurs aux tentatives d'extraction, ainsi que nous avons pu le constater à l'œsophagoscope, en particulier par l'emploi du panier de Graefe pour les corps étrangers irréguliers ou pointus. Le cas le plus curieux de ce genre que nous avons observé concerne un jeune homme qui nous fut envoyé en 1909 de l'hôpital Necker. Le malade disait nettement qu'il avait avalé un os, quatorze ans auparavant. Plusieurs tentatives furent faites avec le panier de Graefe, mais sans succès ; le malade eut de la fièvre et des douleurs, cracha du pus sanguinolent, puis tout cessa au bout de huit jours. La déglutition commença à redevenir difficile six mois auparavant jusqu'à devenir presqu'impossible. lorsque le malade nous fut amené. Il y avait, à l'œsophagoscope une cicatrice en coup de canif, au tiers supérieur de l'œsophage, qui dessinait, pour ainsi dire, nettement la plaie faite par l'os et sans doute l'instrument extracteur.

Chez un autre malade, bien que l'accident fut plus récent, il existait déjà une sténose très serrée dans la région du cardia ; la longue présence

(1) Il s'agissait d'une malade adressée par le Dr Récamier et qui, deux ans auparavant, avait avalé une gorgée d'ammoniaque déterminant aussitôt brûlure intense, dysphagie, suivie, deux jours après, de desquamation tubulaire, véritable moule de l'œsophage. Au moment où nous la vîmes, sensation de sténose. de gêne au creux épigastrique, pituites œsophagiennes. Il y avait à l'œsophagoscope une sténose cicatricielle serrée du cardia.

Dans ce cas l'étiologie invoquée par la malade ne semblait pas concluante après l'examen de l'œsophage. qui faisait bien plutôt penser à un rétrécissement cicatriciel d'origine inflammatoire.

(2) Il est assez difficile d'établir dans quelle proportion les brûlures par caustiques sont suivies de rétrécissements cicatriciels. Johonnessen sur 140 cas de brûlures notés à Christiania de 1893 à 1898, 75 0/0 seulement durent être soignés ultérieurement pour rétrécissements cicatriciels. Ceci tient à ce qu'une forte proportion de grands brûlés succombent rapidement et la sténose pouvant être très longue à s'établir un certain nombre de malades ont été perdus de vue après leur sortie de l'hôpital.

d'un os (4 mois), son volume (3 cm. 1/2 de côté) expliquent la rapidité de formation des lésions de sclérose.

Lorsque le corps étranger a déterminé, ainsi que cela est très fréquent pour les petits os et les arêtes, un phlegmon de la paroi œsophagienne donne-t-il lieu ultérieurement à un rétrécissement de l'œsophage. Nous ne le croyons pas. Nous avons observé (v. p. 194) un grand nombre de ces abcès, même très volumineux et jamais nous n'avons noté de rétrécissement cicatriciel consécutif et certainement nous aurions été consulté de nouveau par la plupart d'entre eux s'ils avaient noté quelque trouble ultérieur dans leur déglutition.

2° **Sans aucune plaie, par le simple fait de sa présence**, le corps étranger peut déterminer un rétrécissement cicatriciel. Il se produit, au niveau du corps étranger, des phénomènes d'inflammation des parois de l'œsophage, une sorte de sclérose de la paroi qui aboutit au rétrécissement de son calibre (1) (V. fig. 27 et 28, pl. II).

On peut citer, également, dans cette catégorie les sténoses par **blessures de l'œsophage**, qui sont évidemment très rares, étant donnée la situation profonde de ce conduit, par instruments tranchants ou à la suite de l'œsophagotomie externe. Celles-ci sont exceptionnelles, l'œsophagotomie ne créant qu'une plaie linéaire non concentrique et non sténosante (cas de May (2) et de Kroenlein (3).) Nous avons relaté (4) un cas de sténose fibro-cicatricielle complète de tiers supérieur de l'œsophage consécutive à une opération de volumineux goitre adhérent ; l'œsophage s'était sténosé secondairement à un tamponnement de la large plaie cervicale (V. page 115).

L'œsophagoscopie nous a permis de constater 5 fois des lésions graves de l'œsophage par *projectiles de guerre* (4). Dans 3 cas, il y avait nettement sténose cicatricielle de la bouche de l'œsophage avec cicatrice facile à voir à l'œsophagoscope. Chez un autre blessé adressé par notre collègue Bonnel, les troubles, qui avaient nécessité la gastrostomie quelques mois auparavant, étaient consécutifs à une plaie par balle ayant traversé la région moyenne de l'œsophage : la sténose avait l'aspect d'un diaphragme cicatriciel à tout petit pertuis excentrique (V. fig. 29, pl. II). Tout récemment nous avons examiné un blessé qui, à la suite d'un grave traumatisme de guerre, présentait une sténose cicatricielle et un diverticule par trac-

---

(1) Nous avons observé ce fait très nettement chez un enfant qui portait depuis 4 ans une pièce de 0,10 au 1/3 inférieur de l'œsophage. Lorsque nous eûmes extrait la pièce nous pûmes constater à l'œsophagoscope un véritable anneau scléro cicatriciel granuleux juste au niveau de ce corps étranger, et ultérieurement ce malade fit un véritable rétrécissement cicatriciel de l'œsophage qui dut être dilaté.

(2) May, *The Lancet*, 1885, nos 16 et 23.

(3) Kroenlein, *in Balacesco et Cohn, in Revue de Chirurgie*, 1904, p. 339.

(4) *Presse médicale*, no du 8 octobre 1919.

tion du tiers supérieur de l'œsophage avec fistule s'ouvrant dans la fosse sus-claviculaire (1).

Enfin nous avons diagnostiqué 2 sténoses cicatricielles graves de l'œsophage pour brûlures *par gaz toxiques*. Il y avait après brûlure de l'œsophage *sténose œsophagienne* tellement serrée que toute alimentation, même liquide, était devenue impossible. L'un d'eux présentait un rétrécissement cicatriciel de la bouche de l'œsophage et un autre siégeant un peu au-dessus du cardia ; celui-ci véritablement tubulaire, blanchâtre sous l'endoscope, n'admettait avec difficulté qu'une bougie filiforme. En des séances successives, nous avons pu recalibrer ce conduit, mais la sténose a les plus grandes tendances à la récidive. Dans le deuxième cas il y avait brûlure localisée au niveau du cardia, mais de consistance moins cicatricielle que la précédente. La dilatation fut plus aisée et chez tous les deux l'alimentation est redevenue tout à fait normale, grâce à l'endoscopie.

S'il est facile d'expliquer les lésions cicatricielles du larynx et de la trachée consécutives à l'inhalation de gaz toxiques on peut se demander comment ces gaz peuvent brûler l'œsophage. Chaque fois qu'un sujet est en présence de gaz irrespirables, il retient sa respiration et fait des mouvements involontaires de déglutition ; il devient aérophage : ce sont là **des faux pas** de la respiration. On explique ainsi la déglutition des vapeurs de chloroforme, cause des vomissements après l'anesthésie chloroformique.

C'est ainsi que nous avons observé une brûlure très étendue de l'œsophage chez un soldat qui avait jeté de l'eau sur de la graisse bouillante ; il avait avalé nettement une certaine quantité de vapeur surchauffée, qui avait déterminé des brûlures étendues à tout le tiers inférieur de l'œsophage. Il en est de même en présence de gaz toxiques et, de même que ceux-ci peuvent déterminer des brûlures étendues du larynx, de la trachée et des bronches, de même ils pourront léser les parois de l'œsophage et aussi de l'estomac.

2° Une *ulcération d'ordre médical* peut laisser à sa suite une cicatrice parfois très serrée.

Au premier rang on doit placer *l'ulcère simple*, qui peut exceptionnellement se localiser dans l'œsophage. Quincke en a rapporté un cas avec autopsie : Debove (2) a décrit ce processus, et Sargnon nous a fait part d'un cas observé par lui (avril 1912) avec le Dr Bérard et Roque, où par œsophagoscopie rétrograde le diagnostic de cicatrice consécutive à un

(1) J. Guisez. *Bul. de Laryng. et de Broncho œsophag.*, n° de décembre. Rapport à la Société Française de Laryng., mai 1919 ; *Séquelles de Guerre*, Baillière, 1922.

(2) Debove. De l'ulcère simple de l'œsophage et du rétrécissement cicatriciel de cet organe. *Soc. méd. des Hôp.*, 9 avril 1883 et 4 octobre 1885.

ulcère du cardia fut posé chez un gastrostomisé. On voyait, au niveau du cardia, une zone rouge et immédiatement au-dessus une cicatrice blanchâtre. Les bougies introduites par la voie haute étaient arrêtées au niveau du cardia, qui était devenu infranchissable.

Nous-mêmes avons rapporté cinq observations (2) de sténoses cicatricielles dues à l'ulcère rond, où cette étiologie apparaissait comme nette à cause du siège de la cicatrice, au voisinage du cardia, siège de prédilection de cet ulcère, son unilatéralité, le passé pathologique du malade. Exceptionnellement, il peut s'agir d'ulcère de l'estomac lui-même ayant son siège au voisinage du cardia et ayant obstrué secondairement l'orifice de l'œsophage dans l'estomac. La cicatrice est alors tout entière dans l'estomac.

Nous croyons cependant que la plupart de ces sténoses publiées comme consécutives à l'ulcère rond étaient simplement d'origine inflammatoire, maintenant que l'on sait que cette affection est susceptible d'amener à la longue la dégénérescence scléro-cicatricielle de la paroi de l'œsophage (V. ch. des sténoses inflammatoires, p. 230).

Les maladies infectieuses se localisent rarement dans l'œsophage, aussi les sténoses cicatricielles médicales sont plutôt exceptionnelles et nous n'en avons diagnostiqué qu'un cas consécutif à la diphérie, citons cependant :

a) *Maladies infectieuses aiguës*

La scarlatine peut déterminer des sténoses cicatricielles à forme grave (Boas, Knopfelmacker).

La diphtérie. — On connaît les cas de Trousseau Gendron-Trendelemburg, de Korczynski (1), de Jungnickel (2). Plus récemment (1909) Danielsen (3), de Breslau, rapporte un cas très net de diphtérie propagée à l'œsophage, chez un jeune enfant, avec ulcération et production de rétrécissement cicatriciel trois mois après l'infection.

La fièvre typhoïde se localise rarement dans l'œsophage, on connaît cependant le cas publié par Chomel en 1834, qui rapporta celui d'un jeune homme de 20 ans qui mourut le 30ᵉ jour de sa fièvre typhoïde. A l'autopsie on trouva de multiples ulcérations de l'œsophage. Louis puis Butler, en publièrent quelques cas. Mais pour ce qui est des rétrécissements cicatriciels consécutifs aux ulcérations typhiques il n'en existe guère que 14 cas dans la littérature. Il est à remarquer que ces sténoses siégeaient

(1) Voir Guisez. *Société médicale des Hôpitaux*, 27 mai 1909.
(2) Korczinski, *Centr. f. med.*, 1883, p. 542.
(3) Jungnickel, *Prag. med. Woch.*, 1909, p. 489.
(4) Danielsen, *Beitr. zur klin. Chirurgie*, 2 mai 1909.

au 1 3 inférieur de l'œsophage, il y a même lieu de se demander si la plupart n'étaient pas consécutives aux sténoses inflammatoires de ce conduit. Moorted (1) cite un cas chez un jeune homme de 20 ans vu deux mois après le début d'une dothienenthérie. A l'œsophagoscopie : sténose très serrée au niveau de la 8ᵉ dorsale qui fut dilatée par les voies naturelles.

Dans ces 14 cas, 6 fois la gastrostomie fut faite avec une mort, 8 furent dilatés avec des bougies.

La variole. — Brechefeld, Lanzoni citent plusieurs exemples de varioles confluentes se manifestant par des rétrécissements du pharynx et de l'œsophage, mais ainsi que le disait déjà Behier, ces sténoses sont tout à fait exceptionnelles.

b) *Maladies chroniques*

La syphilis comme nous le verrons, se localise *très rarement* dans l'œsophage. Parmi les cas rapportés, il en existe bien peu d'incontestables. La gomme n'aime pas l'œsophage, aussi les rétrécissements cicatriciels de cette origine sont rares, et avant la période œsophagoscopique, on ne doit admettre comme nettement syphilitiques que ceux dont le diagnostic a été vérifié par l'autopsie ; en relisant les observations jusque-là publiées, beaucoup ne sont pas probantes, mais simplement d'origine inflammatoire (V. page 177).

Depuis l'introduction de l'œsophagoscopie, les cas de cette nature ne sont guère plus fréquents, ce qui semble affirmer ce que nous disons plus haut. Il s'agit d'ailleurs, le plus souvent, de sténoses pharyngo-laryngées, avec propagation à l'œsophage. Starck cite un cas chez un enfant de un an et demi où l'on croyait à un corps étranger, il y avait sténose cicatricielle syphilitique à 3 cm. de l'origine. Le cas de Neumann, où le rétrécissement syphilitique constaté à l'œsophagoscope siégeait auprès de la bouche de l'œsophage et coïncidait avec la cicatrice du pharyngolarynx, lésions qui furent vérifiées à l'autopsie

La tuberculose est également exceptionnelle dans l'œsophage. De plus, les plaies auxquelles elle donne lieu sont toujours superficielles ou n'ont pas le temps de se cicatriser à cause de l'évolution rapide et fatale des cas dans lesquelles ces constatations ont été faites. Dans ce groupe, cependant, on peut rapprocher la *forme scléro-cicatricielle*, mais dont on ne connaît encore que peu d'observations, celle de Zenker, celle de Schrotter, et deux plus récentes de nous-même (V. page 183).

(1) *In The Laryngoscope*, décembre 1915.

SIGNES CLINIQUES

Le tableau clinique de tous les rétrécissements de l'œsophage quelle qu'en soit la nature (sténoses d'origine endogène, exogène, compression, cicatrice, valvule, tumeur) est dominé par un grand symptôme : la *dysphagie progressive*, généralement indolente, qui débute par une simple gêne marquée uniquement aux aliments solides s'accentue de plus en plus, et devient complète petit à petit, rendant impossible toute espèce d'alimentation. A ce grand signe, se rattachent des symptômes secondaires : *vomissements, régurgitations, amaigrissement, cachexie*, que l'on retrouve avec à peu près les mêmes caractères dans toutes les sténoses œsophagiennes.

Existe-t-il dans les symptômes fonctionnels des sténoses cicatricielles, des éléments qui nous permettront de donner quelque précision au diagnostic ?

1° Sans doute *l'histoire clinique* d'un malade atteint de rétrécissement cicatriciel *par brûlure* est caractéristique. Immédiatement après l'accident, survient une phase aiguë, douloureuse, avec dysphagie intense, vomissements sanglants, souvent troubles gastro-intestinaux graves et phénomènes de shock. Cette *dysphagie complète* persiste pendant plusieurs jours, entrecoupée par des expulsions sanguinolentes de lambeaux de muqueuse œsophagienne escarrifiée, reproduisant parfois le moule de ce conduit sur une longueur plus ou moins grande. Puis, la déglutition redevient progressivement possible, pour revenir parfois à la normale, et tout semble rentrer dans l'ordre : mais pas pour longtemps, car, au bout de quelques semaines, rarement quelques mois, la dysphagie se réinstalle, progressive, tout d'abord, aux aliments solides, que le sujet est obligé de mastiquer lentement et d'insaliver longuement pour pouvoir avaler. Il brasse ses aliments, à la fois dans la bouche et dans la poche de dilatation qui précède le rétrécissement, se livrant à de véritables ruminations pour pouvoir avaler. Bientôt les régurgitations sont de plus en plus fréquentes et les aliments solides même ainsi triturés ne passent plus. Il ne peut plus se nourrir que de liquides, pour arriver rapidement à la dysphagie complète.

La salivation est, comme on le voit, excessive, à la fois par réflexe (*réflexe œsophago-salivaire de Roger*) et par hyperproduction fonctionnelle. Les efforts prolongés de déglutition amènent une augmentation de la salivation et même une hypertrophie des glandes salivaires (1). Comme le malade avale mal, durant la nuit, il bave sur son oreiller ; pendant le jour, il rend souvent des gorgées de salive épaisse, visqueuse, sous forme de régurgitations.

(1) Un de nos malades avait une telle hypertrophie de ses parotides qu'il semblait à première vue, avoir les oreillons.

L'évolution progressive du mal est entrecoupée par de véritables *accès*, durant lesquels la dysphagie s'accentue *brusquement*. A l'occasion d'une impression nerveuse, d'un aliment irritant, d'un léger écart de régime, survient *une crise de spasme*, qui rend toute déglutition impossible ; ces accès durent souvent plusieurs heures, quelquefois plusieurs jours, et c'est souvent ces accès de spasmes secondaires qui passent au premier plan et ont fait croire qu'il s'agissait d'un spasme simple. D'autres fois, il s'agit d'une *obstruction mécanique* : le malade a avalé une bouchée un peu trop grosse, qui vient oblitérer la lumière libre de l'œsophage.

2º S'il s'agit d'une sténose *par plaie* ou *ulcère*, il faut rechercher, dans le passé du malade, s'il n'y a pas eu plaie chirurgicale ou autre ou déglutition accidentelle, à un moment donné, de corps étranger, ou s'il n'y a pas eu, autrefois, quelque histoire d'ulcère dont l'évolution est caractéristique ; ou quelque maladie infectieuse, pouvant, exceptionnellement, se localiser dans l'œsophage (diphtérie, fièvre typhoïde, syphilis, tuberculose).

Le tableau symptomatique est analogue à celui décrit précédemment à propos des sténoses par brûlures, à la phase cicatricielle ; toutefois, la dysphagie se fait remarquer par son apparition tardive après l'ulcération initiale et par sa lente évolution à devenir complète. C'est seulement plusieurs années (six ans dans un de nos cas et huit ans dans un autre) après la déglutition d'un os qu'apparaissent de nouveau des troubles œsophagiens ; c'est également longtemps après la constitution d'un ulcère que les malades se plaignent de nouveaux troubles dysphagiques. Cette évolution particulière est due sans doute à ce fait que le tissu cicatriciel n'atteint, dans ces cas, qu'une portion limitée de la muqueuse œsophagienne, les ulcérations et les plaies étant toujours moins étendues que les brûlures par caustiques. Le rétrécissement est alors beaucoup plus long à se constituer.

L'état général reste bon pendant longtemps, en particulier pour les sténoses de l'extrémité supérieure ; et, à ce sujet, il est remarquable de constater à l'œsophagoscope combien est petit souvent l'orifice œsophagien qui peut permettre une alimentation à peu près suffisante (V. fig. 47-48).

La déglutition devient, petit à petit, de plus en plus difficile et l'amaigrissement s'installe ; les liquides sont souvent plus mal absorbés que les choses solides et demi-molles ; les malades arrivent finalement au dernier degré de la cachexie et à la mort par inanition (1).

___

(1) Comme conséquence d'une alimentation insuffisante, et en particulier de l'alimentation lactée exclusive, nous avons constaté, chez les enfants, un *développement incomplet et l'efféminisation des formes masculines*. Chez deux jeunes garçons atteints l'un de *sténose congénitale* (Voir ce chapitre), l'autre de sténose cicatricielle remontant au tout jeune âge, et qui n'avaient pu depuis leur naissance prendre absolument que du lait, le développement génital était incomplet : l'un d'eux, âgé de 18 ans, était impubère, les formes dans les deux cas étaient celles de petites filles.

Mais ce sont là des signes que l'on retrouve dans toutes les sténoses quelle qu'en soit l'origine et il est impossible d'établir sur eux un diagnostic ferme.

Le commémoratif manque parfois ou est tellement éloigné qu'il semble passer au deuxième plan (témoin cette malade qui fit, à 55 ans, une sténose grave du cardia, alors qu'elle avait avalé dans sa toute jeunesse, à l'âge de 4 ans, une gorgée d'acide sulfurique). Seule la recherche et la constatation des signes physiques pourra faire établir le diagnostic.

Signes physiques.

Les *signes physiques* sont-ils meilleurs conseillers que les signes fonctionnels dans l'établissement du diagnostic ?

1° L'*inspection et la palpation* de la région œsophagienne ne donnent pas de renseignements bien précis, en cas de sténoses cicatricielles, sauf pour faire percevoir une dilatation cervicale susjacente à un rétrécissement. Un diverticule plein d'aliments, au-dessus d'une sténose haut située, peut gonfler la partie latérale du cou et être perçu également à la vue et à la palpation. Chez les gens amaigris et dans les formes graves, l'estomac étant très rétracté, le ventre se creuse en bateau.

2° L'*auscultation de l'œsophage* donne, dans certains cas, des indications plus précises.

Nous avons vu ce qu'il faut en penser au chapitre consacré à cette question. Si l'on ausculte l'œsophage en même temps que l'on fait avaler un liquide. En cas de rétrécissement, le deuxième bruit, durant plus longtemps qu'à l'état normal, est retardé et peut n'être perçu que 38 à 40 secondes après, donnant la sensation de la pénétration du liquide à travers un orifice rétréci, s'accompagnant d'un bruit de gargouillement. Mais ce signe n'existe, de façon nette, que lorsqu'il n'y a qu'un rétrécissement et bas situé.

Bien plus caractéristiques sont, à notre avis (1), les bruits de *gargouillement* qui accompagnent la déglutition, lorsqu'il y a dilatation, susjacente au rétrécissement (V. page 6).

3° *Cathétérisme de l'œsophage*. — Plus importantes et plus précises sont les données du cathétérisme de l'œsophage. A la condition de se conformer exactement aux règles énumérées au chapitre (page 7), le cathétérisme mérite d'être conservé, il est inoffensif si l'on emploie la bougie olivaire molle et il nous fixe sur *l'existence* d'un rétrécissement et sur son *siège*. En retranchant, en effet, de la longueur totale de la bougie, qui

---

(1) Nous soignons plusieurs malades qui font un tel bruit au moment de la déglutition des liquides qu'ils ne peuvent, ni n'osent boire en société.

a pénétré, 16 centimètres, distance de la bouche œsophagienne aux arcades dentaires, on a le siège exact de la sténose et ce renseignement est aussi exact que celui donné par l'exploration aux rayons X avec la bouillie bismuthée.

Le diamètre de la bougie ou de la boule qui la franchit à frottement nous indiquera le *degré* du rétrécissement, si aucune ne peut la franchir, même une filiforme, il est dit *infranchissable*.

On disait autrefois que le cathétérisme devait nous renseigner, en outre, sur la *consistance* du rétrécissement (plus ou moins dur) parfois même sur sa *longueur*, et aussi sur le *nombre des rétrécissements*, par les différents arrêts ou ressauts, que subit l'extrémité du cathéter. Mais il convient d'être tout à fait parcimonieux de ce mode d'examen qui poussé à ce point commence à devenir dangereux. Il doit simplement nous renseigner sur le siège de la première sténose. Ce n'est que si celle-ci se laisse franchir facilement que l'on sera autorisé à explorer plus bas dans l'œsophage.

Mais, comme nous l'avons vu, il est toute une série de *causes d'erreur* possibles par le cathétérisme, l'instrument peut butter sur une bride, une valvule latérale qui n'obstrue que partiellement la lumière de l'œsophage, il peut pénétrer dans un cul-de-sac, qui descend plus bas que la sténose elle-même. L'*excentricité du pertuis*, reliquat de la lumière œsophagienne, peut le rendre impénétrable. En cas de rétrécissements multiples, si le centre de ceux-ci n'est pas exactement superposé, la bougie peut franchir le premier et butter sur le second. Le *spasme secondaire*, qui est particulièrement réveillé au contact de la bougie qui veut franchir l'orifice du rétrécissement, augmente momentanément la sténose et peut la faire croire infranchissable. Un anneau de *spasme secondaire* peut arrêter la sonde bien au-dessus du rétrécissement proprement dit, cela même de façon durable, lorsqu'il y a contracture spasmodique.

Enfin, le cathétérisme n'est pas toujours *sans danger*. Si la pénétration accidentelle de la bougie dans les voies aériennes ne présente aucun inconvénient réel, on a signalé des ruptures de parois friables, des hémorragies mortelles, des médiastinites suppurées consécutives à un simple cathétérisme. Une perforation complète de l'œsophage n'est pas toujours nécessaire, comme nous l'avons vu (V. p. 12). Nous croyons qu'elles sont dues surtout à l'emploi d'instruments défectueux ; en particulier les instruments rigides, bougies ou autres, *les boules en ivoire*, à l'extrémité de tiges en baleine, malheureusement encore communément employées, ont donné lieu à bien des méfaits (V. p. 11).

Il est, du reste, certaines contre-indications, qui *proscrivent le cathétérisme d'une façon absolue*, les douleurs, une brûlure récente (1), une poussée d'œsophagite.

---

(1) Nous sommes tout à fait partisan que dans toute la période aiguë, c'est-à-

Nous voyons donc qu'un cathétérisme prudent donne des renseignements très utiles, en particulier sur le siège et le degré d'une sténose cicatricielle, à la condition toutefois de se conformer à des règles strictes, de n'employer que la bougie molle en gomme et de se conformer à ce précepte : glissez, mais n'appuyez pas avec votre cathéter.

L'examen aux rayons X a actuellement avec les perfectionnements de la technique une plus grande valeur et doit précéder toute autre exploration. Nous avons vu (V. p. 21) que si l'œsophage en raison de l'épaisseur de ses parois échappe à l'examen radiologique direct, il peut être examiné indirectement par l'intermédiaire de substances opaques introduites à son intérieur (principalement le bismuth sous la forme de cachet ou de bouillie bismuthée). C'est surtout l'exploration radioscopique qui nous rend compte des troubles apportés dans la fonction de la déglutition par le cheminement du corps opaque dégluti. Elle nous donne une notion exacte sur l'existence, le nombre et le siège des rétrécissements, leur degré de perméabilité. Elle nous montre par la bouillie bismuthée l'étendue et la forme des dilatations préstricturales ; et comme nous le vérifierons à l'œsophagoscope, celles-ci sont souvent très développées principalement dans les cas anciens. Lorsque la sténose est haut placée, elle peut faire constater des dilatations limitées, de véritables diverticules de l'hypopharynx. Mais toutes ces rétrodilatations sont en tout cas bien moins considérables que dans les sténoses spasmodiques et inflammatoires. De plus, il y a quelques causes d'erreurs qui tiennent au spasme secondaire surajouté ; tel malade examiné en période de spasme présente une sténose bien plus imperméable à la bouillie bismuthée qu'à l'état ordinaire. Il peut se produire aussi des anneaux de spasme secondaire qui masquent la véritable sténose.

Enfin, c'est surtout dans le cas de sténose cicatricielle qu'il convient de faire suivre l'exploration à la bouillie bismuthée d'un grand lavage de l'œsophage. Le bismuth peut d'autant plus boucher une sténose que celle-ci est plus étroite.

Quoi qu'il en soit, l'exploration aux rayons X est une méthode d'une grande valeur dans l'exploration des *sténoses cicatricielles*, nous fixant sur l'existence réelle de cette sténose, son siège exact et l'état de plus ou moins grande dilatation de l'œsophage dans la portion sus-jacente. Les rayons X peuvent, en somme, préciser l'anatomie morphologique du rétrécissement cicatriciel, mais dans aucun cas, ils ne nous permettent de préciser sa **nature**.

L'œsophagoscopie seule permet de résoudre ce problème.

dire environ **20** jours après la brûlure, on doit proscrire sévèrement tout cathétérisme.

5° ***Examen et diagnostic œsophagoscopique***. — Nous avons vu ce qu'il faut penser de l'œsophagoscopie, méthode qui donne les résultats les plus positifs au point de vue du diagnostic mais qui ne doit être employée que dans certaines conditions et conformément à une technique bien déterminée. Sinon l'on s'expose aux plus graves mécomptes. Nous désirerions rappeler ici quelques notions, en ce qui concerne sa technique dans le cas de rétrécissements cicatriciels de l'œsophage.

Lorsqu'il y a sténose à la portion toute supérieure de l'œsophage, il convient d'introduire le tube sans mandrin et de déplisser avec précaution les parois de l'œsophage pour ne pas s'engager dans un des culs-de-sac latéraux ou diverticules et léser la muqueuse, ce qui pourrait se produire avec la plus grande facilité.

L'anesthésie locale sera presque toujours suffisante (1) chez l'adulte ; dans certains cas (sujets nerveux), elle sera **générale,** mais même lorsqu'on emploie celle-ci, il convient d'adjoindre l'anesthésie locale, lors des temps difficiles de l'introduction du tube : pénétration au niveau de l'orifice supérieur, pour combattre un anneau de spasme, etc.

Chez l'enfant : au-dessus de deux ans, l'anesthésie sera toujours générale (chlorure d'éthyle ou chloroforme) ; s'il est plus jeune, aucun anesthésique.

Nous conseillons de toujours **faire précéder l'endoscopie du cathétérisme avec la bougie molle :** celui-ci a l'avantage de donner une indication précise au sujet du siège probable de la sténose, indication très utile pour les dimensions du tube à employer. En cas de sténose cicatricielle en particulier, l'œsophagoscopie doit être pratiquée dans **la position couchée** et nous la conseillons toujours comme la moins fatigante pour le malade, celle qui l'immobilise le mieux et la plus favorable aux interventions.

L'usage de la **spatule hypopharyngoscopique** pourra rendre les plus grands services ; elle permet de bien voir les lésions de l'hypopharynx, et, lorsque l'on soupçonne une sténose de l'orifice supérieur de l'œsophage, nous conseillerons de toujours faire précéder l'œsophagoscopie de cette **hypopharyngoscopie.**

La première constatation que permet de faire l'œsophagoscopie concerne **le nombre et l'étendue** des sténoses cicatricielles.

Ensuite, ce sont les dilatations préstricturales, *les rétrodilatations.* Ces dilatations sont constantes dans les rétrécissements anciens et serrés, la paroi impuissante se laisse distendre sous les efforts de la déglutition ; nous en avons observé de très volumineuses, en particulier chez les enfants et qui occupaient une bonne portion du thorax, sans atteindre toutefois les dimensions de celles qui sont consécutives aux sténoses inflammatoires.

---

(1) On peut, pour faciliter l'examen sous anesthésie locale, pratiquer, un quart d'heure auparavant, une piqûre de morphine ou pantopon.

Une question qu'il convient de fixer d'une façon ferme : **à partir de quel moment est-il indiqué de pratiquer l'examen œsophagoscopique après une brûlure par potasse caustique par exemple.** Il convient de s'abstenir de tout examen de ce genre pendant toute la phase aiguë, c'est-à-dire, au minimum, pendant trois semaines depuis l'accident et on ne doit même le faire à cette période que s'il y a une indication formelle de sténose. Sinon, attendre au moins un mois avant d'introduire un tube dans l'œsophage.

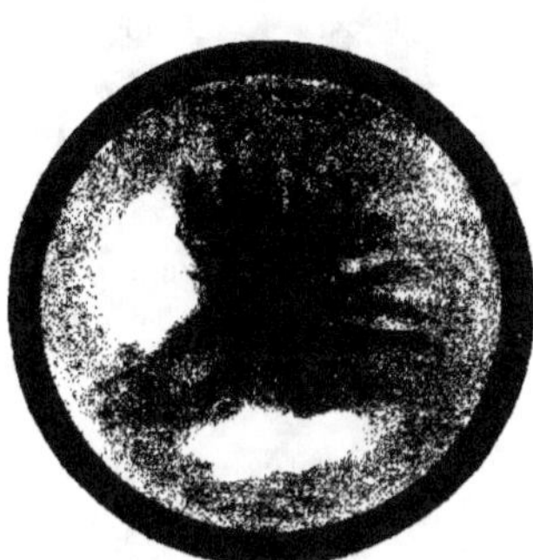

Fig. 39. — Lésions de brûlure récente du tiers inférieur de l'œsophage par potasse caustique.

Dans les cas de rétrécissement consécutif à un **corps étranger, ulcère** simple ou **œsophagite,** la sténose est généralement *unique,* elle siège de préférence au tiers supérieur, lieu d'élection des corps étrangers. Nous en avons observé trois consécutifs à des os au tiers supérieur de l'œsophage et deux au niveau de la région cardiaque, occupant une faible étendue de la paroi œsophagienne (V. fig. 28, pl. II). Les rétrécissements dus aux **caustiques** sont presque **toujours multiples**. C'est aux deux portions cervicale et cardiaque que nous avons observé le plus fréquemment ces

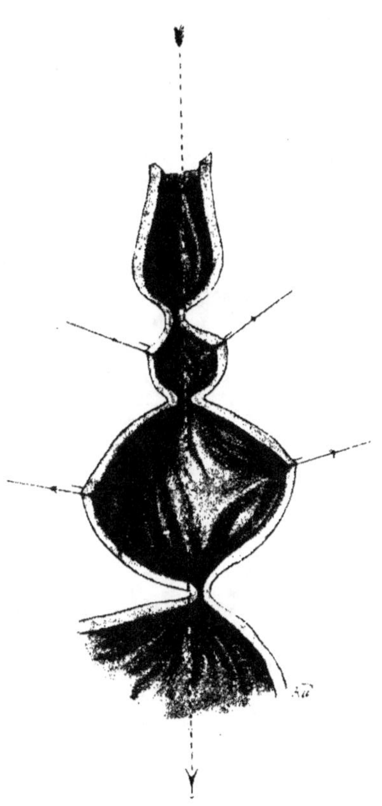

Fig. 40. — Multiples rétrécissements par brûlures de l'œsophage avec trois rétrodilatations (schéma d'après nature).

sténoses, ou, dans le cas de sténoses multiples, c'est en ces deux points, et *principalement au niveau du cardia,* qu'elles sont presque toujours le plus serrées, et ceci s'explique très bien si l'on se rappelle la configuration même de l'œsophage sur le vivant : cavitaire à sa partie moyenne et tubulaire à parois accolées aux deux extrémités. C'est en ces points que s'arrêteront les caustiques, d'autant que la brûlure amène, au moment de sa production, une contracture spasmodique des sphincters initial et terminal.

V. Acker, sur 100 cas de rétrécissements cicatriciels, aurait noté 56 strictures uniques, 4 à la région cervicale, 18 dans la région thoracique et 34 dans la région cardiaque, 32 sténoses multiples et 12 qui occupaient un très long segment de ce canal alimentaire.

Dans notre statistique personnelle, sur 185 cas de sténoses cicatricielles traumatiques, infranchissables aux moyens ordinaires que nous avons examinés, 40 fois le rétrécissement était **unique** et dans 34 cas il siégeait au cardia, dans 6 à la portion cervicale. 145 fois la sténose était **multiple** et alors dans 128 cas le rétrécissement le plus serré siégeait dans la portion cardiaque de l'œsophage et principalement au niveau de l'hiatus diaphragmatique, 2 dans la région cervicale supérieure et 10 fois à la portion cervicale inférieure, 3 fois au tiers moyen, 2 fois au tiers inférieur au-dessus du canal cardiaque.

Les sténoses par brûlures sont donc multiples en règle générale *et c'est au cardia que les lésions se localisent avec prédilection*. Le liquide caustique amène un spasme intense de cette portion étroite de ce conduit, qui en outre se spasmodie d'où brûlure plus accentuée de cette région.

Les sténoses cicatricielles occupent souvent un très long segment de la paroi œsophagienne, 3 ou 4 centimètres et même plus (rétrécissements tubulaires).

Lorsqu'il y en a plusieurs, ainsi que le montre la figure 40, elles sont souvent loin d'être sur la même verticale et sont *déviées plus ou moins latéralement*.

Aspect œsophagoscopique

Le premier qui a vu et décrit une sténose cicatricielle de l'œsophage, c'est von Mickulicz en 1881. Von Hacker, en 1889, relate dans un travail sur les rétrécissements cicatriciels consécutifs aux brûlures les résultats de ses patients examens œsophagoscopiques.

Les rétrécissements cicatriciels ont *un aspect variable à l'œsophagoscope*, suivant que le processus de cicatrisation est plus ou moins ancien.

1° **Cas anciens.** — a) STÉNOSES CERVICALES. — D'une façon générale on peut dire que les cicatrices sont faciles à reconnaître *de visu*. Elles font saillie et se détachent facilement sur la muqueuse environnante.

Lorsqu'elles siègent au voisinage de *l'orifice supérieur*, celui-ci est serré par une sorte d'épaississement infranchissable au tube œsophagoscopique : ou bien il s'agit d'une sorte de diaphragme blanc, lisse, infiltré, avec orifice reliquat de la lumière œsophagienne, central ou rejeté à droite ou à gauche. Comme aspect un peu particulier, nous pourrons citer celui que présentait un jeune garçon que nous avons dilaté régulièrement, dont l'hypopharynx était fermé par une sorte de diaphragme fibreux qui s'est reproduit malgré plusieurs pharyngotomies et qui pré-

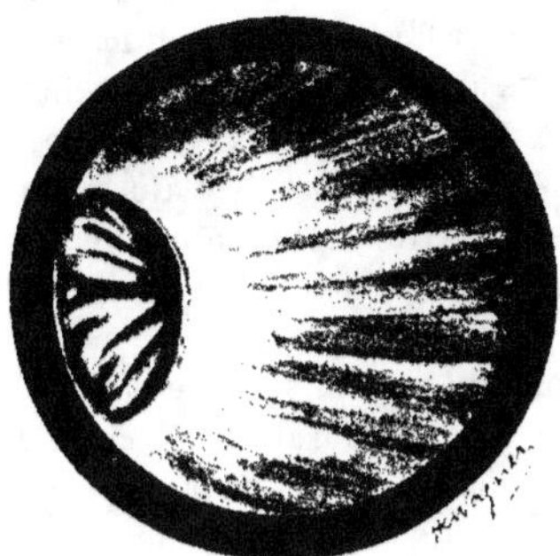

Fig. 41. — Sténose cicatricielle valvulaire du tiers moyen.

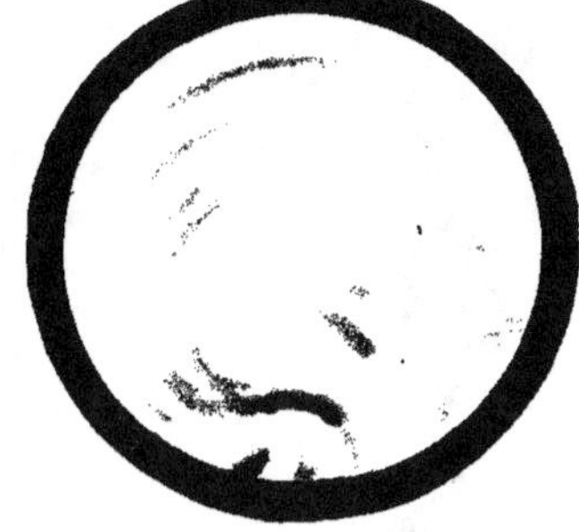

Fig. 42. — Sténose cicatricielle par brûlure de la bouche de l'œsophage.

sentait un tout petit pertuis latéral droit à direction antéro-postérieure.

Si l'on essaie de franchir cet orifice avec le tube, on voit qu'il y pénètre comme un col dans la cavité vaginale. Toute la paroi est blanche et cicatricielle. Dans certains cas, au centre même du pertuis, la muqueuse redevient rouge ; ceci indique que la muqueuse œsophagienne est restée normale au-dessous du diaphragme cicatriciel.

Mais ordinairement, après avoir dépassé la bouche de l'œsophage, on voit des sortes de brides cicatricielles s'entre-croisant sur les parois de l'œso-phage. Celui-ci semble même un peu dilaté immédiatement après son origine, puis sa lumière se rétrécit en entonnoir.

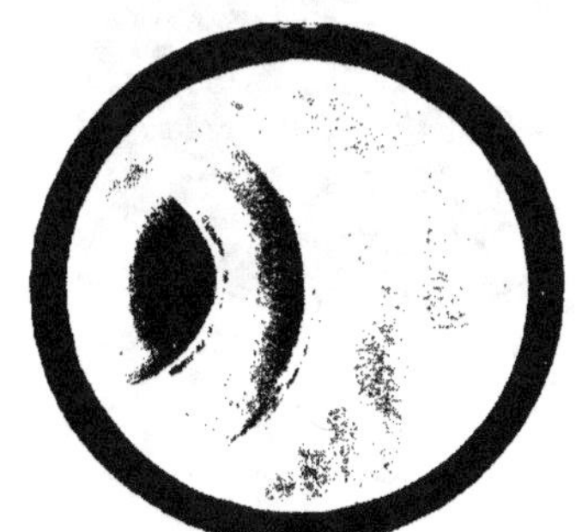

Fig. 43. — Double valvule cicatricielle par brûlure de l'œsophage (tiers moyen).

Ces sténoses de l'origine s'accompagnent presque toujours de volumineuses dilatations de l'hypopharynx.

Si l'on fait sous endoscopie le cathétérisme avec une bougie filiforme, on apprécie la longueur de la portion rétrécie, d'après la sensation spéciale que perçoit la main qui cathétérise ; on se rend très bien compte si la bougie est serrée et sur quelle longueur elle l'est.

Lorsque la sténose initiale *siège un peu plus bas*, à la portion inférieure cervicale, il est commun de constater la dilatation de l'origine même de l'œsophage. Il y a là, comprise entre le sphincter supérieur et la portion sténosée, une sorte de véritable poche, de jabot dans lequel séjournent les aliments, avant de s'écouler petit à petit à travers la sténose. Le sphincter supérieur se laisse souvent lui-même forcer et l'hypopharynx prend part à la dilatation. Chez plusieurs jeunes enfants que nous avons soignés, cette poche était très volumineuse, il s'agissait d'un véritable *diverticule*. Il existe alors, sur les parois de cette poche, aux confins de la stricture cicatricielle, des brides blanches, faisant saillie sur la muqueuse environnante restée saine, et s'en distinguant par leur coloration. Si, cependant, la muqueuse a été brûlée sur une grande étendue, mais superficiellement, les brûlures sont de moins en moins visibles.

L'*œsophagite secondaire*, due à l'inflammation chronique de la muqueuse par la stase des aliments dans la poche, amène à la longue la blancheur, la macération de celle-ci et empêche parfois de bien distinguer les cicatrices.

Le *pertuis reliquat du canal œsophagien* se présente sous un aspect différent, tantôt circulaire, tantôt ovalaire, ou sous forme de fente, mais la plupart du temps, dans les rétrécissements serrés, il est *punctiforme*. Tous ceux qui ont œsophagoscopé de pareils malades ont été frappés de la petitesse de ce pertuis et il est courant de constater que des malades avalent encore des liquides et des 1/2 solides avec un orifice tout à fait punctiforme (1). Dans le plus grand nombre des cas observés, la lumière

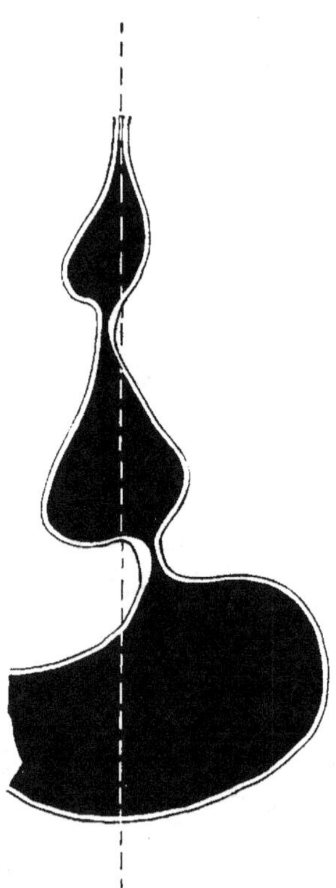

Fig. 44. — Sténose cicatricielle multiple avec rétrodilatations : les différents orifices sont plus ou moins déviés de la ligne médiane (schéma).

(1) Nous avons fait en particulier encore cette constatation chez une femme atteinte de sténose cicatricielle tout à fait supérieure et examinée à l'Hôtel Dieu dans le service du Dr Parmentier. L'alimentation était encore possible aux 1/2 liquides et cependant au moment de l'examen l'orifice était gros comme une pointe d'épingle. C'est par ce minuscule orifice que la malade était

était *excentrique*. C'est cette situation qui explique la difficulté du cathétérisme fait à l'aveugle et, au contraire, le succès de la dilatation sous
œsophagoscopie qui permet de retrouver l'orifice et d'y diriger directement la bougie dilatatrice (Voir fig. 45 et 46). En outre, comme nous
l'avons dit plus haut lorsqu'il y a plusieurs rétrécissements successifs, ils
ne sont pas sur la même verticale (V. fig. 44).

b) Sténoses du tiers moyen. — Les sténoses cicatricielles *du tiers
moyen* sont bien plus rares et elles n'existent jamais à l'état isolé ; elles
s'accompagnent toujours de cicatrices du cardia ou de la région cervicale.
Elles sont généralement peu serrées. On distingue souvent dans ce cas
plusieurs brides saillantes, véritables valvules en demi-lune, immédiatement au-dessus du point sténose (V. fig. 43 et 26, pl. II).

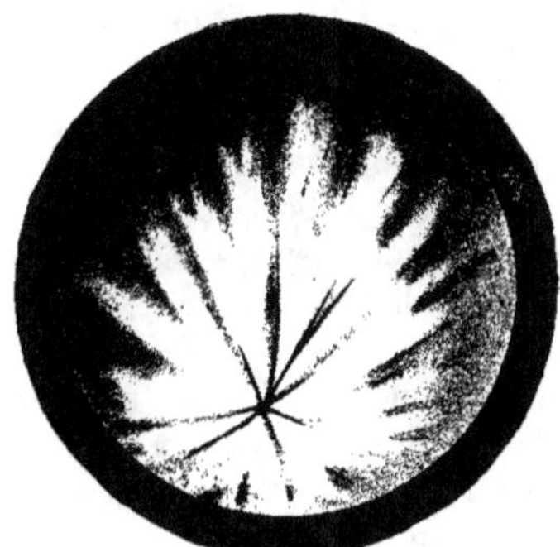 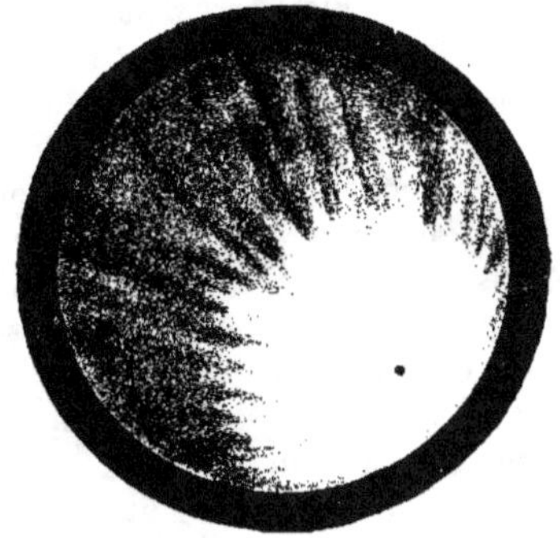

Fig. 45.— Sténose cicatricielle du cardia avec pertuis caché dans les plis de la sténose.

Fig. 46. — Petit pertuis cicatriciel a situation excentrique de la région du cardia.

c) Sténoses cardiaques. — Le cardia ou plutôt le canal cardiaque, portion terminale de l'œsophage est le siège le plus fréquent des sténoses
cicatricielles (90/100 d'après notre statistique).

En outre lorsqu'il existe plusieurs sténoses cicatricielles la plus serrée
siège presque toujours au cardia (1).

La sténose cicatricielle présente alors une forme en entonnoir ou a
l'aspect d'un diaphragme à pertuis plus ou moins étroit, pertuis souvent
caché dans un des plis de la muqueuse (V. fig. 45) et parfois puncti-

parvenue à s'alimenter sans trop maigrir. Il est vrai que chacun de ses repas
était un problème et qu'elle mettait plus d'une 1/2 heure pour avaler sa soupe
qui filtrait à travers ce petit orifice.

(1) Ceci est dû sans doute à ce que le canal cardiaque, portion relativement
étroite de l'œsophage se spasmodie, se ferme au contact de la substance caustique qui par conséquent séjourne à son niveau et le brûle plus profondément.

forme taillé comme à l'emporte-pièce (v. fig. 46). La dilatation sus-jacente est toujours volumineuse, sans atteindre cependant jamais les grandes dimensions des dilatations rétro-spasmodiques. Plusieurs d'entre elles avaient cependant une capacité d'au moins un litre. Elle peut présenter des culs de-sac produits parfois artificiellement, à la suite des tentatives de dilatation. C'est dans ces culs-de-sac que les sondes se perdent lors des essais de cathétérisme (Voir fig. 52). La poche de dilatation contient des débris alimentaires, de la salive, du mucus en grande quantité, le tout exhalant une odeur de fermentation, et c'est ce liquide qui, en croupissant dans l'œsophage, amène des lésions d'œsophagite secondaire.

Lorsque les parois ne sont scléro-cicatricielles que superficiellement, elles conservent *leur mobilité* et suivent les mouvements respiratoire et cardiaque ; mais lorsque les lésions sont profondes, la paroi au pourtour de la sténose est rigide et infiltrée et la respiration n'a aucune influence sur elle ; l'inspiration, en particulier, ne peut plus dilater la lumière du cardia.

L'*évolution* des lésions est très variable suivant les cas. Il est commun de voir des rétrécissements très accusés quelques mois après la brûlure. Nous soignons actuellement un confrère qui a une sténose complète et très longue du tiers inférieur de l'œsophage trois mois après la déglutition de lessive de soude. Mais on en voit d'autres à évolution particulièrement lente, qui mettent des années à obstruer l'œsophage. C'est ainsi que nous avons observé, chez une femme de cinquante-quatre ans, une sténose cicatricielle à rétrécissements multiples qui était consécutive à l'absorption de potasse caustique quarante ans auparavant. La sténose avait permis une alimentation suffisante pendant toute cette période ; elle n'était devenue serrée que quelques mois avant l'examen, menaçant de devenir complète. Chez une femme de 27 ans adressée par le docteur Le Couteur, le caustique a été avalé à l'âge de 4 ans et des signes de sténose se sont manifestés seulement il y a quelques mois. Il est probable que, dans ces cas, la brûlure peu profonde a amené une contracture spasmodique, d'où sténose des aliments au-dessus, et œsophagite qui, à la longue, a augmenté le rétrécissement par sclérose progressive de la paroi œsophagienne.

2° **La sténose est récente.** — L'examen œsophagoscopique est rarement pratiqué à cette phase et *il est en général contre-indiqué*. L'aspect est tout différent. La muqueuse est rouge, tuméfiée, avec quelques stries blanches, et au niveau des brûlures il existe du tissu de granulation qui ne tardera pas à se transformer en tissu cicatriciel (V. fig. 39).

L'œsophagoscopie nous permet donc d'affirmer la nature et les caractères exacts des rétrécissements cicatriciels. Elle en fixe le siège, le nombre. Elle nous fait aussi reconnaître la forme, la situation exacte du pertuis reliquat de la lumière œsophagienne, souvent réduit à un orifice d'une étroitesse extrême facilitant ainsi beaucoup son cathétérisme.

Nous avons donc, dans l'œsophagoscopie, un moyen de préciser *tous les caractères* des sténoses cicatricielles, et cette méthode seule permet un diagnostic différentiel exact.

Diagnostic différentiel œsophagoscopique

L'aspect d'une sténose cicatricielle ne peut être confondu avec une *sténose par compression*, diagnostic souvent impossible à préciser par les seules données cliniques. Dans la sténose par compression, la paroi de l'œsophage est refoulée d'un côté et la lumière est réduite à une fente semi-lunaire (V. fig. 7, Pl. I). Dans certains cas, cependant, le diagnostic œsophagoscopique est assez difficile (Starck) avec un rétrécissement cicatriciel à pertuis excentrique, mais, dans les sténoses par compression, il n'y a aucune altération de la paroi.

La *contracture spasmodique* amène, à la longue, une sténose véritablement permanente et fixe. Trois malades, que nous avons observés, faisaient remonter l'origine de leur dysphagie à la déglutition, dans deux cas, de liquides caustiques, et dans le troisième, d'aliment trop chaud. On pouvait donc penser à une sténose cicatricielle. L'image œsophagoscopique, qui nous a montré l'absence de tout tissu cicatriciel et des parois exactement accolées par la contracture sphinctérienne, nous a fixé immédiatement sur la nature de ces sténoses. Mais il ne faut pas oublier que c'est là le premier stade qui précède la dégénérescence cicatricielle des parois œsophagiennes par l'œsophagite due à la stase alimentaire. En outre, ainsi que nous l'avons vu, les sténoses spasmodiques présentent parfois la forme hypertrophiante.

Enfin, comme diagnostic d'exception, citons également les *sténoses congénitales*. Chez le jeune malade dont nous avons rapporté l'histoire clinique à propos des sténoses congénitales et qui n'avait jamais pu s'alimenter que de lait (1) et chez qui on pensait à une brûlure dans le jeune âge, nous avons trouvé, comme cause, une valvule membraneuse, avec pertuis excentrique (V. fig. 33). Chez un autre enfant, au contraire, chez qui tout faisait penser à une sténose congénitale, il s'agissait d'une sténose cicatricielle du tiers inférieur de l'œsophage ; l'enfant, mal surveillé, avait sans doute avalé un caustique, alors qu'il était en nourrice (2).

Lorsqu'il s'agit d'une *sténose cancéreuse*, si le doute est parfois possible, au point de vue clinique, en raison de ce fait surtout qu'à un moment donné une sténose cicatricielle peut donner naissance à une sténose cancéreuse, on est immédiatement fixé par l'œsophagoscope. Dans le cancer, les parois sont infiltrées, bourgeonnantes (forme bourgeonnante) (V. fig. 90),

(1) Voir Guisez, *Gazette des Hôpitaux*, 26 décembre 1906.
(2) Voir *Bulletin et Mémoires de la Société médicale des hôpitaux*, Griffon et Guisez, 15 novembre 1907.

ou présente une ulcération (forme ulcéreuse) (V. fig. 90) reposant sur un plateau qui fige et immobilise la paroi correspondante œsophagienne. Les formes *sous-muqueuses* (V. fig. 92) sont les plus difficiles à diagnostiquer, et certains *squirrhes*, en particulier, ressemblent assez à un rétrécissement cicatriciel.

En cas de doute, *l'examen biopsique*, d'un ou même de plusieurs fragments, prélevés à la pince, permettent d'affirmer le diagnostic.

Enfin sans aucun commémoratif bien net, il peut s'agir de *sténoses cicatricielles d'origine inflammatoire* consécutives à des poussées d'œsophagite et au spasme primitif. Leur diagnostic est en général très aisé ; leur siège est toujours le même uniquement à la bouche de l'œsophage et au cardia, l'aspect du tissu cicatriciel est distribué régulièrement de façon concentrique autour de l'orifice qu'il rétrécit et se perd insensiblement dans la muqueuse avoisinante, tandis que dans une cicatrice par brûlure le tissu cicatriciel semble à l'œsophagoscope bien plus saillant et tranchant nettement sur la muqueuse voisine.

Elles s'accompagnent en outre lorsqu'elles siègent au cardia de grandes dilatations du 1/3 inférieur de l'œsophage toujours bien plus considérable que dans le cas de sténoses cicatricielles par brûlures.

Diagnostic étiologique. — Lorsqu'il s'agit d'une cicatrice consécutive à un traumatisme, la cause étant, la plupart du temps exactement connue, il suffit, pour établir le diagnostic, de bien questionner le malade, voir si, dans son passé, il n'y a point de déglutition de liquide caustique ou de corps étranger avalé, enlevé ou évacué tardivement, rechercher la phase aiguë qui l'a suivie et qui aide toujours à retrouver cette cause.

Cependant, ainsi que nous l'avons vu, le commémoratif peut être nié (tentative de suicide, tentative criminelle). On conçoit qu'au *point de vue médico-légal* la constatation d'une sténose par cicatrice peut avoir une grande importance, lorsqu'il y a eu tentative d'empoisonnement par exemple.

Dans certains cas l'accident peut passer inaperçu, en particulier chez les tout jeunes enfants. Nous avons soigné un jeune garçon qui avait une sténose cicatricielle serrée au tiers inférieur de l'œsophage due certainement à une brûlure ou par caustique ou par aliment trop chaud et survenue à l'insu des parents.

L'examen œsophagoscopique nous a permis dans plusieurs cas de trancher le diagnostic chez des accidentés du travail. C'est ainsi que tout récemment nous avons vu avec notre collègue le Dr Blanc un malade qui deux mois auparavant avait avalé une solution d'ammoniaque et la question était de savoir l'incapacité de travail et le pronostic de cette brûlure qu'il s'est faite en travaillant. On se sert en effet d'ammoniaque couramment dans le métier de teinturier. Or il est resté plusieurs semaines en avalant très bien, et la dysphagie ne s'est établie que depuis cinq ou six jours. N'y avait-il pas une tout autre cause de la sténose (épithélioma) ?

L'examen œsophagoscopique montra une sténose inflammatoire avec bourgeons non néoplasiques (Deglos).

D'autres fois, l'accident initial est rejeté au second plan, à cause de *l'apparition tardive de la sténose*, comme nous l'avons vu plus haut. Une malade que nous avons observée présentait une double sténose cicatricielle due à la déglutition d'acide sulfurique remontant à 45 ans auparavant ; dans un autre cas l'accident avait eu lieu 13 ans auparavant. De même, chez une jeune femme de 27 ans, l'accident remontait à l'âge de 4 ans. Chez plusieurs malades âgés, bien qu'il y ait eu dans leur passé une histoire de déglutition de liquide caustique, on pouvait croire à un épithélioma, étant donnés l'âge des malades et l'apparition tardive des signes de sténose.

Inversement, nous avons eu à examiner deux malades dont l'un attribuait à la déglutition d'un liquide trop chaud, l'autre à l'absorption accidentelle de liquide caustique, tous les troubles dysphagiques qu'ils ressentaient, alors qu'il s'agissait en réalité d'un épithélioma. Dans deux autres, il s'agissait de sténose inflammatoire simple du cardia, dont la brûlure légère ne semblait avoir été que la cause occasionnelle.

Dans le cas de *sténose par brûlure par aliment trop chaud*, on constate une inflammation rouge, avec périphérie blanchâtre, tel celui que nous avons relaté plus haut, où il existait au niveau du cardia un croissant rouge avec bords blanchâtres.

Il faut rechercher également dans l'histoire du malade s'il n'y a pas eu *déglutition de corps étrangers*. En général le commémoratif est très net, mais le sujet n'apporte pas toujours à ce commémoratif la valeur qu'il mérite, il ne faut pas oublier que la cicatrice peut être lente à s'établir et à amener des symptômes de gêne du côté de l'œsophage : alors le lien de cause à effet entre ces deux ordres d'accidents peut être difficile à établir. Nous avons relaté l'observation de deux malades qui ont ressenti des phénomènes de sténose six et dix ans après la déglutition d'un corps étranger.

La cicatrice due *aux corps étrangers* présente des caractères qui permettent de la faire reconnaître ; elle est unique, atteint une faible portion de l'œsophage. Souvent unilatérale ou beaucoup plus marquée sur une des moitiés de la circonférence de l'œsophage que sur l'autre, c'est-à-dire en somme dans la région où a siégé la plaie, la zone d'irritation en rapport avec le siège du corps étranger ; toujours peu étendue elle est même linéaire (en cas d'os). L'intégrité du reste de la muqueuse œsophagienne présente avec elle un grand contraste (Voir fig. 28, Pl. II).

Dans les rétrécissements cicatriciels à la suite de la cicatrisation spontanée d'un *ulcère simple*, la sténose présente souvent un début progressif, sans cause apparente, et chez deux de nos malades, comme il s'agissait de sujets âgés, il y avait tout lieu de croire à l'existence d'un épithélioma.

La cicatrice consécutive à l'*ulcère simple* de l'œsophage a un siège, toujours le même, au voisinage du cardia. La muqueuse est blanche, infiltrée, mais sur une portion très limitée (Voir fig. 47). Il s'agit d'une cicatrice unique, plus accentuée sur une de ses parois que sur l'autre. Dans son passé, le malade présente une histoire pathologique toujours à peu près la même ; il a fait, à un moment donné, de l'hyperchlorhydrie ; quelquefois même il a eu des hématémèses, il se rappelle avoir souffert de douleurs transfixantes pendant plusieurs mois. On reconnaît là tous les signes d'un ulcère simple de la région du cardia, qui, du reste, a pu évoluer de façon tout à fait latente.

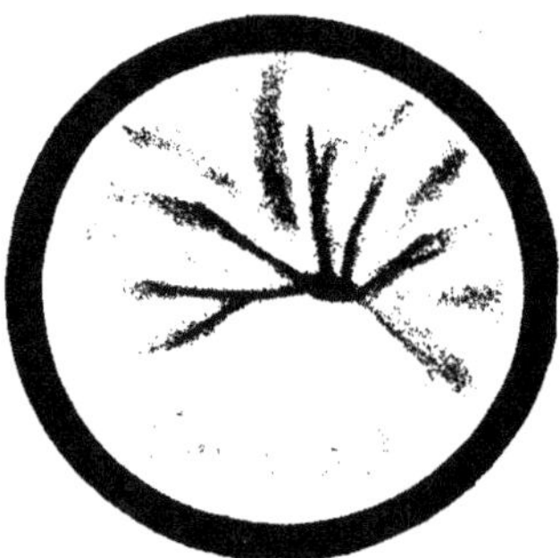 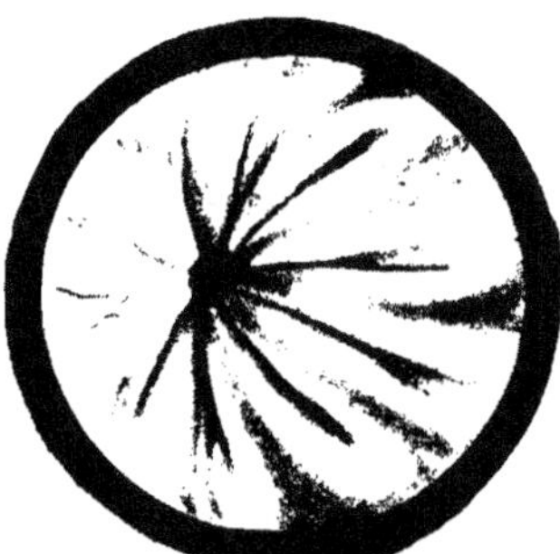

Fig. 47. — Sténose cicatricielle de l'œsophage due à un ulcère.

Fig. 48 — Sténose cicatricielle avec cicatrice latérale gauche due à un corps étranger (os).

Les *cicatrices diphtériques* coïncident avec des lésions du pharynx ; il en est de même, la plupart du temps, des *cicatrices syphilitiques*, qui sont d'ailleurs une rareté : dans les deux cas que nous avons diagnostiqués il y avait en même temps brides cicatricielles dans le pharynx et le naso-pharynx. La cicatrice occupait dans l'un d'eux une grande étendue de la muqueuse intra-œsophagienne.

Il convient, dans ces différents cas, pour arriver à un diagnostic étiologique exact, de procéder à un examen du malade tout entier.

Complications. — Une crise de dysphagie brusque peut être due à *l'arrêt d'un corps étranger au niveau de la sténose* accident qui se produit d'autant plus facilement que celle-ci est plus étroite ; c'est là, du reste, un accident plutôt qu'une complication des rétrécissements cicatriciels. Nous avons observé 15 malades en état de dysphagie absolue par cette cause ; chez 10, il s'agissait d'un corps alimentaire (noyau d'olive, bouchée de viande, tendon, os dans bouchée de viande) ; chez 5, le corps étranger était constitué par du mastic de bismuth qui s'était arrêté au niveau de la sténose à la suite d'un examen radioscopique (1). Comme nous le verrons plus loin, tous ces malades ont été guéris de ces accidents grâce à l'œsophagoscopie.

L'*inflammation* de la muqueuse dans la poche de dilatation sus-jacente au rétrécissement, inflammation due à la sténose et à la fermentation des aliments qui y séjournent, se traduit par des poussées d'œsophagite plus ou moins intenses, quelquefois très aiguës, avec redoublement de la dysphagie et parfois même déterminant des vomissements hémorragiques.

L'œsophagite ainsi engendrée ne devient qu'exceptionnellement *phlegmonneuse*.

L'inflammation peut se diffuser (Zenker), pouvant occuper une grande étendue de la muqueuse jusqu'à l'estomac. Le pronostic est alors très grave, parce qu'elle se complique rapidement de *médiastinite suppurée*, toujours mortelle.

Mais alors la plupart du temps est *intervenu un traumatisme à la suite d'un cathétérisme*. Il en fut ainsi par exemple, de l'observation rapportée par Von Acker où, à la suite d'un simple traumatisme de la paroi œsophagienne, il se déclara un abcès médiastinal guéri par la médiastinotomie cervicale.

La médiastinite se manifeste immédiatement par des symptômes graves, indiquant une propagation au tissu cellulaire du médiastin ; le faciès est mauvais, le malade se plaint de douleurs internes profondes, de dysphagie complète et de dyspnée, la température s'élève, le pouls est petit. On peut constater de la matité à l'examen du thorax, en arrière de chaque côté de la colonne vertébrale, plus ou moins bas, suivant le siège de la collection. Lorsqu'elle est la conséquence d'une perforation de l'œsophage, la médiastinite se complique souvent d'emphysème sous-cutané.

L'évolution du phlegmon médiastinal est toujours rapide et mortelle. La médiastinite se complique souvent de pleurésie purulente et de gangrène pulmonaire. Dans certains cas, une tuméfaction se montre à la partie inférieure du cou, au niveau de l'orifice supérieur du thorax, tuméfaction rouge, douloureuse, circonstance favorable pour l'abord de cet abcès, qui, généralement, est mal localisé.

Mais c'est plutôt l'*œsophagite subaiguë* ou chronique, due aux fermentations secondaires dans la poche, qui complique ces sténoses. Sur cette muqueuse enflammée chroniquement on voit souvent des plaques de *leucoplasie*, premier stade de la dégénérescence cancéreuse ; et, de fait, nous avons observé, dans l'étiologie du *cancer*, cette cause dans une série de cas (2) où nous avons suivi nettement la filiation des phénomènes : com-

(1) Von Acker rapporte également trois cas de ce genre où les noyaux de fruits constituaient le corps du délit.

(2) Voir Guisez, *Bulletin Soc. de l'Internat.*, février 1911 et *Gazette des hôpitaux*. mars 1911. « Contribution à l'étiologie du cancer ».

mençant par l'œsophagite, passant par la leucoplasie et finalement aboutissant au cancer (1).

Enfin, on peut observer, au décours d'un rétrécissement cicatriciel, toutes les complications consécutives à l'inanition, en particulier *la phtisie*, déjà signalée par Peter. Nous n'avons observé que deux fois cette complication de phtisie, suite de l'inanition, qui a guéri d'ailleurs quand l'alimentation, grâce à la thérapeutique locale de dilatation, est redevenue normale. Elle est donc plutôt rare.

A la suite de brûlures par caustiques, les lésions stomacales et intestinales, et en particulier les *sténoses cicatricielles du pylore* peuvent compliquer les sténoses cicatricielles de l'œsophage. Il peut aussi coexister des lésions par brûlures de l'intestin, au niveau du duodénum, ulcération, perforation (cas de Prestat (2), et de Legendre (3)).

Les lésions combinées de l'œsophage et du pylore ont fait l'objet d'un travail très documenté de Quénu et Petit (4) et Duval et Pascalis (5), qui rapportent dans leur travail 32 cas de ces sténoses combinées. Les sténoses du pylore dues à cette origine se manifestent généralement d'une façon très rapide, cependant quelques auteurs (Kœllner (6), Quénu) ont observé des sténoses tout à fait tardives.

Les lésions stomacales, en cas de brûlures, sont localisées principalement au niveau du pylore. C'est au pylore, en effet, que doit exister le véritable obstacle à la pénétration du liquide plus loin que l'estomac, et, par conséquent, une prolongation de contact.

En cas d'ingestion de caustique, les lésions sont généralement prédominantes du côté de l'œsophage ; néanmoins, dans 30 cas graves autopsiés, réunis par Quénu et Petit, où la mort est survenue, 18 fois l'œsophage était resté presque indemne et la mort avait été le résultat des lésions stomacales.

Généralement les signes de sténose œsophagienne se manifestent les premiers (cas de Pilliet, Laugier, Dujardin-Beaumetz, Postempski, Ortmann, Guisez, etc.). Quelquefois, cependant, les signes pyloriques précèdent les signes œsophagiens. Chez une malade du service du Dr Petit (Hôtel-Dieu) qui avait en mai 1908 avalé une cuillerée à soupe d'acide sulfurique dans un but de suicide, l'examen œsophagoscopique fait deux

---

(1) Le cas le plus curieux dans cet ordre d'idée concernait un militaire examiné avec le Dr Reverchon, professeur au Val-de-Grâce et qui fit dix mois après une brûlure étendue de la muqueuse par gaz toxiques de la dégénérescence sur les tissus enflammés et est mort d'un cancer de l'œsophage, constaté à l'œsophagoscope et vérifié à l'autopsie.

(2) Prestat, *Bulletin Soc. Anat.*, 1895, p. 315.

(3) Legendre, *Bulletin Soc. Anat.*

(4) Quénu et Petit, *Revue de Chirurgie*, janvier et février 1902.

(5) Duval et Pascalis, *Archives des maladies du tube digestif*, 1910.

(6) Kœllner, *Inaug. Dissert.*, Gottingen, 1890.

mois après l'accident révéla trois rétrécissements cicatriciels, le plus serré au niveau du cardia. Elle a succombé trois semaines après à des signes très nets de sténose pylorique qui furent confirmés à l'autopsie : l'œsophage, était resté calibré.

La situation se trouve, du fait de cette coexistence des deux rétrécissements, singulièrement aggravée. L'alimentation est, on le conçoit, particulièrement difficile.

La radioscopie est un élément précieux de diagnostic d'une sténose pylorique, surtout dans les cas où la sténose œsophagienne dominant la scène, la sténose pylorique pourrait passer inaperçue. D'autres fois, ce sont les signes de sténoses pyloriques qui priment pendant longtemps ; aussi étant donnée la fréquence des lésions du pylore, coïncidant avec celles de l'œsophage, même si celles-ci retiennent tout d'abord l'attention, *il est toujours indiqué de se renseigner par la radioscopie sur l'état du tube digestif jusqu'au pylore, en cas d'ingestion de caustique* (1).

Nous verrons plus loin que cette complication donne lieu à des considérations thérapeutiques toutes particulières.

Pronostic

Le *pronostic* des rétrécissements cicatriciels est donc particulièrement grave et Von Acker, dans une statistique basée sur un très grand nombre de cas avant l'œsophagoscopie, donnait une mortalité de 40 à 50 p. 100 dans cette variété de rétrécissements de l'œsophage. Billroth, dans une série de cas recueillis de 1877 à 1886, relève une mortalité de 38 p. 100.

L'on peut dire, du reste, d'une façon générale, qu'une sténose cicatricielle nettement caractérisée, abandonnée à elle-même, est toujours fatale, au bout d'un temps plus ou moins long.

Le pronostic dépend essentiellement de la *forme du rétrécissement*, et *surtout du degré de sténose*. Les rétrécissements peu serrés sont généralement peu graves et faciles à dilater. Ils peuvent même, ainsi que nous le verrons plus loin, guérir complètement, grâce à des moyens thérapeutiques appropriés Au contraire, les rétrécissements serrés, scléreux et épais, sont graves par leur évolution rapide et, même quand ils sont traités, ils sont difficiles à maintenir dilatés, surtout s'ils présentent une très grande longueur ; aussi, les rétrécissements par les brûlures sont-ils plus graves que ceux par œsophagite, ulcération, corps étrangers, qui, généralement, sont peu profonds et peu étendus.

Le pronostic est d'autant plus grave que le rétrécissement se manifeste rapidement après l'accident.

---

(1) Une malade que nous avons dilatée sous œsophagoscopie présentait une sténose cicatricielle du cardia : elle avait subi l'opération de la gastro-entérostomie car l'on crut qu'il s'agissait d'une sténose du pylore.

La complication de sténoses du pylore l'assombrit singulièrement.

Enfin, le pronostic dépend également de l'*âge du sujet*. Il est évident que, chez l'enfant, ces sténoses sont particulièrement graves, la nutrition liquide incomplète ne pouvant pas pourvoir aux besoins de la croissance. La gastrostomie est, souvent, également insuffisante pour la même raison.

Le pronostic s'est, dans ces derniers temps, comme nous le verrons, singulièrement amélioré, grâce aux progrès de la thérapeutique, et en particulier grâce à l'œsophagoscopie. La mortalité, dans les cas graves, a beaucoup diminué. C'est ainsi que dans notre statistique personnelle portant sur plus de 185 cas de rétrécissements cicatriciels à forme grave, infranchissables pour la plupart, dans 5 cas seulement la mort est survenue ; néanmoins la sténose cicatricielle traumatique reste toujours une affection sérieuse, par les troubles qu'elle apporte dans la nutrition, en particulier chez l'enfant, par le traitement difficile qu'elle nécessite souvent, par la longueur de ce traitement et les tendances qu'ont ces sténoses à récidiver.

TRAITEMENT EN GÉNÉRAL

Avant d'aborder la thérapeutique des rétrécissements cicatriciels de l'œsophage, il ne faut pas perdre de vue que celle-ci doit avoir un double but. Elle doit être dirigée :

1° Contre la sténose, qui doit être suffisamment perméabilisée pour permettre l'alimentation du malade, condition *sine quâ non* de la vie ; 2° contre les altérations de la paroi, le tissu fibreux cicatriciel qu'on doit essayer de supprimer.

Le traitement idéal sera donc celui qui remplira le mieux ces deux propositions ; c'est donc la dilatation du rétrécissement et la suppression du tissu cicatriciel qui devront être le double but de la thérapeutique.

En présence d'un rétrécissement que l'on explore par les voies naturelles à la bougie molle, trois éventualités peuvent se présenter, ou bien *ce rétrécissement est franchissable et dilatable*, ou bien il est *franchissable et indilatable*, ou bien encore, il est tout à fait *infranchissable* (1).

Mais il serait utile de dire d'abord quelques mots du traitement médical, adjuvant précieux, du traitement chirurgical.

1° *Traitement médical*.

Avant ou pendant le traitement chirurgical effectif de la sténose cicatricielle, il ne faut pas perdre de vue le traitement médical et diététique.

(1) Nous nous conformerons aux idées habituellement admises pour faciliter la description.

A quel régime devra-t on soumettre le malade atteint d'un rétrécissement de l'œsophage ? Tout dépend évidemment du degré de la sténose.

Il est une notion primordiale à laquelle on n'a pas attribué assez d'importance, c'est la *nécessité d'une préparation purement diététique* avant d'entreprendre tout traitement local de dilatation. Le spasme secondaire est un des principaux éléments qui empêche le cathétérisme de réussir en matière de sténoses graves de l'œsophage et ce spasme est exagéré ou entretenu par l'œsophagite de la rétrodilatation. Or, celle-ci est due à la stase alimentaire au-dessus de la sténose.

A.— Il conviendra donc avant tout essai de cathétérisme de soumettre les malades à un régime spécial uniquement liquide pendant quelques jours. Le lait sera proscrit comme entretenant les fermentations secondaires en se caillant dans cette poche. On le mettra aux bouillons de légumes pendant les 48 heures qui précèdent la première séance de dilatation, deux ou trois fois par jour on lui fera avaler un demi-verre d'une solution légèrement alcaline (eau de Vals coupée de moitié d'eau bouillie). Il n'est point rare de constater une réelle amélioration dans la déglutition après un ou deux jours d'un semblable régime et de rendre franchissable telle sténose qui ne l'était pas auparavant.

La morphine semble agir dans certains cas contre la dysphagie et Naunyn, Gerhardt ont vu des cachectiques, se remonter et reprendre 5 kilogrammes sous l'influence de l'administration raisonnée de cet alcaloïde. Ces auteurs préconisent l'administration de 15 gouttes d'une solution de morphine à 1 0/0, trois fois par jour, 10 à 15 minutes avant le repas (1).

B — Nous ne saurions trop conseiller également dans les formes serrées et qui n'admettent pas plus d'un n° 16 ou 18, de s'en tenir *exclusivement à une alimentation liquide* ou *demi-liquide,* même s'il arrive que, de temps à autre, les aliments solides, bien mastiqués, puissent passer ; il vaut mieux les proscrire d'une façon absolue.

A quels aliments liquides doit-on accorder la préférence ? Ce sont les bouillons maigres ou gras, bouillons avec œuf, crème de riz, crème d'orge, maïs, etc., cacao, jus de viande, glaces alimentaires, qui passent souvent bien. Il vaut mieux que le malade s'abstienne de lait, qui fermente, forme des caillots et amène souvent des fermentations à l'intérieur des poches de dilatation.

C. — *Dès qu'on peut commencer l'alimentation solide,* débuter par des légumes en purée. Eau alcaline, dans l'intervalle des repas. Enfin, ainsi que nous l'avons dit, on devra conseiller des lavages de l'œsophage, qui seront faits tous les matins par le malade, à l'aide du tube de Faucher. Il vide ainsi les résidus qui sont enfermés dans sa poche de dilatation ; c'est le meilleur traitement de l'œsophagite concomitante.

(1) Gerhardt, *Munch. Woch.,* 1906, n° 27.

Comme *traitement antispasmodique*, on pourra donner une potion à la cocaïne morphine, que l'on fera prendre par cuillerées à café :

Chl. de cocaïne	0,20	
Chl. de morphine . . .	0,25	
Adrénaline à 1/1000 . .	XXX gouttes.	
Glycérine	50 grammes.	
Eau distillée	200 —	

du bromure de potassium à l'intérieur, soit par la bouche, soit en lavements. Les *courants de haute fréquence* pourront être utiles dans certains cas, contre le spasme, en particulier contre le spasme du cardia.

Enfin, en cas de sténose très grave, lorsqu'il y a inanition complète, on remontera le malade par des *lavements alimentaires*, des injections de sérum, qui ont pour but d'introduire une certaine quantité d'eau dans le sang et l'empêchent de se déshydrater. Nous nous sommes bien trouvé, dans plusieurs cas, *de la nourriture par la sonde* (même de petit calibre) lorsqu'on a réussi à lui faire franchir le rétrécissement. Notre *drain à intubation* pourra être employé avec avantage dans certains cas.

2° Traitement chirurgical

Le rétrécissement est franchissable par les voies naturelles

A. — **Il est dilatable**. — 1° Dilatation simple. — La dilatation simple a pour but l'introduction d'instruments dilatateurs, de forme et de nature diverses, pour essayer de rendre à l'œsophage rétréci son calibre normal. Elle peut être faite *à l'aveugle,* c'est-à dire simplement sous le doigt ; ou, grâce à l'œsophagoscopie, elle peut *être endoscopique*, c'est à-dire pratiquée sous le contrôle de la vue.

A) **Dilatation à l'aveugle.** — C'est la plus anciennement employée et, suivant le procédé auquel on a recours, elle est dite rapide ou brusque, ou, au contraire, progressive.

a) Dilatation rapide. — C'est ou bien une *divulsion*, dont nous ne parlerons que pour mémoire, se faisant à l'aide de dilatateurs métalliques (de Lefort, de Flechter), instruments tous construits sur les mêmes principes; ce sont des sortes de pinces, dont les branches s'écartent et amènent, une fois introduites, la divulsion du point rétréci. A la suite d'accidents, cette méthode a été justement abandonnée comme dangereuse, agissant brutalement.

Ou bien la dilatation immédiate et progressive de Lefort qui consiste en l'introduction, dans une même séance, d'une série de bougies cylindro-coniques, de calibre régulièrement croissant, à la suite d'une fine bougie conductrice, sur le pas de vis de laquelle elles sont successivement vissées. Cette méthode peut rendre, encore aujourd'hui, des services dans les rétrécissements simples et peu étendus (Gangolphe) (1).

De cette méthode rapide, on peut rapprocher la *dilatation avec des laminaires*, la dilatation *caoutchoutée* ou la dilatation avec des *ballons insufflables*.

Sénator a été le premier à recommander la dilatation locale, avec des *laminaires*, qui sont introduites dans le rétrécissement et laisssée à demeure pendant plusieurs heures. Mais, maniées ainsi à l'aveugle, elles étaient souvent placées au mauvais endroit ; il s'agissait donc là d'une méthode incertaine et souvent dangereuse.

On peut rapprocher de ce mode de dilatation rapide la *dilatation caoutchoutée* préconisée par Ebstein. Des drains en caoutchouc étaient introduits sur des conducteurs et laissés à demeure dans la sténose, leur élasticité les ramenait à la normale en dilatant le rétrécissement. Nous aurons occasion de reparler plus loin de ces différents modes dans la dilatation œsophagoscopique.

Des tentatives ont été faites avec des *ballons* susceptibles de se gonfler, soit par l'*air* (Reichmann) ou par l'*eau* (Schreiber). Mais ces ballons caoutchoutés ont le gros inconvénient de se dilater surtout au-dessus et au-dessous du rétrécissement et de ne point agir sur le tissu fibreux du rétrécissement lui-même, même lorsque l'on emploie le *ballon de Gottstein* à triple enveloppes de soie.

La dilatation, avec des ballons, suppose déjà une sténose assez large pour qu'on puisse introduire le ballon dilatateur, toujours volumineux et on ne les emploie plus guère aujourd'hui.

b) Dilatation lente et progressive. — La dilatation lente et progressive constitue, aujourd'hui, la méthode généralement employée et la plus recommandable. Elle consiste dans le passage, dans des séances successives, de dilatateurs de volume régulièrement croissant. On ramène ainsi, progressivement, la sténose à un calibre voisin de la normale.

Les dilatateurs successivement employés ont été, ou bien une éponge fixée à une tige de baleine et à laquelle on faisait parcourir deux ou trois fois de suite le trajet du rétrécissement, les boules olivaires, sur tige de baleine, de calibre régulièrement croissant (Duguet) qu'on introduisait successivement dans le rétrécissement à dilater (Voir fig. 49, *a*).

Velpeau, pour éviter la réintroduction de la tige, vissait plusieurs de ces

(1) Von Acker a employé dans certains cas difficiles une sonde cylindrique creuse qu'il place immédiatement au-dessus du rétrécissement et à travers laquelle il pousse un ou plusieurs catguts rigides dans l'intérieur du rétrécissement. La dilatation est obtenue par le gonflement subi par le catgut et cela en quelques minutes.

boules sur la même baleine, et leur volume allait en augmentant, de bas
en haut (Voir fig. 49, *b*).

Jameson, pour empêcher ces boules de s'égarer aussi facilement, les
employait percées d'un canal, suivant leur longueur. Une fine bougie,
introduite au préalable dans ce canal dans la bonne direction, guidait ces
boules. Utilisant le même procédé (Voir fig. 49, *c*), Verneuil vissait ces
olives creuses à l'extrémité d'une sonde.

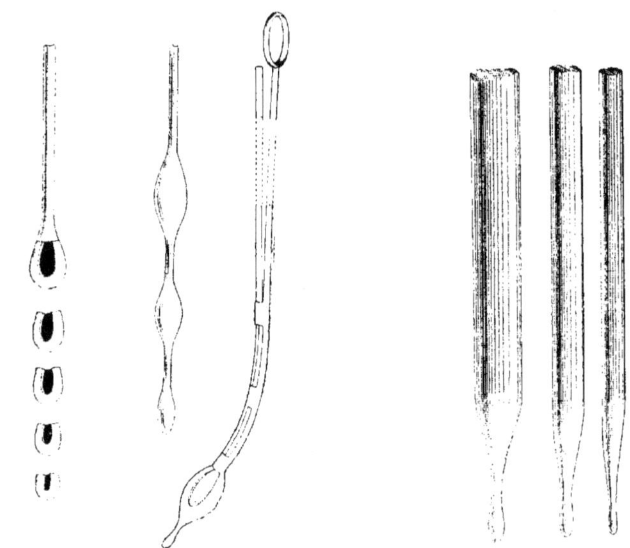

Fig. 49. — *a*, olives de Duguet pour dilatation
d'œsophage ; *b*, cathéter de Velpeau ; *c*, dilatateur œsophagien de Verneuil.

Fig. 50. — Bougies olivaires de
Bouchard.

Mais l'inconvénient de *ces dilatateurs à boules rigides est leur action
brutale* ; la divulsion brusque qu'ils accomplissent dépasse facilement
le but et amène des lésions de la paroi œsophagienne. Ils doivent être définitivement proscrits aussi bien comme explorateurs que comme dilatateurs.

Depuis Richet et Trélat et surtout Bouchard, on a donné la préférence
à la *dilatation bougiraire*, à l'aide de bougies cylindro-coniques. Ces bougies étaient, primitivement, en caoutchouc, et, pour leur donner un peu
de rigidité, on les remplissait de grenaille de plomb (Bouchard) ou de
mercure (Billroth). C'était là une méthode bien illusoire dès que la sténose
était un peu dure ou serrée, la bougie en caoutchouc se repliait sans pénétrer dans la sténose.

Aujourd'hui, on ne doit plus employer que les bougies en gomme *cylindro-coniques* ou plutôt *olivaires* (Voir fig. 50) ; celles-ci doivent être demi-molles, stérilisées par l'ébullition, pour les bougies de calibre moyen ; pour les filiformes, on se contentera après nettoyage et savonnage soigneux de la stérilisation par le trioxyméthylène.

Avant de s'en servir, on les trempe dans l'huile d'olive ou de vaseline stérilisée. Pour les introduire, on suit les règles décrites au cathétérisme. A un moment donné, l'opérateur se rend très bien compte qu'il y a un obstacle, constitué par le rétrécissement, et si la bougie est bien engagée, il y a là une sensation spéciale pour une main habituée, et il n'y a plus qu'à appuyer légèrement pour dilater le rétrécissement. Si la bougie ne s'engage pas, on en prendra une de calibre inférieur, jusqu'à ce qu'elle pénètre dans la sténose.

La plus grande douceur devra présider à toutes ces manœuvres, pour éviter toute lésion de la paroi œsophagienne, toujours friable. Dans une même séance, on pourra employer 3 ou 4 bougies de calibre croissant. Les séances seront répétées tous les deux jours, jusqu'à dilatation jugée suffisante, c'est-à-dire jusqu'à ce qu'on ait pu passer un n° 45 ou 48 chez un adulte.

Mais, quelle que soit la variété de sténose cicatricielle ainsi dilatée, elle se reproduit invariablement, et il est indispensable de faire, de temps à autre, quelques séances de bougirage, si l'on veut maintenir le calibre obtenu et les soins doivent être toujours prolongés pendant très longtemps.

Le cathétérisme est souvent très difficile au début, le rétrécissement, malgré des tentatives répétées, peut paraître infranchissable ; aussi divers artifices devront être employés, pour arriver à franchir la sténose. On essayera avec une filiforme, patiemment, en la glissant suivant les différentes parois de l'œsophage, et en lui donnant différentes courbures, pour atteindre le pertuis, plus ou moins excentrique. On pourra essayer le procédé des trois bougies filiformes, introduites simultanément, tout comme dans l'urètre, en glissant successivement chacune d'elles jusqu'à ce qu'il y en ait une qui pénètre.

En tous cas, dès qu'on aura eu la chance d'avoir pu passer une bougie filiforme, il conviendra de *la laisser à demeure* en la fixant le plus longtemps possible comme l'indique la figure 51 : si elle est bien tolérée, elle fera le chemin pour le passage des bougies plus grosses. De même, dans les séances ultérieures, nous recommanderons de laisser les bougies en place pendant une demi-heure et plus. Par leur présence prolongée, elles assouplissent les sténoses et facilitent les dilatations ultérieures. On arrive ainsi à ce que l'on peut appeler la *dilatation permanente*, méthode déjà longtemps préconisée par de nombreux auteurs et qui a pour but de laisser dans le rétrécissement une bougie pendant 24 ou 48 heures, ou mieux une sonde en gomme qui permet en même temps l'alimentation du malade.

Krisalicz, Symons enfonçaient dans la sténose des canules fixées à un fil et introduites sur une bougie qu'on retire dès qu'elles sont en place.

Von Acker se servait de drains en caoutchouc dont il utilisait les propriétés élastiques et qu'il introduisait dans la sténose tendue sur une bougie rigide que l'on retire dès que le drain est en place.

Ebstein employait un procédé analogue, nous en reparlerons plus loin, toutes ces méthodes étant pratiquées actuellement sous l'endoscopie.

Mais la dilatation bougiraire à l'aveugle est souvent en défaut, malgré ces différentes manœuvres et en cas de sténose serrée, il est impossible, dans des séances répétées, de faire passer même une filiforme.

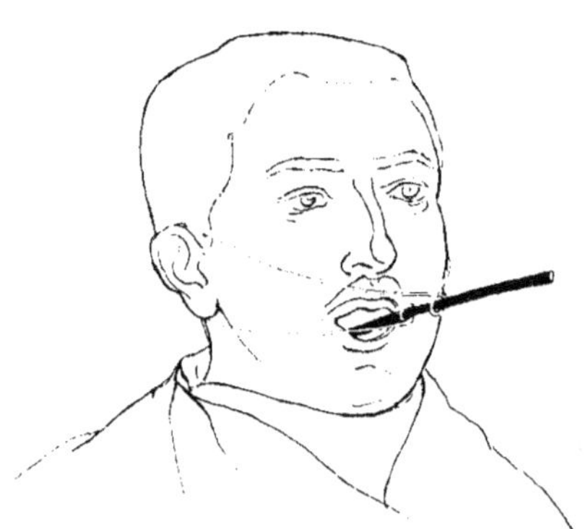

Fig. 51. — Mode de fixation de la filiforme à demeure.

Ainsi que nous l'avons dit, dans des travaux publiés antérieurement (1), plusieurs causes rendent le cathétérisme difficile, ou même impossible ; c'est *l'excentricité du pertuis*, la présence de *culs-de-sac* à orifices étroits au-dessus de la sténose, dans lesquels la bougie *s'engage à faux* ; l'inflammation de la muqueuse environnante, cause souvent d'un violent *spasme* du petit orifice, lequel s'exagère encore au moment où l'on veut introduire la bougie. Lorsque la bougie s'engage, à côté de la sténose, si elle est maniée par une main insuffisamment experte, il peut en résulter facilement une perforation de la paroi œsophagienne (perforation de la plèvre, du péricarde (Téléky), de l'aorte (Haese), accidents invariablement mortels). Il n'est point nécessaire, du reste (Rokitansky, Billroth, Sencert, Guisez), que la perforation soit complète, pour que des accidents médiastinaux se produisent, il suffit d'une simple plaie, d'un traumatisme, amenant, secondairement, une inflammation du tissu cellulaire, du médiastin, facilement infectable.

Aussi, l'apparition de l'œsophagoscopie a-t-elle amélioré beaucoup la thérapeutique des rétrécissements cicatriciels de l'œsophage et au cathétérisme à l'aveugle a fait place la dilatation *de visu*.

B. — *Cathétérisme et dilatation œsophagoscopiques*. — Ainsi que nous l'avons vu plus haut, l'œsophagoscope nous renseigne :

(1) Guisez, Annales des maladies des oreilles, nez, larynx, *loco citato*. — Guisez, *Traité des maladies de l'œsophage*, Baillière, 1911.

1° Sur l'*état de la muqueuse sus-jacente à la sténose*, s'il y a œsophagite, aiguë, auquel cas il vaut mieux s'abstenir de tout traitement et on ne sera autorisé à soigner les malades qu'après que celle-ci sera tout d'abord guérie. Elle nous renseigne également sur la *dilatation sus-jacente* à la sténose, en particulier s'il existe ou non des culs-de-sac diverticulaires, dans lesquels la bougie peut s'égarer ;

2° Sur la *situation exacte du pertuis*, reliquat de la lumière œsophagienne, dont la recherche est parfois difficile ainsi que nous le verrons plus loin (V. fig. 52). Elle nous permet aussi de juger de l'étroitesse de la sténose, de son degré d'induration : suivant que la paroi est immobile ou non, dans les mouvements respiratoires.
Elle nous dicte ainsi quel mode de dilatation il faudra employer : dilatation simple, électrolyse ou œsophagotomie ;

3° Elle nous fait constater si l'*orifice lui-même est en état de spasme*. En agissant localement, par la cocaïnisation et l'adrénalisation locale, il sera très facile de faire cesser ce spasme, qui est souvent un obstacle à la pénétration de la bougie dilatatrice ;

4° Elle permet de surveiller le *mode d'action de cette bougie*, nous montrant si elle s'introduit dans la bonne direction, si elle ne se replie pas. De plus, considération importante, le tube œsophagoscopique lui sert véritablement de mandrin, l'empêchant ainsi de dévier dans une mauvaise direction ;

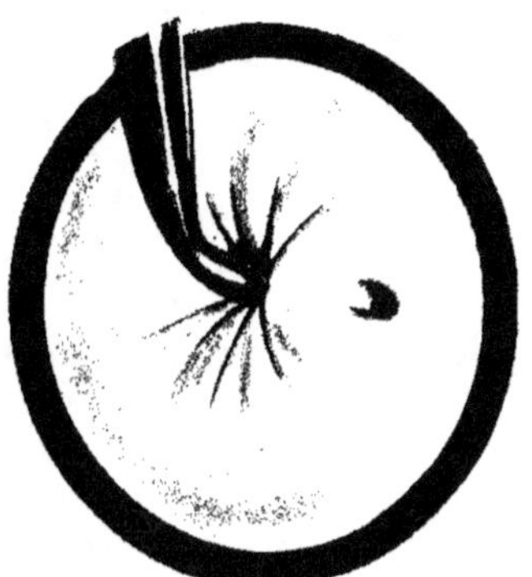

Fig. 52. — La bougie introduite à l'aveugle manque son but et distend le cul-de-sac au lieu de gagner le pertuis reliquat de la lumière œsophagienne.

5° Enfin, s'il y a, comme il est de règle, plusieurs rétrécissements, il est possible, *de visu*, de les repérer et de les dilater tous successivement, avec les avantages que nous venons d'énoncer.

Quelle technique devra-t-on employer ? Pour la première séance, on se servira de préférence d'un tube de petit calibre, mais suffisamment long pour atteindre l'extrémité inférieure de l'œsophage. Le cathétérisme fait au préalable nous a renseigné du reste sur la longueur du tube à employer. On préparera un grand nombre de bougies filiformes stérilisées ; de même, des bougies conduites par tiges rigides.

Chez l'adulte, l'intervention pourra se faire sous cocaïne, la plupart du temps, si on a affaire à un malade patient, mais, lorsque l'on suppose le cathétérisme difficile, en particulier si l'élément spasmodique est très marqué, il vaut mieux recourir d'emblée au chloroforme, en y adjoignant toujours la cocaïnisation locale du rétrécissement à dilater. Nous insistons, particulièrement, sur la combinaison de ces deux modes d'anesthésie qui permettront de franchir des sténoses jusque-là infranchissables.

Le tube endoscopique est introduit dans l'œsophage sous le contrôle exact de la vue. On ne sera autorisé à se servir du mandrin que lorsque l'on aura déjà examiné antérieurement le malade avec l'œsophagoscope.

Après avoir noté l'état de la muqueuse sus-jacente à la sténose, il convient de rechercher les vestiges de la lumière œsophagienne, le *pertuis resté libre*. Celui-ci (Voir fig. 45 et 46) est souvent difficile à trouver et pour plusieurs raisons : la première est sa petitesse, il peut être véritablement punctiforme, caché dans une rhagade ou dans un repli de la muqueuse, et ensuite sa situation excentrique. Cette recherche est facilitée par l'issue

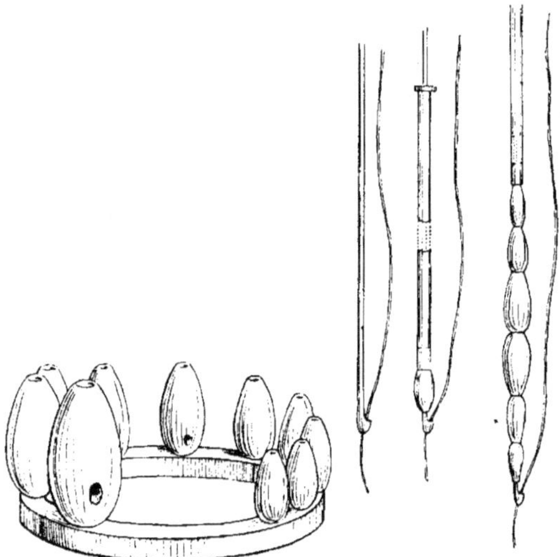

Fig. 53. — Cathétérisme multi-ovulaire : A, les olives de l'appareil de Sippy ; B, la corde de piano enfilée sur le fil conducteur ; C, sur la corde de piano, jouant à son tour le rôle de conducteur, glisse une olive vissée à l'introducteur ; D, le cathéter multi-olivaire.

de quelques mucosités qui refluent par les mouvements respiratoires et les contractions de la portion sous-jacente de l'œsophage. Un diagnostic très exact du pertuis est indispensable pour ne point le confondre avec certains culs-de-sac à orifices parfois étroits de diverticules. C'est ainsi que, dans plusieurs de nos observations, il existait de véritables diverticules étroits et allongés pouvant être pris pour la lumière de l'œsophage proprement dit.

Il est des cas très difficiles où il est impossible, malgré l'œsophagoscopie, de retrouver ce minuscule pertuis, en particulier dans les sténoses de l'orifice supérieur, coïncidant avec de gros diverticules. Dans deux cas, nous nous sommes aidés du procédé qui consiste à faire avaler au malade un fil de soie muni de grains de plomb, soit en englobant son extrémité inférieure dans une capsule de gélatine, ou en le mêlant aux aliments, le fil suit le canal alimentaire, dépasse bientôt l'estomac et on a ainsi un véritable fil d'Ariane, pour se guider dans la dilatation de la sténose œsophagienne (Mixter-Russel, Plummer). On peut, sous ce fil conducteur, faire glisser les dilatateurs (bougies fixes), tel l'appareil de Sippy (V. fig. 53) (1). Mais dans les sténoses très étroites voisines de l'obstruction complète, ce procédé n'a aucune chance de réussir, le malade n'avalant plus les liquides ne pourra pas déglutir ce fil. La cocaïnisation locale avec solution à 1/20 en badigeonnage, d adrénaline à 1/1.000, aidera à ce cathétérisme souvent très difficile.

Le pertuis une fois bien reconnu, le temps suivant consiste à le **cathétériser** à l'aide de la bougie filiforme. C'est alors qu'il faut faire œuvre de grande patience, car ce temps est le plus important, celui qui va être **la clé de la cure du rétrécissement** sous l'endoscopie.

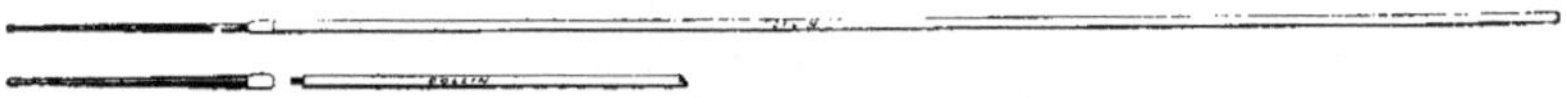

Fig. 54. — Conducteur en métal avec bougies fines en gomme pour dilater les sténoses cicatricielles.

Parfois, dès que cette bougie est introduite, le rétrécissement facilement dilatable va pouvoir progressivement admettre des bougies de plus en plus grosses, et l'on peut arriver ainsi et, dans une première séance, au n°s 18 ou 20 de la filière ordinaire.

Dans une même séance, on peut gagner beaucoup plus que dans la dilatation à l'aveugle. On suivra, du reste, les mêmes règles que pour celle ci. Chez l'adulte, la dilatation ne devra point dépasser 20 millimètres, et, chez l'enfant au-dessous de 6 ans, 6 millimètres, et de 6 à 15 ans 16 millimètres.

Ce procédé, entre des mains expertes, doit être tout à fait inoffensif. une fois que l'on a bien découvert le pertuis, reliquat de la lumière œsophagienne et il est presque impossible, si l'on sait manier le cathéter, de s'égarer dans les séances ultérieures. La bougie qui pénètre dans la bonne direction donne une sensation toute spéciale ; elle est comme enserrée ; au contraire, si elle est mal dirigée, elle bute. Dans certains cas nous nous

(1) Plummer (*The Journal of the American Med. Association.* 23 février 1911) fait avaler au malade un long fil de soie de 6 mètres, quelques heures auparavant. Celui-ci se mêle aux anses intestinales dans lesquelles il s'engage assez solidement pour que le chef qui sort par la bouche puisse être tendu par un effort de traction. Il se sert de ce fil comme conducteur pour le cathétérisme et la recherche de l'orifice punctiforme dans l'œsophagoscopie.

sommes bien trouvé de l'emploi des bougies fines fixées sur conducteur en métal (V. fig. 54).

Mais lorsque l'on a affaire à un cas grave, à un rétrécissement dur et serré dans lequel on a eu toutes les peines de faire pénétrer une filiforme, dès que l'on a réussi, ne vous leurrez pas en essayant d'en passer une plus grosse, vous échoueriez invariablement, *laissez, au contraire, la fili-*

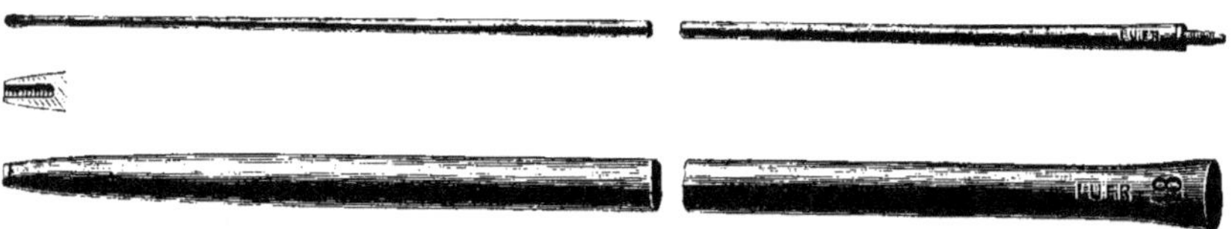

Fig. 55. — Bougies dilatatrices œsophagiennes en gomme n°° 10 à 30, longueur 650 mm. environ, avec pas de vis pour bougie filiforme.

forme à demeure et telle sténose infranchissable et difficilement dilatable s'assouplit à un tel point par la filiforme qu'il est possible de gagner dans la séance suivante 4 ou 5 numéros. Cette bougie est merveilleusement supportée pendant 10 à 12 heures (temps minimum où elle doit rester dans l'œsophage). On la fixe avec des lacs autour de la tête et chez l'enfant pour qu'elle ne soit pas coupée on l'enfonce dans le pharynx, seuls

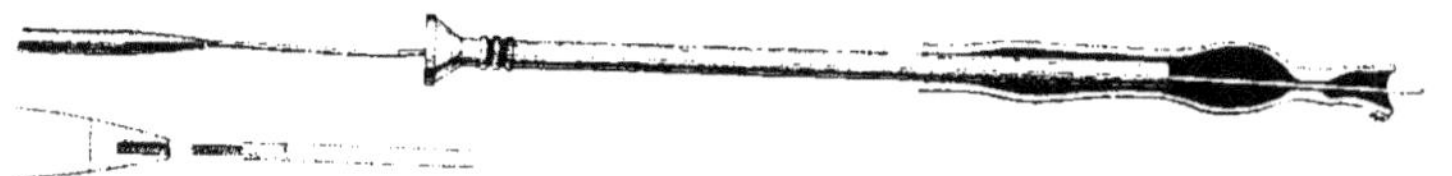

Fig. 56. — Manœuvre et mode d'action de la bougie vissée sous l'endoscopie.

les lacs sortent par les commissures labiales. Il est fréquent même de constater, dans les dernières heures, que la déglutition de la salive, jusque-là impossible, le redevient par ce fait que le sujet l'avale le long de la bougie qui a fait le chemin.

La filiforme à demeure agit uniquement par sa simple présence et c'est pour l'avoir méconnu que la plupart des auteurs ont cru utile d'entreprendre des interventions beaucoup plus complexes. Elle est d'autant plus curatrice de ces sténoses graves que nous avons eu l'idée, dans ces derniers temps, comme cela se fait d'ailleurs dans l'urètre, de la munir d'un pas de vis sur lequel on visse des bougies de calibre croissant (fig. 55, 56) ; la filiforme conduit la bougie dilatatrice à sa suite. L'usage de **ces bougies vissées** a facilité beaucoup le traitement de nos derniers cas; de sténoses cicatricielles graves de l'œsophage : **avec elles, pas de crainte de fausse route** et, dans une même séance, il est commun de gagner quatre ou cinq numéros. C'est ainsi qu'en une seule séance, nous avons pu passer d'une filiforme n⁰ˢ 5 ou 6 aux n⁰ˢ 13 ou 14, et dès lors la partie est gagnée.

Ces **bougies vissées**, dont nous nous servons depuis quatre ans, ont amélioré beaucoup le pronostic de ces sténoses cicatricielles. Dès que la filiforme est introduite, il est facile de visser une bougie plus grosse, de la glisser à travers la sténose et de gagner ainsi quatre ou cinq numéros dans la même séance.

Lorsqu'il existe plusieurs rétrécissements, on doit dilater d'abord le premier jusqu'à ce qu'il admette un tube de petit calibre (1) ; alors, le descendant jusqu'à la deuxième sténose (fig. 57, 58, 59), on dilatera celle ci tout comme la première, également, sous le contrôle de la vue : autrement dit, on ne doit essayer aucune manœuvre qui ne soit **de visu,** et ainsi tombe d'elle-même l'objection qu'ont faite à l'endoscopie quelques auteurs en disant que dans les sténoses multiples cette méthode permettrait bien de traiter *de visu* le rétrécissement supérieur mais non les

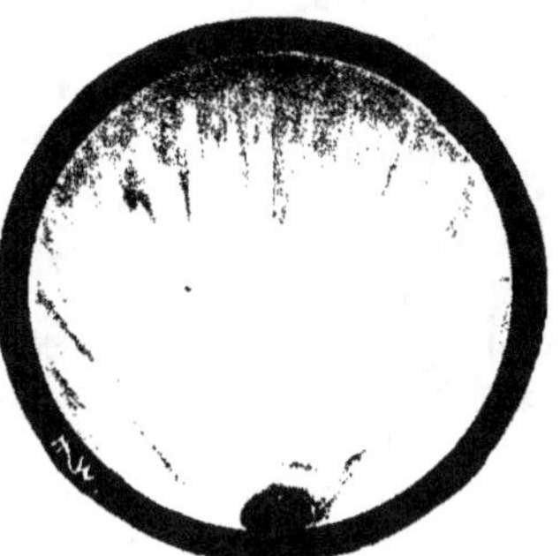

Fig. 57. — Sténoses cicatricielles multiples chez enfant de 6 ans. Premier rétrécissement.

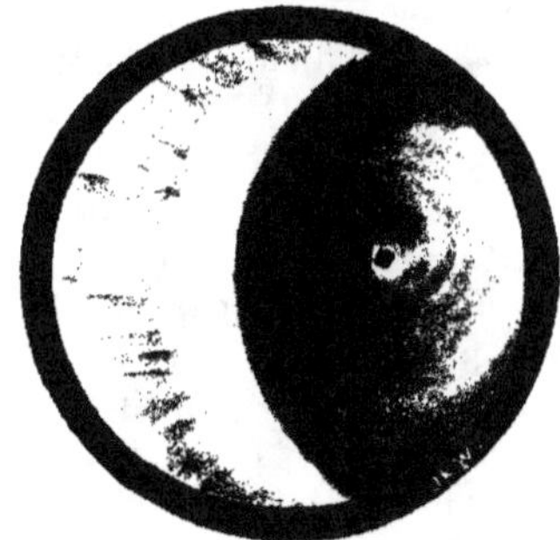

Fig. 58. — Même cas. Deuxième sténose cicatricielle valvulaire ; la troisième punctiforme.

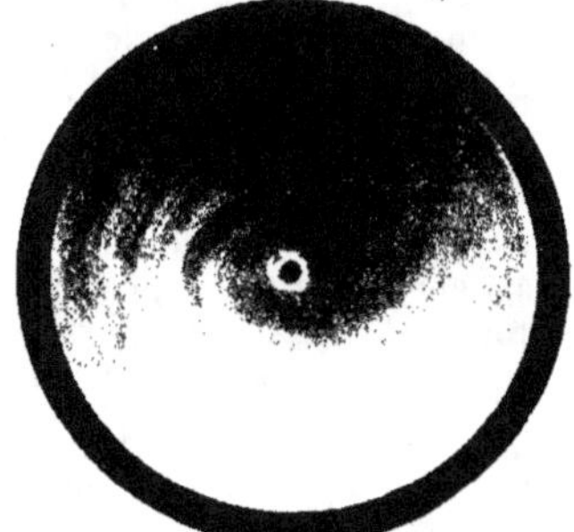

Fig 59. — Le deuxième rétrécissement a été franchi par le tube qui est maintenant immédiatement au-dessus de la troisième sténose punctiforme.

autres et que la bougie pouvait ainsi s'égarer dans la profondeur (Sencert) susceptible de créer des fausses routes, tout comme dans la méthode à

(1) On conçoit qu'alors il ne faut avancer que lentement et progressivement, allant « de visu » à la recherche des pertuis successifs et qu'il y a intérêt à employer un tube de petit calibre.

l'aveugle. Du reste, grâce à l'usage de la filiforme vissée pareille crainte n'existe plus.

Quand **le rétrécissement est long et étroit** *il est difficile de le maintenir dilaté* et il est indispensable de répéter très souvent les manœuvres de dilatation, aussi différents auteurs se sont-ils ingéniés à placer sous l'œsophagoscope des agents dilatateurs dont l'action lente et continue amène une dilatation efficace.

La dilatation avec des laminaires sous endoscopie a été mise en œuvre par Ebstein (1). Il se sert de laminaires allongées et coniques, pleines à leur extrémité inférieure et pourvues d'un trou à leur extrémité supérieure, pour y fixer un solide fil de soie. On enfonce, sous la vue, la tige dans la sténose et on fixe le fil à l'oreille ; on juge de la dilatation en mesurant la circonférence de la tige avant et après l'application. Norkel et Starck eurent plusieurs fois recours à cette méthode.

Cette méthode n'est applicable, à cause du peu de longueur des tiges laminaires (7 cm. au plus), que dans les rétrécissements encore relativement courts, elle est malaisée à appliquer et dangereuse dans certains cas en dépassant le but, et la tige est difficile à enlever quand elle est introduite trop bas.

Aussi dans les rétrécissements longs, il convient de s'adresser plutôt à la **dilatation caoutchoutée**. On sait que le tissu cicatriciel s'assouplit véritablement au contact du caoutchouc dilatateur et ainsi un rétrécissement grave change complètement de pronostic et peut être ensuite dilaté facilement avec les bougies olivaires ordinaires.

Ebstein est l'un des premiers à avoir employé la dilatation caoutchoutée. Dans un drain de 1 à 2 centimètres de diamètre, suivant les cas, introduire une mince tige conductrice de fer doux peu flexible, de 60 centimètres environ. On attache à 3 centimètres de l'extrémité supérieure du drain un fil de soie. On fait un anneau là où commencera la tension. Le tube est alors tiré sur le conducteur et on le retourne sur le bout inférieur de celui-ci. On tend le tube avec le fil de soie placé à son extrémité supérieure aussi fortement que possible, c'est-à-dire jusqu'à ce qu'il ait diminué de plus de la moitié de son diamètre. On enduit le tout d'huile et l'instrument est prêt à son introduction. Quand le drain a pénétré suffisamment dans la stricture, on laisse le drain se retirer du conducteur petit à petit, et la tige seule est enlevée par de petits mouvements de rotation. Le caoutchouc, par son élasticité revient sur lui-même, augmentant peu à peu de volume, il produit une dilatation douce et progressive. Le tube est laissé en place de 4 à 24 heures (le plus longtemps possible, suivant la tolérance). Il suffit de tirer sur le fil de soie pour enlever le drain.

Von Acker, comme nous l'avons vu, se servait pour tendre le drain

____

(1) Voir Guisez : De l'intubation caoutchoutée œsophagienne (*Presse Médicale*, 31 janvier 1914).

d'une bougie rigide et qu'il retire dès que celui-ci est en place (V. fig. 60).

Nous-même avons employé plusieurs fois, pour les rétrécissements courts et facilement accessibles, des drains **en forme de bouton de che=mise,** réalisant ainsi l'*intubation caoutchoutée œsophagienne* (1) dont nous reparlerons plus loin, nous en avons fait faire toute une série gradués de millimètre en millimètre (V. fig. 62). Ils sont tendus sur un conducteur *ad hoc* métallique, rigide, ou en gomme, à l'aide d'un fil de

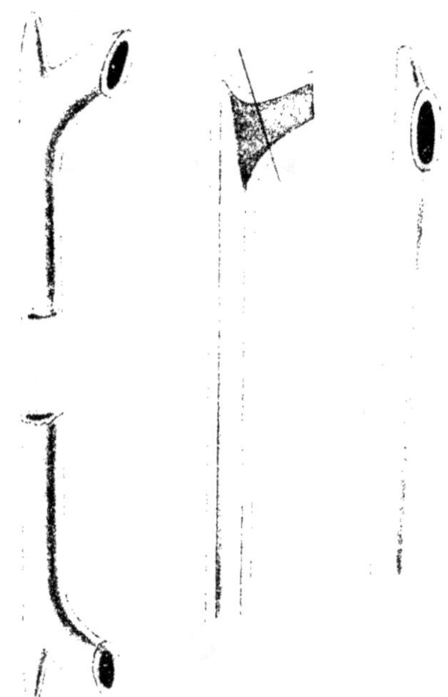

Fig. 60. — Drain dilatateur en caoutchouc de Von Acker. — *a.* Bougie rigide fait saillie à l'extrémité du drain qu'elle allonge et amincit ; *b, c,* la partie coudée est coupée et le drain est prêt à l'introduction.

soie (V. fig. 63) fixé à l'extrémité supérieure. Le drain, ainsi armé et tendu, est alors glissé dans le rétrécissement. Il ne reste plus qu'à retirer le conducteur et à fixer le fil de soie à l'oreille. En revenant sur lui-même ce drain opère une très bonne dilatation. Il est très bien supporté, peut rester en place pendant plusieurs jours sans aucun inconvénient local. On peut même l'abandonner dans l'œsophage sans aucun fil fixateur, il se détache de lui-même et file plus loin dès que la dilatation est obtenue. Il permet de plus l'alimentation liquide par les orifices dont il est percé.

Cette méthode est sans danger, lorsqu'elle est faite sous le contrôle de la vue. Mais elle ne peut être employée que dans les cas où l'on peut introduire le plus petit numéro de dilatateur caoutchouté.

Sargnon tend son drain sur un béniqué spécial (Voir fig. 61).

Tous ces procédés comportent, en somme, des indications spéciales et semblent destinés à compléter la dilatation simple, là où elle est insuffisante.

Quel que soit le mode employé, il est des règles générales pour l'application de la dilatation endoscopique, qu'il ne faut pas perdre de vue et les accidents signalés sont dus à ce que celles-ci n'ont pas été strictement observées.

Fig. 61. — Tension du drain dilatateur sur béniqué (Sargnon).

1° *Quand peut-on recourir à la dilatation œsophagoscopique?*

En règle absolue on ne doit pratiquer la dilatation bougiraire que quand il n'y a pas d'œsophagite concomitante, c'est-à-dire plusieurs semaines, un mois et demi au moins après une brûlure grave, et, dans

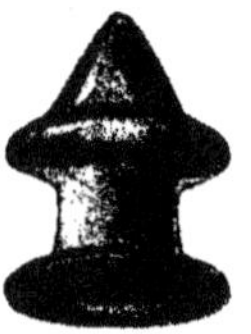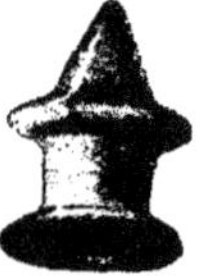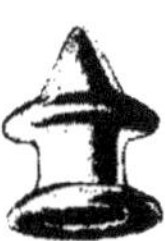

Fig. 62. — Nos drains dilatateurs en bouton de chemise.

les sténoses anciennes, il convient de ne commencer les dilatations que quand il n'y a plus d'inflammation aiguë ou subaiguë de la portion susjacente de l'œsophage. L'œsophagoscopie renseigne bien sur cet état de la muqueuse œsophagienne. Un bon moyen de faire tomber cette inflammation muqueuse est de faire faire journellement des lavages de la poche susjacente avec une solution alcaline.

Elle disparaît d'ailleurs rapidement en mettant les malades exclusivement aux liquides (à l'exclusion du lait qui fermente dans la poche susjacente) et telle sténose qui était infranchissable le devient à la suite de ce simple régime.

2° *A quel moment est-on autorisé à abandonner la méthode œsophagoscopique et à employer la simple dilatation ?*

Quand la dilatation est facile, en particulier, lorsqu'il n'existe plus de culs-de-sac sus-jacents.

La pratique qui consiste à laisser la bougie à demeure et l'usage des bougies vissées facilitent beaucoup le cathétérisme et permet rapidement l'emploi de la dilatation simple.

Certains auteurs (Roux de Lausanne) préconisent le cathétérisme précoce et la mise à demeure dans l'œsophage d'une sonde pour empêcher la formation de sténoses cicatricielles, le conduit se moulant en quelque sorte sur cette sonde. Nous nous élevons contre cette pratique : une brûlure récente rend on ne peut plus friable les parois de l'œsophage et la moindre manœuvre expose à une perforation. On ne peut songer à intervenir que quand le tissu cicatriciel protecteur (mais sténosant) a commencé à se former c'est-à-dire au moins 5 semaines après l'accident.

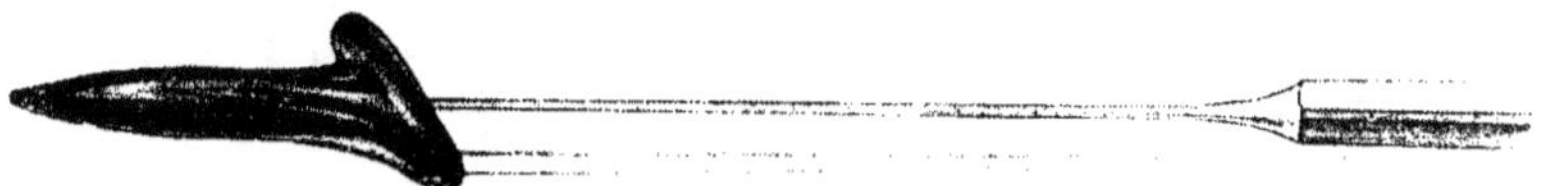

Fig. 63. — Notre drain dilatateur tendu pour l'introduction.

En tous cas la dilatation endoscopique est beaucoup plus rapide et souvent les malades la préfèrent pour être débarrassés plus vite de leur infirmité.

3° Une question qui est souvent posée au courant de la pratique : *doit-on laisser les malades se dilater eux-mêmes et pratiquer l'auto-cathétérisme de leur œsophage ?*

On ne doit le leur permettre, évidemment, que quand le rétrécissement est devenu particulièrement facile ou dans certaines conditions ; lorsqu'il s'agit de malades habitant loin, etc. Cette dilatation faite par le malade est, en effet, souvent dangereuse, et a donné lieu, dans de nombreux cas, à des accidents (1).

4° Enfin que la dilatation soit endoscopique ou non, *la plus grande prudence doit présider à toutes les manœuvres* qui seront être faites avec une grande légèreté de main, la moindre pression brutale exposant aux plus graves complications. Une fausse route, une perforation se fait à travers la paroi mince de l'œsophage souvent sans que l'on s'en doute. On a vu en effet la bougie pénétrer dans le médiastin, l'aorte

(1) Gaugolphe cite l'exemple de Moutard-Martin : à l'autopsie d'un malade qui pratiquait l'auto-cathétérisme, on trouva la plèvre droite absolument remplie du lait dont il se nourrissait. Sargnon a rapporté un cas tout à fait analogue. *Traité de Chirurgie* de Le Dentu et Delbet, 2ᵉ édition. Baillière, éditeur.

(Hesse) dans la plèvre le poumon. Ainsi que nous l'avons vu, pour que des complications de médiastinite se déclarent il n'est pas toujours nécessaire qu'il y ait perforation. Une dilatation forcée, un traumatisme répété dans la poche sus-jacente peuvent amener une **inflammation locale** et secondairement une **ulcération** avec ramollissement de la paroi, mais sans qu'il y ait aucune perforation l'inflammation peut se propager aux régions voisines amenant une médiastinite purulente.

B. *Le rétrécissement est franchissable par les voies naturelles, mais indilatable ou difficile à dilater.* — Il est des cas où, malgré tous les procédés que nous venons d'indiquer, le rétrécissement est *absolument indilatable* ; ou bien il s'agit de sténoses très étroites, qui ne peuvent être franchies que par une filiforme ; il est impossible de passer davantage ; ou bien, dans le cours de la dilatation, on est arrêté au n° 16 ou 17, qu'on ne peut dépasser : le rétrécissement est *franchissable*, mais *indilatable*.

Il faut alors agir plus activement, par de véritables interventions endoscopiques, qui sont : ou l'œsophagotomie interne ou l'électrolyse endoscopique.

1° *Œsophagotomie interne*. — L'œsophagotomie interne, imaginée par Maisonneuve (1851), est basée sur le principe de l'urétrotomie interne. Tout comme celle-ci, grâce à une lame qui court sur un conducteur, introduit au préalable dans le rétrécissement, il est possible de le sectionner, soit de haut en bas (Maisonneuve), soit de bas en haut (procédé de Dolbeau). Ce dernier auteur se servait d'un œsophagotome à lame cachée, terminé par une olive métallique.

Malgré les efforts de Trélat, de Dolbeau, de Tillaux, de Czerny, de Billroth, cette méthode, agissant à l'aveugle à cause des nombreux déboires auxquels elle donna lieu, fut bientôt abandonnée. Mackenzie rapporte une mortalité de 27 p. 100 par hémorragie, phlegmon péri-œsophagien, etc.

Pour éviter ces complications, Le Dentu fit construire un œsophagotome à lame très cachée et il se contentait de faire simplement et en plusieurs séances de petites scarifications dans l'épaisseur du rétrécissement, lesquelles étaient souvent suffisantes pour amorcer la dilatation avec des bougies.

Mais ce n'est qu'avec l'œsophagoscopie que cette méthode a repris quelque droit en thérapeutique, constituant l'*œsophagotomie interne œsophagoscopique*. L'instrument dont nous nous servons depuis 1905 se compose d'un conducteur rectiligne, sorte de tige très mince, à l'extrémité de laquelle peut se visser une bougie conductrice fine en gomme. Sur la cannelure de ce conducteur courent des lames triangulaires à angle saillant mousse et à tranchant limité au tiers antérieur. On a à sa disposition une

série de lames graduées au moyen desquelles on pourra faire les scarifications nécessaires (Voir fig. 64).

Après avoir vérifié la perméabilité de l'œsophage à une bougie n° 6
ou 8 qui doit passer librement, on remplace cette bougie par celle de
l'œsophagotome destinée à conduire la tige rigide à sa suite. On s'assure,
en la retirant et en l'introduisant plusieurs fois, que la bougie ne se replie
pas et ne passe pas, entre le tube et la lumière de l'œsophage.

On se rend compte *de visu* du siège de la bride qui limite la lumière
rétrécie de l'œsophage. Puis, ajustant la plus étroite des lames, on fait
deux ou trois petites sections dans le demi-cercle rétréci le plus épais. Un
léger badigeonnage à l'adrénaline fait auparavant a empêché tout saigne-

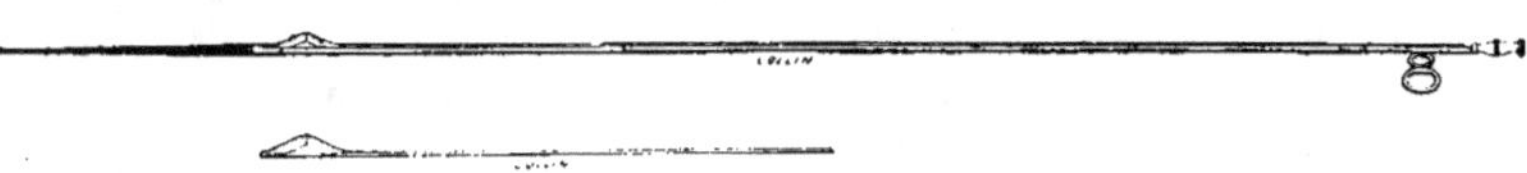

Fig. 64. — Œsophagotome avec lames graduées et bougie conductrice.

ment et a permis d'apprécier la besogne faite. On pratique en réalité plutôt de simples scarifications destinées à permettre la dilatation par rupture de la bride cicatricielle, qui s'opérera par l'introduction de bougies
de plus en plus grosses. On peut ainsi amener un œsophage filiforme au
n° 22 ou 24 de la filière et dans une première séance.

Cette méthode ainsi employée nous a donné les meilleurs résultats dans
un grand nombre de rétrécissements fibreux indilatables, mais, pour être
sans danger, il faut suivre absolument les règles suivantes :

1° La découverte endoscopique du pertuis reliquat de la lumière œsophagienne ;

2° *Le cathétérisme facile et libre de ce pertuis* à l'aide d'une bougie filiforme et ensuite avec la tige conductrice de l'œsophagotome ; tout comme,
dans l'urèthre, le passage de la bougie filiforme est la condition *sine qua
non* de l'uréthrotomie interne. Aussi devra-t-on absolument rejeter tout
œsophagotome ne présentant point de tige conductrice en gomme (1) ;

3° On ne doit pas faire de section profonde avec la lame de l'œsophagotome, mais, comme nous l'avons dit plus haut, de simples éraill-
lures, point d'amorce à la dilatation bougiraire ultérieure. L'œsophagotomie interne ne doit être employée que dans les cas de rétrécissements
facilement franchissables à la filiforme.

(1) C'est pour n'avoir point suivi ces règles que nous avons eu un accident
de perforation œsophagienne, à la suite de l'œsophagotomie, au début de notre
pratique, pour avoir voulu l'employer dans le cas de rétrécissement qui n'était
pas nettement franchissable à la bougie conductrice (Voir Guisez, *Rétrécissements cicatriciels. Annales des maladies des oreilles et du larynx.* t. XXXV).

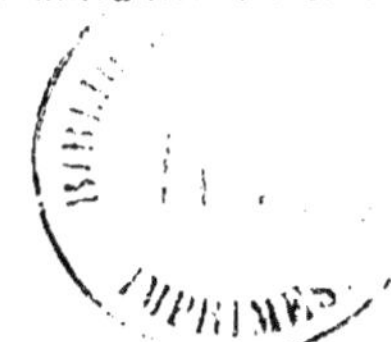

En suivant ces règles, qui dictent l'emploi de l'œsophagotomie œsopha-goscopique, on évitera tout accident, et cette intervention doit être tout aussi inoffensive que l'uréthrotomie interne.

Le gros reproche que nous a enseigné notre pratique à son endroit, c'est, en particulier dans les rétrécissements anciens durs, fibreux, le peu de durée de ses résultats et nous avons pu nous rendre compte que tous les malades opérés et soignés par ce procédé doivent être soumis à de fréquentes dilatations et actuellement nous ne l'employons plus guère que dans les sténoses courtes, *véritablement valvulaires* ; elle est certainement inférieure à l'électrolyse circulaire.

Electrolyse. — L'*électrolyse linéaire* (Fort) n'est qu'une variété de section du rétrécissement : dans une sorte de lame métallique conduite par une bougie, on fait passer un courant de 15 milliampères, jusqu'à ce que la sténose soit sectionnée.

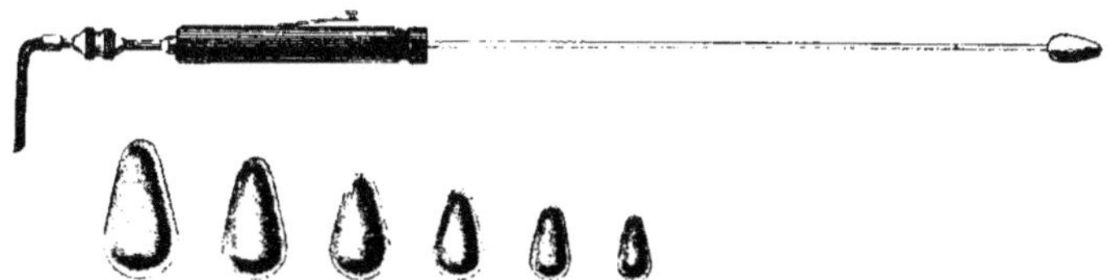

Fig. 65. — Dilatateur électrolytique à boules de l'auteur.

Tout autre est l'action de l'*électrolyse circulaire* de Newmann. Cette méthode a été tout d'abord employée à l'aveugle dans les rétrécissements indilatables par les méthodes ordinaires et Bergonié avait fait construire des bougies olivaires avec bagues électrolytiques. Elle a été appliquée sous l'endoscopie de façon beaucoup plus précise. Ebstein, Gottstein (1) ont été les premiers à l'employer.

On sait qu'elle rend les plus grands services dans les rétrécissements de l'urèthre.

L'*instrumentation* est très simple.

Le *pôle négatif*, pôle actif, se compose d'une olive allongée en nickel pur. Elle est terminée par une bougie conductrice filiforme en gomme. L'olive possède à sa partie supérieure un trou avec pas de vis dans lequel on adapte une longue tige conductrice isolée et destinée à introduire cette olive dans l'œsophage à travers l'œsophagoscope (fig. 66).

La tige conductrice est aussi fine que possible pour permettre l'inspection de la région sur laquelle on agit pendant l'électrolyse.

(1) Gottstein. Teckn. u. klin. des OEsophagoskop. (*Mitt. aus dem G. d. Med. u. Chir.* Bd. VI, VII, année 1901).

La forme des olives est inspirée de celle dont on se sert pour les voies urinaires, mais comme le chemin à parcourir est en ligne droite, on emploie une tige droite et une olive de forme très allongée, de manière à étendre le plus possible l'action de résorption.

La technique employée a toujours été la même dans tous les cas que nous avons eus à soigner ; elle consiste dans : 1° la recherche, à l'aide de l'œsophagoscope, du pertuis resté libre ;

2° A choisir une olive d'un calibre légèrement supérieur à celui du point rétréci à franchir ;

3° Puis, ayant placé l'électrode indifférente sur la poitrine du malade, à introduire dans le rétrécissement, la boule électrolytique, montée sur sa tige métallique, revêtue d'un isolant, de façon, à ce qu'elle ne soit point en contact à aucun moment avec le tube ;

4° On fait passer le courant en le graduant lentement de façon à atteindre une intensité de 12 à 15 milliampères (1), qui est toujours facilement supportée par le malade.

La main qui tient le conducteur négatif appuie légèrement jusqu'à ce qu'elle sente que la boule a franchi le point rétréci, résultat qui est obtenu au bout de quatre à six minutes. Ramener alors le courant à 0.

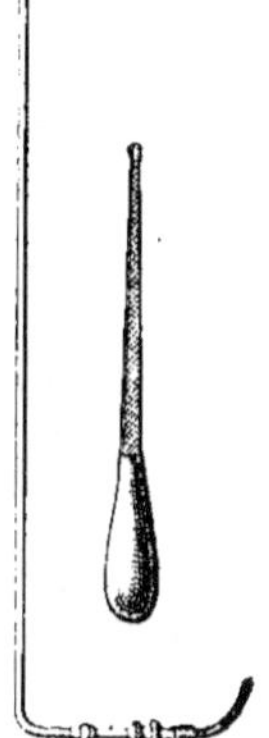

Fig. 66. — Olive avec mandrin montée sur tige fine pour l'électrolyse sous endoscopie (Luer).

Bien surveiller à travers la lumière du tube, l'action électrolytique et pendant toute l'application, déplacer constamment l'olive, pour éviter l'adhérence. On peut retirer l'olive et, si l'on juge bon, la remplacer par une plus forte. Séance tenante, on pratique la dilatation à l'aide de bougies molles, et il est courant de constater que l'on a gagné de par l'électrolyse plusieurs numéros (5 à 6 dans la même séance).

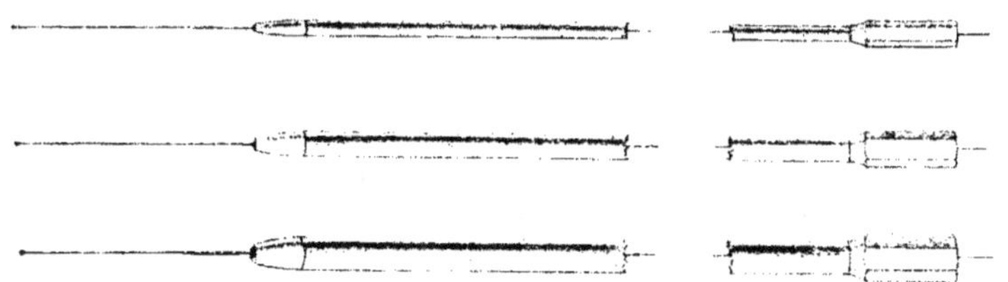

Fig. 67. — Bougies électrolytiques conduites par une filiforme unique (Luer).

Récemment nous avons fait construire une instrumentation nouvelle et avons fixé nos olives de calibre croissant et creusées d'un canal

____

(1) L'intensité du courant doit être d'autant plus grande que l'olive est plus grosse.

sur des sondes dans lesquelles peut s'engager une filiforme qui, une fois introduite dans le rétrécissement, peut rester en place sans avoir besoin d'être retirée pour chaque olive (Voir fig. 67).

Nous employons aujourd'hui couramment l'électrolyse et, dans toute une série de cas, elle nous a donné des résultats bien supérieurs à ceux

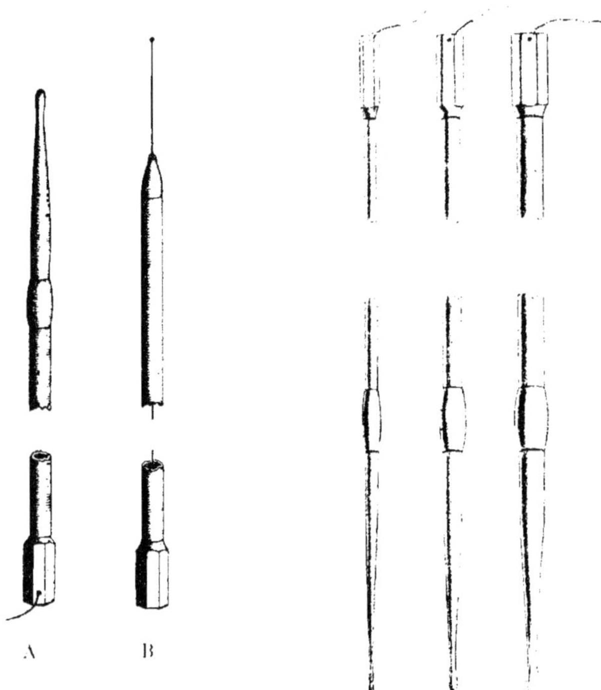

Fig. 68. — Bougies électrolytiques. A, de Bergonié ; B, de l'auteur.

Fig. 69. — Bougies électrolytiques de Bergonié de différentes grosseurs.

de l'œsophagotomie ou de la dilatation simple. Nous l'avons appliquée notamment chez des malades atteints de rétrécissements très anciens et très longs, chez d'autres qui présentaient des rétrécissements multiples. Dans tous les cas, alors qu'avec les procédés autrefois employés nous n'avions pas pu dépasser les n°s 22 à 24 de la filière ordinaire, nous sommes arrivé au 28 ou 30 dans une première séance de dilatation électrolytique.

En outre, le *tissu cicatriciel nous a paru singulièrement assoupli,* la dilatation a été beaucoup plus aisée et les séances de dilatation ont pu être beaucoup plus espacées et renouvelées seulement tous les deux ou trois mois, alors qu'auparavant nous étions obligés de dilater ces mêmes malades tous les mois et même tous les quinze jours.

En dehors de l'endoscopie dans le courant d'un traitement de dilatations œsophagiennes, il est généralement commode d'employer les bougies à bague électrolytique pour assouplir la sténose (Voir fig. 68 et 69).

Comment agit l'électrolyse circulaire ? Cette action est assez complexe : au niveau du pôle négatif, qui est actif dans cette méthode, il se produit des *effets caustiques* dus à la soude mise en liberté par la décomposition des solutions salines contenues dans les tissus et des *effets physiologiques* sur les tuniques vasculaires (vaso-constriction), musculaires (myolithes)

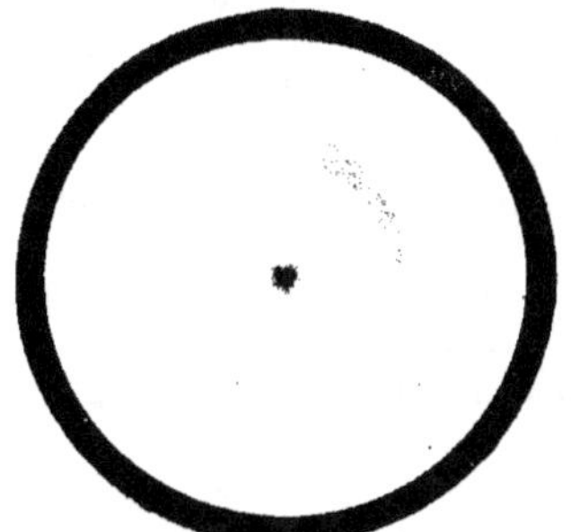

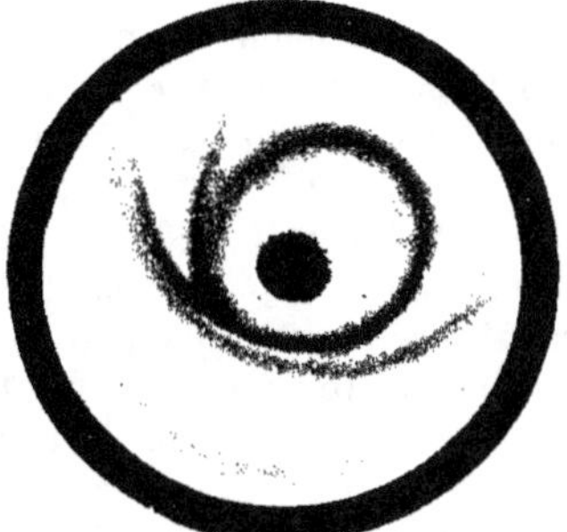

Fig. 70. — Sténose cicatricielle à pertuis central par brûlure.

Fig. 71. — Le même après deux séances de dilatation par électrolyse.

et conjonctives ; cette action peut produire, dans les tissus pathologiques, des modifications qui les conduisent à la guérison par résolution des foyers d'inflammation chronique et par régression des foyers de sclérose ; d'où dilatabilité durable du rétrécissement, amincissement et assouplissement de la paroi. Cette deuxième action est donc purement *résolutive*.

Un courant intense amène une eschare, qui, pour Tripier, serait molle et peu rétractile (1) ; mais, en réalité, il n'en est pas ainsi, et l'eschare ainsi obtenue laisse à sa place une *cicatrice* tout aussi dure que celle qui existait au préalable. Aussi le seul procédé d'électrolyse qui mérite d'être conservé est celui qui utilise des quantités insuffisantes d'électricité pour amener la mortification des parois du canal, moins pour suffisants pour employer les qualités *résolutives* du courant électrolytique (12 à 15 milliampères dans les rétrécissements de l'œsophage).

En résumé, l'action électrolytique amène une dilatabilité plus grande

(1) Tripier (*Rev. internationale d'électrothérapie*, 1891), qui le premier a employé l'électrolyse dans le traitement des rétrécissements, faisait reposer sa méthode sur ce fait que les escarres produites au pôle négatif sont beaucoup plus molles et moins rétractiles que celles existant précédemment.

du rétrécissement et la résorption des tissus indurés, et surtout les résultats ainsi obtenus persistent pendant très longtemps, beaucoup plus que par toutes les méthodes jusque-là employées. Elle a l'avantage sur les autres procédés d'agir directement sur le tissu cicatriciel lui-même, le transformant, l'assouplissant et même tendant à le faire disparaître.

LE RÉTRÉCISSEMENT EST INFRANCHISSABLE DE HAUT EN BAS

Manœuvres intraœsophagiennes après ouverture de l'estomac.

Cathétérisme rétrograde. — Le rétrécissement est infranchissable, de haut en bas malgré l'endoscopie, circonstance exceptionnelle d'ailleurs (3 p. 100 d'après notre statistique actuelle). Il faut, dit-on dans les classiques, alors essayer de passer en haut, c'est-à-dire pratiquer le *cathétérisme rétrograde*, après ouverture de l'estomac.

Plusieurs causes, en effet, semblent rendre possible le cathétérisme de bas en haut, alors que celui de haut en bas a échoué. C'est, tout d'abord, la présence d'une poche de dilatation dans laquelle la bougie s'égare (surtout avant l'usage de l'œsophagoscope), l'existence d'une bride ou valvule qui masque le pertuis reliquat de la lumière œsophagienne et empêche de le cathétériser, même parfois *de visu*.

Trendelenbourg (1), en 1877, est le premier qui ait essayé le cathétérisme rétrograde, mais sans succès, et Bergmann, en 1883, le premier qui ait réussi (2), en passant par une fistule gastrique établie au préalable, dans un cas de rétrécissement cicatriciel de l'œsophage, tout à fait infranchissable jusque-là.

Cette intervention compte donc, comme premier temps, l'ouverture préalable de l'estomac.

Ou bien on pratique une *gastrostomie* ou simple bouche stomacale qui doit permettre la recherche du cardia soit à l'aveugle, soit à l'aide de l'œsophagoscopie rétrograde, ou une ouverture large et temporaire de l'estomac, favorisant le libre accès du cardia : la *gastrotomie*.

La *gastrostomie* répond à une double indication : alimenter le malade tout en laissant l'œsophage au repos, traiter le rétrécissement par voie rétrograde. Elle doit être faite suivant les règles ordinaires qui président à l'établissement d'une bouche stomacale, et pour être continente elle doit être étroite et établie le plus près possible du cardia (3). Cette dernière condition est indispensable pour le cathé-

---

(1) Trendelenburg, *Arch. f. klin. Chir.*, 1878, Bd. XXII.
(2) Voir Bergmann, *Deutsch. med. Woch.*, 1883, p. 242.
(3) Ces deux conditions suffisent le plus souvent et tous les procédés sphinctériens, valvulaires et canaliculaires ne sont pas supérieurs à la gastrostomie directe bien exécutée. Du reste, le fonctionnement de cette bouche est toujours excellent dans le cas de sténose cicatricielle alors qu'elle est la plu-

térisme rétrograde, car elle seule permet de trouver cet orifice, toujours très difficile à atteindre de bas en haut. Comme elle est étroite, car une gastrostomie large est toujours incontinente et le port des appareils obturateurs (ex. celui de V. Acker) est toujours défectueux, il sera indispensable de la dilater simplement au moment où l'on veut employer le cathétérisme rétrograde. Nous avons ainsi, dans deux cas, obtenu, par la dilatation avec des laminaires ou mieux de simples bougies olivaires, dans les heures qui précédaient séance, un orifice suffisant pour pouvoir passer un tube œsophagien et faire les manœuvres endoscopiques rétrogrades nécessaires.

La bouche gastrique une fois établie, grâce au repos alimentaire complet de l'œsophage et surtout par l'adjonction de lavages alcalins de la dilatation sus-jacente, le plus souvent l'œsophagite tombe complètement et, partant, le spasme qui complique la sténose. *Tel rétrécissement, qui était infranchissable, redevient franchissable après la gastrostomie* et il nous a été possible dans plusieurs cas et notamment chez plusieurs jeunes enfants où trois tentatives successivement faites sous œsophagoscopie avaient échoué, de réussir, à la première séance, après la gastrostomie, à passer une filiforme de haut en bas et à continuer les dilatations de façon tout à fait normale et même la bouche stomacale a pu être définitivement refermée chez ces malades.

Si cette éventualité heureuse ne se produit pas, comment peut-on procéder ? Il faut alors chercher sa route de bas en haut. On pourra ou bien manœuvrer :

a) à l'aveugle, méthode la première en date ;

b) ou sous l'endoscopie.

a) Une fine bougie est glissée par la fistule dans la cavité stomacale, vers le haut et légèrement à droite ; elle atteint quelquefois son but, après quelques tâtonnements. La manœuvre est facilitée souvent, ainsi que nous l'avons dit, par cette circonstance favorable de la création d'une sorte de canal entre la fistule et le cardia. Souvent aussi, le cardia est malaisé à atteindre, on a alors essayé, après dilatation de la fistule stomacale, par l'orifice ainsi agrandi, de diriger la bougie vers le cardia, soit avec le doigt, soit avec une pince courbe.

Mais c'est toujours là une méthode difficile. Plusieurs causes s'opposent à ce cathétérisme rétrograde, c'est : le plissement de la muqueuse gastrique, que le bec de la bougie refoule devant elle en cherchant le cardia ; la tendance qu'elle a à se diriger vers la grosse tubérosité de l'estomac, et de manquer son but. De plus, le cardia rétréci est dur, fibreux ou en

part du temps incontinente en cas de cancer. Une fistule étroite suffit à l'alimentation normale, elle pourra être dilatée extemporanément pour le cathétérisme rétrograde. Point n'est besoin d'employer la gastrostomie large recommandée par Von Acker.

état de contracture spasmodique. Aussi, pour qui a essayé cette manœuvre, il est aisé de se convaincre que le cathétérisme à l'aveugle du cardia par la fistule gastrique échouera dans la plupart des cas, quoi qu'on fasse.

b) Grâce à *l'œsophagoscopie rétrograde* (V. fig. page 42), le cathétérisme de bas en haut a repris un regain d'actualité. Il est possible, après dilatation préalable de la fistule, de passer un tube œsophagoscopique court dans l'estomac et de rechercher *de visu* le cardia.

Ehrlich semble avoir réussi le premier, en 1897, ce cathétérisme sous œsophagoscopie rétrograde. Le cardia vu par rétro se présente, à l'état normal, au fond d'un entonnoir comme une sorte de fente sphinctérienne, qui s'entr'ouvre au moment des mouvements d'inspiration. A l'état de dégénérescence cicatricielle, il est réduit souvent à un petit pertuis, à bords sclérosés immobilisés. Il est dès lors malaisé de le franchir par une bougie filiforme, même *de visu.* Cet orifice est souvent difficile d'accès avec le tube, la muqueuse se déplace constamment, au-devant de lui ; elle ne tarde pas à saignoter, si l'on insiste. Ehrlich, Startk, Sencert et nous-même avons constaté toute la difficulté de l'œsophagoscopie rétrograde, par la fistule stomacale. Ce n'est du reste que lorsqu'on l'a bien en vue que l'on peut sûrement y glisser une bougie filiforme, qui va être la clé de la cure de la sténose.

Si l'on réussit, l'on se trouve exactement dans les mêmes conditions que dans les manœuvres de haut en bas et on aura recours aux mêmes modes de dilatation pour arriver à recalibrer l'œsophage : soit la *dilatation simple* avec des bougies de calibre régulièrement croissant, soit à l'aide de laminaires, soit *l'électrolyse rétrograde* ainsi que l'a pratiquée Hjord.

La *divulsion brusque* de Loreta (1883), pratiquée également par Mickulicz, V. Acker, Jaffé, est une sorte de rétrodilatation brusque de la sténose. Ces auteurs introduisent par la bouche stomacale, à travers le cardia, une pince, dont les deux mors sont garnis de caoutchouc ; en écartant ces

----

(1) Ehrlich. *Berl. klin. Woch.*, 1898, n° 42.

(2) Abbe, *Medical Record*, 1893, XLIII. Une mention pour son originalité doit être réservée à l'*œsophagotomie à la ficelle* de Abbe. Cet auteur, après avoir franchi le rétrécissement avec une fine bougie, attache sur celle-ci une longue ficelle, qui ainsi guidée le traverse. Après avoir introduit dans l'œsophage, par l'orifice du cardia, une bougie conique, de calibre assez élevé, 30 ou 40, jusqu'à ce qu'elle ne puisse pénétrer davantage, on imprime à la ficelle des mouvements de va-et-vient destinés à sectionner le rétrécissement, et, pendant tout ce temps, on introduit de plus en plus la bougie, de façon à tendre la ficelle progressivement. On cesse, lorsque la bougie tout entière a franchi la sténose, on la remplace par une plus grosse et on reprend la manœuvre jusqu'à ce que l'œsophage ait repris un calibre voisin de la normale. Dans les cas opérés par Abbe, il avait fait à la fois une ouverture gastrique et une fistule cervicale temporaire, les deux orifices furent successivement fermés et l'alimentation ramenée à la normale.

mors, une fois qu'ils ont franchi cet orifice, on peut obtenir une dilatation
de 4 à 5 centimètres. Mickulicz, V. Acker durent à cette méthode plusieurs
succès. Mais, à côté de ceux-ci, ils ont eu à enregistrer des accidents
graves. Cette dilatation à l'aveugle dépasse souvent le but et, du reste.
elle n'est évidemment applicable que lorsqu'il s'agit d'un rétrécissement
bas situé, ou du cardia lui-même, ou du voisinage de cet orifice.

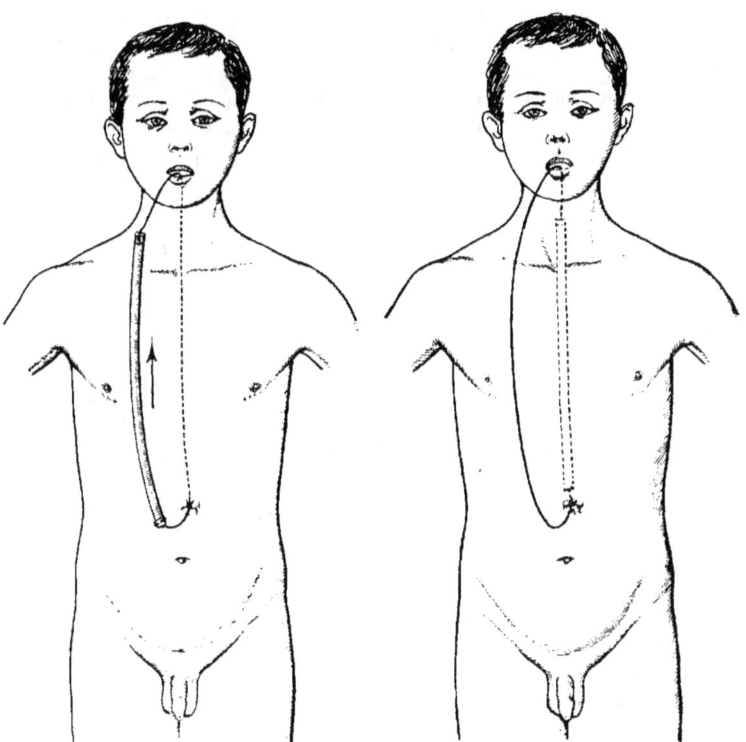

Fig. 72. — Dilatation caoutchoutée sans
fin. Premier temps : le drain en caoutchouc est fixé aux deux extrémités du
fil de soie.

Fig. 73. — Dilatation caoutchoutée sans
fin. Deuxième temps : le drain en
caoutchouc est introduit dans la sténose.

Parmi ces procédés de rétrodilatation, c'est celui de la *dilatation caout-*
choutée sans fin, qui est aujourd'hui généralement employé et auquel
nous-même avons eu recours dans plusieurs cas de sténoses très difficiles
et serrées, avec le meilleur résultat. Lorsque l'on a réussi à franchir de bas
en haut la sténose, avec une fine bougie, attacher sur celle-ci un fort fil
de soie, en retirant la bougie par la bouche on attire aussi le fil de soie.

Fixer sur l'extrémité buccale du fil, un drain en caoutchouc qu'on tend pour diminuer son calibre, on l'attire alors jusque dans le rétrécissement et le laisse revenir sur lui-même. Le caoutchouc opère une dilatation progressive de la sténose, on le retire au bout d'une heure en ayant la précaution de laisser le fil à demeure sortant à la fois par la bouche et la fistule gastrique. Une nouvelle séance est faite deux jours après, en passant un numéro plus gros ; en quinze à vingt jours, on obtient ainsi, par des séances successives, un calibrage suffisant de l'œsophage. Ce procédé a donné le meilleur résultat à différents auteurs : Ochsner (1), Billroth (2), Elter (3) et Sargnon (4), qui l'a réussi dans deux cas ; se sert d'un drain tendu sur fil de soie avec un dispositif un peu spécial (V. fig. 74). Leiblein, sur 80 cas de dilatation sans fin réunis par lui, ne note aucun insuccès et il rapporte (5) deux observations de sténoses cicatricielles suivies pen-

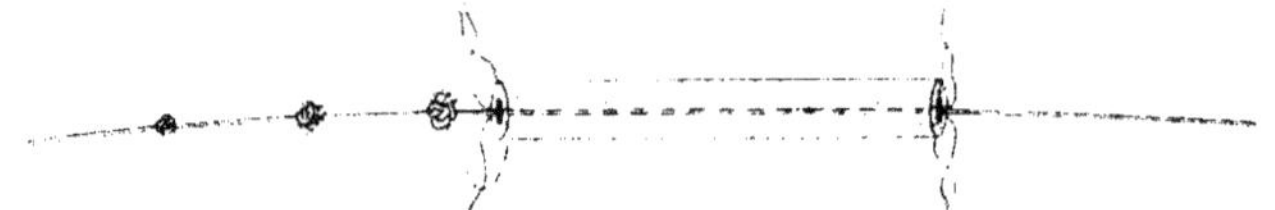

Fig. 74. — Dilatateur caoutchouté sans fin avec fil conducteur de Sargnon.

dant très longtemps après la dilatation sans fin, où la déglutition était encore normale. La méthode est d'autant meilleure que souvent elle amena des résultats qui se maintinrent pendant plusieurs années (7 ans dans les cas de Leiblein et de Stübenrauch) (6). Dans un cas de Korte, l'autopsie du patient, mort plusieurs mois après l'intervention, montra le calibrage parfait de l'œsophage (Sencert).

Cette dilatation rétrograde suppose que l'on puisse franchir la sténose avec une fine bougie de bas en haut ; mais il est des cas où le passage de celle-ci est tout à fait difficile. On a essayé alors les différents artifices signalés plus haut : faire avaler au malade un fil muni d'une petite balle de plomb (Hagenbach, Henle) (7) ou d'une capsule de gélatine ; quand il arrive dans l'estomac, il ne reste plus alors qu'à le saisir par la fistule gastrique. Mais ce moyen ne réussit que si la sténose n'est pas très serrée.

V. Acker (8) conseille d'exécuter la gastrostomie suivant la méthode de Witzel. Tunnel gastrique frontal oblique de bas en haut vers le rebord costal en vue de l'œsophagoscopie ultérieure. Il emploie un insufflateur

(1) Ochsner, *Annals of Surgery*, 1903.
(2) Billroth *in* Leiblein, *Bietr. klin. Chir.*, Bd. LVI, 1908.
(3) Elter, *id.*, Bd. XXIX.
(4) Sargnon, *Archives de laryngologie*, 1908.
(5) Leiblein, *Beit. zur. klin. Chir.*, 1908. t. LVI.
(6) Stubenrauch, *Munich. med. Woch.*, 1901 et 1907.
(7) Henle, *Centralblatt f. Chir.*, 1901, p. 846.
(8) Ach. *Beit. zur klin. Chir.*, t. LXX, octobre 1910.

annexé à l'œsophagoscope qui distend l'estomac et facilite le repère du cardia, temps essentiel de l'œsophagoscopie rétrograde.

Nous avons employé le procédé de dilatation sans fin dans cinq cas, et la dilatation caoutchoutée a amené en trois ou quatre séances un calibrage normal de l'œsophage. Les résultats se maintiennent excellents. La dilatation sans fin est très rapide en augmentant le calibre des tubes en caoutchouc fixés sur la soie, on peut recalibrer un œsophage même très serré. Mais elle *est douloureuse, souvent difficilement supportée* et les résultats qu'elle donne sont moins durables que ceux produits par l'électrolyse circulaire.

Quelle est la valeur exacte du cathétérisme rétrograde ?

La plupart des auteurs classiques affirment que *si l'on échoue dans les tentatives à passer une bougie de haut en bas, on réussira de bas en haut* en passant par l'estomac. Ceci est contraire à notre pratique et chez huit malades ayant échoué de haut en bas nous avons essayé inutilement l'œsophagoscopie rétrograde. Autant le cardia normal peu sténosé est aisé à trouver autant cela devient difficile quand il y a brûlure et sténose cicatricielle à ce niveau. Il est impossible de se placer en bonne direction pour le franchir avec la filiforme : de haut en bas, on agit parallèlement à la direction de l'œsophage, de bas en haut on est toujours en direction oblique quoi qu'on fasse ! Ce qui était vrai avant les progrès de l'œsophagoscopie ne l'est plus aujourd'hui et l'on peut dire que si l'on a échoué à passer la bougie sous l'endoscopie supérieure, on ne réussira pas davantage par la méthode rétrograde.

Au contraire, nous avons réussi dans quatre de ces huit cas, à franchir avec la filiforme de haut en bas sous l'endoscopie après simple gastrostomie et repos complet de l'œsophage pendant quelques jours. La combinaison des deux voies employées simultanément donne souvent les meilleurs résultats et dans plusieurs sténoses serrées ayant réussi à saisir avec une pince la fine bougie introduite sous endoscopie directe dès son apparition dans l'estomac, nous avons fixé une soie sur cette bougie et réalisé la dilatation sans fin.

2° La difficulté à trouver le cardia et à pratiquer le cathétérisme rétrograde a amené certains chirurgiens (Delagenière) (1) à l'ouverture large de l'estomac, la *gastrotomie* qui permet d'arriver directement et sans aucune difficulté sur le cardia.

Voici résumée la technique de cette intervention : Laparatomie médiane sus-ombilicale : l'estomac est attiré au dehors à égale distance de la grande et de la petite courbure, incision de 8 à 10 centimètres remontant le plus près possible du cardia. Après une hémostase soigneuse et après avoir bourré de compresses stériles la partie inférieure de l'estomac, l'on va à la recherche du cardia avec le doigt, ou plus simplement la bougie

---

(1) Delagenière. *Arch. prov. de chirurgie*, 1898, p. 258.

introduite de bas en haut s'introduit très facilement dans cet orifice.

Grâce aux progrès de la chirurgie gastrique, cette intervention de la gastrotomie est aujourd'hui peu grave et est la plus sûre façon d'arriver sur le cardia dans les cas de sténoses infranchissables.

Une fois le cardia franchi par une fine bougie de bas en haut, il est facile d'y attacher une autre plus grosse et de continuer ainsi progressivement la dilatation (1).

On peut laisser dans l'œsophage, ainsi recalibré, une *sonde à demeure* ou mieux un drain à intubation, pour l'alimentation du malade ; mais il est beaucoup plus sûr, ainsi que le recommande Delagenière, de terminer l'intervention, en laissant une *stomie* au lieu d'élection le plus près possible du cardia. Celle-ci permet l'alimentation du malade, au cas où, pour

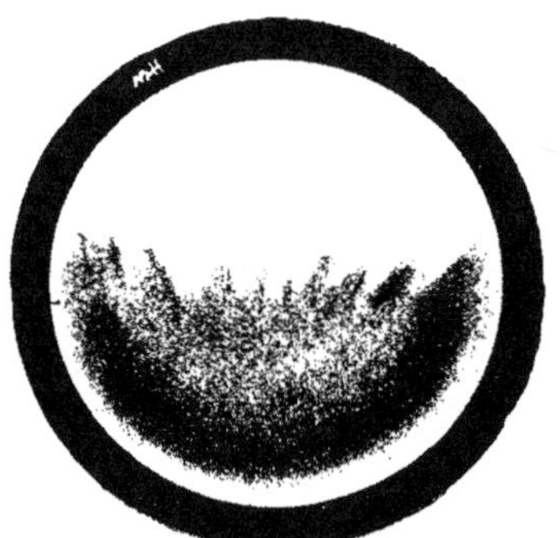
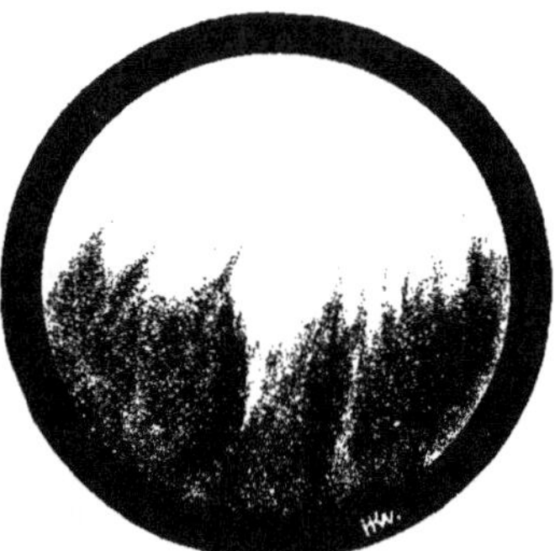

Fig. 75. — Sténose cicatricielle complète du cardia vue dans l'œsophagoscopie directe.

Fig. 76. — Sténose cicatricielle complète de la région cardiaque de l'œsophage (vue dans l'œsophagoscopie rétrograde).

une raison quelconque, on est obligé d'interrompre la dilatation ou de mettre l'œsophage au repos. Elle permet aussi de compléter la dilatation, en particulier par le procédé de dilatation sans fin, grâce à un fil qu'on laisse passer par la bouche et la plaie stomacale.

Quel que soit le mode de dilatation employé, on devra toujours s'adresser à des procédés de douceur et les procédés violents devront toujours être sévèrement proscrits.

Toutefois la gastrotomie même très large ne permet pas toujours d'atteindre le cardia, cette région de l'œsophage étant impossible à abaisser suffisamment. Nous l'avons essayée dans deux cas infranchissables sous endoscopie directe et rétrograde : nous n'avons pas réussi davantage après

(1) Kendel Franks passe dans la sténose une lanière de gaze qui reste en place pendant quelques jours.

gastrotomie. Nous avons pu constater que dans tous les deux il y avait fermeture et soudure complète des parois de l'œsophage par un bloc cicatriciel au niveau du cardia (fig. 75, 76, 77).

Est-il possible d'obtenir par une action locale (directe ou rétrograde) une régression du tissu cicatriciel ?

La plupart des méthodes de thérapeutique ne visent que la sténose, le rétrécissement, mais non le tissu cicatriciel. Elles ne font que dilater le rétrécissement, qui ne tarde pas à revenir sur lui-même et se reforme tout comme auparavant. La dilatation simple ne fait que détendre l'anneau cicatriciel, qui se reproduit ensuite plus ou moins rapidement. La section par œsophagotomie directe ou rétrograde rompt bien cet anneau, mais elle ne tarde pas à se cicatriser et l'on se retrouve dans les mêmes conditions qu'auparavant.

DE LA THIOSINAMINE. — Que doit-on penser de l'emploi de la *thiosinamine* et de la *fibrolysine* dans le traitement des sténoses cicatricielles de l'œsophage ? Peuvent-elles être un adjuvant utile ?

On connaît l'action toute spéciale de ces substances sur les cicatrices (1) qui, par leur emploi en injections sous-cutanées, se ramollissent, s'assouplissent par suite d'une transsudation séreuse plus ou moins abondante. Teleky (2) sur huit cas aurait obtenu cinq succès ; Pollack (3) obtint la guérison de rétrécissements datant de plusieurs années (8 ans). D'autres cas sont signalés par Weisselberg, Forest (4), Boas. En premier lieu ces substances ne doivent être employées que quand la brûlure initiale est guérie c'est-à-dire trois ou quatre mois après l'accident, sinon on

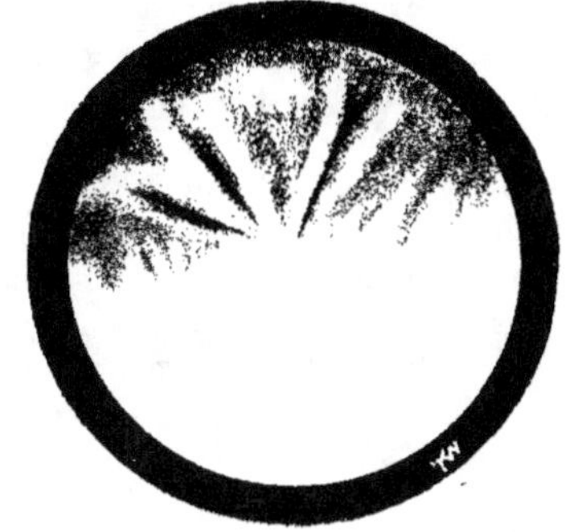

Fig. 77. — Sténose cicatricielle complète de la région cardiaque de l'œsophage (vue dans l'endoscopie directe).

---

(1) La thiosinamine s'emploie sous forme de solution à 15 0/0 dans l'alcool absolu ou dans la glycérine.

	Thiosinamine . . .	2
	Glycérine	4
	Eau distillée . . .	14

Injecter sous la peau, au début une demi-seringue, puis une seringue de 1 centimètre cube, 2 fois par semaine, s'arrêter après la cinquième piqûre.

(2) Pollack, *Therap. der Gegenwart*, 1906, n° 3.

(3) Forest, Fibrolysine bei Œsophagusstrictur (*Deut. med. Woch.*, 1906, p. 942).

peut voir survenir une aggravation des phénomènes inflammatoires, un gonflement de la paroi pouvant amener une perforation de la paroi.

En outre, ces substances, en agissant sur toutes les cicatrices, *exposent à des accidents locaux ;* elles dissolvent aussi bien les cicatrices intra-œsophagiennes obturantes que celles pariétales de protection. On a vu des perforations spontanées de l'œsophage se produire par l'emploi de la thiosinamine ou à la moindre tentative de dilatation (cas personnel). Elle dissout également le tissu cicatriciel à distance : des cicatrices opératoires se ramollissent et Teleky cite un cas de gastrostomie où l'estomac abandonna la paroi à la suite de son emploi ; on a vu dans d'autres cas des tuberculoses pulmonaires, guéries par transformation fibreuse, redevenir actives. Elle expose également à des complications graves, intoxication, céphalée, vomissements, apathie, après l'administration d'un gramme de thiosinamine (Kuntel). Les *contre-indications* sont donc très importantes (tuberculose pulmonaire ou locale, présence de cicatrices en un point quelconque du corps, etc.), De plus, ainsi que le fait remarquer Sencert, tous les cas publiés comportent des rétrécissements peu serrés et des cas récemment traités ; que sont les résultats éloignés de pareil traitement ?

Pour notre part, nous l'avons essayée, en injections intramusculaires, dans huit cas graves. Nous n'en avons obtenu que peu de bénéfice et nous lui devons un accident mortel par ramollissement du tissu pariétal de cicatrice. Il s'agit donc d'un adjuvant qui pourra être essayé dans certains cas déterminés, mais sur lequel bien souvent on ne pourra compter et qui n'est pas sans danger ni inconvénient (1).

Il n'y a que deux méthodes qui, d'après notre expérience, permettent d'obtenir une guérison définitive de la sténose cicatricielle, c'est dans les cas peu accentués la dilatation caoutchoutée prolongée et l'électrolyse :

1° Le contact prolongé du *caoutchouc* au niveau d'un rétrécissement amène une sorte de fonte du tissu cicatriciel par sa seule présence. Aussi si l'on laisse des drains en caoutchouc à demeure au niveau du rétrécissement, en particulier nos drains en bouton de chemise (voir plus haut, p. 62) dans la méthode de haut en bas, soit de longs caoutchoucs comme dans la méthode sans fin de Von Acker, par la répétition des manœuvres, on pourra voir la sténose s'assouplir, petit à petit et même quelquefois rester définitivement dilatée.

2° *Mais c'est surtout l'électrolyse circulaire* qui agit le mieux dans ce sens. Elle seule est capable, ainsi que nous l'avons vu plus haut, d'amener dans le tissu des modifications telles qu'il en résulte une véritable fonte de la cicatrice, empêchant même sa reproduction. Mais cette action n'est efficace que lorsqu'il n'y a pas trop d'infiltration, l'électrolyse n'agissant

(1) Nous l'avons employé avec avantage en badigeonnage local dans certaines sténoses serrées très infiltrées, la thiosinamine assouplissant notoirement le tissu cicatriciel infiltré.

pas profondément ; néanmoins même dans les cas où elle n'agit qu'imparfaitement elle permet toujours d'espacer beaucoup les séances de dilatation.

Enfin, on doit envisager l'éventualité, évidemment actuellement tout à fait rare, où le rétrécissement est *infranchissable de haut en bas même sous œsophagoscopie et de bas en haut même après gastrostomie.*

RÉTRÉCISSEMENT TOUT A FAIT INFRANCHISSABLE DE HAUT EN BAS ET DE BAS EN HAUT

(Traitement par les méthodes extræsophagiennes).

Ces formes sont devenues tout à fait exceptionnelles avec les progrès de l'œsophagoscopie, et depuis quatre ans à peu près toutes les sténoses que nous avons soignées (sauf 4 sur 185) ont été franchissables à la fine bougie *de visu.*

Méthodes chirurgicales extræsophagiennes. — 1° **Œsophagotomie externe. Œsophagostomie. —** *L'œsophagotomie externe cervicale peut être faite au-dessus* à peu de distance du rétrécissement, ce qui permet d'agir immédiatement sur le point rétréci sis au-dessous.

Dans les cas de rétrécissement intrathoracique, assez bas situés, Gussenbauer a imaginé ce qu'il appelle : *l'œsophagotomie combinée.* Une fine sonde est introduite dans le rétrécissement par la plaie cervicale, puis à sa suite une sonde cannelée dans la rainure de laquelle un fin bistouri est poussé pour couper le tissu cicatriciel. Il peut atteindre ainsi des rétrécissements bas situés et chez un enfant de deux ans il réussit à sectionner un rétrécissement au voisinage du cardia. D'autres auteurs (Billroth, Willy Meyer), par une technique un peu analogue, ont pratiqué l'œsophagotomie interne par la plaie cervicale.

Enfin l'œsophagotomie externe peut être faite *juste au niveau de la sténose,* on se propose alors de sectionner immédiatement le point sténosé. Pour retrouver l'œsophage il est indiqué de se guider à l'aide d'une bougie introduite dans son conduit par la bouche jusqu'au point sténosé. On peut même, dans les cas difficiles, inciser l'œsophage sur la sonde elle-même. L'incision une fois faite, l'œsophage peut être suturé, mais cette suture est souvent difficile dans ces tissus sclérosés ; en outre, elle lâche souvent, coupant le tissu cicatriciel. Au lieu de se contenter uniquement de sectionner le rétrécissement, on peut essayer de rétablir le calibre de l'œsophage par une *œsophagoplastie* en tout semblable à la *pyloroplastie de Mickulicz.*

Si la fistule a pu *être établie au-dessous* du rétrécissement, il est préférable, dans ce cas, d'établir *une œsophagostomie* qui permet l'alimentation du malade. Il est des rétrécissements difficiles à maintenir dilatées, à cause de la multiplicité et de la longueur des sténoses sans de fréquentes séances œsophagoscopiques toujours laborieuses et dangereuses par leur répétition, en particulier chez les enfants où elles nécessitent l'administration du chloroforme ; c'est dans ces cas que l'*œsophagostomie cervicale* sera utilement employée.

Nous avons vu plus haut les cas de Abbe. Sargnon et Vignard (1), Nové-Josserand (2) ont traité avec un beau succès deux malades chez qui toutes les méthodes avaient échoué, par la gastrostomie combinée à l'œsophagostomie cervicale basse.

L'œsophagotomie externe pour rétrécissement de l'œsophage est une intervention grave (bien plus que quand elle est faite pour corps étrangers), puisque, dans les cas réunis par Gross (3), il y eut 4 morts sur 5, et dans ceux de Von Acker (4), 10 cas et 6 morts. Billroth (9 cas et 4 morts). Si l'on adjoint les ressources de l'œsophagoscopie la mortalité diminue de beaucoup : Sargnon et Vignard (5) ont guéri les malades qu'ils ont soignés sous-endoscopie après œsophagostomie cervicale basse (2 cas, 2 guérisons). C'est que la gravité de l'intervention tient surtout non point à l'opération cervicale. mais aux manœuvres faites à l'aveugle par la plaie, pour recalibrer l'œsophage (œsophagotomie interne, dilatation forcée, fausses routes au moment de la dilatation). Mais jointe à l'endoscopie, l'œsophagostomie cervicale basse constitue pour ces auteurs la thérapeutique dilatatrice ultime des rétrécissements infranchissables de l'œsophage thoracique rendant désormais inutiles toutes les opérations beaucoup plus graves.

Quant à l'*œsophagotomie externe thoracique*, que l'on peut effectuer par voie *transmédiastine*, elle a été faite dans 2 cas par Rehn (6) et Llobet (7) (avec 2 morts). La voie *transpleurale* a été suivie par Tuffier (8), également avec mort de l'opéré, le troisième jour après l'intervention. Une telle intervention présente donc une exceptionnelle gravité. Peut-être actuellement, si l'on emploie les méthodes physiologiques dont a bénéficié dans ces temps derniers la chirurgie endothoracique (méthode de l'hyperpression de Sauerbruch ou l'hyperpression de Brauer) aurait-on de meilleures chances de succès (Sencert). V. page 161, ch. Cancer de l'œsophage.

2° **Œsophagectomie**. — L'œsophagectomie ou résection de l'œsophage n'a été pratiquée avec succès *qu'à la région cervicale* ; elle a été tentée pour la première fois par Czerny chez l'homme, en 1877, réussie par Kendal

(1) Sargnon et Vignard. *Arch. de laryngol.*, juillet-août 1909.
(2) Nové-Josserand, *Soc. de Chir. de Lyon*, 25 mars 1909.
(3) Gross (S. W.), *Amer. Ass.*, 1884. et *Journal Médical Philadelphie*, 1884, LXXVIII.
(4) Von Acker, *loco citato*.
(5) Sargnon et Vignard, *Archives de laryngologie*, juillet août 1900.
(6) Rehn, *Arch. f. klin. Chir.*, 1898.
(7) Llobet, *Rev. de Chir.*, 1900, n° 11.
(8) Tuffier, *Bulletins et Mém. de la Société de Chirurgie*, 12 mai 1903.

Franks (1), J. Braun (2), Ewald, Fedoroff (3) qui rapporte 3 cas avec succès de résection de l'œsophage cervical ; Von Acker en 1908 en réussissait 25 cas ; elle n'a du reste pas été faite pour le cas de rétrécissement cicatriciel mais bien plutôt dans les cas de cancer. Ces auteurs ont abordé directement l'œsophage cervical tout comme dans l'œsophagotomie externe, puis ont réséqué tout le segment comprenant la portion rétrécie. Pour réunir, on peut faire une simple suture, ce qui n'est possible que dans les cas de sténose peu étendue (4 cent. au maximum), comme dans les cas de Kendal Franks, et malgré cela ces sutures ont la plus grande tendance à lâcher. *L'autoplastie* est souvent nécessaire et Von Acker (4) en 1888, le premier, a indiqué un procédé opératoire, permettant de reconstituer l'œsophage, en se servant de lambeaux cutanés empruntés à la région du cou (V. page 116 et fig. 79 et 80). Glück, Rokitsky ont réussi de pareilles autoplasties et Rokitsky, dans un cas opéré par lui, a constaté œsophagoscopiquement que le calibre de l'œsophage néoformé était tout à fait normal.

L'œsophagectomie transthoracique, pratiquée soit par la voie transpleurale (Nossilow, Tuffier, Tiegel), soit par la voie médiastinale sans ouverture de la plèvre (Rehn, J.-L. Faure, Sencert). Opération difficile et grave, réussie une seule fois par Thoreck en 1911 dans un cancer de l'œsophage thoracique, n'a pas encore été pratiquée, que nous sachions, pour des sténoses cicatricielles infranchissables de l'œsophage.

3° **Méthodes anastomotiques.** — Elles ont pour but de créer une voie nouvelle à l'alimentation : *l'œsophagogastrostomie* a pour but d'anastomoser la grosse tubérosité de l'estomac avec la portion thoracique inférieure de l'œsophage, de façon à exclure la portion où se trouve le rétrécissement. Von Acker, 1892, et Bergmann eurent les premiers l'idée de cette intervention. Biondi (5), en 1895, rapporte des recherches anatomiques expérimentales la concernant. Par la voie transpleurale, il aborde l'œsophage, le sectionne au-dessus du rétrécissement, et l'abouche directement sur la grosse tubérosité de l'estomac qu'il a attiré au préalable dans une boutonnière faite au diaphragme. M. Gosset (6) en 1903, puis

---

(1) Kendal Franks, *Brit. med. Journal*, 1894, p. 973.
(2) Braun, *Deutsch. Zeit. f. Chir.*, 1901.
(3) Fedoroff, *Chir. Archiv. Veliaminova*, t. XXVI, n° 5.
(4) Von Acker, *Centralblatt für Chir.*, 1891.
(5) Biondi, *Congrès des chirurgiens italiens. Supp. al Policlinico*, n° 52, 1895.
(6) Gosset, *Revue de chirurgie*, décembre 1903.

M. Sencert (1), Tiegel (2) en 1904, Sauerbruch (3) en 1905 ont fixé successivement le manuel opératoire de cette opération.

M. Gosset a décrit la voie *transpleurale*. Après incision du diaphragme, l'estomac est attiré dans le thorax, de façon à atteindre la limite supérieure du rétrécissement et anastomosé avec l'œsophage, immédiatement au-dessus du rétrécissement, soit par des sutures (Gosset), soit par un bouton anastomotique (Sauerbruch).

M. Sencert a choisi de son côté la voie *transmédiastine* par un manuel opératoire qu'il décrit longuement dans sa thèse après l'avoir exécuté plusieurs fois sur le cadavre (4).

De ces méthodes on peut rapprocher la technique de Willy Meyer (5) qui traita un rétrécissement infranchissable du cardia dans une chambre à hyperpression par la thoracotomie et l'œsophago-plicature.

Il est évident que la gastro-œsophagostomie n'est indiquée que dans les cas de rétrécissement tout à fait inférieur ; cependant, la longueur du cône gastrique que l'on peut attirer ainsi peut atteindre 12 centimètres (Gosset). Cette opération, réussie plusieurs fois chez le chien, n'a pas encore été appliquée chez l'homme dans le cas de sténose cicatricielle.

4° *Opérations plastiques ou réfection d'un œsophage extrathoracique*. —

Wullstein (6), puis Gluck (7), décrivirent successivement un procédé d'œsophagoplastie, consistant à établir un canal cutané en communication avec l'œsophage par son extrémité supérieure et dont l'extré-

(1) Sencert, thèse de Nancy, 1904.
(2) Tiegel, *Beitr. klin. Chir.*, 1909, p. 314, Bd. LXV.
(3) Sauerbruch, *Beitr. klin. Chir.*, 1905, Bd. XLVI.
(4) 1er Temps. *Incision parallèle* à la ligne des apophyses épineuses à trois travers de doigt en dehors et à gauche de la ligne épineuse de la 7e côte à la 11e ou 12e côte. On arrive ainsi directement sur l'angle des côtés. Ruginer les deux faces de l'une d'elles de façon à décoller la plèvre pariétale. Réséquer 5 à 7 centimètres de cette côte. La première enlevée, on décolle facilement, et de proche en proche, la plèvre des côtes supérieures et inférieures et on résèque également 5 centimètres des 8e, 6e, 10e et 11e côtes. Décoller la plèvre pariétale vers les corps vertébraux. La plèvre décollée on est dans le médiastin. Chemin faisant on rencontre l'aorte. Immédiatement en avant de l'aorte dans la partie inférieure de l'œsophage, c'est-à-dire à votre droite, vous sentez un cordon musculaire, qui n'est pas autre chose que l'œsophage ; quelques coups de sonde cannelée suffisent à l'isoler complètement. Continuez le décollement de la plèvre vers le bas, vous arrivez sur le diaphragme. Décollez celle-ci sur la coupole diaphragmatique et on peut alors inciser le diaphragme immédiatement au-dessus de l'estomac. L'estomac fait aussitôt hernie, vous attirez un cône gastrique tout comme dans la méthode précédente et l'anastomosez à l'œsophage.
(5) Willy Meyer, *The Journal of the Amer. medical association*, 20 mai 1911, t. LXV.
(6) *Deutsch. med. Woch.*, 1905. *Centralbl. f. Chir.*, 1908, p. 222.
(7) *Congrès des chirurgiens allemands*, 1905.

mité inférieure est abouchée au duodédum (Wullstein), à l'estomac directement (Birscher) (1), ou à la fistule gastrique par un tube en caoutchouc
(Gluck). Ce dernier auteur a pu présenter au Congrès des chirurgiens
allemands, 1905, un enfant, dont l'alimentation était régulière grâce à cet
œsophage à la fois cutané et en caoutchouc. Hirsch (2) décrit son procédé
à la Société des médecins de Vienne le 9 novembre 1911, de reconstitution
d'un œsophage thoracique à l'aide d'un lambeau emprunté à la face antérieure de l'estomac.

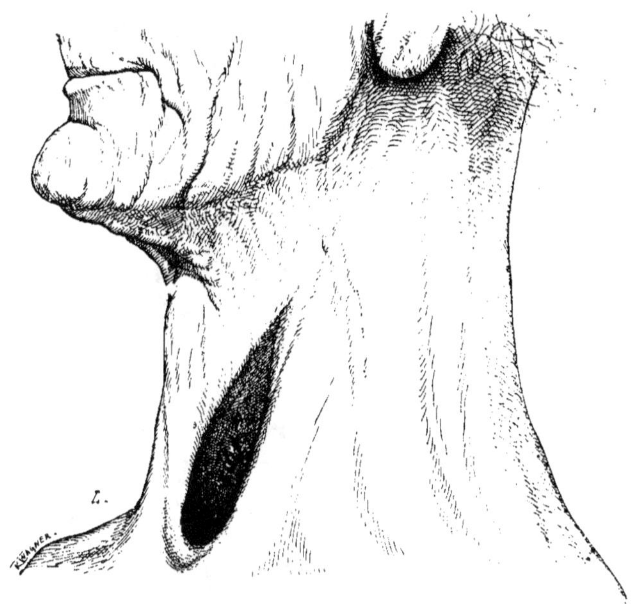

Fig. 78. — Aspect du large orifice qui servait à l'alimentation de la malade.
L, lumière du bout inférieur de l'œsophage cervical.

L'association de l'endoscopie à une plastique chirurgicale étendue nous
a permis de refaire l'œsophage cervical chez une malade qui avait subi un
traumatisme tellement grave de ce conduit que l'on peut dire qu'il manquait les 3/4 supérieurs de sa portion cervicale. Nous avons pu rétablir
une déglutition absolument normale alors que la sténose était complète et
que toute déglutition de la salive était impossible par sténose cicatricielle
de l'extrémité supérieure de l'œsophage.

Il s'agissait d'une femme âgée de 66 ans qui avait été opérée au début

(1) Birscher, *Centralblatt*, 21 décembre 1906.
(2) Hirsch, *Cent. f. Chir.*, t. XXXVIII, n° 48.

de juillet 1918, à Bruxelles, pour un goitre volumineux dont l'extirpation fut très difficile. Aussitôt après l'intervention, il persista une plaie large œsophagienne sur la partie latérale gauche du cou. Cette plaie fut tamponnée, sans qu'une sonde eut été placée dans ce conduit, de sorte qu'il en résulta une sténose de l'hypopharynx et de l'œsophage cervical.

La malade nous fut adressée au commencement de mai 1919, elle s'alimentait par une fistule largement ouverte ainsi que le montre la figure 78. Il existait là, en effet, un large orifice cutané qui communiquait direc-

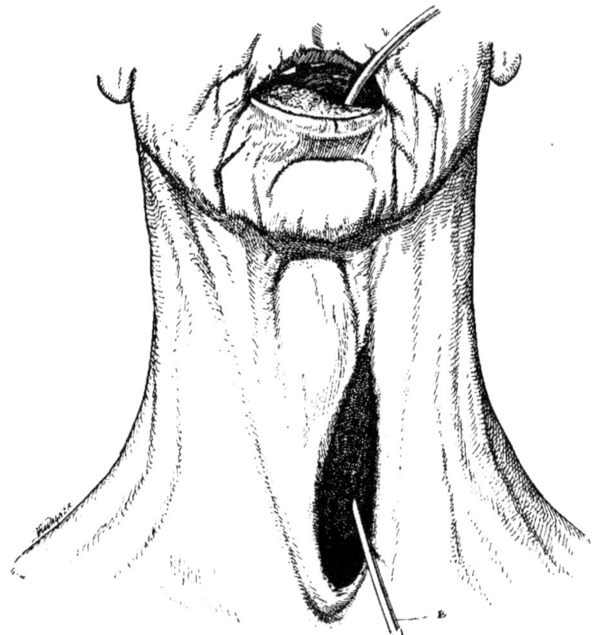

Fig. 79. — Une bougie filiforme (B) a été introduite sous endoscopie et ressort par la plaie cervicale. Première opération.

tement avec la portion inférieure de l'œsophage cervical et qui était fermée en haut par une sorte de cul-de-sac. Apparemment l'œsophage cervical manquait sur au moins 6 centimètres (V. fig 78). La malade ne pouvait plus avaler sa salive depuis trois mois, de sorte que la sténose semblait absolument complète au niveau du pharynx inférieur. L'œsophage cervical montrait, à la partie inférieure de la plaie, sa lumière étoilée. La malade s'alimentait en s'introduisant un gros tube en caoutchouc de 2 centimètres de diamètre jusqu'au voisinage de l'estomac.

1º Une première intervention est faite le 29 mai 1919. A l'aide d'un tube œsophagoscopique de 25 centimètres, nous recherchons le reliquat de la lumière œsophagienne. L'hypopharynx est absolument bouché, toutefois un peu au-dessous de la sténose nous pouvons distinguer, vers la partie tout à fait gauche, une sorte de cul-de-sac dans lequel s'engage et s'encapuchonne une bougie filiforme. Avec le doigt introduit dans la région cervicale, nous sentons très bien l'extrémité inférieure de la bougie. Nous incisons prudemment, couche par couche, le tissu cicatriciel : nous avons dû couper 1, 2 centimètre d'épaisseur de ce tissu pour mettre la fine bougie à nu. Nous la faisons ressortir par la plaie et nous la laissons à demeure (fig. 79) pendant une demi-journée.

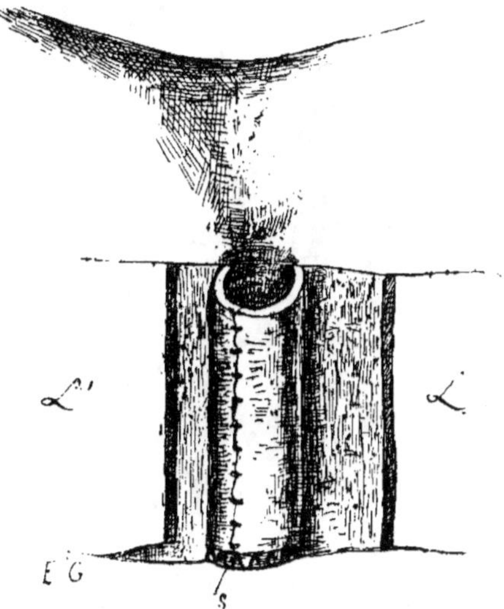

Fig. 80. — Formation, aux dépens de deux lambeaux latéraux quadrangulaires à pédicule interne, du conduit cutané qui va servir à refaire l'œsophage cervical.

Dans plusieurs séances successives, nous dilatons ce nouvel orifice que nous venons de faire à l'aide de bougies de plus en plus grosses et nous arrivons facilement à passer le n° 30. Dès lors, en tamponnant à plat l'orifice externe, la malade peut s'alimenter par la bouche de choses demi-liquides et même solides.

2° Huit jours après *fermeture de la fistule externe*. Nous suivons, pour fermer cette fistule, un procédé analogue à celui qu'a décrit V. Acker dans la plastique après résection de l'œsophage pour cancer cervical.

Par une double incision verticale faite à 2 centimètres de chaque côté des bords de la plaie cutanée (voir fig. 80), nous mobilisons deux lambeaux latéraux quadrangulaires à pédicule interne (L'L) que nous ramenons après dissection vers la ligne médiane face cutanée en dedans ; nous les suturons exactement l'un à l'autre, par une suture longitudinale S, de façon à constituer au total une sorte de tube cutané qui va remplacer l'œsophage manquant (fig. 80). Nous avivons le bord muqueux du pharynx inférieur, et nous faisons de même en bas de la plaie en avivant et en décollant le bord muqueux de l'œsophage. Nous suturons en haut et en bas la demi-circonférence du canal cutané, d'une part à la lèvre cutanéo-muqueuse supérieure, d'autre part à la lèvre muqueuse inférieure de la section de l'œsophage. A l'aide d'une autoplastie par glissement, nous doublons ce canal profond de deux très larges lambeaux cutanés mobilisés latéralement et ramenés vers la ligne médiane (fig. 80 et 81), face

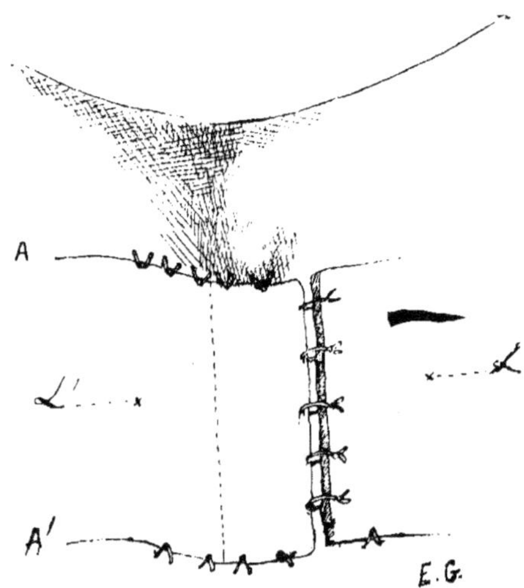

Fig. 81. — Ce conduit cutané est enfoncé profondément sous les lambeaux LL'. Son bord supérieur est suturé à la muqueuse préalablement avivée du pharynx inférieur, son bord inférieur à celle du reste de l'œsophage cervical.

cruentée en dedans et cutanée en dehors, pour enfouir le nouveau canal œsophagien ainsi complètement reconstitué.

L'alimentation est actuellement normale et se maintient à la condition de passer de temps à autre une bougie pour dilater la sténose cicatricielle cervicale.

Roux, de Lausanne, employant une anse intestinale capable de se contracter péristaltiquement a réalisé l'*œsophago-jéjuno-gastrostomie* (1). Il commence par isoler une anse du jéjunum, en lui conservant un méso nourricier suffisant. Il anastomose le bout inférieur de l'anse avec l'estomac, près de la petite courbure. Il fait passer ensuite cette anse au-dessous de la peau, au-devant du sternum et la fait sortir à la base du cou ;

(1) Roux, *Semaine médicale*, 23 février 1907.

dans un deuxième temps, il l'anastomose avec l'œsophage cervical.

Fonio (1) a publié récemment un beau cas d'œsophagosplastie antéthoracique, il s'est servi d'une portion du côlon transverse pour réunir le tube cutané à l'estomac. Il insiste sur les points suivants : le tube de peau doit être fait aussi long que possible et la portion d'intestin s'étendant du tube cutané jusqu'à l'estomac doit être aussi courte que possible pour éviter son sphacèle.

Herzen a décrit une technique analogue, il fait l'opération en plusieurs temps. Dans un 1er temps, il fait une jéjunostomie antéthoracique et cervicale en Y. 2e temps, implantation de cette anse au niveau de la petite courbure. 3e temps, réunion avec l'œsophage cervical, anastomose œsophago-intestinale.

Cet auteur a réussi cette opération sur un malade porteur d'un rétrécissement cicatriciel infranchissable. Depuis l'intervention, son malade mange de façon tout à fait normale.

Il s'agit là, en somme, d'interventions très ingénieuses, mais toujours graves. Pour ce qui concerne la question des sténoses cicatricielles elles n'auront d'indications que dans les cas de sténoses absolument infranchissables, fait bien rare aujourd'hui grâce à l'œsophagoscopie qui réussit presque dans tous les cas à franchir les sténoses cicatricielles. Dans les sténoses cicatricielles totalement infranchissables de haut en bas et de bas en haut, *la gastrostomie* simple doit être la seule conseillée tout d'abord. Ce n'est que dans des cas bien déterminés, en particulier chez l'enfant, la fistule gastrique ne suffisant pas à la nutrition, qu'on sera autorisé à tenter l'une des graves opérations décrites ci-dessus. Mais nous le répétons, il est tout à fait exceptionnel que le rétrécissement soit infranchissable aux manœuvres combinées de l'œsophagoscopie directe et rétrograde.

Traitement des complications.

1° Ainsi que nous l'avons vu, il est un accident particulièrement fréquent, en matière de rétrécissement de l'œsophage, c'est l'arrêt d'un corps étranger au niveau de la sténose et son ablation constitue un *traitement d'urgence* pour lequel on peut être appelé. Nous avons dû intervenir huit fois dans des circonstances analogues ; cinq fois il s'agissait d'un corps étranger alimentaire (morceau de viande mal mastiqué, tendon de bœuf, viande avec os, accumulation d'aliments demi-solides au-dessus de la sténose, noyau d'olive).

Dans trois il s'agissait de mastic de bismuth qu'on avait fait avaler au malade dans un but de diagnostic radioscopique.

Un simple lavage avec le tube de Faucher, en le répétant plusieurs fois

(1) Fonio, *Schreig. med. Wschnschr.*, 1921, t. LI, p. 865.

au besoin, peut entraîner les corps étrangers accumulés dans la poche sus-jacente à la sténose. Mais une pareille éventualité est rare et nous dûmes toujours enlever à la pince, sous le contrôle de l'œsophagoscope, les corps étrangers. Dans le cas du bismuth, nous avons été obligés de le désagréger, le démastiquer avec le stylet et la pince, et l'évacuation se fit par de nombreux lavages sous pression, sous endoscopie avec un long tube.

2° L'inflammation de la muqueuse œsophagienne, *l'œsophagite aiguë* sera calmée par des lavages fréquents quotidiens ou biquotidiens de la poche avec une solution alcaline et en ordonnant au malade un régime approprié (Voir plus haut).

Il est tout à fait exceptionnel que l'inflammation ait donné lieu à un phlegmon œsophagien. Celui-ci ne survient guère que dans les cas de corps étrangers septiques, nous ne l'avons jamais vu consécutif à une brûlure. Lorsqu'il s'agit d'œsophagite phlegmoneuse diffuse, celle-ci est consécutive à des manœuvres de dilatation. Lorsque la médiastinite est déclarée il semble qu'il n'y ait aucun traitement chirurgical à lui opposer. Cependant, Von Acker a réuni 7 cas de médiastinotomie cervicale avec 3 guérisons (V. p. 211).

Traitement des sténoses pyloriques compliquant les sténoses œsophagiennes.

— On peut résumer ainsi (1) les différentes situations devant lesquelles on peut se trouver en pareil cas :

1° Si la sténose du pylore domine la scène, la gastro-entérostomie doit être pratiquée la première et suivie à bref délai de la dilatation raisonnée de l'œsophage sous l'œsophagoscopie ;

2° Si le rétrécissement de l'œsophage est prédominant, mais permet encore l'alimentation liquide, la gastro-entérostomie doit être encore appliquée la première :

3° Si l'alimentation est impossible par l'œsophage, en cas d'urgence, la jéjunostomie ou la duodénostomie sont indiquées. Si l'indication n'est pas absolue, on peut faire en deux temps, à quelques jours d'intervalle, une gastro-entérostomie, puis une gastrostomie.

Donc gastro-entérostomie et dilatation œsophagienne sous œsophago-scopie sont les deux étapes du traitement. Entre elles vient se placer, comme logique, la gastrostomie ou même la duodénostomie comme temps intermédiaire en cas de rétrécissement tout à fait infranchissable de l'œso-phage.

Résultats personnels. — Sur les 185 sténoses cicatricielles graves que nous avons soignées, le rétrécissement fut presque toujours franchissable de haut en bas, avec le concours de l'œsophagoscopie ; 10 fois infranchissable de haut en bas, il le fut 4 fois en associant l'endoscopie supérieure aux manœuvres rétrogrades après gastrostomie. Dans 2.

(1) Duval et Pascalis, *loco citato*.

les malades refusèrent la manœuvre plus complexe du cathétérisme
rétrograde (se contentant, dans un cas, de l'alimentation qui était suffisante par la fistule gastrique ; et dans l'autre, où il s'agissait de sténose
de la bouche œsophagienne, avec diverticule, d'une alimentation par
les voies naturelles encore possible, bien que défectueuse) ; dans 2 il
y avait sténose fibro-cicatricielle complète au niveau du cardia et la sténose fut infranchissable dans tous les sens même après large gastrotomie.
2 cas mortels se rapportent au début de notre pratique ; (2 autres dus à
un cancer intercurrent).

Notons que, chez tous les malades que nous avons œsophagoscopés, il
s'agissait de sténoses infranchissables au cathétérisme ordinaire, chez lesquels la dysphagie était ou presque complète, n'avalant même plus leur
salive, gastrostomisés ou sur le point de l'être. 22 malades avaient
déjà subi cette intervention, et chez presque tous la bouche stomacale put
être définitivement fermée. Depuis que nous avons perfectionné notre
technique et notre instrumentation, le nombre de rétrécissements infranchissables sous l'œsophagoscopie a été quasi nul.

Parmi les gastrostomisés que nous avons eus à soigner pour recalibrer
leur œsophage, il y avait 10 enfants ; chez 1 seul, l'état général semblait
satisfaisant ; chez les autres, ce mode d'alimentation, insuffisant pour les
besoins de la croissance, les avait amenés au dernier degré de la cachexie.

Quelle est la gravité de la dilatation endoscopique ? nous avons eu
2 cas de mort, mais remontant au début de notre pratique ; depuis onze
ans nous n'avons pas eu aucun cas mortel, par les manœuvres endoscopiques.

Conclusions.

Dans l'état actuel de nos connaissances, la question du diagnostic et du
traitement des rétrécissements cicatriciels de l'œsophage peut être résumée
comme suit :

1o *Au point de vue diagnostique.* — S'il est des cas où en particulier,
lorsqu'il s'agit de lésions *cicatricielles traumatiques* (brûlure, plaie ou
séjour d'un corps étranger), le diagnostic de nature de la sténose est facile
à établir sur le commémoratif on ne peut plus net, il en est d'autres où le
commémoratif est impossible à retrouver, soit qu'il soit nié par le malade
(tentative de suicide, circonstance importante au point de vue médico-
légal) ou qu'il soit passé inaperçu.

Exceptionnellement, lorsqu'il s'agit de *sténoses cicatricielles d'ordre
médical* (cicatrices d'ulcère simple, d'ulcération à la suite de maladies
infectieuses) le diagnostic est toujours difficile à établir.

Il existe également des *sténoses cicatricielles d'origine inflammatoire*,
qui sont au moins aussi fréquentes que celles d'origine traumatique

(V. chap. des sténoses inflammatoires) et tout comme les sténoses traumatiques elles aboutissent tôt ou tard à la sténose complète.

Les *signes cliniques* sont insuffisants pour fixer le diagnostic, étant les
mêmes ou à peu près les mêmes dans toutes les variétés de sténoses graves
de l'œsophage.

Les *signes physiques*, c'est-à-dire le cathétérisme et les rayons X, peuvent nous donner quelque précision sur l'existence et le siège d'une sténose, mais *aucun de ces moyens ne peut en fixer la nature*.

L'œsophagoscopie, qui fait voir directement les lésions, a pu seule
résoudre ce difficile problème. Elle nous fixe sur la *nature* exacte d'une
sténose œsophagienne, et les sténoses cicatricielles présentent des caractères qui trompent rarement l'œil exercé.

Grâce à cette méthode, il est en outre possible de préciser le siège exact
du rétrécissement, ses caractères, sa plus ou moins grande étroitesse, la
situation exacte du pertuis reliquat de la lumière œsophagienne, la forme
des dilatations ou diverticules secondaires sus-jacents à la sténose, toutes
conditions importantes à déterminer au point de vue pronostic et thérapeutique.

2° Au point de vue thérapeutique. — Les conditions dans lesquelles
on se trouve suivant le moment où l'on est appelé à soigner le malade, le
degré de la sténose, sa forme anatomique, font que tantôt le rétrécissement est peu accentué et franchissable **forme bénigne**, tantôt il est
infranchissable à la fine bougie exploratrice : le **rétrécissement est
exceptionnellement grave**.

1° FORME BÉNIGNE. LE RÉTRÉCISSEMENT EST FRANCHISSABLE PAR LES VOIES
NATURELLES. — De deux choses, l'une, ou bien :

a) Il est possible de le dilater. S'il est **large**, c'est-à-dire pouvant être
d'emblée franchi par une bougie d'un certain calibre, n° 15 ou 16, par
exemple, alors la dilatation **bougiraire simple sous le doigt** avec des
bougies molles olivaires en gomme suffit généralement. On proscrira de
façon absolue tout instrument rigide et en particulier les dilatateurs à
boules, conduits par tiges de baleine, cause de méfaits multiples.

b) Il est très difficile à dilater. L'*électrolyse circulaire* permet de dilater
l'œsophage dans de plus fortes proportions et de façon plus durable que la
simple bougie, elle est préférable à l'œsophagotomie interne et à la dilatation caoutchoutée directe ou rétrograde.

2° FORME PARTICULIÈREMENT GRAVE. LE RÉTRÉCISSEMENT EST INFRANCHIS-
SABLE MÊME A LA FINE BOUGIE. — Il s'agit de cas où le malade **n'avale plus
les liquides, ni même sa salive** qui, la nuit, s'écoule en bavant sur
l'oreiller et qu'il crache en expuition pendant le jour et chez qui la plupart
du temps une gastrostomie a été faite d'urgence. Nous sommes arrivés
à des conclusions qui vont à l'encontre des données classiques.

Et d'abord, comme il s'agit de cas où toute déglutition est impossible, il est **inutile** d'essayer certains **petits procédés** recommandés comme infaillibles, tel le **mâchonnement** d'un fil. Ce procédé ne réussit, on le conçoit, que lorsqu'il y a encore un reliquat de déglutition. Tel n'est pas le cas des sténoses que nous avons en vue ici, où toute déglutition est absolument impossible : sténoses cicatricielles voisines de la soudure complète.

L'endoscopie directe a comme principal avantage de **faire retrouver le petit pertuis, reliquat de la lumière du conduit.** L'introduction d'une **filiforme dans le pertuis va être la clé de la cure de la sténose cicatricielle**, quels qu'en soient le degré, la forme et la longueur, à la condition d'appliquer à l'œsophage ce qui est classique pour l'urètre et de **laisser à demeure cette bougie**; et telle sténose infranchissable et difficilement dilatable s'assouplit à un tel point par la filiforme qu'il est possible, dès la séance suivante, de gagner quatre ou cinq numéros.

C'est pour l'avoir méconnue que la plupart des auteurs ont cru utile d'entreprendre des interventions beaucoup plus complexes. Elle sera d'autant plus curatrice de ces sténoses graves, comme cela se fait d'ailleurs pour l'urètre, si l'on emploie des *bougies vissées* dont l'usage doit, croyons-nous, améliorer considérablement le pronostic des sténoses cicatricielles graves de l'œsophage : avec elles, *pas de craintes de fausse route* et, dans une même séance, il est commun de gagner quatre ou cinq numéros.

Lorsqu'il existe plusieurs sténoses, *chacune d'elles doit être dilatée isolément et « de visu ».* On commence par traiter la sténose supérieure jusqu'à ce qu'elle puisse être franchie par un tube de petit calibre (7 ou 8 mm.).

Tels sont les grands avantages de la méthode endoscopique, et l'on peut dire que 95 0/0 des sténoses réputées infranchissables peuvent être, grâce à elle, ramenées à un calibre voisin de la normale et la dilatation ultérieure pourra se faire avec le simple cathétérisme.

Toutefois et dans un nombre très minime de cas (8 sur 150), l'endoscopie seule n'a pas été suffisante et nous avons dû avoir recours à des méthodes plus chirurgicales. Dans 6 de ceux-ci l'**établissement d'une simple bouche de gastrostomie** temporaire a rendu franchissable à la filiforme une sténose qui ne l'était pas. La gastrostomie, en laissant l'œsophage au repos absolu, fait cesser le **spasme local**, principal obstacle dans toutes les tentatives pour franchir une sténose serrée. L'on peut ainsi, dans une nouvelle séance endoscopique faite six ou sept jours plus tard, franchir facilement avec la filiforme telle sténose rebelle, et point n'est besoin d'autre manœuvre plus complexe pour mener à bien la dilatation bougiraire.

Dans 4 cas de sténoses difficiles à dilater, la filiforme ayant été introduite sous endoscopie et ayant franchi la sténose, nous l'avons repérée dans l'estomac et nous avons pu réaliser la **dilatation sans fin.**

Que faut-il penser du cathétérisme de bas en haut, soit sous *endoscopie rétrograde*, soit après large gastrotomie ? La plupart des auteurs affirment que, si l'on échoue dans les tentatives pour faire passer une bougie de haut en bas, on réussira de bas en haut en passant par l'estomac.

La région cardiaque de l'œsophage est facile à voir chez le sujet normal par l'œsophagoscopie rétrograde, mais, s'il y a brûlure et sténose cicatricielle à ce niveau, cette recherche est des plus difficiles et il est encore plus malaisé de la franchir avec la filiforme (1). Ce qui était vrai avant l'ère œsophagoscopique ne l'est plus maintenant. Et l'on peut dire que, si l'on a échoué à passer de haut en bas la bougie sous l'endoscopie on ne réussira pas davantage en agissant de façon rétrograde, même si la sténose infranchissable siège au niveau du cardia.

Au contraire, nous avons réussi à franchir ces sténoses avec la filiforme après simple gastrostomie et repos complet de l'œsophage pendant quelques jours.

Pour ce qui est des interventions chirurgicales qui permettent d'arriver plus directement sur le cardia, la **gastrotomie**, même très large, avec incision de 8 à 10 centimètres, ne permet guère plus facilement que l'œsophagoscopie rétrograde d'atteindre le cardia, cette région de l'œsophage étant impossible à abaisser suffisamment. Nous l'avons essayé dans deux cas infranchissables sous endoscopie directe et sous endoscopie rétrograde : nous n'avons pas réussi davantage après gastrotomie. Il y avait, dans ces deux cas très anciens, **fermeture et soudure complète des parois de l'œsophage** au niveau du cardia par véritable bloc cicatriciel épais absolument imperméable.

Ainsi donc, dans l'état actuel de nos connaissances :

1° *La majeure partie des sténoses cicatricielles graves sont recalibrées par l'endoscopie simple* sans autre manœuvre, et, par sténoses graves nous entendons celles dans lesquelles les malades ne déglutissent plus les liquides.

2° Le passage sous endoscopie d'une bougie filiforme que l'on laisse à demeure constitue **la clé de la cure de ces sténoses cicatricielles**, soit que l'on continue la dilatation endoscopique, employant **les bougies vissées** sur la filiforme, et l'usage de ces bougies a amélioré et simplifié considérablement la thérapeutique de ces sténoses, soit que l'on ait recours à la dilatation sans fin.

3° Dans les cas où l'on échoue à passer la filiforme sous endoscopie, la *simple gastrostomie* est la seule intervention chirurgicale indiquée et réellement utile. Laissant l'œsophage absolument au repos, elle rend franchissable à la filiforme une sténose qui ne l'était pas ; elle permet en outre de réaliser la dilatation sans fin.

(1) Cette opinion est également partagée par Chevalier Jackson dans son traité récent *Peroral Endoscopy*, Saint-Louis, 1914.

4° Le cathétérisme de bas en haut sous *œsophagoscopie rétrograde* ou après *gastrotomie* est inutile, la bougie filiforme passant toujours mieux de haut en bas sous endoscopie directe et *si l'on a échoué, on ne réussira pas plus de façon rétrograde* : c'est qu'alors il y a soudure complète des parois œsophagiennes ; celle-ci comme nous l'avons vu, de façon très rare il est vrai, peut très bien exister.

DES TUMEURS DE L'ŒSOPHAGE

Nous décrirons successivement les tumeurs bénignes et les tumeurs malignes ou cancer de l'œsophage.

1° TUMEURS BÉNIGNES

Infiniment plus rares que le cancer, les tumeurs bénignes sont capables néanmoins d'amener des rétrécissements de l'œsophage.

Les plus fréquentes sont les **tumeurs pédiculées** de l'œsophage ou polypes. Au point de vue de la constitution ce sont des fibromes, des lipomes, des myomes ou des fibro-lipomes.

Mais on peut observer des tumeurs **sessiles** qui ne sont d'ailleurs toujours que des trouvailles d'autopsie. Ce sont des kystes (Zahn, Klebs) dus à la rétention du liquide des glandes œsophagiennes après oblitération de leurs orifices d'excrétion, dermoïdes, des kystes congénitaux, des fibromes (Zenker), des papillomes formés aux dépens de la prolifération des papilles dermo-épidermiques de la muqueuse, des myomes et surtout des liomyomes (Lotheissen).

Le plus souvent les **polypes** naissent à la partie toute supérieure de l'œsophage immédiatement au-dessous du cartilage cricoïde. Exceptionnellement on a signalé des polypes œsophagiens, insérés plus bas au niveau de la bifurcation de la trachée ou même encore plus bas au-dessus du cardia. Gayet (1) a publié un cas où à l'autopsie on reconnut un myome inséré à 1 centimètre au-dessus du cardia.

En général le volume est petit (cerise, amande). Lotheissen rapporte le cas d'une tumeur de ce genre appartenant au musée anatomo-pathologique de Vienne qui avait le volume d'une orange (2).

Dans le cas de Minsky (3) la tumeur était rejetée en dehors de la bouche lors des nausées et efforts de vomissements et mesurait près de 15 centi-

(1) Gayet. *Lyon Médical*, 20 mars 1911.
(2) Lotheissen. *Hand. du Prak. Chirurg. Bergniami. Bruns. Mickulies.* t. II, p. 500.
(3) Minsky. *Deusch. Trets. ch. f. Chir.*, 1895, Bd, XII.

mètres de longueur. Le docteur Neveu (1) a publié également un cas de large polype de l'œsophage rejeté également hors de la bouche. Le D' Chaton, de Besançon, a rapporté le cas d'un volumineux polype de l'œsophage (8 cm. de long et 2 cm. de diamètre) qui, chez un homme de 76 ans, fit irruption brusque dans le pharynx à l'occasion d'un effort, il n'avait auparavant occasionné aucun trouble dysphagique (2). Il fut enlevé très facilement à l'aide d'une anse.

Dans un cas qui nous est personnel il s'agissait d'un malade hospitalisé à l'Hôtel-Dieu et que nous avons trachéotomisé d'urgence dans le service du prof. Le Dentu, en février 1907, avec notre collègue R. Français, pour de la dyspnée intense avec tirage sus-sternal. La laryngoscopie nous a montré un épithélioma ayant envahi la corde vocale droite et dépassant la ligne médiane.

Mais le malade présente une dysphagie intense sur laquelle notre attention n'avait point au début été attirée, l'élément dyspnée passant au premier plan ; il avale mal les aliments solides et il nous signale ce fait qui frappe notre attention qu'il sent dans la partie supérieure du cou comme une bouchée de viande qui serait restée accrochée.

L'examen extérieur du cou ne nous fait noter rien de particulier, pas d'adénite.

En plus, la dysphagie ne nous semble pas due aux lésions laryngées ; il n'y a que peu de chose à l'épiglotte et les aryténoïdes sont bien infiltrés, mais sans lésion ulcéreuse. Nous nous décidons à faire *une œsophagoscopie* (supposant un envahissement de la paroi œsophagienne par le néoplasme). Or, à notre étonnement, nous constatons que la muqueuse œsophagienne est souple sur toute la paroi postérieure du larynx. Mais un peu au-dessous du bord inférieur du cricoïde nous voyons une masse rouge en forme de doigt de gant du volume du doigt, insérée par une base pédiculée assez large avec peu d'infiltration à son pourtour. Nous pensons néanmoins à un bourgeon épithéliomateux qui aurait fait issue dans l'œsophage. Nous l'enlevons en totalité avec une pince à cuiller en plusieurs fragments ; il se compose de tissu mollasse myxomateux. L'examen histologique fait par le D' Pettit, chef de laboratoire du service nous apprend qu'il s'agit nettement de **tumeur bénigne** à forme de lypo-myome. L'ablation de cette tumeur a guéri le malade de sa dysphagie qui a disparu avec cette intervention.

Enfin nous n'oublierons pas que dans **la forme hypertrophiante des sténoses inflammatoires** on peut observer de véritables végétations dont quelques-unes pédiculées ont tout à fait l'aspect de polypes. Nous avons représenté dans la Planche I, fig. 10, un polype inflammatoire

(1) Neveu. *Société Française d'Oto-Rhino-Laryngologie*, mai 1913.
(2) *Bulletin et mémoires de la Société des chirurgiens*, séance du 5 octobre 1917.

qui devait véritablement obstruer le cardia, et dont l'ablation à la pince
fit cesser aussitôt une grande partie des troubles dysphagiques.

Au nombre des tumeurs bénignes de l'œsophage il convient de réserver
une place aux **tumeurs variqueuses et à l'angiome** de l'œsophage. Le
système veineux est très développé du tiers inférieur de l'œsophage, il
communique largement avec le système porte et d'autre part va se jeter
dans le système cave, aussi qu'un obstacle se rencontre dans la veine porte
et le sang pourra emprunter le système cave pour revenir au cœur. On
s'explique ainsi les dilatations variqueuses au tiers inférieur de ce conduit.
On les rencontre dans la cirrhose atrophique du foie et dans le cancer de
cet organe.

Cependant quelques auteurs et en particulier Fschlœke (1) ont rapporté plusieurs cas d'hémorragie par varices de
l'œsophage dans lesquels il n'y avait
aucun trouble de la circulation porte.

L'œsophagoscope a permis de reconnaître dans un certain nombre de cas
l'existence de sténoses par véritables
varices œsophagiennes.

Glucksmann est le premier qui ait
rapporté de façon nette une observation
de varices œsophagiennes avec diagnostic œsophagoscopique :

Un homme de 80 ans se plaignait de
régurgitations et de vomissements. La

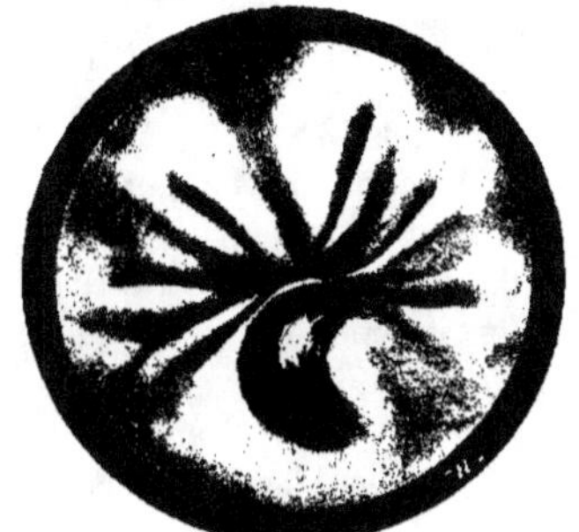

Fig. 82. — Varice dans la région
du cardia.

sonde était arrêtée au niveau du cardia. Glucksmann constata à l'œsophagoscope, au voisinage du cardia qui était fermé en état de contracture spasmodique, un bourrelet rougeâtre avec taches blanches et bleues.
Il prit cela pour une tumeur, mais, à un nouvel examen, il reconnut des
foyers de veines variqueuses saillantes sur une muqueuse sclérosée.

Ces varicosités ne saignèrent jamais au cours des multiples examens
que fit Glucksmann. C'est à l'existence de ce bourrelet variqueux qu'il
attribua le spasme réflexe et la dysphagie, par un mécanisme un peu analogue à celui qui se produit dans le bourrelet hémorrhoïdal avec fissures,
amenant dans les deux cas de la sphinctéralgie.

Chez plusieurs spasmodiques que nous avons examinés il y avait nettement de volumineux bourrelets variqueux, et sans atteindre un pareil
développement les petites varices isolées ne sont pas rares dans les cardiospasmes (V. fig. 82). De sorte que nous nous demandons si, bien loin d'être
la cause de ces cardiospasmes elles ne sont pas plutôt la conséquence de

(1) Fschlœke. *Wr. klin. Rundschau*, nos 26, 27. 1912.

ceux-ci : la contracture des fibres circulaires qui avoisinent le cardia étranglant véritablement les veines avoisinantes, gênant la circulation à leur intérieur et amenant secondairement la production des varices.

D'autre part nous avons diagnostiqué plusieurs fois des varices dans des sténoses œsophagiennes en particulier dans les régions avoisinant un épithélioma. Tout dernièrement nous avons examiné un malade qui présentait deux volumineux paquets variqueux sur la paroi postérieure de l'œsophage (V. fig. 9, Pl. 1) au-dessus d'un épithélioma.

Cliniquement elles n'atteignent jamais un volume suffisant par elles-mêmes pour déterminer de la sténose et les troubles de dysphagie constatés sont bien plutôt dus au cardiospasme. Elles manifestent plutôt leur présence par des hémorragies œsophagiennes *(œsophagorragies)* à sang rouge bien distinct du sang noir des hématémèses.

Nous avons relaté un cas très net d'*angiome de l'œsophage* chez un homme de 52 ans, la tumeur avait la surface d'une pièce de cinq centimes, légèrement allongée, était aplatie, siégeait à 2 centimètres au-dessus du cardia et a disparu complètement après deux applications de radium (0,02 ctgr.) (V. fig. 8, Pl. I).

Les polypes de l'œsophage donnent lieu on le conçoit à une *symptomatologie* tout à fait variable suivant leur volume. Les petits polypes peuvent passer complètement inaperçus, quant à ceux qui sont plus volumineux ils se traduisent par une dysphagie progressive indolore tout comme dans la phase initiale d'un cancer de l'œsophage. Mais il est évidemment bien rare que de semblables tumeurs puissent amener une sténose complète. Lorsque le polype a un pédicule très long, il peut donner on le conçoit la sensation d'un véritable corps étranger dans l'œsophage ou le pharynx dans lequel il peut être projeté, et même parfois il peut déterminer des troubles respiratoires lorsque dans un effort de vomissement il vient se mettre au-dessus de l'orifice supérieur du larynx.

Le diagnostic des néoformations bénignes de l'œsophage est, en général facile surtout lorsqu'il s'agit de polypes pédiculés. Un épithélioma peut donner naissance à des végétations polypeuses (V. fig. 18, Pl. II), mais celles-ci n'ont pas la même surface lisse et saignent au moindre contact. En cas de doute, l'examen histologique tranchera le diagnostic. Il faut toujours penser que semblable tumeur abandonnée à elle-même gêne considérablement la déglutition et peut un jour *subir la dégénérescence maligne*.

Aussi l'ablation du polype soit à l'anse froide ou chaude, soit à la pince, doit-elle être faite aussi complète que possible dès que le diagnostic est établi.

2° TUMEURS MALIGNES. CANCER DE L'ŒSOPHAGE

Fréquence.

De toutes les affections de l'œsophage le cancer est certes le plus fréquent. Dans la statistique générale des morts par cancer : Pour Lopthorn Smith (Voir *Presse Médicale*, 31 août 1921), la mortalité par cancer de l'œsophage est de 5 0/0 ; estomac, 40 0/0 ; foie, 9 0/0 ; larynx, 2 0/0 ; organes génitaux de la femme, 30 0/0.

Lebert rapporte 13 cas de cancer de l'œsophage sur 471 cas de cancer.

Mathieu et Debrovoci, 58 cas de cancer de l'œsophage pour 123 de l'estomac, soit 1 sur 2.

Depuis le début de 1903, c'est-à-dire depuis nos premiers examens œsophagoscopiques, nous avons diagnostiqué 1256 cas de cancer de l'œsophage sur une totalité de 2.500 malades œsophagiens : et si nous nous référons à une statistique plus récente des trois années, 1919, 1920, 1921, sur 440 malades œsophagiens, 216 étaient atteints de cancer de l'œsophage, soit environ la moitié. Au point de vue du sexe, dans la statistique de Krauss, sur un chiffre global de 779 = 122 femmes, 1 pour 4. Dans notre statistique de ces trois dernières années, il y avait 186 hommes et 30 femmes *(cette affection est donc infiniment plus fréquente dans le sexe masculin)* (1 sur 7).

Cette prédominance dans le sexe masculin nous montre qu'on doit évidemment incriminer l'abus des excitants, alcool, tabac. L'alcoolisme existait nettement pour nous dans 2/3 des cas.

L'âge était surtout entre 55 et 70 ans : 106 sur 216, les plus jeunes de nos malades avaient 14, 22 et 24 ans et les plus âgés, 80, 83, 84 et 89 ans.

Sur ces 216 cas, l'âge des malades se répartissait comme suit :

Au-dessous de 30 ans . . .	6
entre 30 et 39 ans. . . .	8
— 40 et 49 — . . .	39
— 50 et 59 — . . .	65
— 60 et 69 — . . .	76
— 70 et 79 — . . .	18
1 cas de 80, 1 de 83, 2 de 84-89 — . . .	4

Au point de vue du siège :

Pour Krauss : 1/3 supérieur. . .	9 cas
1/3 moyen. . . .	30 cas
1/3 inférieur. . .	37 cas

Dans notre statistique, le siège le plus fréquent était le tiers moyen, en effet, sur ces 216 malades observés dans ces trois dernières années :

<blockquote>

au 1/3 supérieur . .   70 cas
au 1/3 moyen . . .   96 cas
au 1/3 inférieur . .   50 cas

</blockquote>

Etiologie.

Nous avons remarqué, dans l'*étiologie* du cancer de l'œsophage, *combien étaient fréquentes les causes psychiques*. Au moins dans les deux tiers de nos observations, les malades attribuaient nettement le début de leur affection à des chagrins intimes : perte d'un parent proche, perte de fortune ou de situation et, à notre sens, cette étiologie n'est pas irrationnelle. L'œsophage est un organe des plus susceptibles de se spasmodier sous l'influence de contrariétés, d'émotions en général. Ce spasme se porte au niveau des portions canaliculaires, traversée diaphragmatique ou orifice supérieur, et il est toujours d'origine nerveuse pure. Au début, le cardia en particulier se contracte par intermittence, puis se contracture, c'est-à-dire reste continuellement fermé, par suite de l'irritation locale due à la stase consécutive au spasme pur. La sténose inflammatoire se trouve ainsi constituée ; en effet, chaque fois qu'il y a stase, il y a œsophagite et c'est elle, à notre sens, qui doit être la véritable cause du développement du cancer. De même toutes les irritations chroniques (alcool, mets épicés, tabac) ; aussi et ainsi que nous l'avons vu, le cancer est-il plus fréquent chez l'homme que chez la femme.

Nous possédons dans nos observations 5 cas de sténose cicatricielle de l'œsophage par caustique dans lesquels le cancer est arrivé comme complication tardive et MM. Reverchon (1) et Worms ont rapporté un cas de cancer de l'œsophage consécutif à une brûlure par gaz toxique, à forme exceptionnellement étendue avec perforation des bronches trois mois après la brûlure. On sait que tout dernièrement Lopthorn Smith a publié un travail très important montrant la relation qu'il y a entre le développement du cancer et les lésions cicatricielles antérieures (v. *P. M.*, p. 129).

Au cours de nos examens œsophagoscopiques, nous avons donc cru pouvoir établir une certaine filiation entre le *spasme*, *l'œsophagite* d'une part, et, d'autre part, *l'apparition du cancer de l'œsophage*.

S'il est fréquent que des malades nous aient été envoyés avec le diagnostic de cancer de l'œsophage et que nous n'ayons trouvé chez eux à l'œsophagoscope qu'une contracture spasmodique à forme grave, ou même une sténose cicatricielle, soit de la bouche de l'œsophage, soit du cardia, inversement il arrive parfois, cependant, que nous ayons eu à examiner des anciens spasmodiques, chez lesquels le spasme datait de 15, 20 ans, et même davantage (le redoublement de spasme nécessitant un

------

(1) Société de Laryngologie, d'Otologie et de Rhinologie de Paris. Séance du 10 février 1921.

examen œsophagoscopique) et chez lesquels il nous est arrivé de trouver des lésions secondaires épithéliomateuses récentes greffées sur des lésions inflammatoires anciennes.

Un certain nombre *d'observations* (une soixantaine dans notre statistique générale) étaient tout à fait typiques à cet égard. Nous en citerons quelques cas qui nous ont le plus frappé.

1º Le Dʳ X... âgé de 66 ans, *dysphagique depuis 25 ans*, ne voyage jamais sans une grosse sonde qui lui sert à évacuer sa poche œsophagienne chaque fois qu'il est en période de spasme. Il a pu cependant mener une existence très active jusqu'à présent. Dans ces deux dernières années 1908 et 1909, il est plusieurs fois venu nous demander un conseil, mais sans se résoudre jamais à un examen œsophagoscopique.

Celui-ci ne fut fait qu'en mai 1910, dans une période de redoublement de la dysphagie. Nous constatons une très grande dilatation de l'œsophage de capacité au moins de deux litres et sur la paroi antérieure de cette grande poche de dilatation à 4 centimètres au-dessus du cardia une masse bourgeonnante saignante qui est certainement un épithélioma. Diagnostic vérifié par la suite, car il est mort de généralisation (péritonite cancéreuse) huit mois après notre examen, et quatre mois après une gastrostomie faite par le Dʳ Ricard.

2º Mme M..., adressée par le Professeur Debove, dysphagique depuis plus de 15 ans, crises espacées au début mais qui duraient parfois pendant 24 heures pendant lesquelles aucune espèce d'aliment ne pouvait passer. Elle fait remonter l'origine de ces troubles à des chagrins d'ordre intime. Depuis un an la dysphagie a beaucoup augmenté, l'embonpoint qui était resté normal a fait place à de l'amaigrissement et la malade a perdu 20 kilogrammes depuis huit mois.

A l'examen œsophagoscopique (novembre 1909) le cardia est à peu près fermé, il n'admet qu'une bougie nº 12, la paroi droite est épaissie, infiltrée, saigne lorsqu'on la frotte avec un porte-coton.

L'examen histologique d'un fragment enlevé, fait par le Dʳ Hallion, donne comme résultat « Epithélioma cylindrique avec petits îlots d'épithélioma pavimenteux ».

3º Le Dʳ Basset, de Paris, nous fait examiner, en mai 1908, une malade âgée de 73 ans qui présentait tous les signes d'une sténose ancienne de l'œsophage. Cette malade *était dysphagique depuis 30 ans*, présentait des vomissements alimentaires.

L'alimentation est devenue extrêmement difficile et les périodes de spasmes sont de plus en plus prolongées, de sorte qu'il lui est impossible d'avaler aucune espèce d'aliment, quelquefois pendant 4 à 5 jours. Lorsque nous la voyons, il y a trois jours qu'elle ne peut avaler aucun aliment, solide ou liquide.

L'examen œsophagoscopique nous montre une grande dilatation, une poche qui contient des débris alimentaires de toutes sortes, et à 4 ou

5 centimètres au-dessus du cardia, une sorte d'ulcération avec infiltration, à sécrétion fétide, purulente, entourée de bourgeonnements saillants de la muqueuse ; d'ailleurs, toute la muqueuse de la poche de dilatation présente des plaques blanches, à contours assez irréguliers, qui ne sont autres que des plaques de *leucoplasie*, premier stade, comme on le sait, de la dégénérescence cancéreuse.

Il s'agit là, évidemment, d'un épithélioma de l'œsophage, qui s'est greffé sur la muqueuse œsophagienne d'une ancienne spasmodique.

4° Les Drs Sevestre, Hirtz et Blum nous demandent d'œsophagoscoper une malade très amaigrie, que nous voyons au dernier terme de la cachexie, *mais qui, depuis 20 ans*, présente des crises de dysphagie, dysphagie élective, d'abord principalement marquée pour les liquides, et survenant également sous l'influence des contrariétés. Or, depuis deux mois, les crises de dysphagie ont beaucoup augmenté, et depuis six jours les liquides ne passent plus ; même l'eau glacée, qui était tolérée jusqu'à il y a deux jours, passe très difficilement ; la malade est soutenue à l'aide de sérum, de lavements alimen'aires.

A l'examen œsophagoscopique, 13 février 1908, la paroi droite du cardia est toute entière envahie par une tumeur bosselée, irrégulière, dure, qui saigne au moindre contact du porte-coton, mais la surface de la tumeur est lisse, il s'agit là d'un squirrhe du cardia, diagnostic confirmé par l'examen microscopique.

5° M. G.... de Luxembourg, *depuis deux ans*, présente des phéno-mènes dysphagiques. Après avoir mangé un aliment très chaud, il a ressenti de la gêne au creux épigastrique : cette gêne, d'abord intermit-tente, a été en s'accentuant. Comme le malade était un ancien syphiliti-que, on a pensé peut-être à l'établissement d'une sténose de cette nature au niveau du cardia, et on lui fit faire un traitement mercuriel et ioduré, mais sans aucune espèce de résultat. Le malade vomissait régulièrement tous ses aliments, dès le début de son affection, et, depuis quinze jours, la dysphagie, qui était peut-être plus marquée aux aliments liquides qu'aux aliments solides, est actuellement plus marquée, au contraire, aux ali-ments solides.

A l'examen œsophagoscopique, le 11 mars 1908, nous constatons qu'après avoir franchi la bouche de l'œsophage, on pénètre également dans une grande dilatation de l'œsophage. Le cardia est tout à fait fermé chez lui et immobilisé, il présente un petit orifice rigide, en avant, et la paroi postérieure est infiltrée et œdématiée d'aspect blanchâtre, mais avec un très fort épaississement ; sa surface présente des plis craquelés qui sai-gnent au niveau des interstices. Au contraire, la paroi antérieure du sphincter cardiaque est saine, il existe un petit point bourgeonnant, vers la droite. Nous prenons une parcelle pour l'examen histologique, et celui-ci, fait par le Dr Deglos, nous montre qu'il s'agit d'un épithélioma cylindrique de l'œsophage.

6° Le Dr Petit, du Parc-Saint-Maur, qui nous adresse M. N...., nous dit, dans une note, qu'il s'agit d'un cas d'ancienne dysphagie, remontant *à plus de deux ans et demi*. Au moment où nous le voyons, la sténose n'est point complète et, étant donné la longue évolution du mal, on peut penser très bien à une simple contracture spasmodique.

L'expectoration est abondante et l'amaigrissement est très accentué. L'œsophagoscopie montre une grande dilatation du tiers moyen de l'œsophage. La muqueuse est comme macérée, enflammée et présente par places des plaques blanches de *leucoplasie*. On distingue, un peu au-dessus du cardia, une sorte de masse épithéliomateuse, bourgeonnante, occupant la paroi latérale gauche de l'œsophage, saignant au moindre contact du porte-coton.

Le simple aspect macroscopique nous fait faire le diagnostic de cancer de l'œsophage, sans que nous croyions utile de faire une prise biopsique. La suite, du reste, a prouvé que notre diagnostic était exact.

7° M. G..., habitant Châteauroux, nous est envoyé, en mars 1909, pour un examen œsophagoscopique, par le Dr Parmentier. Il s'agit d'un malade qui est spasmodique depuis très longtemps ; il a des crises de dysphagie qui durent quelquefois plusieurs jours, et cela *depuis au moins 25 ans*. Toutefois, la dysphagie a augmenté beaucoup dans ces sept derniers mois et le malade accuse en plus une douleur vive au creux épigastrique. Il a maigri beaucoup dans ces derniers temps. Actuellement, il se plaint surtout de gêne à avaler, au niveau du tiers supérieur de l'œsophage. L'état général est resté, cependant, très bon, et n'était ce redoublement du spasme, il semblerait qu'aucun élément nouveau n'est survenu chez ce malade.

A l'examen œsophagoscopique il existe un très violent spasme au niveau de la bouche de l'œsophage, on pénètre ensuite dans une sorte de dilatation, de poche, et enfin, un peu au dessus du cardia, on constate une sorte d'ulcération de forme semi-lunaire, saignant au moindre contact du porte-coton ; elle occupe la paroi droite du canal œsophagien. Tous ces caractères réunis nous ont fait penser à un cancer de l'œsophage.

L'examen biopsique d'un fragment enlevé, fait par le Dr Deglos, montre qu'il s'agit nettement d'un *épithélioma pavimenteux*.

8° M. M. C..., de Porto, vient nous consulter pour de la dysphagie qui est actuellement tellement accentuée qu'il lui est impossible d'avaler toute espèce d'alimentation, qu'un peu de liquide. Ce malade nous est adressé par le Professeur Le Dentu, au mois de décembre 1908. Les troubles *dysphagiques remontent à six ans*. A ce moment, le malade, à la suite d'un repas un peu copieux pris rapidement, a senti son œsophage se contracter et il lui a été impossible de continuer son repas.

Ces crises se sont reproduites, tout d'abord, à intervalles assez éloignés, puis, ensuite, de façon beaucoup plus rapprochée. Actuellement, la dysphagie est encore plus accentuée pour les aliments liquides que pour les aliments solides. Elle présente de très grandes variétés, et l'élément spasme semble jouer encore un très grand rôle.

D'après l'histoire clinique de ce malade, il semble qu'on ait affaire simplement à un redoublement de son spasme.

L'examen œsophagoscopique fait sous cocaïne, à notre clinique, le 13 janvier 1909, nous montre un spasme très violent de l'extrémité supérieure, spasme assez difficile à franchir, succédant à une dilatation diverticulaire de l'hypopharynx. Il est possible, néanmoins, de le franchir avec un tube de faible calibre, et nous trouvons, à quelques centimètres au-dessous de la bouche œsophagienne, une sorte de tumeur bourgeonnante, reposant sur une paroi indurée, qui est un cancer de l'œsophage. Diagnostic vérifié par l'examen histologique fait par le Dr Deglos.

9° Le Dr X..., de Cambrai, âgé de 36 ans, *est dysphagique depuis 15 ans* et les crises durent parfois pendant 24 heures. Il vient nous consulter en 1910, car depuis trois semaines, il a beaucoup de gêne à s'alimenter.

À l'examen œsophagoscopique : grande dilatation de l'œsophage, et au cardia tumeur à forme bourgeonnante à collerette de forme circulaire. La biopsie d'un fragment (Dr Hallion) : épithélioma pavimenteux.

Dans toutes ces observations que nous avons choisies parmi une soixantaine que nous avons réunies, il s'agit de malades, anciennement spasmodiques, qui se plaignaient de troubles dysphagiques, remontant quelquefois à 10, 15 et même 25, 30 ans, comme dans deux des cas rapportés plus haut (voir page 131. C'est pour une recrudescence de leur spasme que ces malades étaient venus nous consulter.

La **dilatation susjacente à la sténose** est toujours *considérable* en cas de spasme : qu'il s'agisse soit en haut d'un diverticule, en bas d'une grande dilatation de l'œsophage thoracique.

Le cancer proprement dit *amène à lui seul peu de rétrodilatation de l'œsophage*, en quelque endroit de ce conduit qu'il siège à cause de la sténose incomplète qui est pendant très longtemps propre au cancer, et à cause aussi, sans doute, de la rapide évolution de cette affection, dès que la sténose est plus accentuée.

On peut donc dire que, lorsqu'au cours d'une œsophagoscopie on constate, en même temps qu'un cancer, soit un volumineux diverticule, soit une très grande dilatation de l'œsophage, il s'agit là d'une ancienne dilatation spasmodique de l'œsophage sur laquelle s'est greffé un cancer secondaire.

L'œsophagite est, on le sait, constante dans tous les cas de dilatation œsophagienne consécutive à une sténose, de quelque nature qu'elle soit. Cette œsophagite présente tous les degrés, depuis l'inflammation simple, caractérisée par de la rougeur de la muqueuse, jusqu'à l'épaississement de cette muqueuse, qui prend une couleur grisâtre, macérée, à surface irrégulière, souvent craquelée, et semblant épaissie par l'inflammation chronique ; il existe souvent, à sa surface, du véritable tissu d'hypertrophie, avec granulations et vascularisation anormales. Des plaques de *leucoplasie* tachent cette muqueuse en processus d'œsophagite, en particulier dans les sténoses du cardia et dans un cas même, rapporté plus haut (cas nos 3 et 6), il s'agissait d'un cancer au début, greffé sur une plaque de leucoplasie au voisinage du cardia.

La *leucoplasie semble donc bien être le premier stade de la dégénérescence cancéreuse :* du reste, même dans le cas de cancer confirmé, on voit souvent tout autour de la lésion épithéliomateuse, une sorte de couronne de plaques leucoplasiques qui remontent plus ou moins haut dans l'œsophage ; celles-ci coïncident fréquemment, du reste, avec de la leucoplasie linguale, en particulier lorsqu'il s'agit d'un cancer de l'extrémité supérieure de l'œsophage.

L'œsophagite chronique est donc à l'origine du cancer de l'œsophage, dans un certain nombre de cas, celle-ci est elle-même la conséquence des phénomènes spasmodiques, et d'après notre statistique, une fois sur 14, le cancer de l'œsophage serait consécutif à un spasme de ce conduit.

Signes cliniques.

Le diagnostic clinique de cancer de l'œsophage est des plus difficile et nombre de ces malades qui nous ont été envoyés avec l'étiquette cancer n'étaient point atteints de cette affection et inversement. Il nous a semblé qu'une observation clinique mieux faite aurait permis presque toujours d'établir ce diagnostic avant tout examen œsophagoscopique (1).

Le signe capital qui domine dans cette affection, c'est la *dysphagie,* ce signe était à peu près constant (98 0/0) dans tous les cas de cancer que nous avons examinés. Il s'agit d'une dysphagie purement mécanique et non douloureuse, le cancer de l'œsophage étant une *affection essentiellement indolore.*

Le début en est généralement brusque : à l'occasion de la déglutition d'une bouchée un peu grosse, le malade se rend compte qu'il y a une gêne, un obstacle dans la descente des aliments ; celle-ci se reproduit le lendemain ou deux ou trois jours après, pour s'installer définitivement. Méfiez-vous, c'est là *le signe d'alarme du cancer* de l'œsophage. Le pain et la viande sont les deux aliments qui semblent le plus mal passer au début, sans doute à cause de leur mastication plus difficile, et lorsque le malade, venant vous consulter, vous dit que ces deux aliments essentiels ont été

(1) Nous aurons en vue surtout le cas clinique le plus courant et nous insisterons sur les signes qui permettent de le diagnostiquer à la période de début ou à la période d'état. Les descriptions que donnent les classiques nous ont semblé tout à fait insuffisantes, copiées les unes sur les autres et reproduisant les mêmes erreurs depuis de longues années.

les premiers à ne pas passer, il s'agit presque à coup sûr d'un cancer de l'œsophage. La sensation d'arrêt siège en général en arrière du manubrium, et elle ne correspond pas toujours au siège de la tumeur.

Lorsque la dysphagie est installée, elle va évoluer *progressivement*, après les solides ce sont les demi-solides, puis les liquides, qui ne passent plus ; il faut voir avec quelle lenteur le malade mastique ses aliments, avec quelles précautions il les avale, se demandant si la bouchée va passer, ce dont il se rend parfaitement compte.

Nous avons eu l'occasion d'œsophagoscoper plusieurs malades quelques semaines après le début des troubles de déglutition et nous avons été frappé de voir combien était déjà développée la tumeur cancéreuse.

Le caractère indolore du cancer explique *la latence de la période de début*. Les seules sensations pénibles ressenties sont celles d'une sorte de gêne, de plénitude en arrière du sternum. Lorsque *des douleurs* existent, elles sont dues à la propagation du cancer aux régions voisines, à la région médiastinale, à la colonne vertébrale, aux plexus intercostaux, le malade se plaint alors de douleurs entre les omoplates, dans la région intercostale, rarement cette douleur est due à l'œsophagite concomitante. La stase alimentaire étant peu accentuée, la rétrodilatation peu marquée, l'œsophage restant perméable pendant une très longue période, comme il y a alors peu d'œsophagite, il y a peu de spasme secondaire, et ce n'est qu'à une période avancée que l'on observe *les crises spasmodiques* avec alternatives de possibilité et d'impossibilité de déglutition. Ainsi donc *une dysphagie purement mécanique et non douloureuse, s'établissant de façon insidieuse*, tel est le signe clinique primordial du cancer de l'œsophage, et l'on peut dire que les douleurs sont dues non au cancer lui-même mais à sa propagation, toujours tardive et rare d'ailleurs.

Pour atténuer cette dysphagie, les malades mastiquent lentement leurs aliments, les réduisant en bouillie, les insalivant longuement ; il en résulte une hyperproduction de la salive et par suite de la difficulté à l'avaler, celle-ci, visqueuse et filante sort de la bouche sous forme d'expuitions, la nuit elle coule sur l'oreiller. On a voulu voir cette *sialorrhée* abondante (1) sous la dépendance d'un réflexe particulier (*réflexe œsophagosalivaire de Roger*), c'est là, en réalité, une simple hyperproduction fonctionnelle de la salive qui existe dans toutes les sténoses graves de l'œsophage, qu'il s'agisse de sténose cancéreuse, cicatricielle ou inflammatoire. En effet, chez beaucoup de ces malades nous avons constaté une hypertrophie des glandes salivaires et chez plusieurs d'entre eux, les parotides étaient nettement augmentées de volume.

La tumeur n'étant que rarement circonférentielle, la sténose est pendant longtemps incomplète, il y a donc *peu de rétrodilatations* et les *comisse-*

---

(1) Cette sialorrhée disparaît après la gastrostomie ou l'intubation, ce qui prouve qu'elle n'est pas réflexe, mais purement fonctionnelle.

ments dits œsophagiens n'existent pour ainsi dire pas pendant une longue période ; à la phase terminale, il s'agit plutôt de régurgitations.

La difficulté de l'alimentation est seule cause de l'*amaigrissement progressif* et de la cachexie, qui marche de pair avec la dysphagie ; on voit alors des malades tomber par exemple de 65 à 40 kilogrammes. *Il n'y a pas de cachexie cancéreuse proprement dite*, ni de faciès cancéreux, la teinte jaune-paille n'existe pas. Nous avons examiné des malades très colorés de figure, ayant peu maigri, donnant toutes les apparences de la santé, et qui, venus nous consulter seulement pour de la dysphagie, présentaient cependant à l'œsophagoscope un volumineux cancer de l'œsophage. L'*appétit est conservé* pendant longtemps, pas d'anorexie élective : si le malade ne mange pas de viande, c'est qu'il sait qu'elle ne passera pas, alors que le dégoût de cet aliment est précoce dans les autres cancers. La sensation de faim persiste souvent jusqu'à la période ultime, si bien que ces malades *meurent véritablement de faim*, et aussi, et surtout, de soif, c'est le *water hunger* des auteurs anglais. Que l'on permette à ces malades de s'alimenter, soit par l'intubation, soit par une bouche de gastrotomie et on les voit reprendre du poids, de la mine, si bien que l'on pourrait croire qu'il ne s'agissait pas d'un cancer et que l'on a fait une erreur de diagnostic ; cette cachexie est la même que dans toutes les sténoses à forme grave de l'œsophage, par exemple dans les sténoses spasmodiques et inflammatoires.

Il est un certain nombre de signes qui sont à peine signalés par les classiques et qui ont une grande importance séméiologique, quand ils existent. citons d'abord les *petites stries sanguinolentes* de l'expectoration : *une hématémèse* unique, quand elle est jointe à la dysphagie, est caractéristique du cancer de l'œsophage ; la *fétidité de l'haleine* et l'*odeur sphacélique* des expectorations, toute spéciale au cancer de l'œsophage, enfin. nous avons remarqué que ces cancéreux présentent un *aspect saburral de la base de la langue* caractérisé par un dépôt blanchâtre, souvent noirâtre disposé symétriquement dans toute la longueur de cet organe ; ce signe est constant dans les cancers de l'extrémité supérieure de l'œsophage.

Le cancer de l'œsophage *n'a aucune tendance à la généralisation* ou plutôt le malade meurt de faim avant que celle-ci ait pu se produire. A part la propagation aux organes voisins, par continuité, larynx, pharynx, estomac ; ou par contiguïté : ganglions, bronches, poumons, plèvres donnant lieu alors à des broncho-pneumonies, des fistules broncho-œsophagiennes, gangrène pulmonaire, pleurésies purulentes, le cancer de l'œsophage ne se généralise par métastase qu'exceptionnellement. Nous avons noté cependant le fait chez des gastrotomisés et nous avons observé plusieurs cas de péritonite cancéreuse avec ascite à liquide hémorragique, d'adénite cancéreuse avec tumeur du bassin, quelques mois après l'établissement de la bouche stomacale.

Complications et Formes cliniques.

L'évolution du cancer de l'œsophage peut être modifiée par l'apparition de complications qui sont dues à la propagation de la tumeur aux organes voisins et qui parfois prennent la première place donnant lieu à des *formes cliniques* particulières de cette affection.

Par ordre de fréquence on peut étudier les compressions médiastinales, les perforations trachéo-bronchiques, les accidents pleuro-pulmonaires et les hémorragies.

1° Compressions médiastinales

Par son extension la tumeur et ses adénopathies secondaires produit non seulement des compressions des voies aériennes (trachée, bronches) et des troncs nerveux, mais des adhérences, des inflammations et la destruction de ces troncs nerveux (Les récurrents, les pneumogastriques et quelques filets du grand sympathique).

À cause de ses rapports plus immédiat avec l'œsophage et de sa longueur plus grande le *récurrent gauche* est le plus souvent atteint. On est averti de cette complication par une altération de la voix, qui change brusquement de timbre, devient bitonale enrouée ou parfois eunuchoïde. L'examen du larynx montre que la corde vocale est immobile dans les mouvements de phonation et contraste avec la mobilité de celle du côté opposé. Pendant longtemps elle est en position dite cadavérique : au début ce sont les filets dilatateurs qui sont les premiers atteints (Loi de Semon), plus tard la paralysie devient complète, elle s'accompagne alors souvent d'accès de dyspnée et d'accès de suffocation. Dans notre statistique générale nous avons noté 1 fois sur 5 la paralysie récurrentielle (1 fois sur 2 dans le cas de cancer du tiers supérieur). Généralement tardive elle peut être précoce précédant ou apparaissant en même temps que la dysphagie (**Forme récurrentielle**).

Exceptionnellement (dans 6 cas sur 60 observés), la paralysie récurrentielle *peut devenir double* à une époque tardive et même dans un cas que nous avons publié, les deux nerfs ont été pris d'emblée. On conçoit qu'une pareille éventualité est exceptionnellement grave (dyspnée, tirage, accès de suffocation), elle dicte la trachéotomie immédiate.

Nous suivons actuellement un malade qui présente une paralysie récurrentielle double, laquelle ne se traduit que par de l'aphonie complète. Il n'y a aucun trouble respiratoire. Les deux cordes vocales sont en position cadavérique, absolument immobiles sous les efforts de la phonation; elles laissent entre elles une boutonnière suffisante pour la respiration normale.

Les *compressions du pneumogastrique* sont assez difficiles à diagnostiquer, l'arythmie, la dyspnée précoce sont parfois dues à cette compression.

De même, le myosis (par paralysie des fibres dilatatrices de l'iris), la rétraction du globe oculaire (paralysie du muscle de Muller) sont dues à des *compressions des filets du sympathique* des ramicommunicants inclus dans les 1re et 2e racines médullaires.

2° Compressions et perforations trachéo-bronchiques

La portion terminale de la trachée et surtout la bronche gauche que croise l'œsophage en avant peuvent être lésées par le voisinage de la tumeur et perforées.

La marche du processus est le suivant : d'abord compression et adhérence de la tumeur au néoplasme ou aux ganglions, puis propagation de la lésion cancéreuse et finalement perforation.

On conçoit que c'est surtout dans les cancers du tiers moyen de l'œsophage que l'on observe pareille complication.

Dans une statistique de 120 cas observé par Zenker et Ziemssen, il y avait communication :

Avec les voies respiratoires . . . . . 70 fois
Avec la bronche gauche . . . . . . 26 fois
Avec la trachée. . . . . 20 fois
Perforation dans le poumon. . . . . 23 fois
(17 dans le poumon droit et 6 dans le poumon gauche).

Dans notre statistique générale ce fut là une terminaison fatale dans le tiers des cas de cancer du tiers moyen de l'œsophage que nous avons pu suivre jusqu'à la phase terminale. C'est-à-dire qu'on observe cette perforation dans 15 0/0 des cas de cancer de l'œsophage.

Cette perforation est facile à diagnostiquer par la toux quinteuse avec tendance à l'asphyxie qui se produit chaque fois que le malade essaie d'ingérer principalement les liquides. Plusieurs fois nous avons fait le diagnostic œsophagoscopique par une sorte de souffle expirateur qui se produit dans le tube qui sert à l'examen. Cette complication est d'un pronostic très fâcheux, l'alimentation devient difficile, rapidement impossible et des complications broncho-pulmonaires (broncho-pneumonie, gangrène pulmonaire) ne tardent pas à se développer.

3° Complications broncho-pulmonaires

La **broncho-pneumonie** est le fait de la pénétration dans les bronches de produits putrides et sanieux venant de l'œsophage, ou de la déglutition vicieuse de parcelles alimentaires, elle amène souvent la gangrène pulmonaire.

La propagation à la plèvre est également fréquente, se traduisant par de la *pleurésie purulente*, de la pleurésie gangréneuse.

La *tuberculose* regardée par les auteurs classiques comme fréquente au décours de cette affection doit plutôt être considérée comme rare quoique, *à priori*, il semble que cette affection puisse se greffer facilement chez ces malades arrivés à un extrême degré d'inanition, nous n'en avons observé qu'une dizaine très nets sur la totalité de nos cas de cancer de cet organe.

Tout récemment nous avons diagnostiqué un cancer de l'œsophage chez un tuberculeux à la 3ᵉ période, la tuberculose ayant nettement précédé le cancer dans ce cas particulier.

Enfin à la phase terminale, il n'est pas rare de voir se développer des accidents graves de septicémie, endocardites, méningites suppurées, etc.

4° HÉMORRAGIES

Les **hémorragies** en dehors de celles qui sont dues à la tumeur elle-même, les bourgeons ou l'ulcération cancéreuse saignant avec la plus grande facilité, peuvent être rapidement mortelles par ouverture de gros vaisseaux du voisinage (aorte, carotides, sous-clavière).

Dans une statistique de Krauss, sur 50 cas de perforations vasculaires, 33 cas de perforation de l'aorte. Les autres vaisseaux plus éloignés de l'œsophage (carotide, sous-clavière) peuvent être atteints par l'adénopathie secondaire.

Dans un cas rapporté par Lancereux, l'hémorragie foudroyante a été due à l'ouverture de l'aorte abdominale.

Nous le répétons, la **généralisation** est exceptionnelle dans le cancer de l'œsophage ; et si on note des propagations par continuité aux ganglions, aux plèvres, à la colonne vertébrale, les métastases en dehors du thorax par voie veineuse ou lymphatique sont tout à fait rares. Elles ont été cependant observées par nous chez plusieurs malades, qui avaient été gastrotomisés. Propagation au péritoine avec, ascite hémorragique, aux ganglions inguinaux et abdominaux.

Formes cliniques.

La dysphagie est le symptôme le plus constant, elle existait dans presque tous les cas que nous avons examinés ; aussi *les formes latentes*, ne se révélant que par un accident grave, hémorragie par ulcération d'un gros vaisseau, ou par de l'amaigrissement joint à de l'inappétence que rien ne peut expliquer, précédant l'apparition de la dysphagie, sont tout à fait exceptionnelles. Mais, comme nous le disions plus haut, cette variété de cancer comme toutes les affections indolores, reste latente pendant une longue période de début. Dans 8 cas, c'est la recherche d'un corps étranger (os) qui nous a fait constater œsophagoscopiquement un cancer.

L'évolution est en général lente, en particulier chez les gens âgés où elle peut durer deux ans et même davantage (*forme lente*). Nous avons examiné nombre de gastrostomisés chez qui, huit mois ou un an après l'établissement de la bouche stomacale, étant donné le bon état général, la reprise de l'embonpoint, l'on se demandait s'il s'agissait bien d'un cancer. Tout dernièrement encore nous avons vu, avec le D' de la Calle, une malade de 76 ans qui, gastrostomisée un an auparavant pour une dysphagie complète avait repris un aspect de santé tout à fait normal, si bien que l'on mettait en doute le diagnostic de cancer ; mais l'œsophagoscopie nous montra qu'il s'agissait bien d'un cancer à forme peu bourgeonnante du tiers moyen de ce conduit.

Chez les jeunes sujets au-dessous de 30 ans, l'évolution, chez tous ceux que nous avons observés, fut au contraire très rapide, la durée totale n'a pas été plus de trois à cinq semaines (**forme rapide**).

Forme rapide chez des jeunes sujets

Nous avons été frappé de la précocité du développement et de la fréquence de l'épithélioma chez de jeunes sujets pendant et immédiatement après la guerre.

Le premier concernait une jeune fille de 14 ans que nous avons examinée à Laval, le 24 octobre 1915, dans la clinique du D' Ferron. Il s'agissait d'une malade qui avait été gastrotomisée pour dysphagie complète, datant d'un mois, mais la dysphagie avait procédé par crises et datait, en réalité, de un an auparavant. Dans l'enfance, il y avait déjà une histoire œsophagienne, puisque à l'âge de 3 mois on dut le gaver avec la sonde, l'enfant avalant très mal et mâchant mal ses aliments. Quoi qu'il en soit, jusqu'à il y a un an, ces troubles étaient tout à fait fugaces et n'avaient aucun caractère de permanence.

Fin septembre 1914, on commença à constater qu'elle avalait mal les aliments solides. Elle sent, au moment de la déglutition, une sorte de pesanteur au creux épigastrique. Cette déglutition est, du reste, très variable et, certains jours, elle semble avaler beaucoup mieux. Brusquement, il y a un mois, a commencé une crise de dysphagie complète ; les aliments étaient arrêtés dès leur déglutition et rendus, quelle que soit leur nature. Ces vomissements présentaient tous les caractères œsophagiens et ils étaient, dans ces derniers temps, purulents et, quelquefois, sanguinolents. L'haleine devint, en même temps, extrêmement fétide.

Devant la persistance des troubles, la malade est amenée au D' Ferron qui fait, d'urgence, une gastrostomie.

La *radiographie* (D' Bouchacourt), montre qu'il existe une sorte de dilatation volumineuse de l'œsophage qui va se rétrécissant jusqu'au niveau du cardia.

L'œsophagoscopie est faite facilement à l'aide d'un tube de 40 centimètres, qui s'arrête à 30 centimètres et qui nous montre qu'il existe de volumineux bourgeons sur la paroi gauche de l'œsophage, bourgeons rougeâtres, molasses. Les bourgeons saignent au moindre contact du porte-coton. Il n'y a pas de doute : il s'agit macroscopiquement d'un cancer.

L'examen histologique d'un fragment enlevé à la pince sous l'œsophagoscopie (Dr Hallion) montre qu'il s'agit d'un épithélioma à forme cylindrique développé aux dépens des glandes muqueuses.

L'évolution fut très rapide et l'enfant mourut 10 jours après, dans un état d'anémie et de cachexie extrêmes, malgré une bouche stomacale fonctionnant très bien.

Dans le deuxième cas, il s'agissait d'un épithélioma chez un jeune homme de 26 ans, greffé sur une grande dilatation consécutive à sténose spasmodique du cardia datant de quatre ans. Ce jeune homme nous est adressé par notre collègue le Dr Leven. Il vomit immédiatement après l'ingestion de solides et liquides ; il est très amaigri, et rien ne passe plus depuis 15 jours. Les crises de dysphagie, qui étaient, au début, assez espacées, sont devenues subintrantes. La radiographie montre qu'il a une sténose très accentuée du cardia, sténose sur la nature de laquelle on n'a pas pu se prononcer, mais avec une poche de rétro-dilatation.

L'examen œsophagoscopique (3 octobre 1916) montre qu'il y a une grande dilatation de l'œsophage, avec une muqueuse très rouge et très enflammée ; au tiers inférieur, on constate un bourgeonnement très accentué de la paroi postérieure, mais à cause de l'inflammation généralisée, de la tuméfaction véritable de la muqueuse, nous ne pouvons pas nous prononcer au sujet de la nature de ces bourgeons. Le malade est laissé au repos absolu ; on l'alimente à la sonde œsophagienne et on lui fait, tous les matins, un lavage alcalin de sa poche de dilatation.

A un deuxième examen œsophagoscopique fait 15 jours après, la muqueuse étant beaucoup moins enflammée, nous voyons nettement un bourgeon au tiers inférieur, au voisinage du cardia ; nous en prenons un fragment et à l'examen biopsique, fait par le Dr M.-P. Weill, il s'agissait d'un *épithélioma cylindrique tubulaire*.

Dans le troisième cas, chez un jeune confrère, âgé de 29 ans, qui vint nous demander un examen local, en septembre 1917, pour des troubles de déglutition, nous avons constaté qu'il existait, sur les parois de l'œsophage, au tiers moyen, une sorte de bourgeonnement épais, molasse, saignant au moindre contact. Cliniquement, il s'agissait d'un épithélioma. Le début était assez récent, en tant que dysphagie complète, mais, depuis un an, il y avait, par intermittence, des crises de dysphagie d'allure spasmodique.

Dans le quatrième, vu en mai 1918, le malade âgé de 30 ans nous fut adressé par le Dr Lenoir, de Bruxelles, qui, après une période de troubles spasmodiques datant de plus d'un an, fit de la dysphagie mécanique complète. Il existait nettement à l'œsophagoscope des bourgeons épithéliomateux au tiers inférieur de ce conduit à 32 centimètres des arcades dentaires. Il s'agissait encore ici d'un cancer secondaire à une sténose spasmodique et inflammatoire. Le malade a constaté que le début de sa dysphagie a coïncidé avec une période de privations, vexations (emmené comme prisonnier et comme otage).

Enfin plus récemment, avril 1922, nous avons examiné un jeune homme de 29 ans qui avait été gastrostomisé pour un cancer du tiers moyen de l'œsophage. Il présentait une paralysie récurrentielle gauche.

Suivant le siège du cancer, la symptomatologie peut varier. La forme *supérieure cervicale* (bouche de l'œsophage) envahit le pharynx, est très douloureuse, la dysphagie est précoce, il y a rapidement des phénomènes laryngés avec toux, raucité de la voix. Dans le *cancer de la région cardiaque*, avec douleurs épigastriques, inappétence, dégoût des aliments, cachexie précoce, tous symptômes dus à la propagation à la petite courbure, ce n'est plus en réalité un cancer de l'œsophage, mais un cancer de l'estomac avec tous ses caractères.

Enfin il est *une forme* qui mérite une attention toute particulière et qui, jusqu'à présent, semble avoir échappé aux descriptions classiques, *c'est celle qui est consécutive aux sténoses inflammatoires* de la bouche de l'œsophage et du cardia. Ainsi que nous l'avons vu, le cancer se développe avec la plus grande facilité dans la poche de dilatation sus-jacente à la sténose. Survenant chez des sujets dysphagiques depuis de longues années, on conçoit que l'éclosion de cette complication se fera de façon tout à fait insidieuse. On doit cependant se méfier lorsque, chez un spasmodique ancien, une crise de dysphagie se prolonge et reste complète pendant un temps inaccoutumé et lorsque aux grands vomissements œsophagiens, se mêlent de petites hémorragies. Ici encore il n'y a aucune cachexie spéciale ni faciès cancéreux. Nous revoyons encore en souvenir un illustre confrère qui, dysphagique depuis 25 ans, vint nous demander un examen œsophagoscopique pour dénouer la cause d'une crise qui se prolongeait de façon inaccoutumée. Son faciès était celui d'un homme normal, il n'avait pas maigri, son activité, qui était très grande, était restée intacte ; l'œsophagoscope nous fit voir une large tumeur cancéreuse développée sur la paroi antérieure de la poche de dilatation. Le diagnostic œsophagoscopique se confirma ultérieurement puisque ce malade mourut de généralisation cancéreuse, quelques mois après une gastrostomie.

Nous avons retrouvé ce même tableau clinique dans de nombreux cas consécutifs aux spasmes anciens.

Forme sarcomateuse. — Le ***sarcome*** infiniment plus rare que le carcinome peut cependant se développer dans l'œsophage.

Stark (1900) (1) en avait pu recueillir 7 cas et Von Acker, en 1908,

(1) Starck, *Virch. Archiv.*, 1900, Bd. CCXII.

puis Rieke (1) en réunissaient une trentaine (1909). Un de ces malades avait 4 ans, trois de 30 à 40 ans, et les autres de 45 à 65 ans. Sa fréquence est également plus grande dans le sexe masculin.

Dans un travail paru récemment, Lang (2) a décrit deux cas de carcinosarcome de l'œsophage, sorte de *tumeur mixte* ou le sarcome et le carcinome sont associés. Lang en avait publié antérieurement 5 cas.

Herxheimer qui a fait une étude très soignée de ces néoplasmes donne comme origine les théories suivantes :

1° Le carcinome et le sarcome se développent simultanément sous les mêmes influences mais affectent différents tissus.

2° Sur le canevas d'un sarcome, présentant un développement atypique, des cellules épithéliales se forment qui amènent la production d'un carcinome au milieu du sarcome.

Il siège, comme le carcinome, plus fréquemment au 1/3 moyen de ce conduit, dans 6 cas seulement sur ces 30 il siégeait au 1/3 supérieur.

Histologiquement il s'agit de sarcomes globo ou fuso-cellulaires, quelques cas isolés de tumeurs mélaniques, lymphosarcomes.

Contrairement au cancer, cette affection est très douloureuse et les douleurs apparaissent de façon précoce, précédant la dysphagie qui, elle, serait beaucoup plus tardive que dans le cancer de l'œsophage. Mais ce diagnostic n'a jamais été posé sur le vivant, sauf dans un cas de Von Acker, où l'examen histologique d'un fragment pris à la pince, a permis de diagnostiquer un sarcome globo ou fuso-cellulaire.

FORMES DITES SECONDAIRES

Comme nous l'avons vu, la propagation du cancer de l'œsophage à la trachée ou aux grosses bronches n'est pas rare dans l'évolution de cette affection, se traduisant par une fistule trachéo ou broncho-œsophagienne avec comme conséquence le développement d'une suppuration bronchopulmonaire et d'une gangrène pulmonaire.

Exceptionnellement, nous avons observé la marche inverse et nous avons publié antérieurement plusieurs observations où il s'agissait de *cancer primitif de la trachée* (3) ou des *grosses bronches* propagé secondairement à l'œsophage.

Dans un premier cas, il s'agissait d'un malade œsophagoscopé en mai 1906, dans le service du Professeur Le Dentu, pour une sténose œsophagienne très serrée ; l'examen nous montre qu'il s'agit là de lésions cancéreuses à forme bourgeonnante du tiers moyen de l'œsophage.

(1) Rieke, *Virchaft Archiv.*, 1909, Bd. CXCVIII, p. 526.
(2) Lang, Zur Ket. der Carcino. des Œsophagus, *Arch. F. path. Anat.*, 1921, CCXXXIV.
(3) Voir *Bulletin d'Otorhinolaryngologie*, Baillère, septembre 1919. Du cancer primitif de la trachée et des grosses bronches.

Le malade attire notre attention également sur des troubles de dyspnée et il nous dit que, depuis plus de huit mois, il crache du sang, qu'il a de la peine à respirer, et nous jugeons utile de pratiquer chez lui un examen trachéoscopique.

Nous voyons qu'il existe sur la paroi latérale droite et un peu postérieure de la trachée une sorte de tumeur villeuse, végétante, qui n'a pas les mêmes caractères macroscopiques que celles de l'œsophage. Du reste, le malade n'accuse de dysphagie accentuée que depuis deux mois, alors que les troubles dyspnéiques, les crachements de sang remontent à plus de huit mois.

Il semble donc, dans ce cas, qu'il s'agisse d'un cancer primitif de la trachée et secondaire de l'œsophage, contrairement à ce qui se produit généralement.

M. Th..., âgé de 56 ans, demeurant à Liège, nous est adressé par notre collègue le Dr Béco, de Liège, pour des hémoptysies de nature inconnue. Il a maigri depuis le début de ces hémoptysies, c'est-à-dire depuis trois mois, de 18 kilogrammes environ. Rien à l'auscultation qui indique une lésion pulmonaire.

L'œsophagoscopie, faite le 13 novembre 1913, ne montre rien de particulier du côté de l'œsophage. La trachéo-bronchoscopie supérieure révèle une trachée rouge. L'éperon bronchique apparaît épaissi et rouge. Rien de particulier dans la bronche droite.

Du côté de la bronche gauche, au niveau du tiers inférieur, on voit nettement que la lumière de celle-ci est obstruée par des végétations papillaires qui s'insèrent sur la bronche et ne laissent de libre qu'un pertuis étoilé, rejeté vers la gauche (V. fig. 83). Ces végétations saignent abondamment au moindre contact du porte-coton et il nous est impossible, à cause de cette hémorragie, de continuer l'examen et de faire une prise biopsique. Néanmoins, et justement à cause de cette hémorragie abondante, il semble que l'on puisse établir le diagnostic d'*épithélioma bronchique*.

2º *Deuxième bronchoscopie* (faite six jours après). — Nous adrénalisons et nous cocaïnisons les végétations de la bronche gauche, de façon à empêcher un retour de l'hémorragie. L'aspect est sensiblement le même que lors du premier examen. Toutefois la tumeur semble s'être rétractée.

Avec une pince à emporte-pièce, nous l'enlevons en presque totalité.

L'examen histologique nous ayant montré qu'il s'agissait d'un début d'épithélioma intra-bronchique, dans la bronche gauche, nous faisons quatre injections huileuses massives, contenant 20 microgrammes de radium. Nous nous servons, pour les faire avec le maximum de précision, du tube bronchoscopique, chacune à huit jours d'intervalle. Cessation à peu près complète des hémoptysies et la respiration redevient facile.

3º *Nouvel examen local* (janvier 1914). — On constate la régression nette de la tumeur : la bronche gauche apparaît comme à peu près libre.

Fin janvier, le malade se plaint d'une dysphagie à peu près complète.

Il lui est, à deux reprises différentes, impossible d'avaler quoi que ce soit, même des aliments liquides.

Œsophagoscopie. — Nous sommes arrêté dans la descente de notre tube à 22 centimètres des arcades dentaires, c'est-à-dire au point correspondant au croisement de la bronche gauche. Il y a là une masse bour-

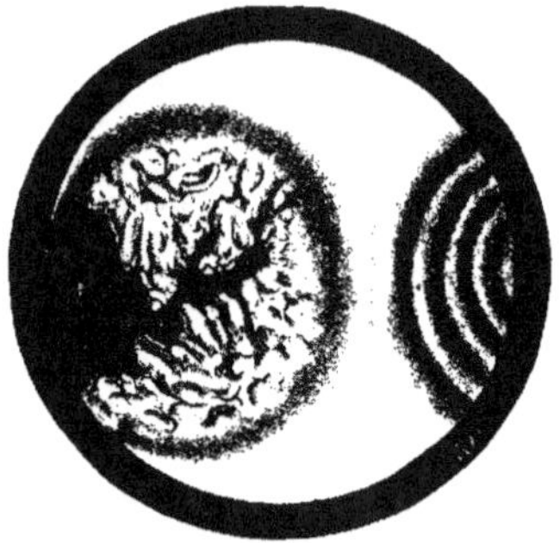

Fig. 83. — Cancer de la bronche gauche (trachéoscopie) (obs. 2).

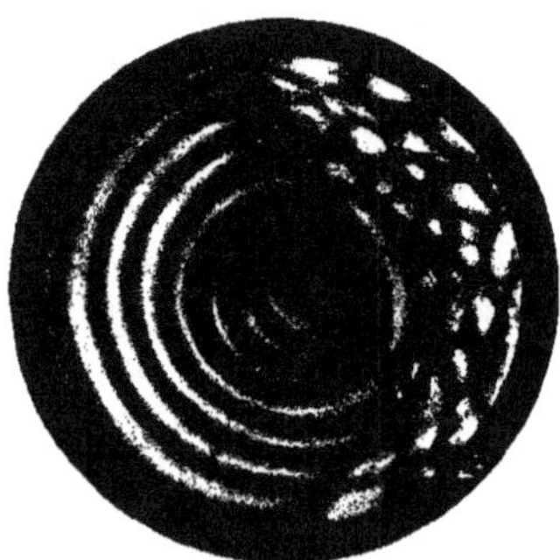

Fig. 84. — Le même cancer de la bronche gauche après application du sulfate de radium.

geonnante faisant corps avec la paroi postérieure et droite de la bronche (V. fig. 85). La sténose est à peu près complète et ne laisse passer qu'une bougie n° 9 de la filière ordinaire. Prise biopsique d'un fragment qui nous montre qu'il s'agit d'un *épithélioma pavimenteux*, développé certainement à une date bien postérieure à l'apparition du cancer de la bronche.

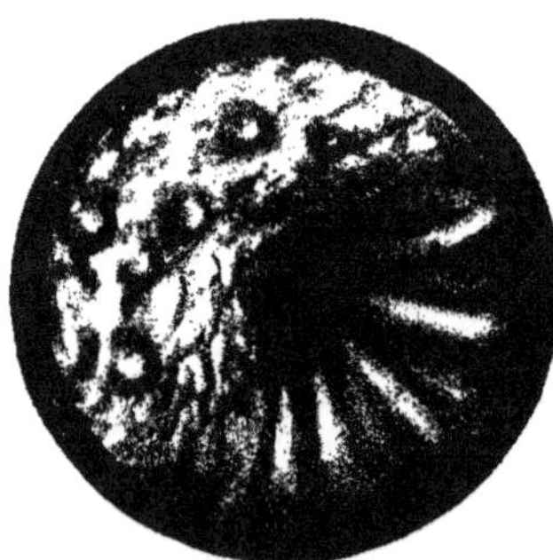

Fig. 85. — Infiltration épithéliomateuse secondaire de l'œsophage (obs. 2).

Dans deux autres cas dont un tout dernièrement, il s'agissait d'épithélioma du larynx dans sa portion sous-glottique propagé au tiers supérieur de l'œsophage, les troubles locaux et dyspnéiques ayant précédé nettement la dysphagie. Chez un malade examiné avec le Dr Labourré, en avril 1912, atteint de carcinome de la joue, il y eut une greffe secondaire du côté du 1/3 supérieur de l'œsophage, les deux tumeurs étant exactement de même forme histologique.

Nous avons soigné également une malade qui avait été opérée trois ans auparavant de cancer du sein et qui fit un cancer du 1/3 moyen de l'œsophage. Il semble bien qu'il s'agisse dans ce cas de localisation secondaire dans l'œsophage, celle-ci s'étant faite exactement au niveau de la région opératoire.

A part ces formes exceptionnelles, *le type clinique le plus fréquent* du cancer de l'œsophage, celui qu'il convient d'avoir toujours présent à l'esprit, est caractérisé par une dysphagie purement mécanique, indolore, laissant longtemps l'appétit et l'état général intacts, sans faciès spécial ni cachexie cancéreuse. C'est un cancer relativement bénin par lui-même, mais en réalité très grave, car il s'est développé sur un segment du tube digestif. Le médecin se méfiera de l'éclosion d'un cancer de l'œsophage chaque fois qu'il sera consulté par un malade ayant dépassé la quarantaine, se plaignant que depuis quelque temps les bouchées un peu grosses ne passent pas — en particulier le pain et la viande — c'est le premier signe, le « cri d'alarme » du cancer de l'œsophage.

Mais rien dans ce tableau clinique qui permette de faire à coup sûr le diagnostic de cancer, il indique seulement qu'il y a sténose grave de ce conduit.

Signes physiques.

Les *signes physiques* jusqu'à l'œsophagoscopie étaient également insuffisants.

Le *cathéter* butte sur un obstacle qui semble infranchissable, mais rien n'en indique la nature. Toutefois il y a de fortes chances qu'il s'agisse d'un cancer lorsque la bougie molle est arrêtée en dehors des deux régions terminales (bouche de l'œsophage et cardia), lieu d'élection des sténoses inflammatoires. En particulier, si l'on sent un obstacle au tiers moyen, il s'agit presqu'à coup sûr d'un cancer (par élimination).

Il en est de même des *rayons X* qui, par les épreuves combinées du bismuth, donnent des notions exactes sur le siège de la sténose (sauf cependant dans les cas d'anneaux spasmodiques secondaires): ils nous montrent que les rétrodilatations, dans le cas de cancer, ne sont jamais bien considérables (V. fig. 86 et 87, radio). Mais les ombres qu'ils donnent dans le médiastin sont insuffisantes à elles seules pour poser le diagnostic d'une tumeur et, en somme, aucun de ces signes physiques ne peut nous fixer sur la nature de la sténose ; seul l'œsophagoscope est capable de résoudre ce problème.

L'*examen œsophagoscopique*, en cas de cancer présumé, doit être fait avec quelques précautions. On s'arrangera, avant l'introduction du tube, pour être à peu près fixé sur le siège de la sténose. Le cathétérisme avec la sonde molle ou les épreuves radioscopiques renseigneront sur ce point. Ce diagnostic de siège a de l'importance, car si l'on soupçonne un cancer cervical, on redoublera de prudence ; on se rappellera que c'est l'ulcération de la portion cervicale qui est la plus dangereuse. Les parois accolées empêchent que l'on voie bien loin au delà du tube : Mickulicz, au début de sa pratique, signale deux cas malheureux dans des tumeurs de la région cervicale.

Le tube sera toujours introduit sans mandrin après cocaïnisation profonde et sous le contrôle exact de la vue, en déplissant progressivement

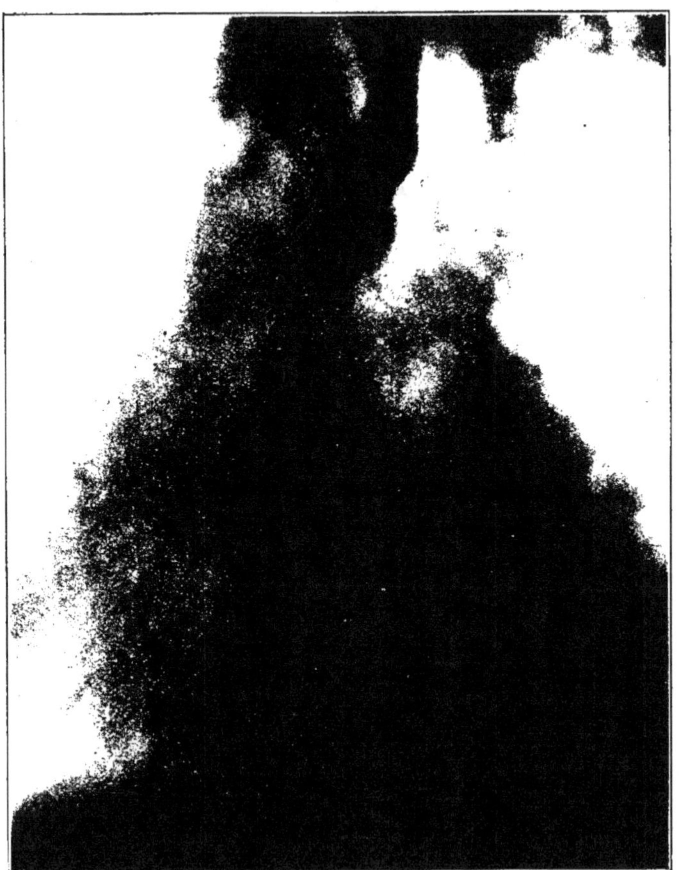

Fig. 86. — Epithélioma de l'œsophage au niveau du cardia. Œsophage sténosé et dévié, mais peu dilaté (*c'est la règle dans le cancer*).

la paroi. Dès qu'on aperçoit une modification de la muqueuse, on doit s'arrêter, l'explorer avec le porte-coton et si, malgré une pression douce et soutenue, le déplissement ne se fait plus, c'est que l'une des parois est indurée : il faut s'arrêter dans la descente du tube.

On doit, dans le cancer bas situé, nettoyer la poche sus-jacente à l'aide d'un lavage suivi d'aspiration ; ne pas écouvillonner la surface de la tumeur qui saigne avec la plus grande facilité.

Enfin, toute exploration, lorsqu'il y a doute ou pour la confirmation de diagnostic, doit être complétée par l'excision d'un fragment qui servira pour l'**examen biopsique.**

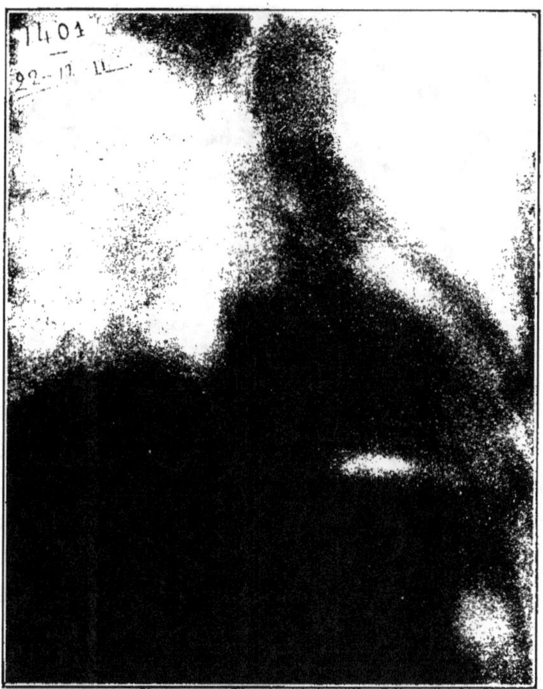

Fig. 87.— Sténose du cardia par épithélioma au début d'une tumeur épithéliomateuse de la région du cardia (Dr Aubourg).

L'œsophagoscope nous fait constater qu'il existe, d'une façon générale, **très peu de dilatation** au-dessus du point sténosé, lorsque le cancer siège à la partie supérieure de l'œsophage. Ceux du cardia s'accompagnent de dilatation plus accentuée mais jamais très considérable. Ceci est dû à ce que la sténose est incomplète, sauf dans la période ultime du cancer, et à l'évolution rapide du mal qui ne laisse pas à l'œsophage le temps de se dilater. La poche de dilatation renferme des débris alimentaires putréfiés et, lorsque la sténose est très serrée, un liquide ichoreux fétide souvent hémorragique. S'il y a une grande dilatation de l'œsophage au-dessus du point sténosé c'est qu'il s'agit d'une forme secondaire à une sténose inflammatoire (V. p. 249).

A l'œsophagoscope, nous ne voyons guère que des cas de cancer en pleine évolution et souvent à un stade avancé. Ceci est dû à la **latence de la période de début**. C'est, en effet, une affection qui est indolore,

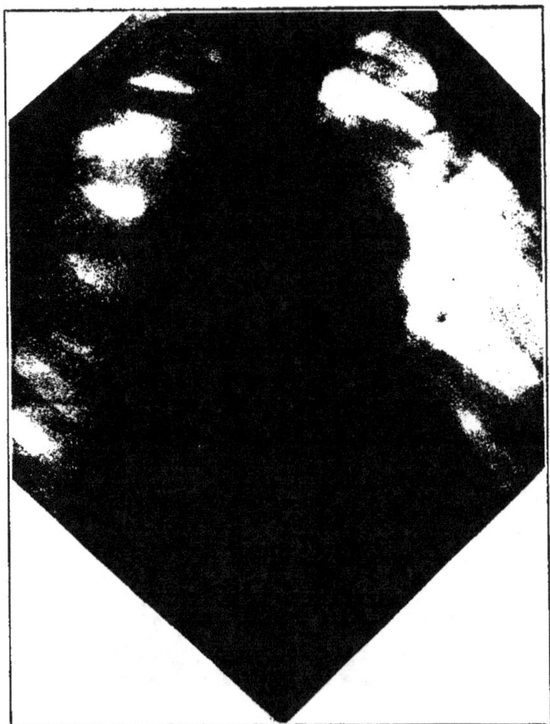

Fig. 88. — Sténose néoplasique de l'œsophage (tiers inférieur). Dilatation de l'œsophage en amont du rétrécissement (Dr Aubourg).

qui s'installe sournoisement, ne créant **au début** qu'une gêne insignifiante de la déglutition.

Cependant, il nous a été donné de diagnostiquer, chez un malade spasmodique ancien, un cas de cancer tout à fait au début.

Dans la partie tout inférieure de l'œsophage, sur la paroi droite au voisinage du cardia, il existait une sorte de petite ulcération, taillée comme à l'emporte-pièce (V. fig. 89). Elle présentait une direction radiée et de son pôle supérieur partait une plaque blanche de la dimension d'une pièce de 1 franc à bords irréguliers, découpés, véritable plaque de **leucoplasie**.

A première vue, nous avons fait le diagnostic d'ulcère simple de l'œsophage, mais, étant données l'immobilité, l'infiltration de la région sur laquelle était insérée cette ulcération, nous avons jugé bon d'en prélever un fragment sur un des bords à la pince pour l'examen biopsique ; l'examen histologique nous a démontré qu'il s'agissait d'un cancer de l'œsophage, diagnostic qui a, du reste, été confirmé par l'évolution ultérieure.

Mais, en général, l'examen œsophagoscopique n'est pratiqué que lorsque la tumeur est déjà très développée.

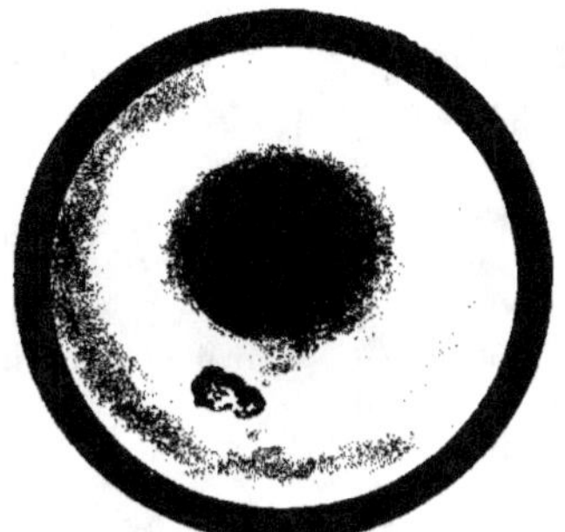

Fig. 89. — Ulcération cancéreuse (au début) greffée sur une plaque de leucoplasie.

D'après l'aspect macroscopique, on peut schématiquement distinguer les différentes formes de cancer en :

Forme ulcéreuse }
Forme polypeuse } les plus fréquentes.
Forme infiltrée sous-muqueuse, souvent dure, squirrheuse.

1° Forme bourgeonnante végétante et polypeuse

La lumière de l'œsophage est obstruée par des bourgeons épithéliomateux recouverts de sanie purulente, de forme exubérante, plus ou moins pédiculés, s'effritant, se détachant et saignant au moindre contact du porte-coton. Ces **hémorragies** superficielles **faciles,** et provoquées par le moindre attouchement du porte-coton, sont caractéristiques. En outre, le porte-coton revient recouvert de **sécrétion à odeur putride** également spéciale au cancer de l'œsophage.

La tumeur bourgeonnante peut occuper plus de la moitié de la circonférence du conduit, repoussant la paroi saine du côté opposé, de sorte que la lumière œsophagienne n'existe plus et est réduite à l'état d'une simple fente virtuelle et la sténose en pareil cas ne tarde pas à devenir complète.

Suivant Starck (nous n'avons jamais observé ce fait), la tumeur peut avoir une blancheur extraordinaire, telle que dans deux cas de ce genre il crut avoir affaire à un corps étranger (boulette d'ouate ou morceau de pain).

L'insertion de ces bourgeonnements se fait sur une large base qui se soulève au-dessus du reste de la muqueuse, à la façon d'un plateau. Rarement les végétations sont **pédiculées**, et alors elles sont en général uniques (V. Pl. I fig. 17 et 18). Nous en avons observé une qui avait l'aspect d'un volumineux polype (V. fig. 90) et cependant l'examen histologique démontra que l'on avait affaire à une tumeur cancéreuse.

Quelquefois ces végétations ont la forme et l'aspect de choux-fleur. D'autres fois, sur une assez large surface, indurée, on voit nettement des végétations fines, peu consistantes et se détachant avec la plus grande facilité, recouvertes d'enduit sanieux purulent.

2° FORME ULCÉREUSE

Sur une des parois de la muqueuse qui est infiltrée et surélevée, se découpe une ulcération plus ou moins large. Le fond en est sanieux,

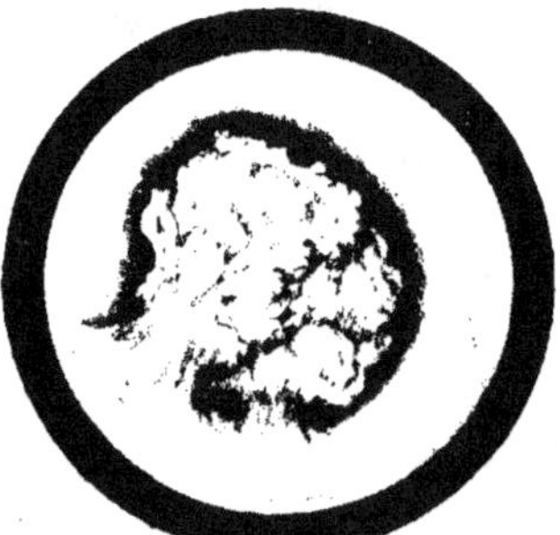 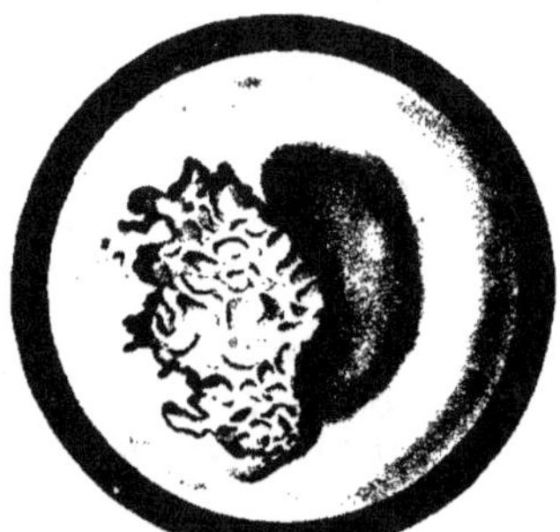

Fig. 90. — Cancer de l'œsophage, forme bourgeonnante.   Fig. 91. — Cancer de l'œsophage, forme ulcéreuse.

recouvert de ce même enduit que nous avons rencontré dans la forme polypeuse. Les bords sont bourgeonnants, saignants également, soulevés en cratère. Dans certains cas, la muqueuse apparaît déchiquetée et l'ulcération présente des contours polycycliques. D'autres fois, ses bords sont soulevés et comme décollés.

Il est évident que c'est dans les formes ulcérées que l'on observe le plus souvent les perforations spontanées et les fistules œsophago-bronchiques dont la présence est révélée par un souffle expirateur à l'intérieur du tube et la perforation fait communiquer l'œsophage avec des foyers de suppuration et de gangrène pulmonaire. C'est dans ces formes ulcéreuses, on le conçoit, que l'on doit redoubler de précautions durant l'œsophagoscopie.

3° FORME D'INFILTRATION OU SOUS-MUQUEUSE

La paroi, en un certain endroit, est comme soulevée et envahie par une masse profonde ; elle présente un aspect figé, contrastant avec la mobilité

de celle du côté opposé (V. fig. 92). La surface est lisse ou granuleuse et
saigne au moindre contact du porte-coton. **C'est la forme interstitielle**
ou profonde du cancer de l'œsophage (V. fig. 93) que l'on observe surtout
au tiers inférieur de l'œsophage. L'infiltration peut s'étendre souvent assez
loin sous la muqueuse et refouler la paroi opposée à la façon d'une sténose
par compression avec laquelle on peut la confondre et dans ce cas également la lumière de l'œsophage ne tarde pas à être rapidement obstruée.

La tumeur présente parfois une consistance dure, élastique, infiltrée.
L'aspect est alors celle d'une paroi refoulée, légèrement mamelonnée, mais
à surface lisse, c'est ce que l'on a décrit sous le nom de *squirrhe*.

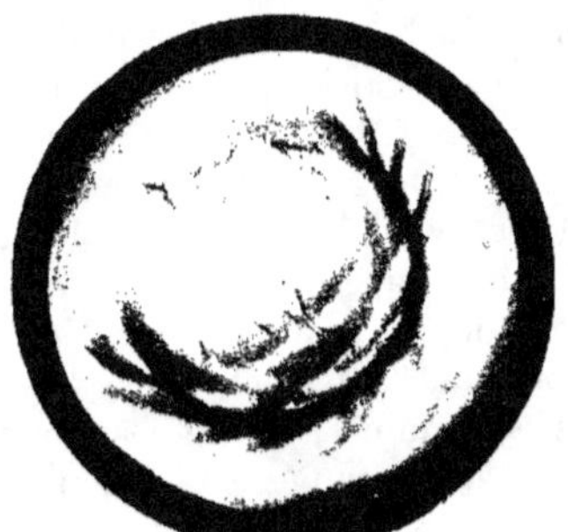 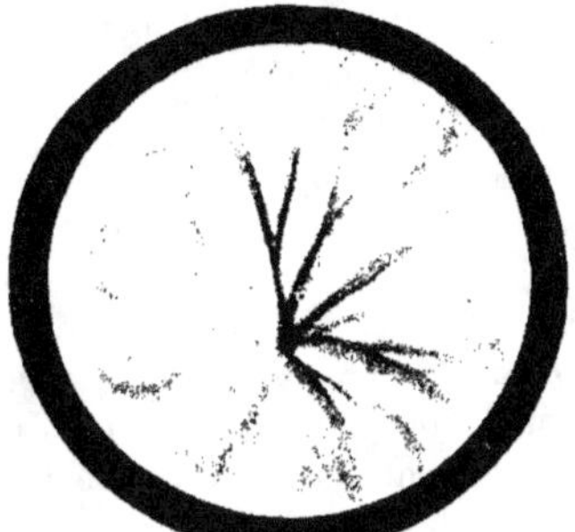

Fig. 92. — Cancer de l'œsophage,   Fig. 93. — Forme sous-muqueuse du
forme sous-muqueuse.   cancer de l'œsophage.

Du reste, toutes ces formes peuvent se combiner. Il est constant de voir
des végétations coexister avec l'ulcération et la forme d'infiltration vient
s'ulcérer à la surface à une période plus ou moins avancée de son évolution.

Mais quelle que soit la forme du cancer de l'œsophage, il *est des caractères constants* qui frappent à première vue et font faire le diagnostic.
C'est : 1° **l'immobilité, l'état figé** de la paroi sur laquelle il s'implante.
A la partie moyenne, cet aspect figé d'une des parois contraste avec le
mouvement incessant de la paroi opposée, qui conserve toute sa souplesse. En outre, 2° la paroi cancéreuse **saigne au moindre contact** du
porte-coton. Cette hémorragie, facile et abondante, est, comme nous
l'avons vu, tout à fait caractéristique. En cas de doute ou comme confirmation de ce diagnostic, l'*examen biopsique* d'un fragment enlevé à la
pince emporte-pièce permettra de nous fixer avec la plus grande rigueur.
Un ou plutôt plusieurs fragments seront enlevés au centre même de la
tumeur bourgeonnante ou sur les bords de l'ulcération. Cette prise doit
être faite avec certaines précautions et est assez difficile en cas de tumeur
infiltrée et sous-muqueuse (1).

(1) Se méfier des examens histologiques négatifs, la prise n'ayant pas été
faite à la bonne place.

L'examen histologique dans les différents cas que nous avons fait examiner, nous a montré que la forme la plus fréquente était l'épithélioma pavimenteux (5/6) (principalement basicellulaire) : l'épithélioma cylindrique est beaucoup plus rare (1/6). Nous n'avons jamais observé de sarcome.

Rarement, le cancer affecte une **forme circulaire**. Même à une phase avancée de son évolution, il reste toujours limité à une des parois de ce conduit et il se développe plutôt suivant la longueur du canal œsophagien.

S'il est facile de voir à l'œsophagoscope l'étendue en largeur, il est difficile de se rendre compte de l'étendue en longueur de l'ulcération. Il est, en effet, tout à fait prohibé d'essayer de franchir, sous peine des pires désastres, l'ulcération ou la tumeur cancéreuse, car les parois sont tout à fait friables à ce niveau.

Ainsi que nous l'avons vu un peu plus haut, le cancer de l'œsophage se localise principalement au niveau du tiers moyen, vient ensuite le tiers inférieur, la région du cardia, puis le tiers supérieur ; or, suivant le siège différent, les caractères œsophagoscopiques sont un peu différents. **Ceux de l'extrémité toute supérieure**, immédiatement au-dessous de la bouche de l'œsophage, sont difficiles à examiner, car ils s'accompagnent de contracture de l'anneau sphinctérien qui empêche la pénétration du tube. Si la tumeur est située un peu plus bas, on déplisse également mal la muqueuse cervicale à cause de l'étroitesse de la région.

Ceux de la partie moyenne sont, ainsi que nous l'avons vu, les plus faciles à examiner.

Il est également aisé d'explorer les cancers de la région cardiaque, lorsqu'ils avoisinent l'anneau diaphragmatique. La paroi se laisse facilement dilater et l'on examine de loin la tumeur avec tous ses caractères.

Mais *lorsqu'elle siège au cardia proprement dit*, on retrouve les mêmes difficultés que dans la région cervicale supérieure. Il se forme ici souvent un anneau de contracture qui gêne beaucoup lors de l'examen. Certaines de ces tumeurs passent même facilement inaperçues dans cette région, d'autant qu'elles sont, la plupart du temps, peu volumineuses, à **forme ordinairement sous-muqueuse**, se cachant dans les replis de l'entonnoir cardiaque.

Maintenant peut-il y avoir des *localisations doubles ou multiples*, c'est-à-dire *plusieurs cancers* dans l'œsophage ? Théoriquement, il est impossible de faire cette constatation à l'œsophagoscope, puisqu'on ne doit jamais dépasser une tumeur cancéreuse, pas plus qu'une tumeur anévrismale. Le fait est, du reste, rare, mais dans un cas il nous a été donné de constater un polype épithéliomateux du tiers supérieur coexistant avec deux autres du tiers moyen et du tiers inférieur. L'examen histologique fait pour ces deux tumeurs nous a montré que toutes les deux étaient des cancers. On peut admettre que dans ces cas il y a greffe néoplasique d'un cancer du tiers supérieur sur le tiers inférieur par déglutition de parcelles néoplasiques. Enfin tout dernièrement chez un malade adressé par le Dr Mathey (Haute-Saône), après avoir soigné par des applications locales de radium un épithélioma siégeant à 17 centimètres des arcades dentaires, c'est-à-dire tout à fait à l'origine de l'œsophage, nous avons revu six mois après ce même malade pour de nouveaux symptômes de dysphagie. A l'œsophagoscope la tumeur de l'entrée de l'œsophage avait disparu, mais il y avait *sténose du cardia* par un bourgeonnement épithéliomateux de cette région.

Diagnostic.

Ainsi que nous l'avons vu il n'y a rien dans les signes cliniques qui soit bien caractéristique et si une sténose spontanée et progressive, survenant chez un malade âgé est, la plupart du temps, synonyme de cancer, ce diagnostic est souvent erroné.

Au point de vue de l'**âge,** le cancer des jeunes sujets n'est pas rare. Ainsi que nous l'avons vu dans nos observations, figurent 10 cas au-dessous de 32 ans où l'évolution a été particulièrement rapide. Chez la jeune fille de 14 ans (v. p. 141), l'évolution totale n'a pas duré plus de trois semaines. Au contraire, chez les gens âgés la marche peut être très lente. Comme nous l'avons dit plus haut, nous avons suivi nombre de cancéreux gastrostomisés chez qui un an, un an et demi après l'établissement de la bouche, étant donné le bon état général du patient, l'on se demandait s'il s'agissait bien d'un cancer ; et le diagnostic clinique est posé presque uniquement d'après la sténose progressive avec dysphagie, la salivation spéciale, et la cachexie et l'inanition.

Or, tous ces signes se retrouvent au même titre dans toutes les sténoses graves de l'œsophage, aussi bien dans le spasme pur que dans l'épithélioma.

La dysphagie progressive est (v. p. 135) le principal signe du cancer de l'œsophage. Cette dysphagie peut ne pas exister ou être à peine ébauchée, et ne se produire qu'à une phase avancée de l'évolution, bien que les lésions soient déjà assez étendues. Elle est toujours plus accusée pour les tumeurs des deux extrémités, région cervicale et région cardiaque, que pour celles du tiers moyen. Nous avons eu l'occasion d'observer plusieurs malades atteints de cancer très avancé du tiers moyen de l'œsophage qui avalaient encore relativement bien les aliments solides.

Il s'agit toujours, en tout cas, d'une dysphagie mécanique rarement douloureuse. La **douleur** est, en effet, nulle à de rares exceptions près dans le cancer de l'œsophage. Seuls les cancers des orifices sont douloureux par propagation aux organes voisins (estomac, larynx).

En tout cas on rencontre cette dysphagie au même titre dans les sténoses cicatricielles, et en particulier les sténoses inflammatoires qui sont celles qui prêtent le plus à confusion d'autant que les sténoses inflammatoires ne sont pas rares chez les gens âgés.

La **cachexie et l'inanition** sont liées à la dysphagie. Les malades maigrissent uniquement parce qu'ils ne mangent pas ; ce qui le prouve c'est que, si l'on alimente ces malades à la sonde ou par le bougirage, ils peuvent reprendre rapidement plusieurs kilogrammes. La cachexie cancéreuse proprement dite et due au cancer lui-même, est rare ; il en est de même du faciès cancéreux.

Les **vomissements** et les régurgitations n'ont rien de spécial dans le cancer, et la **salivation exagérée** se retrouve également dans toutes les sténoses par hyperproduction physiologique ; elle est due aux efforts et à la lenteur de la mastication ainsi que nous l'avons vu à propos des sténoses cicatricielles. Les **hémorragies** qui strient quelquefois les expectorations sont caractéristiques, mais sont rarement observées.

En somme, rien dans le tableau clinique pour établir sérieusement le diagnostic de cancer de l'œsophage et le nombre des *pseudo cancers* avant l'œsophagoscopie était-il considérable.

Le cancer est donc une affection dont la **symptomatologie se confond avec celle de toutes les sténoses spontanées à forme grave, et rien ne nous permet d'établir le diagnostic différentiel; seul l'œsophagoscope peut trancher ce diagnostic entre les vrais et les faux cancers.**

Parmi ces pseudo-cancers, il s'agissait, dans les cas que nous avons observés, tantôt de **rétrécissements inflammatoires**, tantôt de **spasmes graves**, soit du cardia, soit de la bouche de l'œsophage, c'est-à-dire curables, *tantôt de sténoses par compression.*

Il est toujours aisé, **de visu**, de faire le diagnostic de ces différentes affections à l'œsophagoscope.

a) Dans le spasme, il n'y a pas d'altérations de la muqueuse, mais simplement contracture du bourrelet sphinctérien, et le diagnostic est très important à faire, car nombre de spasmodiques peuvent, comme nous l'avons vu, devenir à un moment donné cancéreux. C'est ainsi que, dans un grand nombre de cas, nous avons été appelé à examiner des malades spasmodiques depuis dix et quinze ans et plus, et chez qui nous avons découvert un cancer confirmé, alors que tout pouvait faire croire à une simple exagération du spasme.

On conçoit que le diagnostic de cette forme d'épithélioma est particulièrement difficile. La recrudescence et la permanence de la dysphagie semblent indiquer dans un certain nombre de cas la dégénérescence cancéreuse. Mais il ne faut pas oublier qu'à de nombreuses reprises nous avons eu à examiner des malades envoyés avec le diagnostic d'épithélioma à cause de leur dysphagie permanente plus accentuée aux liquides qu'aux solides et qui ne présentaient en somme qu'une sténose inflammatoire de leur cardia ou de leur bouche stomacale.

b) **Les *rétrécissements cicatriciels*** accidentels sont, semble-t-il, impossibles à confondre avec le cancer, étant donné le commémoratif, mais celui-ci peut être peu net ou mis en doute. Il nous souvient d'avoir examiné une femme âgée de 62 ans, en dysphagie complète, chez laquelle les accidents n'avaient débuté que six mois auparavant. Tout portait à croire qu'il s'agissait d'un cancer. Or à l'œsophagoscope, sténose cicatricielle un peu au-dessus du cardia : elle avait avalé, à l'âge de 6 ans, un liquide caustique et les lésions scléro-cicatricielles d'ailleurs assez limitées avaient mis tout ce temps à évoluer.

Il est tout un groupe de rétrécissements inflammatoires à forme cicatricielle qui, survenant chez les gens âgés, peuvent en imposer, au point de vue clinique, pour un cancer : les **rétrécissements** consécutifs à des **poussées d'œsophagite**, à un **ulcère simple**, amènent une sténose progressive tout comme le cancer. L'aspect cicatriciel tranchera le diagnostic. La forme interstitielle, lisse, squirrheuse, est celle qui ressemble le plus au tissu cicatriciel, toutefois l'infiltration est plus grande. Du reste, à un moment donné, le rétrécissement cicatriciel peut se compliquer de dégénérescence cancéreuse.

Les *compressions externes* présentent un aspect tout à fait caractéristique. Une des parois est refoulée, devient convexe et oblitère la lumière du conduit œsophagien.

Dans tous ces cas, l'œsophagoscope donnera donc seul l'élément de certitude au diagnostic, contrôlé d'ailleurs par la prise en général possible et non dangereuse d'un fragment pour **examen biopsique**.

Pronostic. — On peut dire du *cancer de l'œsophage*, dont le tableau clinique mériterait d'être refait complètement, tant il s'éloigne souvent de celui que nous donnent les auteurs classiques, que de tous il est l'un des plus graves, quoique de nature souvent peu maligne (1).

Il n'en est pas de *plus grave*, car, se développant sur une portion relativement étroite du tube digestif, il en amène progressivement la sténose et tue le malade par la faim. Il présente par lui-même des *caractères bénins* : il se développe en effet lentement, insidieusement, sans douleur, sans tendance à la généralisation, laissant longtemps l'appétit intact et l'état général du malade satisfaisant. Tellement que, pendant toute une longue période de début, les forces du malade sont intactes et que souvent, si on lui donne un moyen de s'alimenter, il reprend du poids et même, dans certains cas, un réel embonpoint.

---

(1) Nous avons en vue seulement celui qui se développe uniquement dans ce conduit ; éliminant de ce fait : celui haut situé vers la bouche de l'œsophage, qui ne tarde pas à envahir le larynx ou le pharynx inférieur, et celui du cardia qui envahit plus ou moins l'estomac.

Traitement du cancer de l'œsophage.

Le traitement idéal d'un cancer doit avoir pour but d'enlever complètement ou de détruire la lésion cancéreuse.

Dans le cancer de l'œsophage, le traitement par exérèse chirurgicale n'a guère donné de longues survies et la pauvreté des résultats ne compense pas la difficulté et les dangers opératoires que présentent les interventions entreprises pour essayer de mener à bien l'extirpation de la tumeur cervicale et surtout thoracique.

Seul le traitement par les *applications locales de radium* semble avoir dans ces derniers temps abouti à des résultats positifs et chez un certain nombre de malades que nous suivons depuis plusieurs années, la guérison, peut-on dire, se maintient complète. Mais ce traitement, ainsi que nous le verrons plus loin, n'est applicable que dans des cas qu'il faut savoir choisir, et encore dans la grande majorité, on doit se contenter d'un *traitement palliatif* destiné avant tout à pourvoir à l'alimentation du malade, à soutenir ses forces et à atténuer les symptômes pénibles de la phase terminale.

1° Traitement curatif

1" **Traitement chirurgical.** — Sans vouloir traiter à fond le traitement chirurgical, ce qui dépasserait le cadre de cet ouvrage, nous désirerions indiquer quel est le principe des différentes opérations instituées dans ces dernières années pour extirper le cancer de l'œsophage.

a) Exérèse chirurgicale. — Il y a lieu (1) d'envisager séparément : l'extirpation 1° du cancer cervical et 2° du cancer thoracique.

1° Extirpation du cancer cervical. — C'est Billroth qui, le premier (1872), a démontré expérimentalement la possibilité de la résection circulaire d'une portion de l'œsophage cervical et Czerny qui peu après, en 1877, réussit cliniquement cette opération et obtint un très beau succès. En 1908, Von Acker en réunissait 25 cas et depuis les cas opératoires ne se sont guère accrus. Cela tient certainement à la rareté du cancer cervical primitif et limité à l'œsophage lui-même (il est souvent adhérent aux voies aériennes) et aussi aux échecs constants, immédiats ou éloignés, qui ont suivi cette opération et dans la statistique de Von Acker citée plus haut, la mortalité opératoire était de 14/25, c'est-à-dire 56 0/0.

(1) Sencert, *Traité médico-chirurgical des maladies de l'œsophage et de l'estomac* (Masson, éditeur).

Les malades succombent au choc opératoire : anémiés et épuisés par une longue période d'inanition, ils ne peuvent supporter cette intervention longue et difficile. En outre, l'opération ayant lieu en milieu septique, il en résulte fatalement de l'infection de la plaie avec cellulite cervicale ou médiastinite rapidement mortelles.

Les résultats éloignés de la résection de l'œsophage cervical ne sont pas brillants et 11 cas de guérisons opératoires rapportés ont été suivis de récidive et de mort rapide. Cependant un opéré de Von Acker était encore en bon état 18 mois après l'opération. La principale cause de la récidive est due à la grande difficulté de l'extirpation complète de la tumeur du côté des voies aériennes principalement (c'est souvent du côté du larynx et de la trachée que la récidive survient), et aussi à l'impossibilité d'extirper les ganglions péri-œsophagiens (ganglions carotidiens et sus-claviculaires) dans lesquels le mal ne tarde pas à repulluler.

La **technique opératoire** suivie par les différents auteurs est toujours à peu près la même. Voici brièvement résumée celle recommandée par Sencert. La trachéotomie préalable doit être rejetée ainsi que l'œsophagostomie basse cervicale ; mais la *gastrostomie préventive* est indispensable pour remonter le malade avant l'opération, empêcher l'infection de la plaie cervicale par les aliments qui subissent de ce fait une dérivation complète.

Anesthésie locale ou même générale suivant les sujets (l'anesthésie par l'intubation (1) est toute indiquée).

Incision longitudinale, la même que pour l'œsophagotomie externe pratiquée sur le bord antérieur du sterno-cléido-mastoïdien gauche, allant depuis le cartilage thyroïde jusqu'à la fourchette sternale. Pour se donner du jour il est parfois utile de sectionner le chef sternal du sterno-cléido-mastoïdien. L'œsophage étant mis à nu et bien isolé on pourra pratiquer l'extirpation de la tumeur.

On place au-dessus et au-dessous de la tumeur, loin d'elle une quadruple ligature destinée à fermer la portion d'œsophage à enlever comme un sac. L'extirpation peut être ainsi faite sans que la lumière du conduit ait été ouverte. Si la tumeur est adhérente aux voies aériennes supérieures, on doit en pratiquer la résection simultanée : ablation du larynx, d'une portion de la trachée, résection circulaire de la trachée immédiatement suivie soit de l'abouchement du bout inférieur à la peau soit d'une trachéotomie inférieure.

La réunion bout à bout des deux sections de l'œsophage est presque toujours impossible et la suture circulaire lâche presqu'à coup sûr, incapable de supporter la traction même en attirant vers le haut l'œsophage thoracique, ou en le fixant dans le premier temps aux muscles préverté-

(1) Voir Guisez : *Séquelles des accidents et des blessures de guerre* (Baillière, 1921).

braux (Narath). Il vaut donc mieux ne pas suturer bout à bout et les deux extrémités sectionnées seront traitées de la façon suivante : le bout inférieur est attiré au dehors et sa circonférence antérieure est soigneusement suturée dans l'angle inférieur de la plaie. Le bout supérieur est de même attiré soigneusement et sa circonférence antérieure suturée à l'angle supérieur de la plaie.

Pour fermer la plaie cervicale et éviter l'infection de la plaie par le bout supérieur de l'œsophage, le seul moyen c'est de le recouvrir complètement de peau. Pour cela, mobiliser deux lambeaux latéraux transversaux qu'on attire vers la profondeur et qu'on suture au fond de la plaie pour l'y faire adhérer par leur face cruentée. Après avoir réuni ces deux lambeaux l'un à l'autre, dans le milieu de la plaie, on suture le bord supérieur d'un des lambeaux supérieurs à la circonférence postérieure du bout supérieur de l'œsophage et l'un des lambeaux inférieurs à la circonférence postérieure du bout inférieur. L'oblitération cutanée est ainsi complète et constitue le premier temps de la reconstitution autoplastique de l'œsophage de Von Acker.

Dans un temps suivant, on peut essayer la reconstitution plastique complète de l'œsophage cervical par le procédé de Von Acker, c'est celle que nous avons décrite page 118 pour la reconstitution plastique d'un œsophage réséqué V. page 118, Rétrécissement cicatriciel)(Fig. 80 et 81).

2° CANCER DE L'ŒSOPHAGE THORACIQUE. — Par suite de sa situation dans le médiastin postérieur, ses rapports avec l'aorte, les pneumo-gastriques, les nerfs vagues et les plèvres, il semble que cette partie de l'œsophage est inaccessible au chirurgien.

Cependant Nassilow (1888) se basant sur l'anatomie déclara possible la résection de l'œsophage par la voie médiastine. J. L. Faure fut le premier qui put mener à bien l'ablation d'un cancer de l'œsophage par cette voie (1902), mais il n'avait pu suturer bout à bout les deux surfaces de section et les deux opérés succombèrent au schock opératoire et à l'infection. Pour se donner plus de jour, il avait sectionné la première côte, combinant ainsi la voie cervicale à la voie médiastine, or la section de cette côte compromet considérablement la mécanique respiratoire (Quenu).

Tuffier et Haillon, Sencert ont tenté expérimentalement, sur le chien, la résection suivie de suture bout à bout, d'un segment de l'œsophage thoracique. Mais ces expériences ont montré que, quoi qu'on en ait dit, le danger du pneumothorax ouvert est énorme, et que tous les animaux en expérience succombaient rapidement à ses conséquences, l'expérience clinique n'a pas tardé à corroborer les données de l'expérimentation, et les trois malades que Tuffier a opérés par la voie transpleurale n'ont pas supporté l'opération et sont morts rapidement.

Aussi expérimentateurs et cliniciens se sont-ils efforcés de remédier à cet énorme inconvénient de la voie transpleurale, le pneumothorax. Grâce à l'entretien de la respiration artificielle, obtenue à l'aide d'une insufflation d'air dans la trachée préalablement ouverte, Tuffier et Hallion, Dobromysslow, Sencert ont pu expérimentalement pratiquer la résection, suivie de suture bout à bout, d'un segment de l'œsophage thoracique. De même l'invention des chambres à hypopression ou des masques à hyperpression suppriment maintenant complètement les dangers du pneumothorax et du collapsus pulmonaire. La thoracotomie postérieure par les méthodes de Sauerbruck-Brauer est possible sans crainte d'asphyxie rapide. Mais toujours persiste la difficulté à rapprocher les deux bouts de l'œsophage réséqué et les sutures ont lâché dans la plupart des cas opérés sur l'homme (cas de Wendel et Henle) bien que la résection fut peu étendue, la friabilité de la musculature, outre la fixité de l'organe, augmente également les chances de l'échec des sutures.

Aussi, après l'échec des sutures, après l'échec des anastomoses au bouton de Murphy, a-t-on renoncé, sauf dans les cas de résection très minime, à la réunion bout à bout des deux surfaces de section. Anschütz, Sauerbruch, Willy Meyer, Tiegel, etc , ont tenté de remplacer le bout inférieur de l'œsophage par la grosse tubérosité de l'estomac, attirée, à travers une boutonnière diaphragmatique, dans la cavité thoracique, et au pôle supérieur de laquelle ils fixaient, comme nous le verrons plus loin, le bout supérieur de l'œsophage, tandis que le bout inférieur était invaginé dans l'estomac. Malheureusement, on ne peut attirer dans le thorax qu'une portion limitée de la grosse tubérosité, si bien que la réunion du bout œsophagien supérieur avec le sommet du cône gastrique n'est possible que si ce bout œsophagien n'est pas situé trop haut.

Malgré les méthodes dites physiologiques, la résection de l'œsophage thoracique pour cancer reste une opération d'une gravité exceptionnelle et il n'y a à l'heure actuelle guère qu'un cas de guérison de carcinome de l'œsophage thoracique traité chirurgicalement par Thoreck (1).

Au point de vue technique. — 1° Dans la voie médiastine : Incision verticale à égale distance du bord spinal de l'omoplate et des apophyses épineuses de 20 centimètres et dont le centre correspond suivant le siège du cancer au tiers supérieur et au tiers moyen de la paroi thoracique. Le thorax put être ouvert indifféremment à gauche ou à droite au-dessus de la crosse aortique ; au-dessous, la présence de l'aorte à gauche rend l'œsophage difficilement abordable, c'est à la voie droite qu'il faut avoir recours.

2e Temps. Mise à nu de l'œsophage après décollement de la plèvre et refoulement du poumon et résection de la tumeur.

(1) Thoreck, *Surg. Gynic. and obstetric.*, 1919, XVI, 614.

J.-L. Faure, le premier réussit à enlever par cette voie deux cancers de l'œsophage. Dans les deux cas, le malade succomba au schock et il n'existe pas d'opération suivie de succès.

2° La voie transpleurale comporte l'emploi d'une chambre de Sauerbruck. On fait du côté droit du thorax une incision en U permettant de relever un vaste lambeau cutanéo-musculaire. Par une longue incision transversale, on ouvre le 6e ou 7e espace intercostal et on écarte fortement les deux côtes séparées Si le jour obtenu ainsi n'est pas suffisant, on résèque une ou plusieurs côtes. Le poumon s'affaisse, on aperçoit alors l'œsophage à travers la plèvre médiastine qui le recouvre. On l'isole et on le résèque en prenant bien soin de ménager les deux pneumogastriques. Mais ici encore, même difficultés de réunion bout à bout des deux segments sectionnés.

Comme nous l'avons vu, pour y remédier on a songé à suturer le bout supérieur de l'œsophage à un cône gastrique attiré à travers le diaphragme. Pour cela, on élargit fortement l'hiatus œsophagien du diaphragme, et par cet orifice élargi on attire la grosse tubérosité de l'estomac dans la cavité thoracique. Quand le cône gastrique attiré est suffisamment long, on suture le diaphragme aux parois gastriques en adossant soigneusement les deux feuillets péritonéaux pariétal et viscéral. L'anastomose œsophago-gastrique est alors pratiquée. Sauerbruch ferme le bout supérieur de l'œsophage ; puis, par la bouche, il conduit une sonde armée de la pièce mâle d'un bouton de Murphy dans le bout supérieur fermé. La pièce femelle est fixée au sommet du cône gastrique. En les réunissant, on termine l'anastomose. Au lieu de cette anastomose latérale, Tiegel a pratiqué une anastomose terminale, à l'aide d'un bouton spécial qu'il consolide par une suture d'enfouissement en bourse.

Cette technique n'est utilisable que si le bout supérieur de l'œsophage est assez long pour pouvoir être suturé au sommet du cône gastrique. Les expériences de Sauerbruch lui ont montré que le bout supérieur ne devait pas remonter plus haut que le hile poumon. Il ne peut donc s'agir dans ces cas que de tumeurs bas situées, n'atteignant pas le tiers moyen de l'œsophage. Dans le cas contraire, il ne faut plus songer à amener un cône gastrique au contact du bout supérieur. La seule ressource, c'est d'invaginer le bout inférieur de l'œsophage et d'amener le bout supérieur à l'angle supérieur de la plaie.

On termine l'opération en refermant le thorax après drainage de la plèvre.

Le nombre des résections de l'œsophage thoracique pour cancer pratiquées chez l'homme par cette méthode est encore très restreint, une centaine de cas en tout. Sauerbruch en a opéré 10 ; Küttner, 3 ; Henle, Wendel, Willy Meyer, 1 ; Thoreck, 1 ; Bengoléa, 1 ; on trouve dans la littérature quelques autres cas de résections œsophago-gastriques, mais qui ont été pratiquées pour des cancers du cardia remontant dans l'œsophage abdominal et thoracique.

Tous les opérés, sauf ceux de Thoreck (1) (survie prolongée 8 ans), Bengoléa (1) (37 jours), ont succombé dans les deux ou trois jours qui ont suivi l'opération. En dehors d'accidents opératoires comme la section d'un pneumogastrique (Willy Meyer) ou de la crosse de l'azygos (Sauerbruch), les causes principales de la mort sont la pneumonie et surtout l'infection pleurale post-opératoire.

Toutefois, comme le fait remarquer Tiegel, la plupart de ces opérations ont été entreprises pour des cancers avancés, adhérents aux organes voisins, fusionnés avec les pneumogastriques. De telles opérations n'étaient pas indiquées pour des cancers aussi étendus. C'est en les réservant à des cancers limités, au début de leur évolution, qu'on pourra seulement les juger.

En somme, *le traitement chirurgical* des affections de l'œsophage est extrêmement difficile à cause de la situation profonde de cet organe en particulier dans la région thoracique, et de sa structure.

Dans sa portion cervicale il est facilement mobilisé, mais dans sa portion thoracique il est situé profondément dans le médiastin et en contact avec des organes importants d'une texture délicate comme le péricarde, la trachée, la plèvre, les pneumogastriques, le récurrent gauche et les nerfs sympathiques, l'aorte, sous-clavière gauche et la veine azygos, et est très difficile à mobiliser.

Au point de vue de sa structure, on sait qu'il n'y a pas d'enveloppe bien définie, telle que la membrane sous-muqueuse dans l'intestin, qui soit suffisamment résistante pour maintenir les sutures en place. D'où l'impossibilité d'avoir une plaie qui résiste aux tractions et comme l'œsophage est fixé à son extrémité supérieure et à son extrémité inférieure chaque descente du diaphragme durant l'inspiration cause des tiraillements et favorise la désunion des sutures. D'autres facteurs ajoutent de la difficulté et du danger à la résection de l'œsophage : 1° l'impossibilité d'étirer convenablement les deux extrémités après résection d'une portion de l'œsophage ; 2° l'absence d'une séreuse et par conséquent le manque d'adhérences qui puissent se former autour de la ligne d'union et d'empêcher une déhiscence au niveau de la suture ; 3° le peu de résistance aux infections du tissu conjonctif lâche du médiastin ; 4° la présence constante de bactéries dans la lumière de l'œsophage.

2° Traitement par les applications locales de radium. — Nous croyons avoir été l'un des premiers à publier des résultats positifs concernant le traitement du cancer de l'œsophage par les applications de

(1) V. *Loco citato.*
(2) Bengoléa : *Surg. Gynic. and obstetr.*, 1919. XXIX, p. 413.

radium. Nos premiers travaux en collaboration avec le Dr Barcat datent de 1909 (1) : vinrent ensuite des publications de W. Hill, en Angleterre, et Ch. Jackson, en Amérique.

Les applications locales de radium semblent *a priori* devoir être efficaces dans le traitement du cancer de l'œsophage pour les raisons suivantes : l'épithélioma de l'œsophage est un épithélioma généralement basi cellulaire et l'on sait que ceux-ci sont plus facilement attaquables par le radium que les cylindriques. En outre, cette tumeur a un développement circonférentiel, limité pendant longtemps aux parois de l'œsophage et il est possible d'introduire tout comme dans l'utérus et le rectum un tube au centre même de la tumeur.

Dans tous les cas où nous avons entrepris cette thérapeutique le diagnostic avait été posé d'une façon irréfutable par l'œsophagoscopie, et il avait toujours été vérifié par l'examen biopsique d'un fragment enlevé à la pince. C'est aussi l'œsophagoscopie qui nous a permis de reconnaître si l'œsophage présentait encore *un pertuis libre*, dans lequel on puisse introduire le tube porte-radium et qui est la condition **sine quâ non** pour entreprendre ce traitement.

Depuis 13 ans, nous avons systématiquement traité 170 cas de cancer de l'œsophage par les applications locales de radium. Dans tous, les résultats ont été nettement positifs.

Dans 148 cas il a toujours été palliatif, amenant des survies de 3 à 16 mois alors que tous les malades traités étaient en dysphagie à peu près complète et que la survie chez ces malades abandonnés à eux-mêmes n'aurait certainement pas dépassé 2 à 4 semaines (2). En outre, ce traitement empêche les malades de périr par la faim, ce qui est la terminaison la plus lamentable en cas de cancer.

Dans 22 cas, la guérison nous a paru définitive. La mort étant survenue dans 4 d'affections intercurrentes (cirrhose du foie, appendicite) alors qu'il n'y avait plus aucun trouble du côté de l'œsophage. Dans les dix-huit autres, la guérison se maintient encore actuellement complète cliniquement et œsophagoscopiquement : 2 depuis 10 et 11 ans, 1 depuis 3 ans, 3 depuis 3 et 2 ans, 12 depuis 1 an 1/2 et 1 an.

Nous avons suivi avec l'œsophagoscope la régression de la tumeur et chez plusieurs elle a disparu sans laisser aucune trace. Chez plusieurs d'entre eux elle se maintient depuis plusieurs années et nos résultats ont été beaucoup meilleurs avec les progrès de la technique dans ces deux dernières années.

(1) *Société Médicale des Hôpitaux*, 2 avril 1909.

(2) Durant l'année 1921, nous avons suivi simultanément 15 malades chez lesquels le traitement par le radium avait été appliqué, et 8 chez lesquels aucun traitement n'avait été institué, dans ces derniers la moyenne de la survie a été cinq fois moins élevée que chez ceux traités par le radium.

1° Dans un des premiers cas que nous avons soigné, il s'agissait d'un malade qui se plaignait d'une gène qui avait commencé huit mois auparavant, gène à avaler principalement les aliments solides. Celle-ci, inconstante au début, est devenue permanente depuis quatre mois.

A aucun moment, le malade n'a eu ni vomissements, ni hématémèse. Actuellement, l'alimentation se fait uniquement de choses liquides. Néanmoins, l'état général du malade est resté bon, il n'y a pas d'amaigrissement.

Inquiet de la persistance, de plus en plus grande, des troubles observés, le malade vient nous demander, conseillé par son médecin, le Dr Lemoult (de Paris), un examen œsophagoscopique.

Examen œsophagoscopique. — Le 26 novembre 1912, sous cocaïne, dilatation vers la partie moyenne de ce conduit dont la muqueuse est rouge et enflammée. Arrivé à quelques centimètres au dessus du cardia, on remarque une sorte de zone rouge, de la grandeur à peu près d'une pièce de cinq francs.

En examinant de plus près, on voit qu'il existe, vers le centre de cette zone, une petite ulcération, dont les bords sont bourgeonnants. Cette ulcération n'est pas très profonde, mais la paroi, sur laquelle elle repose, est comme cartonnée et figée. Si on la touche avec un porte-coton, on voit qu'elle saigne assez abondamment. Nous prenons un fragment pour faire un examen histologique. Celui-ci, fait par M. Bauer, donne les résultats suivants :

« Le fragment examiné contient du tissu réticulé riche en cellules lymphoïdes et des glandes en tubes à épithélium caliciforme, avec quelques îlots très restreints d'épithélium pavimenteux stratifié. L'épithélium caliciforme du revêtement est constitué par des cellules remarquablement hautes ; il tapisse de petites cryptes anfractueuses séparées par des papilles très irrégulières, dentelées en soie. L'irrégularité de cette surface, le développement considérable des cellules épithéliales sont en faveur du diagnostic *épithélioma à cellules cylindriques.* »

Traitement : applications de radium. Quantité variant de 2 à 5 centigrammes à deux jours d'intervalle. Il peut supporter successivement six séances variant entre quatre et cinq heures chacune.

Comme effet, au bout de la cinquième séance, il remarque que les brûlures ou aigreurs œsophagiennes, dont il se plaignait, ont complètement disparu.

Nouvel examen œsophagoscopique le 18 décembre. Les lésions sont beaucoup modifiées.

1° L'ulcération a partiellement disparu ; elle est remplacée par une surface lisse, rouge, de la grandeur d'une pièce d'un franc. A cette partie inférieure il existe encore deux ou trois petits bourgeons d'apparence un peu suspecte ; ceux-ci saignent au contact du porte-coton, tandis que le reste de la tumeur ne donne plus d'hémorragie comme à notre premier examen.

2° En outre, la perméabilité œsophagienne est beaucoup augmentée puisque nous pouvons franchir le cardia avec un tube de 11 millimètres et pénétrer facilement dans l'estomac.

Après deux nouvelles applications, une nouvelle œsophagoscopie (avril 1912) nous montre la disparition de tout bourgeonnement. Le malade a conservé actuellement (novembre 1922) une déglutition normale et s'alimente de tout sans aucune gène, état général excellent.

2° Nous avons soigné en 1911 M. D... (de Corbie, Somme) [adressé par notre ami le Dr Labouré (d'Amiens) et le Dr Boury (de Ham)]. Il s'agissait d'un malade atteint de dysphagie progressive dont le début remontait au mois de novembre 1910. L'alimentation était presque impossible même aux liquides, et le malade avait maigri considérablement, principalement depuis un mois. Régurgitations et vomissements œsophagiens.

L'examen œsophagoscopique (février 1911) nous fit voir au tiers moyen de l'œsophage un épithélioma à forme infiltrante et bourgeonnante, à forme circulaire, sténose à peu près complète. L'examen histologique fait par le Dr Deglos nous a donné comme résultat : épithélioma tubulé.

En février, mars et avril, nous fîmes deux séries d'application de radium (huit séances de cinq heures et 5 centigrammes, et quatre séances de 7 ctgr. 1/2). La déglutition fut aussitôt meilleure, et lorsque le malade cessa tout traitement l'alimentation était normale. Nous avons eu de ses nouvelles pendant deux ans et demi par le Dr Labouré ; la guérison s'était maintenue parfaite, plus de dysphagie. le malade avait engraissé de 12 kilogrammes pendant deux ans. Nous l'avons perdu de vue avec la guerre. La survie a été au moins de 3 ans.

3° M. X..., avocat, amené par le Dr Bezançon, épithélioma à 5 centimètres au-dessus du cardia. Traitement par les applications locales de radium (0.05 ctgr.) en 1912. Disparition complète de la tumeur. Déglutition est tout à fait normale depuis, disparition de tous les troubles dysphagiques.

4° M. X..., amené en dysphagie complète par notre collègue Amblard de Vittel. Sténose complète du cardia par tumeur bourgeonnante et ulcéreuse (1913). Trois applications de radium : la déglutition est redevenue rapidement normale et se maintient telle depuis dix ans chez ce malade âgé actuellement de 75 ans.

5° M. D.... de Saint-Bouize (Cher) a été soigné par nous en 1912, pour une sténose inflammatoire de la région cardiaque de l'œsophage. Bien que la dysphagie fut très ancienne et l'état général mauvais par suite du manque d'alimentation, tellement que le Dr Picot, de Sancerre, qui nous l'adresse, croyait cliniquement à un cancer, il nous fut très facile de le recalibrer et de lui rendre une alimentation normale.

Il nous revint en 1920 (avril) avec de nouveau une dysphagie à peu près complète ; cette fois l'examen œsophagoscopique nous fit découvrir dans la région cardiaque de ce conduit une sorte d'infiltration bourgeonnante dont l'examen histologique (Bauer) permit d'apprécier la nature exacte (épithélioma cylindrique).

Série d'applications locales de radium. L'application est difficile à cause de l'étroitesse de la sténose, néanmoins l'amélioration fut assez rapide et deux mois après (juin 1920), nous recevons une lettre de ce malade nous disant qu'il mangeait assez facilement des liquides et des aliments demi-solides et il y avait augmentation de poids.

Au début de 1921 un nouvel examen œsophagoscopique (20 février) nous a montré qu'il n'y avait aucune trace de bourgeonnement dans la région du cardia. Néanmoins la déglutition est difficile par moments, sans doute à cause de la sténose inflammatoire persistante de la région cardiaque de l'œsophage. La sténose a repris les caractères qu'elle avait antérieurement à l'éclosion du cancer. Nous venons de le revoir en juillet 1922. La sténose cicatricielle s'est reproduite, mais sans trace d'épithélioma. et nous nous sommes contenté de quelques dilatations bougiraires simples.

6° Chez une autre malade adressée en janvier 1920 par notre collègue et ami Fournié, il s'agissait d'un cancer de la bouche de l'œsophage, facile à voir au miroir, ayant envahi la région postérieure du larynx qui était bourgeonnante. Les troubles dysphagiques ont débuté quatre mois auparavant. La voix était voilée, sans paralysie récurrentielle, simplement par défaut d'accolement des cordes vocales par épaississement des aryténoïdes. La dysphagie était à peu près complète au moment de l'examen, le malade ne peut plus avaler que des liquides et avec beaucoup de peine.

L'examen au laryngoscope montre qu'il y a de l'œdème des deux aryténoïdes qui sont figés, des végétations de la région interaryténoïdienne ; ces végétations saignent au moindre contact du porte-coton.

Examen œsophagoscopique. — Sténose de la bouche œsophagienne par végétations épithéliomateuses, qui envahissent la partie antérieure de l'œsophage et rendent l'obstruction à peu près complète.

Il s'agit donc d'un cancer de l'entrée de l'œsophage et de la région postérieure interaryténoïdienne, rien au larynx proprement dit, cordes vocales intactes.

A la suite d'une série de six applications (janvier, février 1920) de radium à la dose de 12 centigr. avec un total des applications de trente heures, nous avons pu suivre *de visu* la régression de la tumeur et les aryténoïdes sont redevenus rapidement normaux. La déglutition a suivi une amélioration parallèle et en mai nous avons pu montrer ce malade présentant toutes les apparences de la guérison aux collègues venus à notre clinique pour une démonstration que nous avons faite à l'occasion de la réunion de la Société française de Laryngologie (mai 1920).

En décembre 1920, date de sa dernière visite à notre clinique, il nous dit qu'il a pris 5 kilogrammes depuis notre premier examen il n'y a plus de bourgeonnements dans la région des aryténoïdes ni au niveau

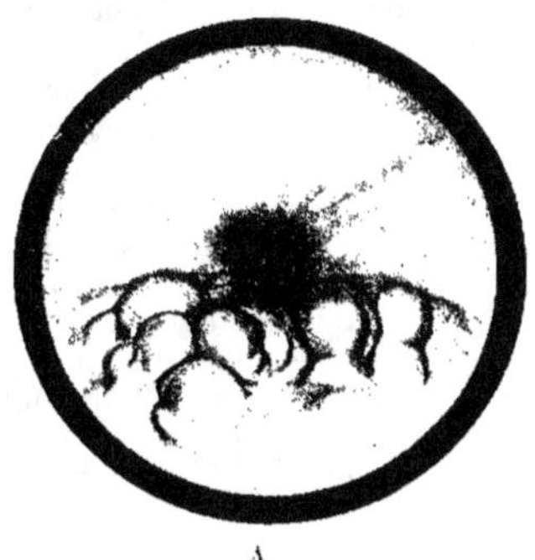

A

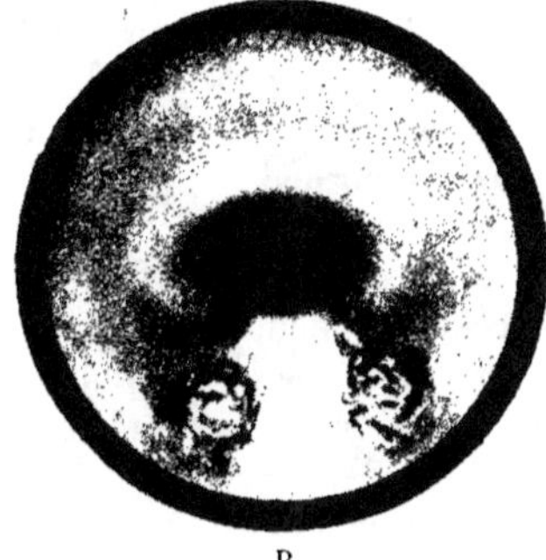

B

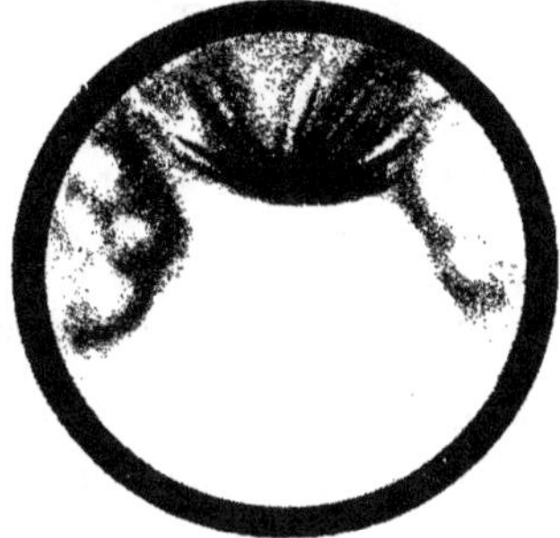

C

Fig. 94, 95 et 96. — Traitement d'un cancer de l'œsophage par les applications locales de radium (cas n° 7) et suivi sous l'endoscopie. — A, avant le traitement ; B, après quatre applications il persiste encore deux bourgeons à la partie inférieure de la sténose ; C, les deux bourgeons ont disparu trois mois après.

de la bouche de l'œsophage. La déglutition aux solides et aux liquides est facile, malheureusement ce malade a repris des habitudes éthyliques anciennes et il a fait dans ces derniers temps de la cirrhose du foie avec ascite dont il est mort (février).

Enfin citons ce dernier cas comme exemple de guérison complète obtenue par le radium, guérison se maintenant depuis près de trois ans, et toute tumeur a disparu à l'œsophagoscope :

7° Une femme âgée de 60 ans, adressée par notre confrère Guelpa, présentait un épithélioma à forme bourgeonnante du tiers moyen de l'œsophage avec dysphagie à peu près complète au moment de l'examen œsophagoscopique fait le 17 avril 1920, puisqu'elle ne pouvait avaler que les liquides et encore très difficilement. Il y a eu amaigrissement notoire depuis le début de l'évolution de la dysphagie. Mais il n'y a pas de cachexie à proprement parler. L'appétit est conservé, il n'y a aucune douleur locale du côté l'œsophage. Pas de vomissements, ni régurgitations, ni hématémèses. Examen histologique (Deglos) : épithélioma pavimenteux lobulé très net. Applications faites les 22 avril, 28 avril, 5 mai, 12 mai : quantité : 12 centigrammes de bromure de radium. Applications très bien supportées.

Le radium a ramené chez cette malade une déglutition normale à toutes espèces d'aliments : elle mange actuellement et cela depuis le mois de mai 1920, c'est-à-dire depuis la 4e application de radium, toutes espèces de solides, pain, viande. L'état général est excellent, la mine est colorée, elle a gagné 6 kilogrammes et repris son poids normal en cinq mois. Le dernier examen œsophagoscopique, fait le 4 mars 1921, nous a montré qu'il existait simplement une surface légèrement blanchâtre à l'endroit où s'implantait la tumeur, mais sans aucune sténose. Il n'y a plus aucune trace de bourgeonnement et le tube œsophagoscopique descend librement jusqu'au cardia sans rencontrer aucun obstacle, on peut passer actuellement dans son œsophage une bougie n° 45. Elle présente donc actuellement, cliniquement et œsophagoscopiquement, toutes les apparences de la guérison, deux ans et demie après la cessation de tout traitement actif par le radium.

Chez huit malades soignés plus récemment, bien que l'on ne puisse parler encore de guérison, la disparition de la tumeur constatée sous endoscopie a été des plus rapide. Chez l'une d'elles examinée en juin 1922 avec le Dr Weil, de Versailles, l'épithélioma avait envahi tout le 1/3 inférieur de l'œsophage, il n'y a plus actuellement (novembre 1922) aucune trace de la tumeur et l'état général est redevenu normal.

Dans un autre cas adressé par le Dr Barth en août dernier, la tumeur occupait une grande longueur de ce conduit. Après la radiumthérapie une première œsophagoscopie faite au début d'octobre a montré qu'il persistait seulement deux bourgeons, l'un, le supérieur, était de nature inflammatoire, l'autre, l'inférieur, dans une portion sans doute non irradiée, était encore du cancer. Un nouvel examen, un mois après, après deux nouvelles applications de radium, a montré la disparition complète de la tumeur. La malade s'alimente actuellement de tout (déc. 22).

Telles sont les quelques observations typiques que nous désirions rapporter ici sans pouvoir les citer toutes.

L'œsophagoscope nous a fait constater dans ces différents cas que la guérison était obtenue par deux processus différents : ou bien la *disparition complète de la tumeur* et le retour de la muqueuse à l'état normal ou la persistance locale d'une *sténose cicatricielle* peu marquée au niveau même où siégeait la tumeur, de sorte que ces derniers malades doivent être dilatés de temps à autre pour maintenir le calibre de l'œsophage. Il s'agit là sans doute de deux modes d'action un peu différents du radium suivant la nature des rayons actifs : rayonnement mou ou rayonnement dur.

Disons tout de suite que certaines formes de ce cancer nous ont paru plus nettement influencées que d'autres. 1° *D'après le siège*, le cancer de l'extrémité toute supérieure et celui de la région cardiaque ont paru peu modifiés par ces applications (1) ; sans doute aussi à cause de l'envahissement par la tumeur des régions voisines : en haut larynx, hypopharynx ; en bas estomac. 2° *Au point de vue macroscopique*, les formes saignantes et très bourgeonnantes sont plus difficilement attaquables par les applications de radium. 3° Au contraire, il ne nous a pas paru qu'il y ait une relation constante *entre telle ou telle forme histologique et les résultats obtenus.*

Pour ce qui est de la technique, nous avons depuis quatre ou cinq ans modifié beaucoup notre manière de faire. Les doses nécessaires de bromure de radium seront de 8 à 10 centigrammes répartis en deux tubes mais on ne doit pas les dépasser. Les applications ne doivent pas être moins de dix ou douze heures. En raison des réactions inflammatoires toujours possibles, il faut tâter la sensibilité de l'œsophage, et la première séance ne dépassera pas cinq heures. Un intervalle de un à deux jours doit exister entre chacune des premières séances et de deux ou trois pour les dernières (2).

Il est *certaines contre-indications* à l'usage de ce traitement, qu'il faut à notre sens bien préciser, car il n'est point applicable à tous les cas. Il convient que le malade avale encore librement les liquides et en quantité suffisante, qu'il ne soit pas en état de déshydratation, de *water hunger*, stade grave en matière de cancer de l'œsophage. La dysphagie absolue est une contre-indication. Il peut être indiqué d'établir alors une bouche de gastrostomie avant d'entreprendre ce traitement, ou mieux de pratiquer l'intubation caoutchoutée œsophagienne suivant la technique que nous avons décrite (3). La paralysie récurrentielle, qui indique toujours un envahissement des régions voisines, les hémorragies dans l'expectoration, les phénomènes douloureux qui sont dus à l'œsophagite de la poche sus-jacente ou à l'envahissement des régions voisines sont autant de contre-indications : le cancer de l'œsophage est une affection indolore par elle-même. En cas d'œsophagite, il faut au préalable faire quelques lavages alcalins de la poche avant de commencer tout traitement local.

La condition indispensable et « sine quâ non », pour que l'on puisse faire ces applications, *est que la sténose ne soit point devenue complète*, c'est-à-

---

(1) D'ailleurs en général assez mal supportées quand l'épithélioma siège au cardia, à cause des nausées que la sonde détermine.

(2) Dans ces derniers temps nous avons eu certainement de meilleurs résultats en faisant des séances plus longues, 18 à 24 heures, avec des doses plus faibles (8 ctgr.) en plusieurs tubes pour que toute la hauteur de la tumeur soit irradiée, séances faites tous les deux jours. Le malade peut très bien absorber des liquides, la sonde restant en place dans la seconde partie de chaque séance grâce à la dilatation obtenue par le radium.

(3) V. *Bulletin de la Société française de laryngologie*, mai 1914.

dire qu'il persiste encore dans l'œsophage un pertuis suffisant pour pouvoir y introduire la sonde porte-radium. Il est toujours facile de reconnaître ce pertuis à l'œsophagoscope, lorsque l'on examine minutieusement
la portion sténosée par le cancer. Il est possible, du reste, de s'aider de la
bougie molle, filiforme, et, sans danger, de l'engager dans ce pertuis, la
laisser quelques heures à demeure et refaire ainsi un canal suffisant pour
que l'on puisse ultérieurement introduire cette sonde qui doit toujours être,
au minimum, du n° 20 ou 22 de la filière ordinaire.

On a repéré bien exactement sous l'œsophagoscope le siège de la sténose cancéreuse et noté la distance exacte qui la sépare des arcades dentaires supérieures.

Les tubes contenant le radium sont attachés à un fil de cuivre inclus dans
une sonde olivaire n° 20 ou 22 (V. fig. 97). Pour tâter la susceptibilité de
l'œsophage, nous avons généralement employé au début des quantités de
radium peu élevées, variant de 5 à 6 centigrammes ; mais, si cette
médication était bien tolérée, rapidement nous avons porté cette quantité
à 8 ou 10 centigrammes. Il est utile *que le radium soit réparti en deux ou
trois tubes pour que la tumeur qui occupe souvent une certaine longueur
du canal œsophagien soit irradiée dans toute sa hauteur.*

Nous n'avons utilisé, comme dans toutes les applications de ce genre,
que le rayonnement ultra-pénétrant de Dominici, c'est-à-dire cette fraction
du rayonnement qui persiste après l'interposition d'un ou mieux de plusieurs écrans de métal dense (platine, or, argent, etc.) et qui est constituée uniquement par des rayons β durs et des γ, après que le rayonnement
secondaire, résultant de la traversée du métal, a été éliminé par un dernier écran de matière à densité légère (gomme) qui évite le rayonnement
secondaire de Sagnac, lequel pourrait être nocif pour les cellules saines.

A travers un premier écran de 4/10 de millimètre d'argent et de 3/10 de
platine, formé par les parois du tube et à travers un deuxième écran de
1 millimètre d'épaisseur de gomme représenté par la sonde œsophagienne, le rayonnement extérieur fourni par les appareils était de 20.000
pour les tubes de 0,05. Activité en centimètres cubes, 2.000.000.

La sonde de gomme garnie de ces tubes de radium peut être introduite
dans l'œsophage sous le contrôle de l'endoscopie, de façon à ce que ces
tubes soient exactement au siège même de la sténose. Pratiquement nous
ne faisons que la première application sous l'endoscope ; dans les autres
séances, la sonde molle munie des tubes porte-radium est introduite dans
l'œsophage, simplement sous le contrôle du doigt. On sait exactement où
se trouve la tumeur cancéreuse, on fait pénétrer la sonde progressivement
jusqu'à un point de repère qu'on a indiqué au préalable sur cette sonde
et qui doit correspondre à la longueur dont elle doit être introduite dans
l'œsophage, à partir des arcades dentaires.

La sonde s'engage très facilement dans le pertuis qui reste au milieu de
la tumeur cancéreuse et donne une sensation spéciale de frottement qui

indique que l'on a bien pénétré dans la partie sténosée. Elle est fixée et maintenue à l'aide de lacs de coton liés autour de la tête du malade (V. fig. 97).

Comme nous employons toujours plusieurs tubes, ceux-ci doivent être placés bout à bout et maintenus en place par leur fil.

Il semblerait, *à priori*, que la sonde porte-radium doive être mal tolérée par les patients. En réalité, il en est bien peu qui ne supportent point ces applications pendant toute la durée prescrite. L'effet immédiat est une

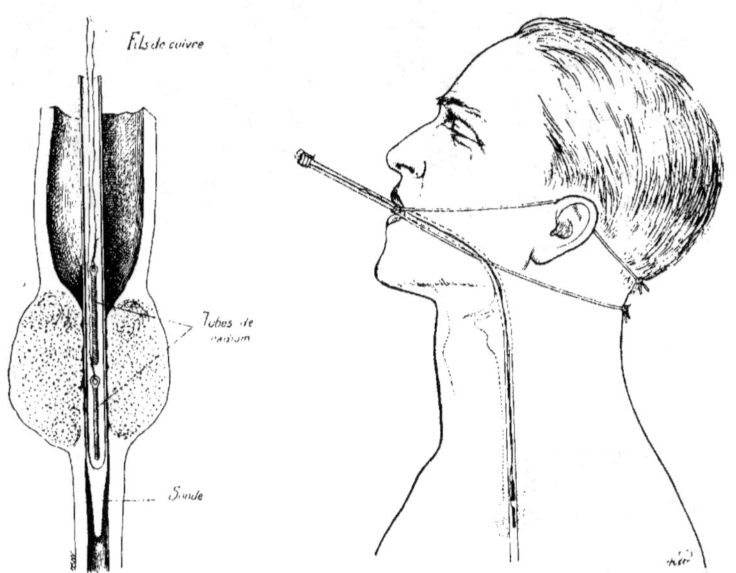

Fig. 97. — Radiumthérapie du cancer. Les deux tubes de Dominici sont maintenus dans la sonde exactement au niveau de la tumeur.

émission de salive abondante, souvent fétide pendant toute la durée de l'application, principalement lors des premières séances.

Les séances d'application devront être peu espacées, et il ne faut point mettre plus de un ou deux jours d'intervalle entre chacune d'elles ; cela, bien entendu, suivant la résistance du malade et suivant la réaction locale que présente l'œsophage. Le nombre total des heures d'application nécessaires est évidemment variable, mais nous n'avons jamais obtenu de résultat durable, à moins de soixante heures. Chez la plupart de nos malades qui présentent actuellement toutes les apparences de la guérison, nous avons fait quatre-vingts heures.

Les applications de radium, pour être efficaces, doivent être faites au centre même de la tumeur. Or le cancer de l'œsophage se développe dans les parois de ce conduit, y reste longtemps confiné. En introduisant le tube dans le canal au niveau de la tumeur, on le place au centre de celle-ci.

Nous avons choisi pour appliquer ce traitement les cas les plus favorables d'entre ceux qui nous ont été adressés.

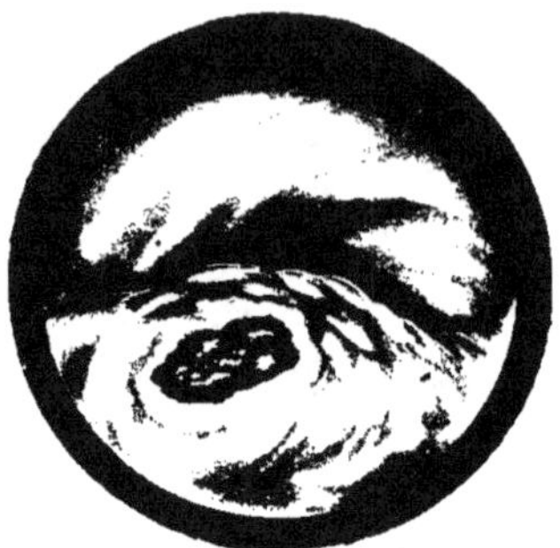

Fig. 98. — Cancer de l'œsophage du tiers moyen. Forme ulcérée.

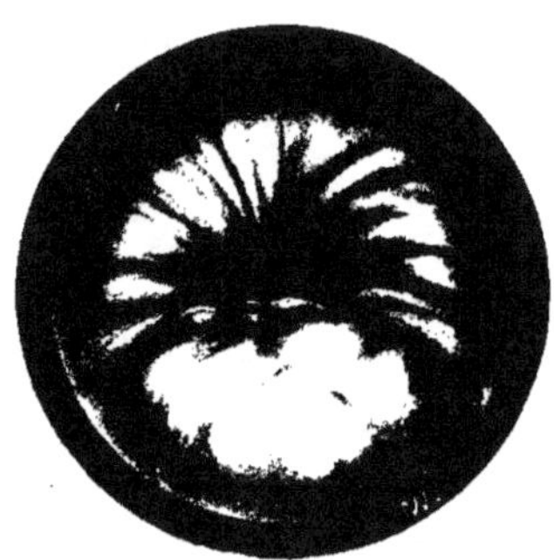

Fig. 99. — Le même cancer de l'œsophage trois semaines après les applications de radium.

Nous avons nettement constaté une amélioration évidente dans tous et cette amélioration s'est accusée surtout dans ces derniers temps,

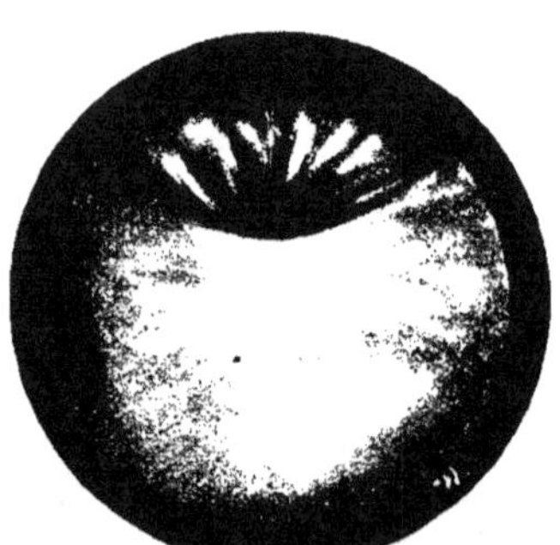

Fig. 100. — Le même deux mois après application du radium.

depuis que nous employons des doses un peu moins fortes de bromure de radium et que nous faisons des applications plus prolongées et moins espacées.

Un fait nous avait déjà frappé lors de notre première communication, et c'est, du reste, ce simple fait qui nous avait engagé à continuer nos applications locales de radium, c'est l'*augmentation du calibre du point sténosé* qui a été constante dans tous les cas que nous avons soignés; et même, s'il est très facile de repérer le point sténosé, lors des premières applications, cela devient très difficile lors des applications ultérieures, à cause de l'élargissement de la sténose, qui ne donne plus aucune sensation de frottement à la main qui introduit la sonde-radium. Parallèlement, la déglutition nous a paru très rapidement facilitée. L'état général du malade s'est très vite remonté, et plusieurs ont gagné 5 ou 6 kilogrammes dans les mois qui ont suivi le traitement. Dans toutes les formes très bourgeonnantes ou très ulcéreuses, l'action nous a paru beaucoup plus aléatoire ou, en tout cas, peu durable ; au contraire, lorsque l'on a affaire à une *forme lisse, peu bourgeonnante, infiltrante, sans ulcération,* l'action est plus rapide et beaucoup plus durable.

Nous avons pu, chez plusieurs malades, suivre œsophagoscopiquement les modifications de la tumeur au cours du traitement, et dans l'un d'eux dont nous avons publié antérieurement l'observation (1), où nous avons fait successivement et à intervalles très rapprochés trois applications de radium, nous avons constaté, au bout d'un repos de huit jours, que la tumeur, qui était toute en saillie auparavant, présentait une sorte d'encolle nette et n'était plus guère représentée que par deux gros bourgeons latéraux, alors que la partie centrale semblait avoir fondu complètement.

Chez un autre malade, nous avons fait cinq fois l'examen œsophagoscopique, durant le traitement, et nous avons vu qu'à la place d'une tumeur molle saignant au moindre contact, il existait dans l'œsophage une sorte de masse à aspect scléro cicatriciel, qui ne saignait plus du tout, présentait une couleur blanchâtre et avait changé tout à fait de caractère. Chez une malade soignée récemment (Voir page 168), l'amélioration immédiate était due à une disparition à peu près complète de la tumeur bourgeonnante ainsi que nous l'a montré l'œsophagoscope. A la partie inférieure persistaient seulement deux petits bourgeons latéraux.

Le radium semble donc avoir une action réelle sur le cancer de l'œsophage, mais à la condition de suivre une technique des plus rigoureuses.

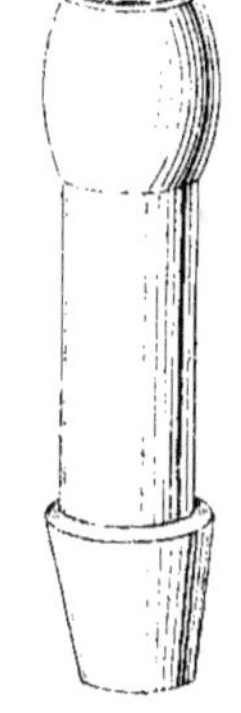

Fig. 101. — Tube de Gottstein pour intubation de sténose du cardia.

2° TRAITEMENT PALLIATIF

Souvent il faudra s'en contenter soit que la sténose tout à fait imperméable ne permette pas les applications de radium, ou que le traitement par le radium ne soit pas accepté par le malade.

Tous ou presque tous les malades atteints de cancer de l'estomac **meurent d'inanition.** Il faut donc que, par tous les moyens possibles, on tâche de les alimenter. Nous avons vu que la *gastrostomie* ne donne que de médiocres résultats dans le cas de cancer de l'œsophage. Autant cette intervention amène de véritables résurrections et est indiquée dans les sténoses cicatricielles graves, autant elle expose à des déboires dans le cas de cancer de l'œsophage surtout si celui-ci est bas situé, elle est souvent incontinente quelque procédé que l'on emploie.

(1) V. *Société médicale des hôpitaux.* 24 mars 1911.

Nous croyons qu'aujourd'hui l'accord est fait parmi les chirurgiens pour reconnaître qu'il s'agit là d'un pis aller, et, comme toute intervention palliative, elle n'est en général faite que lorsque l'alimentation par la bou-

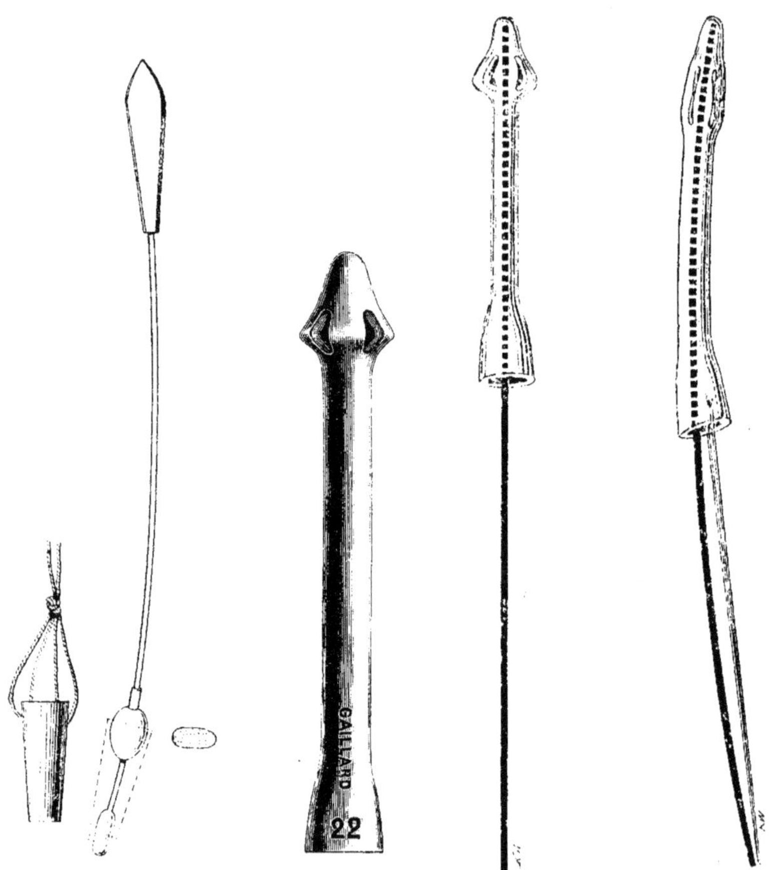

Fig. 102. — Tube de Leyden Ranvers pour l'intubation, avec son mandrin.

Fig. 103. — Sonde à intubation pour les sténoses cancéreuses de l'œsophage.

Fig. 104. — Drains préparés pour l'introduction. *a*, drain armé sur baleine ; *b*, drain tendu sur baleine à l'aide de fils de soie.

che est devenue impossible ou presque. Alors il en faut bien peu pour emporter de pareils malades, ils sont souvent enlevés le deuxième ou troisième jour après l'opération dans une syncope, et la survie qu'elle donne est en tout cas bien courte.

Le traitement suivant, que nous avons institué par les voies naturelles, nous a donné des résultats bien meilleurs.

Nous avons profité de ce fait que l'œsophagoscope nous permet de reconnaître **de visu** le pertuis resté libre dans la lumière de l'œsophage, et à l'aide de bougies molles nous avons entrepris les **dilatations prudentes du pertuis avec les bougies molles olivaires,** laissées à demeure pendant quelques minutes.

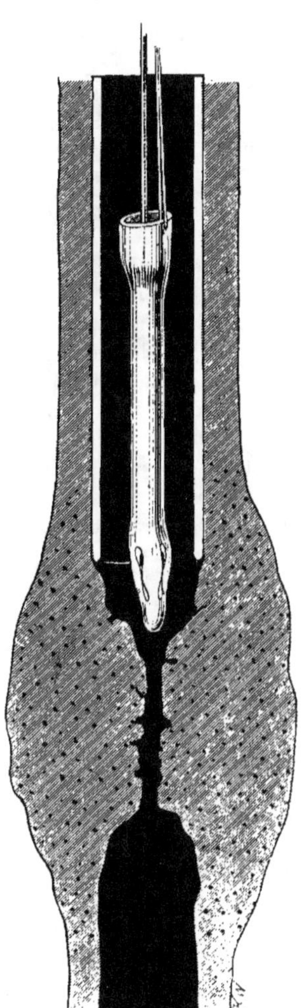

Fig. 105. — Introduction du drain à intubation dans une sténose cancéreuse. *a*, premier temps : il est tendu sur la baleine.

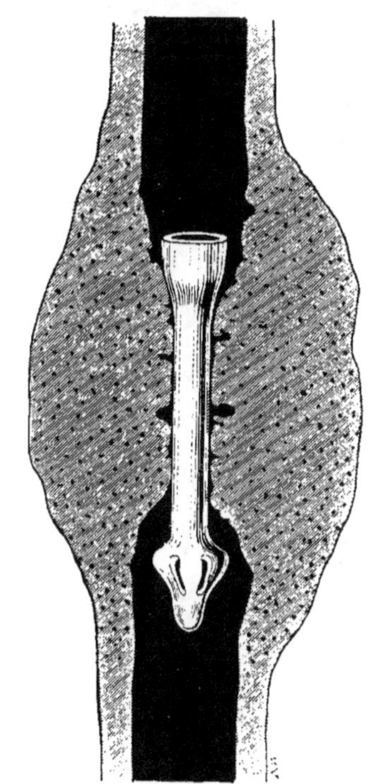

Fig. 106. — Introduction du tube dans une sténose cancéreuse. *b*, deuxième temps : le tube est introduit et laissé dans la sténose cancéreuse.

Les premières séances doivent être endoscopiques, lorsque l'on redoute une fausse route ou un cul-de-sac. Mais ensuite on peut les faire plus sim-

plement en s'aidant du toucher : les bougies molles prennent tout naturellement la bonne direction, et jamais nous n'avons observé de fausse route
en pareil cas. Il y a une sensation toute spéciale que l'on acquiert rapidement : il faut que la bougie glisse et ne butte pas, sinon il convient de
s'arrêter et de la réintroduire dans la bonne direction.

Grâce à ce cathétérisme prudent, l'alimentation s'effectue beaucoup plus
facilement. Il doit être répété tous les cinq ou six jours, suivant les cas,
et il ne doit être entrepris que s'il reste un pertuis libre, ce dont il est
facile de se rendre compte à l'œsophagoscope.

Mais bien plus efficace est l'*intubation caoutchoutée œsophagienne* que
nous avons instituée, dans ces derniè-
res années. Nous avons vu (V. p. 93)
en quoi consiste cette méthode, c'est-
à-dire en l'introduction d'un drain de
forme spéciale dans la sténose qui,
une fois en place, ne peut plus ni
remonter ni descendre. Des tentatives
nombreuses ont été faites depuis
longtemps dans ce sens, par tous les
auteurs qui se sont occupés sérieusement de broncho-œsophagoscopie,
mais la plupart avaient employé des
tubes rigides. Tel est l'instrument de
Chevalier-Jackson, William Hill,
celui de Leyden Ranvers (fig. 102)
mais ces tubes étaient mal supportés.

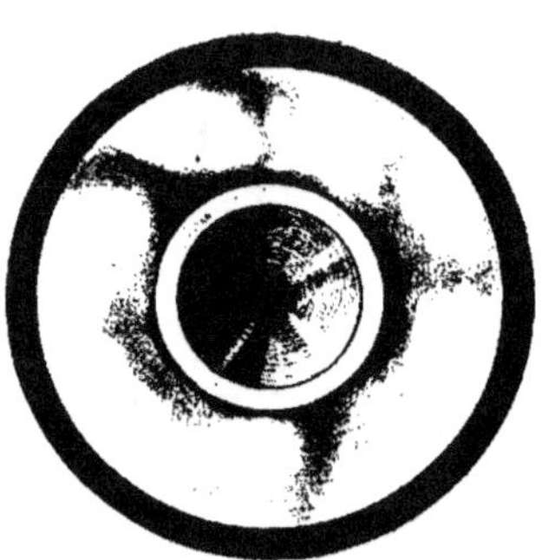

Fig. 107. — Vue endoscopique du tube
introduit dans la sténose cancéreuse.

D'autres ont employé des drains (Gottstein) (fig. 101), mais la composition
de ceux-ci et leur conformation étaient telles qu'ils restaient difficilement
en place. Bien plus efficaces et bien mieux tolérés sont les drains en
caoutchouc de forme (fig. 103 et 104) qui rappelle la sonde de Pezzer. Ce
drain reste pendant longtemps dans le point rétréci, permet l'alimentation liquide et demi-liquide et est très bien toléré localement, n'amenant
aucune inflammation secondaire. Il s'élimine et est retrouvé dans les
selles au bout de deux ou trois mois rarement davantage. S'il vient à se
boucher, il est très facile de l'enlever sous endoscopie ou de le pousser
plus bas avec une simple bougie olivaire molle. Ce drain nous a rendu
de très grands services dans de nombreux cas où le traitement par
le radium, pour des raisons matérielles, n'avait pas pu être appliqué et
jamais nous n'avons noté le moindre inconvénient du fait de son emploi.

À ce traitement, seront adjoints également les moyens palliatifs suivants :

Lavages de la poche sus-jacente à la sténose, faits par le malade lui-
même avec une solution faiblement alcaline, borate de soude, bicarbonate
de soude à 2 0 0, tous les matins avec le tube de Faucher, sans distension

ni pression du liquide. Lavages qui seront à la fois évacuants et calmants. Ils empêchent les fermentations, l'œsophagite secondaire qui augmentent les phénomènes de sténose spasmodique.

Une potion à l'adrénaline-cocaïne sera formulée de la façon suivante :

Eau distillée.	0 gr. 30
Chlorydrate d'adrénaline à 1/1000	XXX gouttes
— de cocaïne	0,50 centigrammes
Glycérine.	200 grammes

Une cuillerée à café dans un peu d'eau dix minutes avant le repas. Cette médication agit à la fois en diminuant le spasme et la dysphagie et on connaît, en outre, le pouvoir d'arrêt que présente l'adrénaline sur l'évolution des bourgeons cancéreux.

Il faut, en outre, conseiller une alimentation purement liquide ou semi-liquide, les choses solides pouvant laisser un de leurs fragments au niveau du pertuis resté libre, d'où l'obstruction de la sténose. L'alimentation sera composée d'œufs, lait, potages gras ou maigres ; suppression des aliments sucrés qui augmentent les fermentations.

Des lavements alimentaires dans certains cas, une médication antispasmodique sous forme de suppositoires (belladone ou morphine) complètent tout le traitement général.

La morphine est indiquée à la phase terminale de cette pénible affection dans laquelle bien souvent le malade meurt positivement de faim, l'appétit étant conservé jusqu'à une phase très avancée.

LA SYPHILIS DE L'ŒSOPHAGE

La syphilis œsophagienne est certainement très rare. Le Professeur Fournier n'en signale que 4 cas dans une statistique portant sur 5.000 accidents tertiaires. Sur l'ensemble de nos observations, nous n'en avons diagnostiqué que deux cas certains et, d'autre part, dans un grand nombre où il y avait ulcération ou tumeur intraœsophagiennes de nature douteuse, le traitement spécifique administré par le médecin traitant ou par nous-même n'a jamais donné de résultat bien net.

L'existence d'antécédents syphilitiques et même la coexistence de lésions syphilitiques n'est pas suffisante pour établir le diagnostic de rétrécissement de même nature.

Potain ne disait-il pas dans une de ses cliniques « ce qui est propre au « rétrécissement syphilitique, c'est l'absence des caractères des rétrécissements d'autre nature. C'est par exclusion, par élimination et par le fait « de l'existence concomitante ou antérieure de la syphilis qu'on arrive à « poser les bases du diagnostic ».

C'est dans cette erreur qu'ont vécu tous les anciens auteurs dans la période préœsophagoscopique, et la plupart des sténoses décrites dans la période antérieure à l'œsophagoscopie comme étant syphilitiques, en particulier les sténoses cicatricielles, *sont simplement d'origine inflammatoire*, forme de sténose inconnue avant l'œsophagoscopie.

L'histoire de la syphilis œsophagienne (1) dans cette première période tient tout entière dans les travaux de MM. Lancereaux, Jullien, Mauriac, une clinique de Potain qui les résume tous (2).

Virchow (1850) publie le premier cas bien net de rétrécissement de l'œsophage de nature syphilitique, il rapporte un cas d'atrésie de l'isthme du gosier avec rétrécissement cicatriciel de la partie supérieure de l'œsophage.

J. West, en 1860, rapporte deux cas de syphilis avec angine, dysphagie intense, ulcérations de l'arrière-gorge. A l'autopsie, on trouva la partie supérieure de l'œsophage dilatée et la muqueuse épaissie avec taches cicatricielles récentes, et au-dessous de la première portion un rétrécissement avec bandes et brides de la muqueuse.

Follin, en 1861, publie deux nouveaux cas mais tous les deux douteux quant à leur origine où deux rétrécissements œsophagiens auraient guéri par le traitement spécifique, chez un malade atteint de psoriasis pulmonaire et de lésions syphilitiques de la gorge.

Vinrent ensuite les observations de Wilks (1863), Maury (1870), Bryant, Luton (1879), Cas de Liouville (1874) où avec des lésions de la gorge, il y avait à l'autopsie au tiers moyen de l'œsophage, de l'épaississement, de la sclérose et de l'induration. Lubinski (1883) et Jullien réunissant ces différentes observations ont fait paraître un travail d'ensemble en 1884 basé sur 19 cas authentiques. Parurent ensuite les travaux de Potain (1887), Mauriac (1890) (*Livre sur la syphilis tertiaire et héréditaire*).

Gastou dans son article dans le traité du Professeur Fournier paru en 1906 pouvait en réunir une quarantaine d'observations, dont 13 seulement étaient complètes, avec autopsie, et 6 basés sur l'influence du traitement spécifique, ayant amené rapidement la disparition de la dysphagie. Dans tous les autres, les faits rapportés laissent place à la critique, et au doute. Cela ne fait donc dans toute la période préœsophagoscopique qu'une vingtaine de cas incontestables.

Contrairement à ce que l'on aurait pu attendre, l'exploration directe de l'œsophage n'a point multiplié les publications d'observations bien nettes de syphilis de l'œsophage. Nous n'avons pu trouver que quelques cas avec examen œsophagoscopique de Von Acker, Fackeldey, Gottstein, Starck auxquels nous ajouterons nos deux cas personnels.

Exceptionnelle chez l'enfant, et on ne connaît guère que le cas de

---

(1) *Traité de la syphilis* (Edmond Fournier, 1906), Rueff, éditeur.
(2) Potain, *Semaine Médicale*, 29 juin 1887.

Fakeldey (1) qui, chez un enfant de 1 an 1/2 qui avait été pris de dysphagie brusque ayant fait croire à un corps étranger, trouva sous œsophagoscopie, à la partie supérieure de l'œsophage thoracique, une ulcération siégeant sur une petite tumeur d'aspect cicatriciel laquelle disparut sous l'influence du traitement spécifique. C'est presque toujours chez l'adulte au tiers moyen de la vie que la syphilis œsophagienne a pu être diagnostiquée et il s'agissait généralement soit de lésions tertiaires, gommes ulcérées ou non à une période plus éloignée ou de lésions cicatricielles consécutives.

Cependant, trouvées par Séverinus à l'autopsie, les **syphilides secondaires** ont été vues à l'œsophagoscope et diagnostiquées par Starck (2).

Il s'agissait d'une femme de 27 ans atteinte de dysphagie progressivement croissante pour les solides d'abord, puis pour les liquides. Douleur derrière le sternum à la déglutition sans localisation précise. Pas de vomissements, mais un arrêt absolu des aliments ; la sonde passe bien.

Exanthème syphilitique.

Œsophagoscopie. A 22 centimètres, on trouve une zone de 2 centimètres de long sur 1 centimètre de large, blanchâtre, sur une muqueuse pâle dont la couleur va rejoindre alentour le rouge normal de l'organe. Cela ressemble absolument aux manifestations syphilitiques des amygdales et la cure syphilitique fit tout disparaître, plaque et dysphagie.

Ce cas paraît incontestable et suffit à faire supposer que les plaques muqueuses de l'œsophage existent, mais ne sont pas diagnostiquées.

Les **manifestations tertiaires** sont moins rares. Gottstein (3) a publié une observation œsophagoscopique de gomme.

Il s'agit d'un homme de 48 ans qui fut pris d'une dysphagie légère subite. Une accentuation rapide survint trois mois après, seuls les liquides passaient encore. Le malade était enroué et cette aphonie était due à une paralysie de la corde vocale gauche, avec immobilisation de l'aryténoïde correspondant. La sonde rencontre un obstacle à 16 centimètres des dents.

A *l'œsophagoscopie*, en exerçant une pression assez forte, on réussit à faire passer le tube. Au-dessous de la région rétrécie, à une distance de 18 centimètres, la muqueuse est tout à fait normale ; mais en retirant le tube, on arrive sur la tuméfaction et on voit une tumeur très lisse, couverte de muqueuse et qui porte une toute petite ulcération. L'ulcère est en forme de fer à cheval, comme enlevé à l'emporte-pièce et présente au fond une surface blanchâtre lardacée. Le tout siège en avant et à gauche.

On institue un traitement ioduré intensif.

Un mois après, *deuxième œsophagoscopie*, là où se trouvaient la tumeur

(1) Der Lues, Speiseröhre, *Munch. Med. Woch.*. 1906.
(2) Starck, *Die Direckte Besicht. der Speiseröhre*, Wurzbourg. 1905, p. 154.
(3) Gottstein. *Allgm. med. Centralz.*, 1900, p. 236.

et l'ulcération, il n'y a plus qu'une muqueuse légèrement œdémateuse, très pâle. Pas de sang en tamponnant. On peut facilement franchir le point sténosé.

L'amélioration se poursuit, suivie de guérison, et deux ans après le malade demeurait parfaitement guéri.

Les lésions tertiaires, du reste ici comme ailleurs, donnent lieu ultérieurement à une **cicatrice** et la rétraction qui l'accompagne est une nouvelle cause de sténose, et permanente celle-là, si l'on n'intervient pas.

Dans l'observation suivante, due à **Neumann**, il y avait nettement sténose cicatricielle par gomme.

Malade de 35 ans soigné depuis deux ans pour une syphilis maligne. Infecté en 1888 et soigné activement depuis. En 1889, lésions syphilitiques ulcéreuses de la face qui nécessitent 20 injections sous-cutanées de sublimé. En 1893, gommes ramollies de la peau, de la lèvre inférieure, du nez et de la région vertébrale qui cèdent à des bains sublimés, lésions laryngées qui, par suite d'une sténose trachéale consécutive, aboutirent à une trachéotomie.

En septembre 1894, apparition de la dysphagie pour les solides puis pour les liquides.

22 octobre 1894. **Œsophagoscopie,** pharynx bordé de cicatrices. Orifice œsophagien rejeté à gauche. On doit employer un tube de petit calibre. Muqueuse rouge, gonflé et vascularisée dans la région cervicale. A gauche, muqueuse ramollie, bleue, mais non entamée.

9 novembre. Amélioration sensible. Sur la paroi antérieure, petite région granuleuse légèrement saignante (ulcération en somme). Œsophage presque normal, rose-rouge. La région blême ne peut pourtant pas être qualifiée cicatrice.

Le malade devint cachectique et mourut en décembre de diarrhées profuses avec phénomènes délirants. L'autopsie, qui put être faite, montra les cinq lésions suivantes : Syphilis avec cicatrices multiples de la peau du pharynx et du larynx. A la partie postérieure du larynx, épaississement muqueux cicatriciel qui s'étend dans le sinus de Morgagni et aux bandes vocales ; des deux côtés de cette cicatrice, devant les plis aryténo-épiglottiques, épaississement en bourrelets de la muqueuse. Dans l'œsophage, sous le cricoïde, pli semi-circulaire de muqueuse dure, de 3 millimètres de haut sur 2 cm. 1/2 qui est formé par la rétraction cicatricielle.

Citons également le cas plus récent de E. Bosch (1). Un malade envoyé à l'auteur pour un traitement par le néosalvarsan à cause d'une gomme du pharynx et oro-pharynx, mourut 24 heures après l'injection de néosalvarsan (0,40). L'examen nécropsique montra que la mort résultait d'une fistule méconnue trachéo-œsophagienne, par l'ulcération d'une gomme qui causa la bronchite putride et la gangrène du poumon.

(1) Bosch. *Trans. K. Vereins aerzte in Budapesth*, n° 7 (1912).

Nous avons eu l'occasion de diagnostiquer un rétrécissement scléro-cicatriciel du tiers supérieur de l'œsophage d'origine syphilitique.

Un malade âgé de 52 ans a été gastrostomisé cinq mois auparavant par le Dr Mauclaire en mars 1908 pour des troubles de la déglutition à forme grave, avec sténose absolue. L'on crut tout d'abord à un cancer de l'œsophage, puis, étant donné le bon état général du malade qui persiste depuis qu'il peut s'alimenter par sa bouche stomacale, le diagnostic de cancer est mis en doute. Les troubles dysphagiques avaient commencé huit mois auparavant et avaient eu une marche manifestement progressive, pour les solides, les choses demi-molles, puis enfin les liquides. Au moment de l'opération, ceux-ci ne passaient qu'à grand'peine. Pas de douleurs. Salivation abondante, visqueuse. Pas d'hématémèses.

L'examen œsophagoscopique, avril 1908, nous fait voir, à 6 centimètres de l'origine de l'œsophage, nettement une sorte de cicatrice (V. fig. 108) dure, blanche, serrée, laissant un tout petit pertuis aplati. Il nous est impossible de faire le cathétérisme avec une bougie malgré des essais répétés et malgré la vision bien nette du reliquat d'orifice. Le pourtour du rétrécissement a une consistance fibreuse très dure. Il s'agit

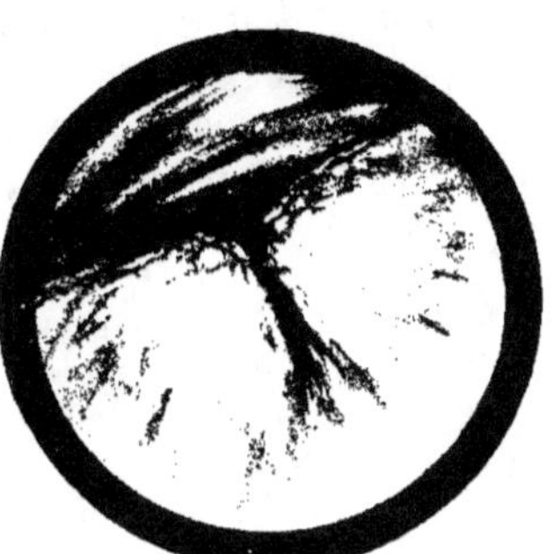

Fig. 108. — Sténose cicatricielle du tiers supérieur de l'œsophage consécutive à des lésions syphilitiques.

là d'une cicatrice serrée de l'œsophage, sans trace d'infiltration cancéreuse. Du reste, le malade existait encore 3 ans après la gastrostomie, il ne peut donc s'agir de cancer.

Il semble, au contraire, qu'il s'agisse de rétrécissement syphilitique. Ce diagnostic s'appuie sur ce fait que le malade est syphilitique ancien, qu'il présente sur la paroi postérieure du pharynx des cicatrices syphilitiques, et qu'il n'y a aucune autre cause, dans cette région de l'œsophage, de rétrécissement cicatriciel non traumatique. Les sténoses inflammatoires siègent à la bouche œsophagienne ou au voisinage du cardia.

Dans un cas plus récent (avril 1913), nous avons diagnostiqué une gomme au tiers supérieur de l'œsophage chez un tuberculeux chez lequel nous croyions trouver une lésion bacillaire de l'œsophage. Il y avait là une sorte de tuméfaction sous-muqueuse grisâtre qui ressemblait un peu à une compression par ganglion (V. fig. 23, Pl. II). Nous avons donné le traitement spécifique d'épreuve et la dysphagie ainsi que toute trace de tumeur ont disparu à l'examen œsophagoscopique après la troisième injection de néosalvarsan (0,45).

Inversement, nous avons examiné plusieurs cas de sténoses œsophagiennes étiquetées syphilitiques et qui n'étaient que cicatricielles inflammatoires. L'une de ces malades de l'hôpital Tenon avait été gastrostomisée, et étant donnés ses antécédents, on pensait à de la syphilis œsophagienne tertiaire, or il s'agissait d'une sténose inflammatoire banale de la région cardiaque avec rétrodilatation qui a cédé assez rapidement à la dilatation bougiraire.

Au point de vue clinique, le seul signe notoire dans toutes nos observations, c'est la dysphagie. Celle-ci est, en général, simplement mécanique et indolore ainsi qu'on peut s'en rendre compte par les observations signalées plus haut. Le Professeur Fournier a décrit une forme *tout à fait latente* sans aucun symptôme précis. En somme, rien dans le tableau clinique qui permette de faire le diagnostic.

A l'examen œsophagoscopique, la constatation de plaques muqueuses permit un diagnostic facile à Starck.

A la période tertiaire, la gomme a un aspect lisse, jaunâtre, siégeant sur une surface bien moins indurée que le cancer ; si elle vient à s'ulcérer, l'ulcération a un fond lardacé, rougeâtre, taillé à l'emporte-pièce, aspect général de l'ulcération syphilitique tertiaire. L'examen biopsique joint au traitement spécifique intensif permet du reste de confirmer ou d'infirmer l'hypothèse de syphilis œsophagienne.

Le premier cas bien net de diagnostic œsophagoscopique de gomme est dû à Gottstein, comme nous l'avons vu plus haut. Son malade était dysphagique depuis une quinzaine, amaigrissement considérable. Les sondes s'arrêtaient à 19 centimètres et ne passaient qu'avec pression ; à l'endoscope, la tumeur était rejetée à droite et en arrière en forme de fente par une tuméfaction sans ulcération sous-muqueuse, il diagnostique une gomme. L'iodure améliore rapidement, ce qui est favorable à l'idée de syphilis.

Bien que la syphilis œsophagienne semble se localiser surtout vers l'extrémité supérieure, on ne peut guère tabler sur le **siège** pour établir le diagnostic. Le cas de Virchow (1860), érosion hémorragique à la partie inférieure de l'œsophage ; West (1830), rétrécissement cicatriciel avec bords et brides au tiers inférieur de l'œsophage ; celle de Liouville (1874), citée plus haut, du tiers moyen. Les deux nôtres du tiers supérieur montrent que cette localisation peut être variable.

La coexistence de lésions cicatricielles pharyngées et laryngées comme on n'en voit que dans la syphilis aide beaucoup au diagnostic, il en fut de même dans notre cas personnel rapporté plus haut.

Le traitement de la gomme œsophagienne consiste, on le conçoit avant tout, en traitement général spécifique et le traitement local est absolument inutile et contre-indiqué. Le traitement spécifique agit très rapidement, mais étant donné la rareté de la syphilis œsophagienne, nous nous élevons contre l'abus et surtout la continuation de ce traitement qui n'est pas sans inconvénients, ni dangers. Chez un cancéreux de l'œsophage dont l'inanition est très accentuée, ce traitement est souvent très mal supporté. Nous avons vu se développer plusieurs fois de l'ictère grave chez des malades porteurs de cancer de l'œsophage et chez lesquels on avait prolongé ce traitement pendant plusieurs semaines bien inutilement, et sans aucune espèce de résultat d'ailleurs au point de vue de la dysphagie. En particulier chez un confrère admis à notre clinique en juin 1921 et qui présentait une tumeur œsophagienne sur la nature de laquelle l'examen biopsique n'avait pas donné de renseignements absolument, précis l'essai de traitement spécifique a amené un ictère grave auquel le malade a succombé rapidement.

Le traitement des sténoses cicatricielles consécutives à la syphilis tertiaire dont le diagnostic aura été établi sous l'endoscope sera soigné de même, soit par la dilatation bougiraire simple, soit par l'électrolyse circulaire (Voir page 83).

TUBERCULOSE DE L'ŒSOPHAGE

Comme le voulait déjà Spilmann, l'œsophage possède de même que vis-à-vis de la syphilis une véritable immunité pour le bacille de Koch de par sa constitution anatomique et son rôle physiologique.

Cette affection est certes moins exceptionnelle que la syphilis, elle est également rare, et jusqu'en ces dernières années ce ne fut que le résultat de constatations autopsiques.

C'est ainsi que K. Zenker (1) rapporta en 1895 le cas d'un tuberculeux avéré du larynx, des poumons et de la trachée avec tuberculose intestinale et dont l'œsophage était rétréci. A la bifurcation de la trachée, on notait un point difficile à franchir au catéthérisme, où il existait une plaque saillante, grande comme une pièce de un franc, au centre de laquelle il y avait une ulcération superficielle. La coupe montra une infiltration en masse de la paroi, avec adhérence aux ganglions voisins caséifiés, et l'examen histologique, de la tuberculose typique. C'était le premier cas publié avec autopsie et examen histologique.

Dans un autre, il relate la perforation de l'œsophage par des ganglions tuberculeux ramollis.

Bauer (de Nuremberg) cite le cas d'un malade ancien tuberculeux, ne présentant rien au miroir laryngien, cependant dysphagique au plus haut degré ; la sonde révéla un obstacle à 22 centimètres et le catéthérisme est très douloureux. Le diagnostic pendant la vie fut fait par exclusion ; il n'y avait ni syphilis, ni brûlure. L'autopsie montra l'existence d'un rétré-

(1) *Deutsche Arch. für klin. Med.*, 13 mars 1895.

cissement de 1 centimètre de long, occupant la circonférence de l'organe avec ganglions tuberculeux à ce niveau, et le diagnostic rétrospectif porté fut *rétrécissement tuberculeux primitif*.

Etiologie. — La difficulté de diagnostic sur le vivant provient de ce que cette complication s'efface devant la gravité des autres symptômes. C'est ainsi que la dysphagie, si commune chez les phtisiques, et qui est due parfois à une lésion œsophagienne, est toujours mise sur le compte d'une lésion laryngée ou pharyngée alors que l'œsophage peut être en jeu. L'inobservation presque constante de l'œsophage à l'autopsie des phtisiques augmente sans doute notre pauvreté en observations précises et cette rareté de la tuberculose de l'œsophage est également plus apparente que réelle. Cette rareté est due, comme le disait Zenker, à la résistance de la muqueuse œsophagienne avec son épithélium malpighien et au passage rapide des matériaux bacillifères. Fraenkel n'a jamais pu reproduire expérimentalement la tuberculose de l'œsophage en faisant manger à des cobayes des substances chargées de bacilles de Koch. Elle ne semble possible que si la muqueuse présente des érosions, par caustiques, corps étrangers, lorsqu'il y a stase au-dessus d'un rétrécissement (Brens, Kendrat, Eppinger).

L'envahissement peut être *endogène* ou *exogène*.

1º L'envahissement endogène de dedans en dehors est dû à l'arrêt des bacilles déglutis sur la muqueuse œsophagienne. L'œsophagite, l'inflammation locale est un terrain bien préparé pour recevoir ce germe. Toutefois ce doit être là une pathogénie très rare, étant donné le peu de contact des substances dégluties avec la muqueuse et la résistance de celle ci.

2º L'envahissement exogène de dehors en dedans se fait le plus souvent par propagation directe de foyers tuberculeux dans les ganglions périœsophagiens soit par continuité, ouverture d'un ganglion abcédé de l'œsophage ou d'un abcès tuberculeux provenant d'un mal de Pott, soit par les connexions lymphatiques signalés par Merckel, Jonesco, entre l'œsophage et les ganglions trachéobronchiques.

Nous avons pu diagnostiquer chacune de ces différentes formes sur le vivant et nous décrirons :

1º *Forme primitive*. { Tuberculose à type scléreux.
                       { Tuberculose à type ulcéreux.

2º *Forme secondaire*. { (*a*) Par propagation.
                        { (*b*) Abcès froid ouvert dans l'œsophage.

1° *Forme primitive.*

A. — TYPE SCLÉREUX AVEC INFILTRATION CICATRICIELLE

Schrötter le premier a publié en 1906 une observation très nette de tuberculose de l'œsophage à type scléro-cicatriciel.

Un malade syphilitique avéré, se présente à l'auteur pour de la dysphagie survenue brusquement ; les solides sont arrêtés ; seuls passent les liquides.

L'examen œsophagoscopique montra, à 32 centimètres des dents, la muqueuse comme gonflée, tuméfiée, laissant un orifice libre de 3 millimètres environ. Schrötter pense à de la syphilis œsophagienne : « infiltration syphilitique avec formation cicatricielle ».

L'auteur put dilater le rétrécissement scléreux, puis le malade fut perdu de vue, gastrostomisé par un chirurgien ; finalement il succomba dix mois après à de la tuberculose généralisée.

L'examen autopsique révéla de la tuberculose chronique des deux poumons. Du côté de l'œsophage, on constata un rétrécissement scléreux de ce conduit, long de 12 centimètres (V. fig. 109). Au point de vue histologique il s'agissait de tissu cicatriciel avec tuberculose à constitution classique.

Nous avons observé deux cas analogues de tuberculose à forme infiltrante et cicatricielle de l'œsophage :

1° Le nommé H..., âgé de 57 ans, nous est adressé le 31 décembre 1919 par le Dr Teisseyre, de Paris, pour de la dysphagie qui date depuis le mois de mars dernier. Actuellement le malade n'avale plus aucun aliment, il présente de la dysphagie et il a eu plusieurs hémoptysies, mais il n'y a jamais eu de vomissements, son état général est mauvais, salivation réflexe abondante.

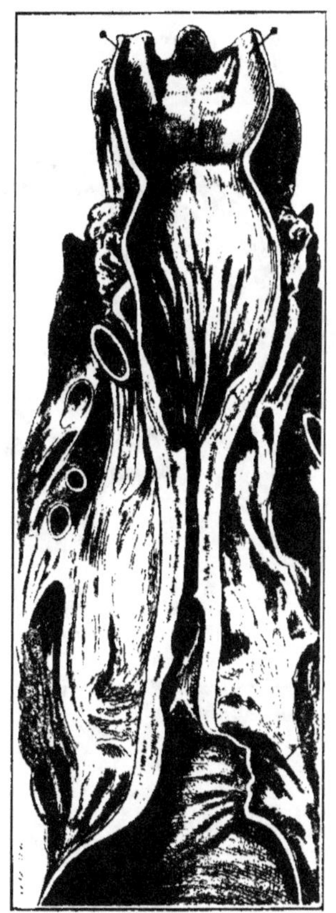

Fig. 109. — Tuberculose de l'œsophage, type scléreux (pièce anatomique de Schrötter).

L'examen du poumon montre qu'il y a infiltration tuberculeuse de toute la masse du poumon droit. A gauche les lésions sont beaucoup moins accentuées.

L'examen laryngoscopique ne dénote rien du côté du larynx contrairement à ce qu'on pouvait supposer ; étant donné que le malade est très dysphagique on peut penser que cette dysphagie est due à une sténose de l'œsophage.

A l'examen œsophagoscopique, le tube pénètre d'abord dans une large dilatation dans laquelle est du muco-pus, quelques débris alimentaires, puis est arrêté à 4 centimètres de l'origine de l'œsophage par un rétrécissement très serré. Nous trouvons un petit pertuis rejeté tout à fait en avant et à gauche, toute la muqueuse de l'œsophage est infiltrée, épaissie, boursouflée, légèrement œdémateuse (V. fig. 110, 111, et Pl. II, n° 31).

Un fragment est pris pour faire un examen biopsique, il montre « qu'il y a des cellules géantes et que celles-ci sont séparées par quelques granulations folliculaires qui ressemblent tout à fait à du tissu bacillaire, en tout cas, elles ont un aspect tel qu'on ne puisse penser à un cancer » (Dr Deglos).

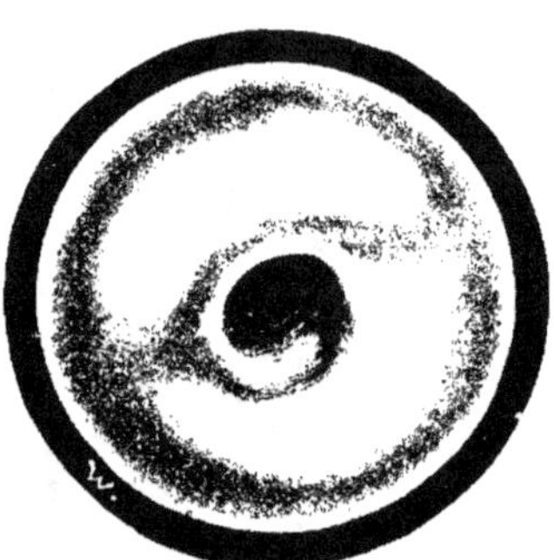 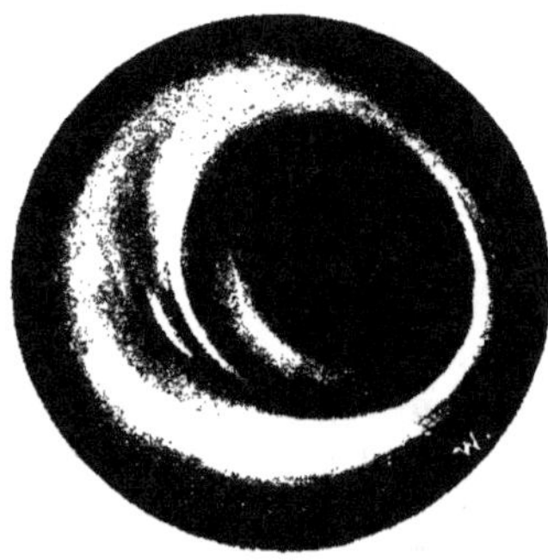

Fig. 110. — Aspect endoscopique de forme scléreuse de tuberculose de l'œsophage.

Fig. 111. — La même après une séance de dilatation (d'après SCHRÖTTER).

Au point de vue thérapeutique nous laissons dans la sténose une petite bougie filiforme pendant quatre heures. Nous recommençons dans une séance ultérieure à passer une bougie plus épaisse et ainsi le malade se trouve très amélioré dans sa déglutition pendant un mois et demi, il peut s'alimenter suffisamment, mais il succombe deux mois et demi après aux progrès de la tuberculose pulmonaire.

2° Dans le second cas que nous avons observé quand nous dirigions le centre de la 10° région, il s'agissait d'un militaire âgé de 42 ans, et évacué le 20 novembre 1918, pour « troubles de la déglutition et amaigrissement progressif ». Le malade souffre de cette affection depuis trois mois. Il ne peut conserver les aliments qu'il absorbe. Il est envoyé à notre hôpital devant la persistance et l'augmentation de ses troubles dysphagiques.

Le 21 décembre, examen de l'œsophage. La bougie exploratrice est arrêtée au niveau du larynx. Il est impossible de pénétrer avec le tube au delà de la bouche de l'œsophage. A l'hypopharyngoscopie, la spatule est arrêtée derrière le larynx au niveau des aryténoïdes par un boursouflement des parties postérieures et latérales du pharynx, qui saignent. On n'aperçoit pas de bourgeons, mais il existe une fente antéro-postérieure qui admet les bougies 20 à 24.

Un nouvel examen œsophagoscopique, fait avec un tube court le 27 décembre montre qu'il existe une sténose du tiers supérieur de l'œsophage à 5 centimètres de l'orifice supérieur, les parois de l'œsophage semblant se rapprocher progressivement. La sténose paraît due à un épaississement des parois de ce conduit, l'examen du larynx au miroir, que la région aryténoïdienne est gonflée et boursouflée, lésions de bacillose laryngée (V. Pl. II, fig. 32).

Le malade, qui présentait de la dysphagie progressive fut nourri à la sonde et il succomba le 6 janvier, brusquement, dans des phénomènes asphyxiques que nous avons attribués à du spasme réflexe de la glotte provoqué par une lésion de l'œsophage dans sa partie supérieure.

A la *nécropsie* il existe une sorte de diverticule à l'entrée de l'œsophage avec sténose très serrée au-dessous (V. fig. 112). La muqueuse est pâle, décolorée, présentant par place de petites granulations jaunâtres qui ressemblent bien à des nodules tuberculeux, ce que l'*histologie* a confirmé. La coupe montre que cette muqueuse est épaissie, comme infiltrée. Nulle part il n'y a trace de bourgeonnement.

Lésions bacillaires très nettes du sommet gauche du poumon.

Dans cette forme infiltrante scléro-cicatricielle, la dysphagie n'est pas douloureuse ; les signes généraux sont à peu près les mêmes que dans le premier cas. A l'examen, on constate un rétrécissement de la lumière, ordinairement concentrique. La circonférence muqueuse est profondément modifiée et l'attouchement au stylet révèle un tissu dur, de consistance toute spé-

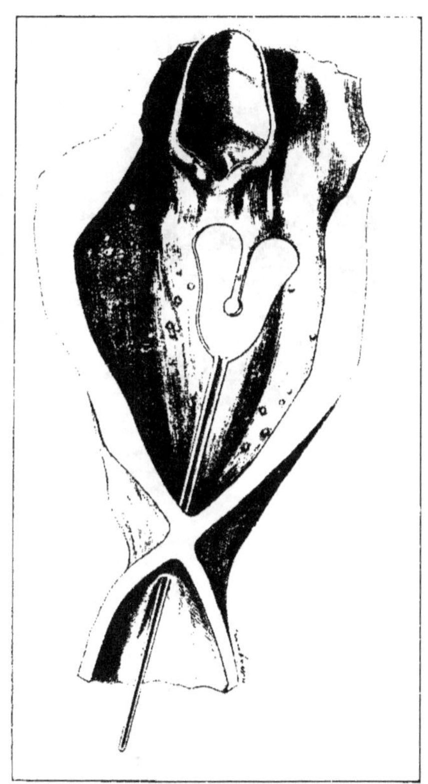

Fig. 112. — Tuberculose de l'œsophage (pièce anatomique) (cas n° 2).

ciale. Il y a là un véritable épaississement scléreux de la paroi et cette lésion est tout à fait comparable à celle qu'ont décrite Poncet, Dieulafoy, Bérard dans la tuberculose intestinale hypertrophique.

La lumière œsophagienne se montre rétrécie sur une longueur toujours assez grande (5 à 12 cm. Schrötter, fig. 109), dans cette forme hypertrophiante scléreuse. Dans le cas de Pipper et Edwall, elle avait complètement disparu. L'œsophage était alors transformé en un tube rigide constitué par du tissu dur, blanc, infiltré.

B. — Type ulcéreux

Nous avons observé plusieurs cas d'ulcérations tuberculeuses de l'œsophage.

En juillet 1907, un malade âgé de 34 ans, vient nous consulter ; se

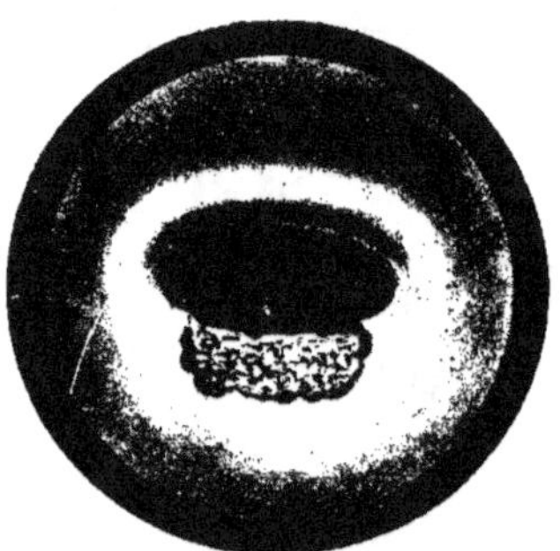

Fig. 113. — Ulcération tuberculeuse du tiers supérieur de l'œsophage (cas n° 1).

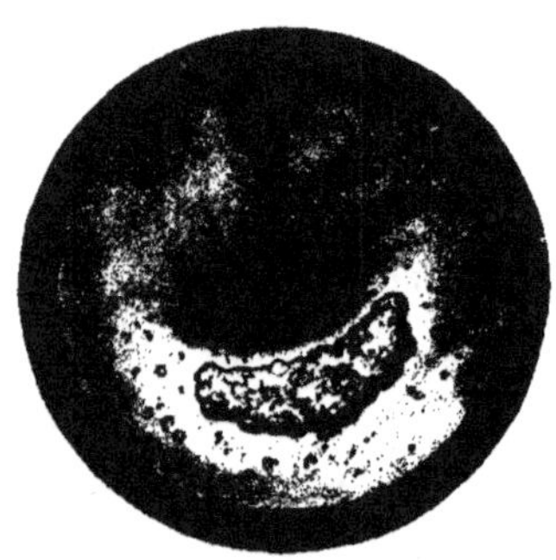

Fig. 114. — Ulcération bacillaire de l'œsophage avec granulations jaunes sur le reste de la muqueuse (cas n° 2).

plaignait d'une dysphagie intense et douloureuse qui s'est installée progressivement depuis un mois et s'est accompagnée d'un amaigrissement considérable.

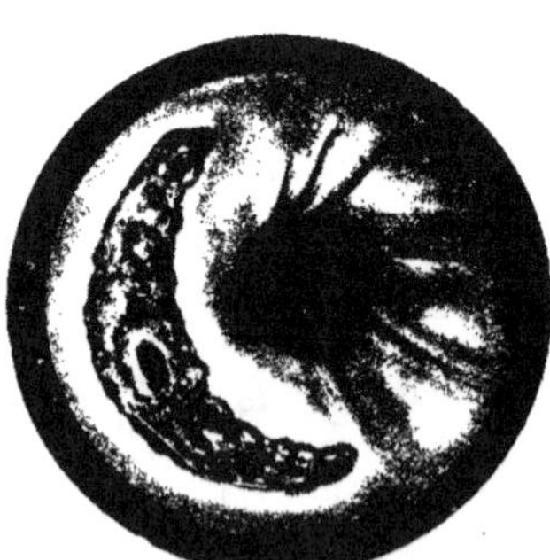

Fig. 115. — Tuberculose ulcéreuse avec fistule trachéale (cas n° 4).

Il y a des traces nettes d'infiltration pulmonaire du sommet droit ; pas de syphilis antérieure : la dysphagie s'est installée, puis, après quelques alternatives, devint permanente et la souffrance de plus en plus vive.

Les douleurs allant croissant, une œsophagoscopie fut décidée ; elle montra, à 20 centimètres de l'arcade dentaire, une petite ulcération grise. L'œsophage était contracté fortement ; la muqueuse plus pâle que de coutume, plus jaune que rose ; quand à l'ulcération, en s'en approchant doucement et cocaïnisant pour la déplisser, on arrivait à se rendre compte qu'elle avait environ 2 cm. de longueur sur 0 cm. 5 à 1 centimètre de largeur ; le fond était gris, granuleux, bordé d'une

partie plus rouge, enflammée ; elle était disposée suivant l'axe de l'œsophage (V. fig. 113) et très superficielle. Doucement on arrivait à la franchir et on constatait alors que le reste de l'œsophage était sain.

La nature de l'ulcération ne parut pas douteuse ; elle fut traitée dans
deux séances, par un badigeonnage d'acide
lactique à 1/2.

Une troisième séance fut faite, qui permit de constater que l'ulcération était en
voie de cicatrisation, et que le spasme œsophagien était moindre. Le malade avait
notablement engraissé au bout d'un mois
de traitement. Malheureusement, la tuberculose pulmonaire fit, de nouveau, de rapi-
des progrès et il fut emporté deux mois
après.

Dans deux autres cas que nous avons
observés, il s'agissait également de la forme
ulcéreuse. Dans l'un, adressé par notre
collègue le Dr Saint-Cène, il s'agissait d'un
malade tuberculeux du poumon gauche
se plaignant de dysphagie intense. A l'examen laryngoscopique nous croyions trouver des lésions aryténoïdiennes ; il n'y
avait absolument rien. Mais l'examen avec
la longue spatule, puis avec le tube court,
nous fit voir sur la face postérieure de
l'œsophage, au-dessous de la bouche de
l'œsophage, une ulcération superficielle
de la grandeur d'une pièce de un franc
avec quelques granulations jaunes (V.
fig. 114), très douloureuse au moindre
contact et cause certaine de la dysphagie.

Le malade fut très amélioré par des
pansements à l'acide lactique. La dysphagie disparut même complètement ; mais,
étant resté deux mois sans revenir nous
voir, nous pûmes constater à sa nouvelle
visite une tuberculose de toute la paroi
postérieure du pharynx se continuant avec
celle de l'œsophage.

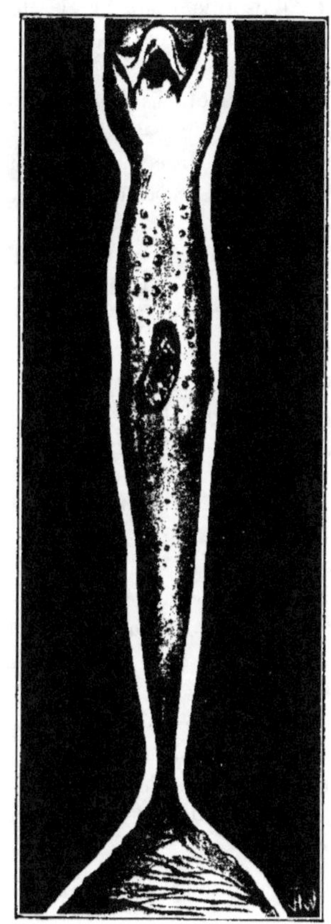

Fig. 116. — Tuberculose de l'œsophage avec fistule œsophago-
trachéale (pièce nécropsique)
(cas n° 4).

Enfin, dans un 4e cas sur un malade de l'hôpital de la Charité,
dans le service du Dr Guillemot, nous avons constaté comme cause
de la dysphagie une ulcération à bord jaune grisâtre, à fond rouge,
occupant la paroi latérale droite et antérieure de l'œsophage. Le courant

d'air expiratoire passe par le centre de cette fistule qui communique avec la trachée. Nous faisons le diagnostic de tuberculose de l'œsophage, nous basant sur le peu de sténose de celui-ci, l'étendue et l'aspect de l'ulcération, la dysphagie douloureuse qui n'est pas en rapport avec la sténose.

Le diagnostic fut vérifié à l'**autopsie** qui nous montra sur toute l'étendue de l'œsophage un semis de granulations tuberculeuses et vers le tiers moyen une ulcération grande comme une pièce de deux francs, communiquant librement avec la partie inférieure de la trachée (V. fig. 116). Au poumon droit, tuberculose avec ramollissement.

La tuberculose ulcéreuse est la plus fréquente (1/2). Contrairement à la forme précédente il y a de la *dysphagie* extrêmement douloureuse. L'observateur se trouvera en face d'un œsophage ordinairement à l'état de spasme dans sa portion supérieure ou même d'une contracture spasmodique si l'affection date d'assez longtemps.

Le siège de ces ulcérations est variable, on découvre le plus souvent, à l'origine de l'œsophage, une surface ulcérée, peu profonde, ordinairement à bords irréguliers, à fond gris, auréolée d'habitude d'une surface inflammatoire rouge et très douloureuse (1)

Rarement l'ulcération siège plus bas au tiers moyen de l'œsophage, elle peut être également plus profonde, perforer l'œsophage et être fistuleuse dans la trachée, comme dans notre observation.

Les *signes locaux* dans cette forme ulcéreuse sont une douleur très vive spontanée et réveillée par la déglutition de la salive. La déglutition est très difficile et cette dysphagie est augmentée par le spasme douloureux au contact de l'ulcération.

Les signes généraux seront d'habitude assez marqués et l'amaigrissement rapide à la fois par inanition et par dépression nerveuse due aux douleurs presque constantes, même en dehors de la déglutition.

L'examen œsophagoscopique devra être très prudent, dans cette forme ulcéreuse, plus encore que dans tous les autres cas, mais, mené prudemment, il est absolument sans danger, parce que la vision se fait toujours à quelques centimètres au delà du tube.

2° *Formes secondaires.*

Par propagation. — Un malade de 57 ans, de l'Hôtel-Dieu annexe, service du Dr Bellin (octobre 1907), se plaint de troubles dysphagiques : il ne peut se nourrir que d'aliments liquides. Comme il est atteint depuis longtemps déjà de tuberculose pulmonaire, cette difficulté de l'alimentation est venue compliquer son état. Rien au larynx ; la cause de la dysphagie réside donc dans l'œsophage.

____

(1) Berck a décrit un cas de tuberculose pharyngée propagée à l'œsophage occupant tout le tiers supérieur de l'œsophage.

L'examen œsophagoscopique montre une poche de dilatation occupant le tiers supérieur de l'œsophage et de 200 à 250 centimètres cubes de capacité, aplatie dans le sens transversal. Puis à 22 centimètres environ des arcades dentaires, une sténose serrée ; celle-ci n'admet qu'une bougie filiforme n° 9 de la filière ordinaire. La muqueuse présente un aspect blanchâtre et la lumière de l'œsophage est repoussée en arrière et à gauche. Il y a une toute petite ulcération à la surface de la muqueuse qui est mamelonnée, boursouflée (fig. 117). La paroi au niveau de cette sténose est comme infiltrée et immobilisée par des adhérences aux masses voisines : elle ne suit plus les mouvements respiratoires. Nous faisons le diagnostic de **sténose par compression** avec adhérences à des ganglions tuberculeux étant donné l'état pulmonaire du malade.

Ce dernier étant mort subitement un mois après cet examen, l'autopsie donne le résultat suivant :

« Rétrécissement de l'œsophage un peu au-dessus de la bifurcation de la trachée, sans lésion macroscopique apparente. En regard de ce rétrécissement et du côté de la trachée, on trouve un placard de trachéité d'origine tuberculeuse. Toute la région est entourée de ganglions volumineux, plusieurs sont ramollis et remplis d'une substance caséeuse. On trouve des tubercules crétacés dans les deux poumons » (1).

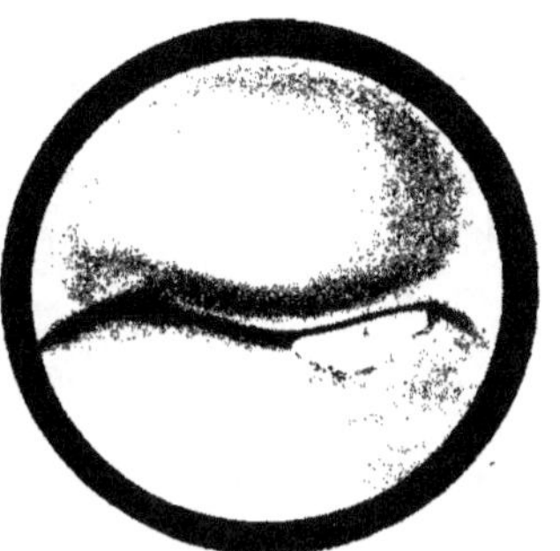

Fig. 117. — Tuberculose de l'œsophage. Forme par propagation.

Il s'agissait donc dans ce cas de **sténose œsophagienne par tuberculose ganglionnaire et envahissement secondaire** de la paroi de l'œsophage.

On retrouve dans cette forme tous les signes d'une compression œsophagienne : les parois œsophagiennes sont repoussées d'un côté. La lumière est coupée par des portions de cercles empiétant sur elle et s'opposant plus ou moins au passage des instruments. L'aspect de la muqueuse est différent de l'état normal, plus pâle habituellement, à moins de lésions inflammatoires dues au séjour du bol alimentaire. La consistance de la muqueuse est variable, soit dure et tendue, soit demi-transparente et œdémateuse (V. fig. 117).

Ajoutons que le siège le plus probable sera la région de la bifurcation trachéale où se trouvent les ganglions intertrachéobronchiques susceptibles de se tuméfier et de propager, par simple extension ou par tout autre mécanisme la tuberculose aux organes voisins.

Un examen bronchoscopique pourrait compléter à la rigueur l'explora-

(1) Note due à l'obligeance de notre collègue M. Pérol.

tion et ferait voir souvent des ulcérations bronchiques permettant de fixer le diagnostic. Enfin on terminera l'examen par la recherche des signes fonctionnels physiques et généraux.

Le **diagnostic** de tuberculose de l'œsophage est, on le conçoit, des plus difficiles, et la plupart des cas diagnostiqués ne l'ont été, ainsi que le montrent les observations citées plus haut, que sur la table d'autopsie.

Cependant les deux *formes ulcéreuses* et par *propagation* peuvent être diagnostiquées de par les constatations œsophagoscopiques. Dans les cas d'ulcération le diagnostic est relativement aisé, il s'agit d'une lésion qui présente tous les caractères des ulcérations tuberculeuses en général : superficielles, à bords finement dentelés, toujours très douloureuses, s'accompagnant d'une dysphagie intense. Dans la forme par propagation on s'aidera de la notion du siège : c'est toujours dans la région moyenne que la paroi œsophagienne est comprimée et refoulée par le ganglion hypertrophié qui lui adhère, et il y a une masse bourbillonneuse qui s'ouvre dans l'œsophage et suppure à son intérieur.

Plus difficile est le diagnostic de la *forme scléreuse infiltrante* dans le cas publié par Shrötter ; il avait pensé à de la syphilis ; pour les deux nôtres, dans le premier nous avons fait le diagnostic œsophagoscopique, et dans le deuxième nous avions cru à un néoplasme à forme de squirrhe. Mais l'on est en réalité amené à faire pareil diagnostic sur le vivant par un examen minutieux de l'état général. La tuberculose œsophagienne n'est jamais une lésion isolée et il coexiste toujours de la tuberculose pulmonaire qui secondairement peut se greffer sur la muqueuse œsophagienne, ou envahir les ganglions médiastinaux.

On conçoit que le **pronostic** de la tuberculose œsophagienne est grave. Grave surtout par la dysphagie qu'elle provoque et qui empêche l'alimentation du patient dans une maladie qui par elle-même est déjà cachectisante. Le traitement qui peut supprimer cette dysphagie rendra donc un réel service. Si dans la plupart des cas l'état général tuberculeux prime l'état local œsophagien, il n'en est pas moins vrai que chez un tuberculeux avancé il peut être intéressant de soigner cette localisation si on a pu la diagnostiquer.

L'alimentation jouant un rôle capital dans la cure de la tuberculose, il importe au plus tôt d'améliorer tout ce qui est dysphagie, et lorsque nous avons pu agir utilement le relèvement de l'état général s'en est suivi invariablement.

Traitement. — La seule lésion, d'ailleurs la plus facile à diagnostiquer, sur laquelle on peut agir efficacement, c'est l'ulcération. Tous les cas que nous avons diagnostiqués de façon précoce ont guéri par les attouchements locaux à l'acide lactique en solution à 20 0/0, et cela très rapidement.

Dans la forme à type scléro-cicatriciel, le passage de bougies olivaires qu'on laisse à demeure facilite certainement la déglutition. L'intubation œsophagienne peut rendre également service. Les malades dont nous relatons les observations plus haut ont été gavés à la sonde pendant plusieurs mois chaque fois que la dysphagie semblait s'accentuer. Mais il est évident que toutes ces manœuvres doivent être faites avec la plus grande prudence et la plus grande circonspection.

DE L'ACTINOMYCOSE DE L'ŒSOPHAGE

L'immunité relative dont jouit la muqueuse œsophagienne aux inoculations microbiennes explique également la rareté de la localisation de l'actinomycose sur la muqueuse œsophagienne et c'est toujours à la faveur d'une solution de continuité dans la muqueuse œsophagienne que peut se greffer l'actinomycose.

Un traumatisme, une inoculation locale sont nécessaires pour la greffe de l'actinomycose. L'ulcération par un épi de blé chargé d'actinomycose a été l'origine nette de cette affection dans les cas rapportés par Faltmann et Bertha (1). On connaît ce cas de Faltmann où un enfant avale un épi d'orge et ne peut le rejeter. Quelques jours après, il est en proie à de la dysphagie, se plaint de douleurs dans le dos, et, vers le sixième espace intercostal apparaît une tuméfaction douloureuse. Dans la tuméfaction, on trouva une partie de l'épi de blé avalé.

Garde (*thèse de Lyon*, 1896) en a réuni 6 cas, mais pour 4 d'entre eux il semble que la lésion œsophagienne soit due à une propagation de la lésion buccopharyngée primitive.

En général, on retrouve plutôt la présence de lésions périœsophagiennes, cervicales ou thoraciques envahissant tout le tissu cellulaire de ces régions. On constate à l'autopsie, car pareil diagnostic n'a jamais été fait qu'une fois sur le vivant, une sorte de gangue phlegmoneuse fusionnant tous les organes voisins, avec collections purulentes à son intérieur. Dans l'intérieur, on trouve des trajets fistuleux conduisant dans la cavité œsophagienne, lesquels montrent seuls la localisation primitive de l'affection.

Dans l'observation de Netter où il y avait communication d'un foyer pleural et prévertébral avec la cavité de l'œsophage. On a décrit également des fistules œsophago-trachéales (Poncet) (2), œsophago-pleurales ou pulmonaires (Netter) (3). Le tissu osseux également peut être atteint (Gangolphe) et dans le cas de Netter le foyer prévertébral d'actynomycose avait usé le corps de six (6) vertèbres et s'accompagnait de pleurésie purulente.

Le symptôme principal du début est la dysphagie s'accompagnant de

(1) *Wien. Med. Woch.*, 1880.
(2) Poncet, *Académie Méd.*, 16 août 1896
(3) Netter, *Soc. Méd. des Hôp.*, 1893.

douleurs et d'hémorragies, ensuite ce sont les signes de sténose qui prédominent. L'état local et général est rapidement grave par l'extension du phlegmon profond médiastinal avec menaces d'asphyxie. Des grains jaunes dans l'expectoration purulente feront faire à coup sûr le diagnostic, mais il est bien rare de faire pareille constatation.

L'œsophagoscopie a permis à Gottstein (1), chez une jeune fille de 28 ans, atteinte de gonflement du cou avec dyspnée grave, d'observer des lésions de la muqueuse œsophagienne d'aspect tout particulier, il y avait une très large ulcération correspondant à un point très sténosé de l'œsophage, l'ulcération n'avait aucun caractère spécifique. Il put en prendre un fragment pour le soumettre à l'examen histologique. Celui-ci seul, en effet, peut faire faire le diagnostic, en permettant de reconnaître les grains jaunes caractéristiques de l'actynomycose.

Il devra être fait chaque fois que l'on se trouvera en présence du tableau symptomatique que nous avons signalé plus haut.

Car lui seul permettra un diagnostic exact et, partant, d'établir un **traitement** utile au malade. On sait que le spécifique de cette affection est l'iodure de potassium, médication à laquelle on pourra joindre, en cas de dysphagie intense, le gavage à la sonde et l'ouverture des collections purulentes, corollaires de l'actinomycose.

Mais il s'agit là d'une affection particulièrement grave que le traitement spécifique institué en général de façon tardive n'arrive pas toujours à guérir.

LES ABCÈS DE L'ŒSOPHAGE ET LES PHLEGMONS PÉRIŒSOPHAGIENS

Les abcès de l'œsophage consécutifs presque toujours aux corps étrangers et les collections périœsophagiennes méritent une place toute particulière dans ce livre car ils sont susceptibles de déterminer des troubles dysphagiques autant et plus par les phénomènes de spasme secondaire que par le degré de sténose auquel ils donnent lieu.

I. — LES PHLEGMONS ET ABCÈS DE L'ŒSOPHAGE

Nous avons diagnostiqué une cinquantaine d'abcès de l'œsophage, le plus souvent au cours de l'extraction de corps étrangers de ce conduit.

Les corps étrangers petits et septiques, tels les os, les arêtes, détermi-

---

(1) Gottstein. *Tecnik u. Klin der Œsophagoscopie Nutteil aus dem Grenzch. der med. u. chirurgie*, VI et VIII, 1900.

nent très rapidement (parfois au bout de 24 heures), à leur pourtour, de la suppuration qui se traduit par un abcès ou un phlegmon local. Mais généralement la collection sous-muqueuse est très limitée. Nous avons eu cependant l'occasion d'observer *5 cas de très volumineux phlegmons œso-phagiens* ayant fait une véritable hernie dans les parties latérales du cou.

Dans les deux premiers, l'un observé en février 1914 et l'autre en janvier 1919, et arrivés à notre clinique *in extremis*, il s'agissait de volumineux abcès de l'œsophage causés par la déglutition six jours auparavant d'une arête de poisson qui avait perforé la paroi postérieure de l'œsophage. L'ouverture de la collection par la lumière de l'œsophagoscope donna issue à du pus épais à odeur

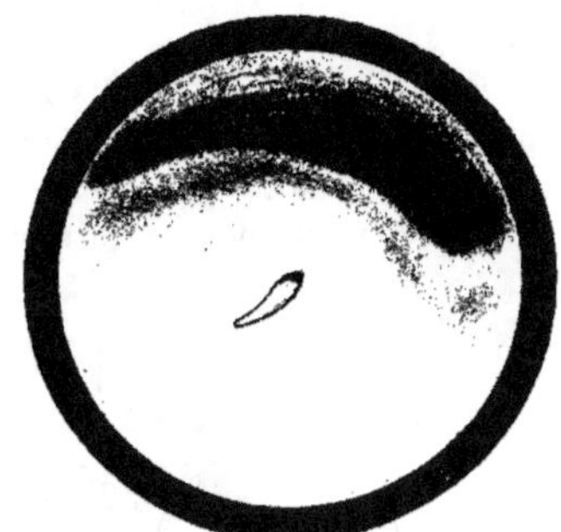

Fig. 148. — Abcès de l'œsophage dans la région de la bouche de l'œsophage.

sphacélique dont la quantité pouvait être évaluée à un verre à Bordeaux. Dans le premier cas, les phénomènes septicémiques ont continué malgré

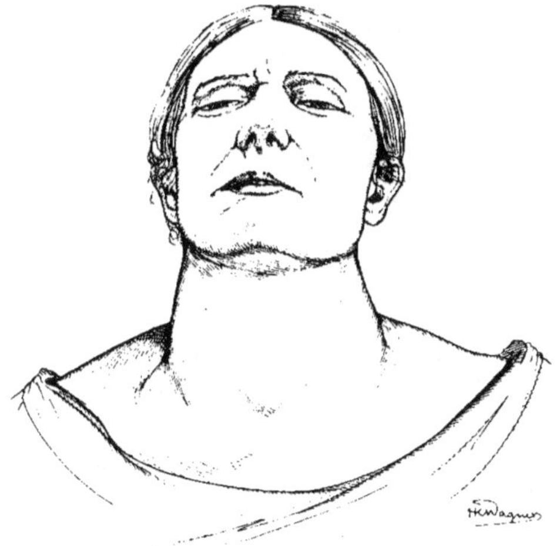

Fig. 149. — Malade atteinte de volumineux phlegmons de l'origine de l'œsophage. Tuméfaction bilatérale refoulant les deux sterno-mastoïdiens (cas n° 3).

l'intervention et dans le deuxième la guérison est survenue sans aucun incident.

Dans le troisième cas, vu également à une période tardive puisque la malade adressée le 27 décembre 1920 par le Dr Tramond faisait remonter les accidents à la déglutition d'un os de mouton 15 jours auparavant.

Faciès pâle, profondément intoxiqué, cou proconsulaire, très œdématié, surtout vers la gauche, élargissement notoire de la base du cou (Voir fig. 119), les deux sterno-cléido-mastoïdiens semblent écartés à la partie moyenne, mouvements du cou et de la tête difficiles et douloureux. Température : 39°5. Dysphagie absolue. Voix de polichinelle ou de bois, tirage sus-sternal.

A L'EXAMEN AU MIROIR : La tuméfaction de la paroi postérieure du pha-

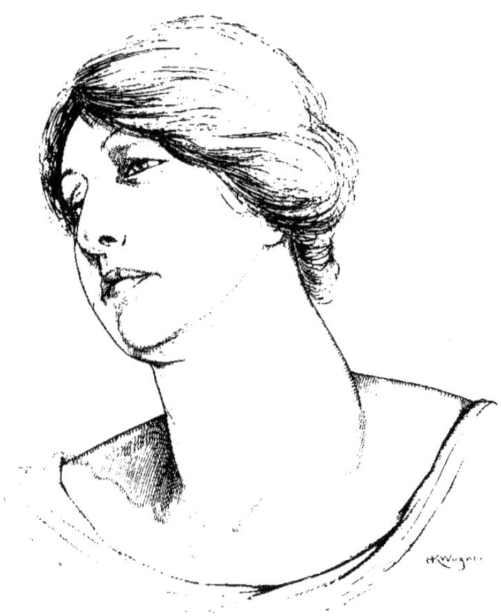

Fig. 120. — Phlegmon de l'origine de l'œsophage, avec saillie unilatérale du sterno-mastoïdien gauche (cas n° 4).

rynx et l'œdème des deux aryténoïdes, principalement du gauche, cache en partie les cordes vocales.

L'OESOPHAGOSCOPIE sous cocaïne, en position couchée, montre un volumineux œdème de la paroi postérieure. A 3 centimètres environ, il existe là une sorte de surface sphacélée ; avec la pince nous éraillons légèrement cette partie grisâtre. Par la lumière du tube, la malade étant placée en position tête très basse alors il s'écoule au moins un demi-litre de pus crémeux, à odeur sphacélique, extrêmement fétide.

Le tube pénètre ensuite dans une cavité profonde de 4 ou 5 centimètres et se meut latéralement de 5 ou 6 centimètres au moins. Écouvillonnage avec un tampon imbibé d'eau oxygénée, solution iodo-iodurée.

La gêne respiratoire disparaît aussitôt l'évacuation de cet énorme abcès. La dysphagie persiste complète pendant 48 heures, puis la déglutition redevient normale. Guérison et disparition de la poche de suppuration en dix jours.

Dans le quatrième cas, les accidents étaient également anciens et le Dr Duchesnes, d'Évreux, qui nous adressa cette malade en décembre 1920, nous dit que les troubles de dysphagie intense qu'elle présente datent de trois semaines, depuis la déglutition dans la soupe d'un os de poulet. Elle se plaint d'une douleur très vive dans le cou, douleur se propageant vers la partie supérieure du thorax et jusque vers les épaules ; elle a l'attitude

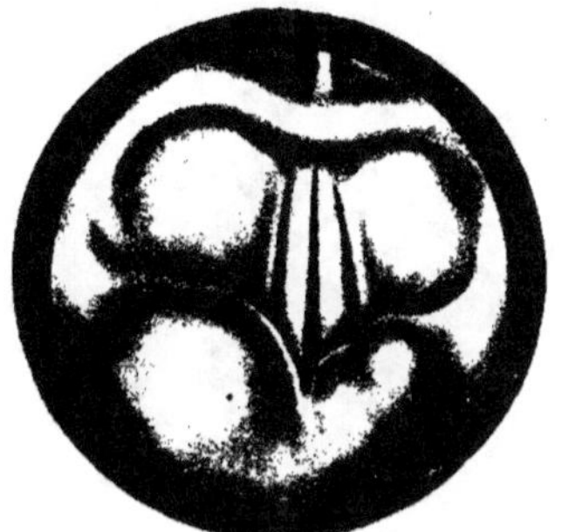

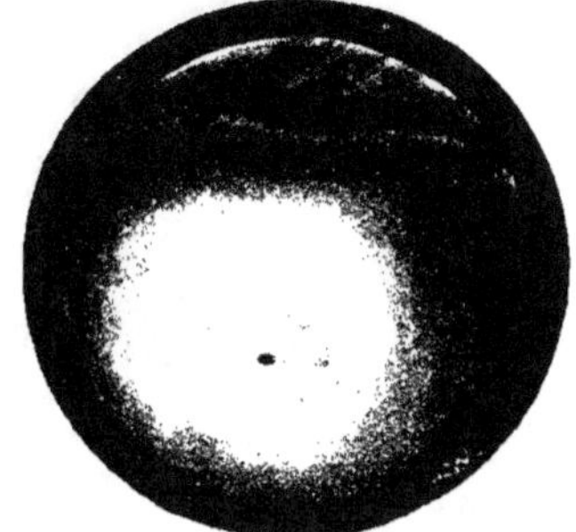

Fig. 121. — OEdème des aryténoïdes dans le phlegmon œsophagien supérieur.

Fig. 122. — Abcès fistuleux de l'œsophage par corps étranger.

du torticolis, a la tête inclinée et en rotation vers la droite (Voir fig. 120). Le sterno-mastoïdien gauche est soulevé par une tuméfaction. La palpation de toute la région est douloureuse, il y a une sorte de gonflement et d'œdème qui garde l'empreinte du doigt. Dyspnée, petite toux rauque et dans les deux nuits précédentes deux accès de suffocation. La température est à 39°2.

A l'examen au miroir, œdème de la région aryténoïdienne gauche (V. fig. 121).

A l'examen œsophagoscopique, mêmes constatations que dans l'observation précédente, une volumineuse tuméfaction de la paroi postérieure qui obstrue à peu près complètement sa lumière et dont l'incision dans la position déclive donne issue à du pus extrêmement fétide (2 verres à Bordeaux).

La guérison fut assez difficilement obtenue et il survint deux mois après des troubles respiratoires ayant nécessité la trachéotomie ; mais elle est aujourd'hui complète.

Enfin en dernier lieu, il s'agissait, chez une jeune fille de 19 ans, d'un

volumineux phlegmon de la région thoracique consécutif à la déglutition
d'un fragment d'ampoule de lampe électrique avalé dans un but de suicide chez une neurasthénique examinée avec le Dr Bourg à son sanatorium.
Il fut possible également sous œsophagoscopie d'enlever ce corps étranger,
d'ouvrir l'abcès qui s'évacua par la lumière de l'endoscope et d'amener la
guérison de cette jeune malade.

Le **siège** des abcès de l'œsophage, surtout lorsqu'ils ont quelque
volume, est toujours au *tiers supérieur* de ce conduit, c'est-à-dire dans la
région cervicale. Cependant dans un de nos cas (n° 5), la collection siégeait un peu plus bas, à l'entrée de la région thoracique. Il y a à cela deux
raisons principales : la première est que les corps étrangers sont presque
toujours localisés à l'extrémité supérieure de l'œsophage, immédiatement

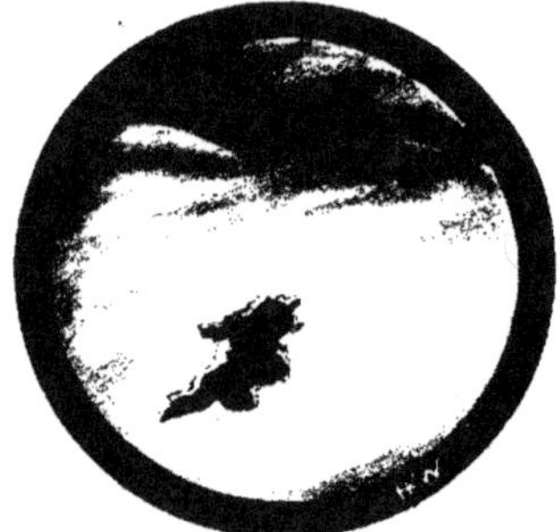

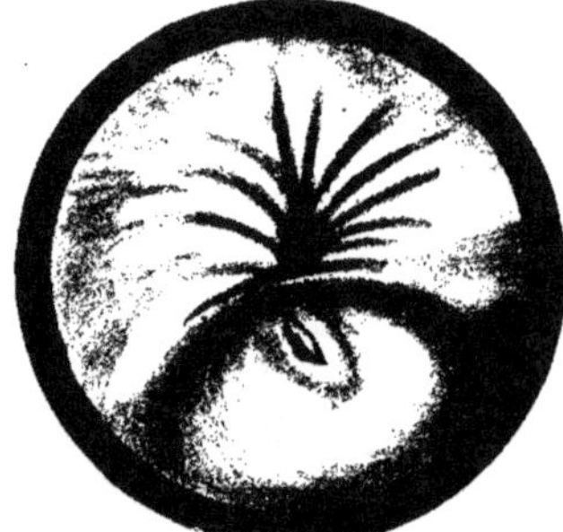

Fig. 123. — Abcès après ouverture de la   Fig. 124. — Abcès de l'œsophage par os
poche. Évacuation du pus.   région cervicale inférieure.

au-dessous de la bouche œsophagienne, et la deuxième que, plus bas, s'il
se produit de la suppuration, elle se traduit immédiatement par de la
médiastinite diffuse avant que le pus ait le temps de se collecter.

L'abcès siège toujours *sous la paroi postérieure* avec un développement
d'arrière en avant, pouvant, lorsqu'il est volumineux, obstruer l'œsophage et comprimer la trachée (cas n° 3), soulevant parfois les parois
latérales et pouvant faire hernie latéralement dans les régions périœsophagiennes lâches du cou, ne se répandant qu'exceptionnellement dans
ces régions. Jamais nous ne l'avons vu sous la paroi antérieure.

Nous n'en avons jamais observé chez les enfants, sans doute à cause de
la nature toute spéciale des corps étrangers qu'ils avalent et qui sont
généralement arrondis (sous, jetons).

En effet, ce sont toujours les mêmes corps qui déterminent ces suppurations, les *petits os pointus* (V. fig. 124), *les arêtes de poisson* ; à cause
de leur nature extrêmement septique et sans doute aussi parce qu'ils
piquent par une de leurs extrémités la paroi de l'œsophage, l'inoculant
dans sa profondeur.

L'éclosion de la suppuration est toujours très rapide et il nous est arrivé de constater des abcès collectés en moins de 48 heures. Au contraire, les corps étrangers métalliques, ou de substance dure, sont admirablement tolérés dans l'œsophage ; surtout évidemment lorsqu'ils sont arrondis (sous, jetons), mais même lorsqu'ils sont angulaires (exemple : broche, grelot). Les os volumineux sont mieux tolérés que les petits. Aucun des 33 dentiers que nous avons eu à extraire n'avait déterminé de phlegmon de la paroi et cependant plusieurs étaient inclus dans l'œsophage depuis plus de huit jours ; il y avait des phénomènes d'œsophagite, d'inflammation locale, mais pas de collection purulente. Les autres traumatismes, par exemple les brûlures par caustique ou par gaz, ceux-ci observés pendant la guerre, ne donnent pas lieu à des abcès œsophagiens. L'étiologie dans le cas n° 5 est tout à fait exceptionnelle ; il s'agissait de fragments de verre inclus dans la paroi œsophagienne au tiers moyen de l'œsophage.

Nous avons retrouvé plusieurs fois dans la pathogénie de ces abcès le traumatisme occasionné par les recherches à l'aveugle *faites à l'aide de crochets, panier de Graefe, etc.* : lorsque le corps étranger est piqué de bas en haut, le crochet l'enfonce davantage ou arrache la muqueuse. Et même dans un certain nombre d'entre eux le corps étranger n'avait jamais existé ; il nous souvient d'un enfant vu en consultation *in extremis*, qui présentait de la médiastinite à laquelle il n'a pas tardé à succomber à la suite de recherches sous le chloroforme avec le crochet de Kirmisson et dont le corps étranger (sou) était déjà dans le gros intestin.

Les phlegmons œsophagiens *sont en général peu volumineux ;* il s'agit d'une sorte de gonflement limité dans lequel est inclus le corps par une de ses extrémités et lorsqu'on a enlevé celui-ci à la pince il sort de la petite cavité ainsi formée une cuillerée à dessert au maximum d'un pus grisâtre, épais et à odeur sphacélique tout à fait caractéristique. Ces abcès ne dépassent point, semble-t-il, dans ce cas, la zone de la sous-muqueuse. L'évolution toute normale de ces petites collections est : ou par rupture de la poche, l'évacuation spontanée de la collection dans l'œsophage en même temps que le corps étranger, ou bien sa fusion et son extension par décollement de la sous-muqueuse vers les régions plus basses du médiastin et la terminaison par médiastinite.

C'est dans des cas exceptionnels que l'on peut voir *ces volumineuses collections* dont nous avons cité plus haut quelques cas typiques. Le tissu cellulaire périœsophagien n'est pas pris pour son propre compte ; le pus distend les parois œsophagiennes sans les rompre, remonte en haut entre les tuniques pharyngiennes, fuse vers le bas et fait hernie dans les régions latérales du cou et dans aucun des cas elle n'avait atteint le tissu cellulaire sous-cutané. Dans toutes, l'évolution s'est faite de façon sourde, sans grande réaction fébrile ; chez l'un d'eux l'accident initial remontait à trois semaines, l'autre à quinze jours et dans les deux autres à plus de huit jours laissant se produire cette volumineuse collection pendant toute cette longue période.

Rarement la suppuration gagne les régions cervicales lâches et **devient périœsophagienne.** On peut supposer que, dans ces cas, l'os a embroché toute la paroi œsophagienne, traçant ainsi la voie à l'infection purulente.

En résumé, on peut distinguer les phlegmons de l'œsophage en : 1° *Abcès sous-muqueux* avec *collection localisée au pourtour du corps étranger ;* collection limitée, généralement peu volumineuse. Ce sont les plus fréquents. 2° *Abcès volumineux* ayant décollé la sous-muqueuse sur une grande étendue, remontant en haut entre les parois pharyngées, faisant hernie latéralement dans les portions cervicales lâches du cou, mais sans rompre les parois de l'œsophage. 3° L'abcès peut franchir les limites de l'œsophage et se répandre dans le tissu cellulaire périœsophagien = *abcès périœsophagien* cervical ou médiastinal et dans ce dernier cas rapidement mortel. 4° La collection n'a aucune tendance à se limiter, décolle les parois de l'œsophage sur une grande longueur et il s'agit alors d'*œsophagite phlegmoneuse diffuse.*

Symptomatologie. — Le **début** de la formation de l'abcès œsophagien est toujours très difficile à démêler lorsqu'il y a une histoire de corps étranger avalé. Toutefois, on peut craindre cette complication lorsqu'il y a eu déglutition d'un os ou d'une arête. Un bon signe précoce est **la fétidité** toute spéciale de l'haleine et une sorte d'**enduit saburral sur la base de la langue.**

Lorsque l'abcès reste petit et sous-muqueux, il ne donne lieu qu'à des symptômes de dysphagie, de douleur très localisée dans l'œsophage, en général il ne tarde pas à s'ouvrir dans ce conduit ; dans cette terminaison favorable le sujet crache quelques gorgées de pus, le corps étranger, une fois mobilisé, est en général désenclavé et dégluti.

Mais si la collection atteint un gros volume, elle va refouler les parois musculaire et fibreuse de l'œsophage sous lesquelles elle se développe ; elle envahit les régions voisines, faisant saillie sur une ou sur les deux régions latérales du cou comme dans les cas nos 3 et 4. L'attitude de la tête est celle du torticolis quand la tuméfaction est unilatérale (V. fig. 120), elle est figée lorsqu'elle est bilatérale (V. fig. 121) : le moindre mouvement est douloureux. La palpation de la région tuméfiée est très douloureuse ; il y avait nettement dans les cas nos 3 et 4 une sorte d'œdème gardant l'impression du doigt, nous n'avons pas perçu de fluctuation profonde. Lorsque la tuméfaction atteint pareil volume, non seulement la dysphagie est complète, le malade ne peut plus avaler sa salive, mais il y a la plupart du temps gêne respiratoire très marquée et accès de suffocation par œdème laryngé ou troubles réflexes. Dans trois de nos observations, il y avait *altération très nette de la voix* (voilée dans un cas, nasonnée ou de bois dans les deux autres).

L'haleine est toujours très fétide et le malade a une expectoration grisâtre, purulente, à odeur sphacélique très marquée surtout, circonstance fréquente, lorsque par une petite déhiscence de la paroi le pus sort par regorgement. Quand la collection est devenue périœsophagienne, l'œdème est très marqué et l'on perçoit souvent de la fluctuation profonde dans l'une des deux ou dans les deux zones susclaviculaires. Ces volumineux abcès évoluent sans grande température de façon sourde, mais le faciès est toujours mauvais et profondément infecté comme dans toutes les suppurations graves.

L'examen au miroir fait voir, lorsque la collection est volumineuse et haut placée, une sorte d'œdème de la paroi postérieure du pharynx ; l'œdème gagne souvent les aryténoïdes qui sont augmentés de volume et tuméfiés de façon inégale (V. fig. 121).

A l'œsophagoscope, lorsqu'il s'agit d'abcès peu volumineux, on constate une sorte d'œdème, au pourtour du corps étranger, quelquefois même le corps étranger petit disparaît complètement enfoui dans cette paroi œdématiée. Si l'on appuie avec le tube au centre de cet œdème, on fait généralement sourdre quelques gouttelettes de pus qui fusent le long du corps étranger par la petite plaie qu'il a occasionnée ; quelquefois on observe un *abcès en bissac* (V. fig. 125).

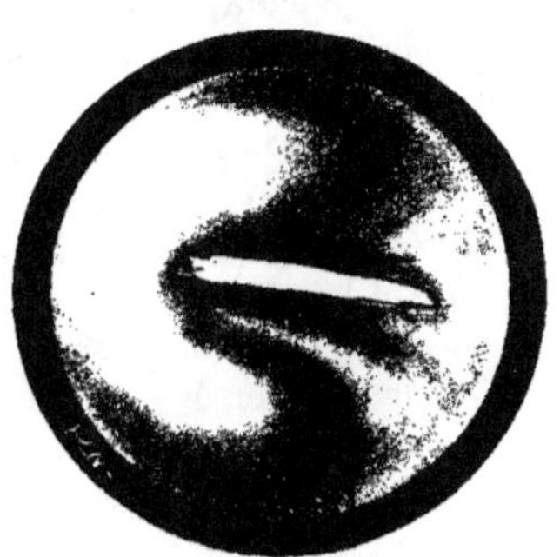

Fig. 125. — Abcès en bissac par os.

Cette exploration (qui doit être faite suivant certaines règles et avec certaines précautions, surtout lorsqu'on soupçonne un abcès volumineux) révèle, aspect caractéristique, une tuméfaction en masse de toute la paroi, soit postérieure, soit postéro-latérale, gênant considérablement l'introduction du tube. Toujours il existe un point où la muqueuse est sphacélée et où va se faire une perforation spontanée (V. fig. 122).

Le tableau clinique et l'aspect œsophagoscopique de ces phlegmons de l'œsophage sont donc caractéristiques. Bien distincte est l'**œsophagite phlegmoneuse diffuse** où le pus n'a aucune tendance à se localiser et fuse au contraire entre les parois de l'œsophage, à l'autopsie des sujets ayant succombé à cette grave affection, l'œsophage tout entier se présente sous l'aspect d'un tube tendu et épais (Pfister), l'infiltration remonte en haut sous la paroi postérieure du pharynx. La musculeuse est envahie par l'infection et le pus atteint par endroits le tissu cellulaire périœsophagien, les plèvres renferment du liquide septique en plus ou moins grande abondance.

Les phénomènes septicémiques marchent ici avec la plus *grande rapidité ;* moins de 24 heures après la déglutition d'un arête ou d'un os surviennent des douleurs très vives dans le thorax, entre les deux épaules, qu'exagère le moindre mouvement. La dysphagie est absolue. La respiration est haletante, courte et précipitée (50 respirations à la minute) ; le faciès est angoissé, grippé ; la température est élevée à 39° et 39°5. La mort survient en moins de 48 heures, au milieu de l'angoisse, et est annoncée par de la dyspnée de plus en plus marquée et de la petitesse et de l'irrégularité du pouls.

Cette forme est d'autant plus grave que ni l'ablation rapide du corps étranger, ni l'ouverture large et précoce de l'œsophage ne peuvent en empêcher l'évolution. Elle est heureusement rare. Nous l'avons observée cinq fois et dans trois cas il y avait eu antérieurement des manœuvres intraœsophagiennes pour essayer d'enlever le corps étranger.

Au point de vue de leur **évolution**, s'il s'agit d'un phlegmon très peu volumineux, il peut s'ouvrir spontanément dans l'œsophage, le malade déglutit ou crache quelques gorgées de pus, avec son corps étranger. Parfois, lorsque la poche abcédée est peu volumineuse, l'ouverture spontanée dans la lumière du conduit est suivie de **fistulisation**. Cette poche suppure et le malade crache du pus pendant une très longue période. Mais la guérison survient lorsque l'état général n'est pas trop mauvais et lorsque les phénomènes de septicopyohémie sont peu accentués.

C'est là une terminaison heureuse, rare cependant, et ces abcès abandonnés à eux-mêmes, surtout s'ils sont d'un gros volume, sont à peu près fatalement mortels. Souvent lorsque l'inoculation est profonde, le pus dissocie les couches musculaires, gagne les zones profondes du cou et le médiastin, amenant la fatale *médiastinite* avec toutes ses conséquences, suppuration pleurale, etc... ; son apparition est marquée par un redoublement de la dysphagie, de la dyspnée avec angoisse. La respiration est haletante et précipitée, douleurs vives rétrosternales et entre les deux épaules, faciès grippé, élévation brusque de la température ; un pouls petit et filant annonce une issue fatale rapide.

Si une de ces grosses collections, dont nous avons parlé plus haut, s'ouvre spontanément, comme elles sont toujours haut placées, elles peuvent faire irruption brusque dans les voies respiratoires et étouffer le malade ou amener des phénomènes de suppuration broncho-pulmonaire rapidement mortelle.

II. — PHLEGMONS PÉRIŒSOPHAGIENS

Les collections périœsophagiennes cervicales ou médiastinales peuvent comprimer et sténoser l'œsophage ou même s'ouvrir secondairement à son intérieur, créant ainsi un trajet fistuleux intraœsophagien.

1º *Collection non ouverte.*

L'œsophagoscope nous a permis de diagnostiquer plusieurs cas d'*abcès chaud rétrœsophagien* chez de jeunes enfants : chez l'adulte des *abcès périœsophagiens* dus à de l'adénite cervicale suppurée, et à un mal de Pott cervical. Enfin, consécutivement au traumatisme, il peut se développer un phlegmon profond *périœsophagien cervical* ou *médiastinal*.

a) Abcès rétrœsophagien. — En décembre 1921, notre ami, M. Fournié, nous adressa un nourrisson de 13 mois, en plein tirage, qui présentait, depuis une dizaine de jours, sans qu'aucune cause pût l'expliquer, une dyspnée à allure progressive avec, dans les trois dernières nuits, de violents accès de suffocation. Le timbre de la voix a changé : elle est devenue

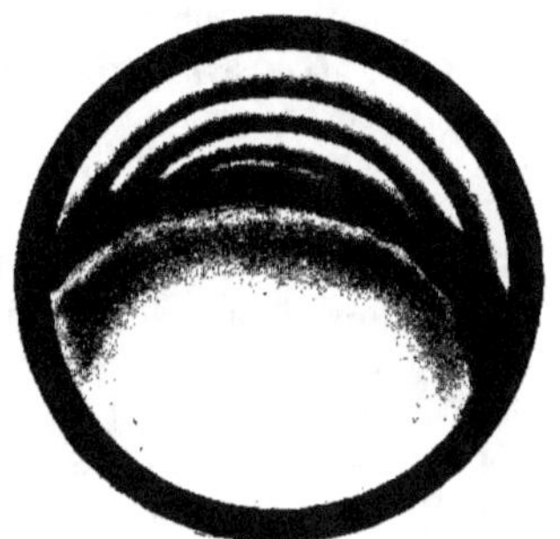

Fig. 126. — Sténose par compression et refoulement de la paroi postérieure de la trachée. Vue trachéoscopique.

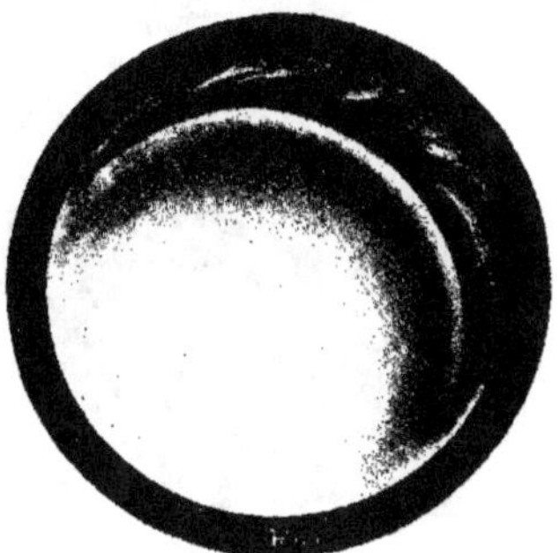

Fig. 127. — Sténose par compression de la portion initiale de l'œsophage. Vue œsophagoscopique.

rauque et étouffée. Très robuste auparavant l'enfant a maigri considérablement dans ces quatre ou cinq derniers jours, car à la dyspnée s'est adjointe la dysphagie : il refuse son biberon, et depuis vingt-quatre heures la dysphagie semble complète. Son facies est pâle; légère cyanose aux oreilles, aux lèvres et aux extrémités des mains. La température n'a jamais été bien élevée et n'a pas dépassé 38º8 à aucun moment. L'auscultation révèle quelques râles bronchiques sibilants et ronflants, mais la respiration est normale dans les deux poumons; dans la nuit suivante tous les troubles s'accentuent brusquement, il s'établit du tirage sus-sternal et épigastrique, et nous sommes obligé de le trachéotomiser d'urgence : incision basse de la trachée, au niveau des 2º et 3º anneaux.

Par la plaie de la trachéotomie nous explorons la portion inférieure de la trachée, et la **trachéoscopie inférieure** nous fait voir que ce conduit est aplati au niveau des 2º, 3º et 4º anneaux par une sorte de tuméfaction qui refoule sa lumière d'arrière en avant (V. fig. 126). La canule dépassant cette zone atrésiée, la respiration s'établit normalement.

L'examen du pharynx à l'abaisse-langue ne montre aucune collection sous la paroi postérieure. Rien de particulier non plus au larynx que nous examinons avec la spatule-tube, sauf un léger œdème de la zone des aryténoïdes.

Le **tube œsophagoscopique** est arrêté tout de suite, dès que la bouche de l'œsophage est franchie, par une obstruction complète de ce conduit due à un refoulement de la paroi postérieure de l'œsophage (V. fig. 127).

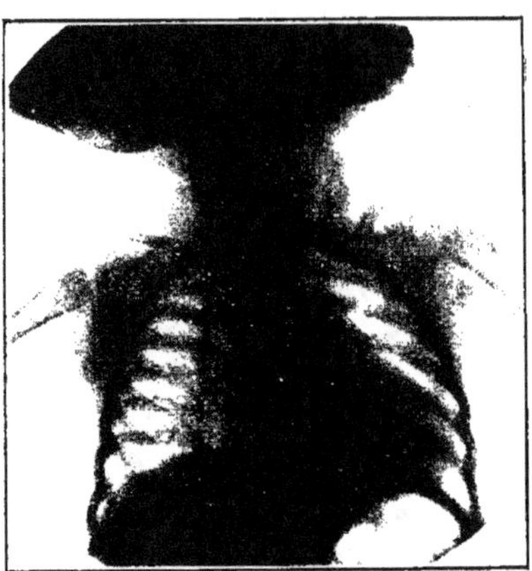

Fig. 128. — Radiographie : la collection est représentée par une ombre noire prévertébrale dans la région cervicale inférieure (Dr Darbois).

Le toucher pharyngien nous donne, à la partie tout à fait inférieure, dès que le doigt pénètre dans l'œsophage, une sensation nette de fluctuation. Nous posons donc le diagnostic **d'abcès profond rétrœsophagien** ; dès lors l'intervention est très simple : ayant mis le petit malade en tête déclive faisant saillir cet abcès dans la lumière du tube œsophagoscopique, et à l'aide d'une pince coupante, nous ouvrons la collection d'où sort un flot de pus verdâtre, épais, inodore, dont la quantité peut être évaluée à un demi-verre à Bordeaux. Quelques heures après, le petit malade se met à boire son lait, la canule de trachéotomie peut être enlevée quatre jours après l'opération, et la guérison survient sans aucune complication.

La **radiographie** (Dr Darbois), que nous n'avons reçue que quelques heures après la trachéotomie (faite d'urgence), montre une ombre grise dans le médiastin postérieur (fig. 128-129), ce qui correspond à nos constatations broncho-œsophagoscopiques.

C'est la troisième observation dans laquelle les données de l'œsophagoscopie et de la trachéoscopie combinées nous ont permis d'établir ce diagnostic difficile d'abcès rétrœsophagien.

Chez un enfant de 2 ans, examiné et soigné en 1911, l'observation semble calquée sur la précédente : mêmes troubles dyspnéiques qui nécessitèrent d'abord une trachéotomie, mais il y avait peu de dysphagie chez lui.

Chez un autre, de 3 ans, la dysphagie progressive fut le seul signe qui nous fit établir le diagnostic.

Tous les trois ont guéri par l'évacuation d'une grosse collection rétro-œsophagienne et sous l'endoscopie.

Dans les trois cas, en somme, le tableau symptomatique fut analogue.

Le *début* est toujours insidieux : il n'y a pas de douleur, peu ou pas de température, l'évolution est sourde. Au milieu d'une bonne santé apparente et chez un enfant robuste, la gêne respiratoire s'installe comme premier symptôme. Cette *dyspnée* est facile à expliquer, la trachée étant comprimée d'arrière en avant par la collection purulente. Ce conduit,

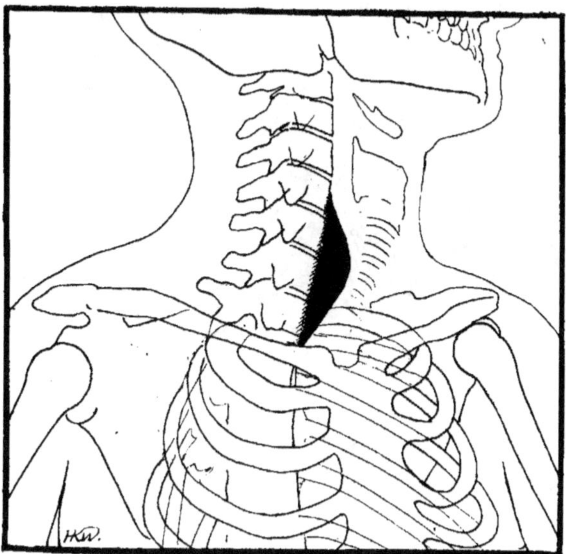

Fig. 129. — Schéma montrant la localisation exacte de l'abcès rétro-œsophagien.

uniquement membraneux à cet âge, se laisse aplatir avec la plus grande facilité, et lorsque ces malades nous furent envoyés ils étaient en plein tirage sus-sternal et épigastrique. Il y avait eu plusieurs accès de suffocation à caractères particulièrement dramatiques. Plus tardivement, survient de la **dysphagie**, l'enfant rejette le sein ou le biberon, bave quand il boit, et cette dysphagie était complète dans le cas relaté plus haut puisque chez lui toute déglutition de liquide et même de salive était devenue impossible.

Un symptôme qui était constant dans les trois cas que nous avons observés et qui s'est manifesté en même temps que la dyspnée, c'est une *certaine altération de la voix* qui devient rauque et étouffée.

L'examen local ne dénote rien de bien spécial du côté du pharynx, sinon un léger œdème de la paroi postérieure dans son tiers inférieur avec tuméfaction de la muqueuse des aryténoïdes. Rien d'autre au larynx : la glotte semble libre. La sténose siège donc plus bas. En effet, la **laryngoscopie directe** supérieure ou, après la trachéotomie, la **trachéoscopie inférieure** montre un refoulement de la paroi postérieure de la trachée dans la région sous-glottique (fig. 126).

Le toucher profond, fait avec l'index introduit profondément et difficilement en arrière des aryténoïdes et à l'intérieur de la partie supérieure de l'œsophage fait percevoir la fluctuation (mais seulement dans le cas rapporté plus haut). L'introduction du tube est impossible au delà de quelques centimètres dans l'œsophage, la lumière de ce conduit étant obstruée

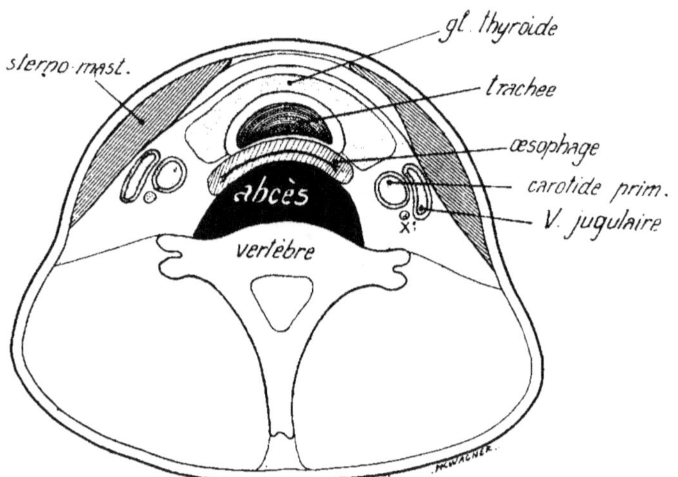

Fig. 130. — Abcès rétro-œsophagien : coupe transversale au niveau de la 7e cervicale.

pour la même raison que la trachée, la paroi postérieure étant comme refoulée d'arrière en avant par une sorte de tuméfaction molle dépressible, qui semble œdémateuse (V. fig. 127).

Il est évident que toutes ces manœuvres doivent être faites dans la position couchée, tête déclive : sinon on s'expose, si le phlegmon vient à s'ouvrir, durant leur cours, à l'irruption du pus dans les voies aériennes supérieures. Et, en somme, c'est cet examen direct qui a permis d'établir le diagnostic. Dans d'eux d'entre eux, on avait pensé à un **corps étranger** avalé à l'insu des parents. On s'explique très bien qu'au point de vue clinique rien ne différencie un pareil ensemble symptomatique (dyspnée soudaine au milieu d'un état de bonne santé, accès de suffocation), de celui que détermine **un corps étranger des voies aériennes ;**

seul l'examen aux rayons X, joint à la bronchoscopie, a permis d'établir ce diagnostic différentiel.

Ces abcès en eux-mêmes sont peu virulents ; le pus évacué n'a jamais l'odeur sphacélique des abcès de l'œsophage. En effet, l'examen bactériologique du liquide enlevé (Deglos) a démontré, à la culture, la pauvreté des colonies microbiennes (quelques colonies de staphylocoques). Ils ont une évolution sourde, sans grande réaction fébrile (38°, 38°5 au maximum). Étant nettement collectés dans tous les cas, ils ont peu de tendances à la diffusion vers le médiastin, et nous croyons que dans ces cas la terminaison par médiastinite doit être tout à fait exceptionnelle. Du reste de pareils abcès tuent l'enfant bien plutôt par les phénomènes de compression qu'ils déterminent, à la fois du côté de l'œsophage et de la trachée. Celle-ci, comme nous l'avons vu, se laisse comprimer avec la plus grande facilité et l'enfant meurt généralement dans un accès de suffocation, bien avant que la dysphagie ne soit devenue suffisante pour amener l'inanition.

L'*ouverture spontanée* serait une terminaison heureuse : la collection, étant bas située, s'évacuerait ainsi par les voies naturelles sans risque d'étouffer le malade comme dans les phlegmons rétropharyngiens. Mais c'est là une éventualité sur laquelle il ne faut guère compter, l'abcès étant profond, les tuniques qui le recouvrent étant très épaisses et les phénomènes graves de compression dont nous parlons plus haut ayant eu auparavant le temps de se développer.

Ces abcès ont, en somme, beaucoup d'analogie avec les phlegmons rétropharyngiens; on ne les rencontre que chez les jeunes enfants, ils évoluent de la même façon insidieuse, et sans doute ils sont déterminés par la suppuration de ganglions prévertébraux (ganglions de Gillette à localisation anormale). Seul le siège de la collection diffère, n'étant nullement dans le pharynx, mais beaucoup plus bas rétrœsophagienne.

b) Abcès périœsophagien par adénite suppurée et mal de Pott. — Nous avons constaté sous l'œsophagoscope comme cause d'une sténose récente de l'œsophage un volumineux abcès profond dû à des ganglions suppurés de la région carotidienne gauche. La dysphagie était très marquée sans aucune constatation anormale dans le pharynx. Dans un autre cas il y avait compression du tiers moyen de l'œsophage par abcès froid pottique déterminant une voussure de la paroi postérieure de ce conduit.

c) Phlegmon périœsophagien profond cervical. — Le *phlegmon périœsophagien profond cervical ou médiastinal* est consécutif à un traumatisme par corps étranger ou après un cathétérisme explorateur ou une tentative malheureuse de dilatation bougiraire.

Une perforation de l'œsophage telle que celle qui est produite par une bougie ou un cathéter est suivie immédiatement d'une douleur très vive dans la profondeur du cou ou de la poitrine. La dysphagie est aussitôt complète, l'angoisse est extrême, s'accompagne de dyspnée ou point de côté, et force le malade à se tenir voûté et à marcher à petits pas.

La contamination septique par la plaie ne tarde pas à infecter le tissu cellulaire périœsophagien et on a bientôt sous les yeux le tableau d'un phlegmon profond du cou ou du médiastin. La température monte à 39°, 39°5, pouls à 120, frissons, la douleur cervicale ou intrathoracique, l'anxiété respiratoire s'accentuent.

A) S'il s'agit d'un phlegmon cervical profond le moindre mouvement du cou est douloureux, il apparaît bientôt du gonflement de la base et des deux côtés du cou, avec souvent de l'emphysème sous-cutané qui crépite et garde l'impression du doigt. L'œdème ne tarde pas à gagner la glotte, des accès de suffocation apparaissent et la mort peut survenir au bout de 24 ou 48 heures.

L'évolution peut être descendante et alors généralement moins foudroyante, le phlegmon du cou gagne le médiastin et se termine par une médiastinite phlegmoneuse. On voit toute la gravité de pareils phlegmons qui sont toujours mortels et à échéance souvent brève.

B) Dans le phlegmon médiastinal, mêmes symptômes généraux, même dyspnée et douleur angoissante. Le gonflement du cou et l'emphysème sont très précoces et très marqués et l'asphyxie est très rapide, il en est de même dans la médiastinite gangréneuse, plus encore que dans le phlegmon cervical. En cas d'évolution plus lente apparaissent une pleurésie suppurée, une gangrène pulmonaire, une pneumonie septique, qui ne tardent pas également à enlever le malade.

L'œsophagoscopie est *absolument contre-indiquée* en pareil cas, elle ne peut être d'aucune utilité, de pareils phlegmons ne pouvant être ouverts par la lumière de l'œsophage, elle ajouterait donc un traumatisme absolument inutile.

2° Collection ouverte dans l'œsophage. Abcès fistuleux dans l'œsophage

Mais le plus souvent l'œsophagoscope fait constater la présence d'une fistule qui draine un abcès périœsophagien ouvert dans l'œsophage.

Dans deux cas il y avait abcès froid fistuleux dans *l'œsophage cervical*

Dans l'un d'eux, il s'agissait d'une malade qui présentait un abcès pottique cervical ouvert dans l'œsophage ; la communication de l'abcès avec l'œsophage avait été révélée par ce fait que quelques gouttes de solution iodée injectée dans une fistule externe pénétrait dans l'œsophage et donnait à la malade le goût d'iode. A l'œsophagoscope, nous pûmes voir nettement la pénétration de l'iode se faire à l'intérieur de l'œsophage par une fistule purulente sur la paroi latérale.

Dans l'autre, un abcès ganglionnaire ouvert dans la région cervicale, donnait au moment de la déglutition issue à l'extérieur par la plaie de substances alimentaires, l'œsophagoscopie nous a montré une sorte de saillie à périphérie rétractile, cicatricielle, et partie centrale granuleuse rouge, siège également d'une fistule avec adhérences d'un abcès périœsophagien.

b) La fistule peut siéger dans la *région thoracique.*

Des collections pleurales peuvent s'ouvrir dans l'œsophage. On connaît le cas célèbre de Foot où une collection pleurale comprimait l'œsophage et la veine cave inférieure (œdème de la face) et s'accompagnait bientôt de rupture de l'œsophage.

Le Pr Letulle a décrit également une fistule œsophago-pleurale consécutive à l'évacuation spontanée d'un empyème.

Dans les formes thoraciques de l'*actinomycose*, comme nous l'avons vu plus haut, les volumineuses suppurations du médiastin peuvent comprimer l'œsophage et faire irruption à son intérieur par des trajets fistuleux.

Nous avons rapporté plus haut le cas d'un malade de Netter chez qui on trouva à l'autopsie la présence, sur la paroi gauche de ce conduit, d'une fistule qui aboutissait à une cavité prévertébrale. Il s'agissait d'un foyer prévertébral d'actinomycose qui s'accompagnait de pleurésie gauche.

Traitement des abcès de l'œsophage.

1° Le **traitement** *des abcès intraœsophagiens* et *périœsophagiens* est intimement lié à la thérapeutique endoscopique des corps étrangers. Il suffit la plupart du temps d'enlever le corps étranger, d'écouvillonner la *petite poche abcédée* avec un porte-coton imbibé d'eau oxygénée pour que tout revienne dans l'ordre, si l'on a pu intervenir à temps.

Lorsque *l'abcès est volumineux*, l'ouverture sera encore pratiquée par les voies naturelles sous l'œsophagoscopie, seulement celle-ci doit être faite suivant certaines règles bien déterminées. L'anesthésie locale seule est de mise ; le malade doit être en position couchée, tête très déclive, pour permettre, dès que l'abcès sera ouvert, l'écoulement du pus par la lumière du tube. On emploiera, de préférence, un tube court de 30 centimètres, la collection étant toujours dans la région cervicale ; et de moyen calibre (10 à 11 mm.). L'ouverture de l'abcès se fera aisément à l'aide d'une pince coupante, la pince à biopsie, par exemple. Il est rare qu'il n'y ait pas sur la paroi qui bombe sous l'œsophagoscope, un point où la muqueuse est sphacélée, et d'où s'écoule spontanément quelques gouttes de pus. C'est en cette région que siégeait du reste le corps étranger qui a disparu généralement dans la poche. En pareil cas, la recherche de ce corps étranger est tout à fait secondaire, insuffisante à elle seule si l'on n'évacuait pas l'abcès, et le corps est généralement rejeté au milieu de cette volumineuse collection purulente. La poche sera écouvillonnée avec le porte-coton imbibé d'eau oxygénée ou d'argyrol à 5 0/0 Elle se comble du reste très vite.

Ces grandes collections, bien qu'ayant envahi les régions qui avoisinent l'œsophage, *ne cessent pas d'être intraœsophagiennes et doivent être traitées comme telles*. Elles sont évidemment rares, puisque sur une cinquantaine d'abcès de l'œsophage nous ne les avons rencontrées que cinq fois.

2° Dans plusieurs cas où il y avait nettement début de **phlegmon périœsophagien**, la guérison est cependant survenue par l'incision et l'évacuation de la collection œsophagienne par les voies naturelles.

Lorsqu'il s'agit de *phlegmons rétroœsophagiens*, le seul traitement doit être également l'ouverture de l'abcès et l'évacuation par les voies naturelles qui, dans tous les cas, a été suivi de guérison. Mais, s'il y a dyspnée, le premier acte chirurgical sera la trachéotomie, qui permet ensuite de manœuvrer tout à l'aise du côté de l'œsophage et de la trachée. La canule une fois placée dans la plaie trachéale faite un peu bas (au niveau des 2e et 3e anneaux), pour dépasser le siège de la compression, le petit malade est mis dans le décubitus dorsal, tête déclive. On introduit dans l'œsophage soit un tube spatule, soit un tube court. Faisant saillir la région qui bombe, il est facile de l'ouvrir soit avec un large bistouri *ad hoc*, soit avec une pince coupante. Le pus s'écoule par la lumière du tube, et on écouvillonne la cavité abcédée avec un tampon imbibé d'eau oxygénée.

L'amélioration est immédiate et, au bout de quelques heures, le petit malade peut avaler de nouveau son lait. La canule peut être enlevée très rapidement, et la guérison survint toujours sans incident dans les différents cas que nous avons observés.

Lorsqu'il y a *phlegmon périœsophagien profond cervical ou thoracique*, comme cela se voit après un traumatisme, en particulier après une perforation ou blessure dans le cathétérisme, le malade est irrémédiablement perdu si l'on n'intervient pas très rapidement.

A) Dans le *phlegmon périœsophagien cervical* inciser largement l'espace périviscéral en procédant par une technique analogue à celle de l'œsophagotomie externe (V. p. 111). même incision, etc. Drainer largement la collection et si le décollement phlegmoneux a atteint les deux côtés de l'œsophage, il faut inciser largement des deux côtés du cou.

Nous avons assisté à deux opérations d'œsophagotomie externe pour corps étranger s'accompagnant d'abcès devenus périœsophagiens et dans les deux cas le malade est mort.

B) Lorsqu'il y a phlegmon *périœsophagien thoracique*, c'est-à-dire en somme médiastinite, le traitement doit consister également à ouvrir et à drainer le médiastin postérieur.

1° *Si la perforation siège à la partie supérieure du médiastin*, l'infiltration phlegmoneuse a les plus grandes tendances à fuser vers la base du cou : la bifurcation de la trachée et la crosse de l'aorte lui opposant un obstacle vers le bas : le phlegmon pourra être drainé par *médiastinotomie cervicale*. Double incision verticale le long du bord antérieur des sterno-cléidomastoïdiens. Isolement et réclinaison des deux paquets vasculo-nerveux du cou, libération de l'œsophage et entre lui et la colonne vertébrale on effondre avec le doigt le tissu cellulaire, la poche médiastinale supérieure sera drainée largement et la position de Trendelenburg favorise l'écoulement du pus (Sencert).

Von Acker, sur 7 cas de phlegmon médiastinal traités par cette opération, a eu 6 guérisons, il est vrai que parmi ceux-ci, dans 2, il n'eut qu'à ouvrir le phlegmon à la base du cou (la poche médiastinale s'y ouvrant largement) sans toucher au médiastin.

2° En cas de phlegmon développé dans la partie basse du médiastin au-dessous de la crosse de l'aorte, la *médiastinotomie dorsale* sera le seul recours. Mais il s'agit là d'une intervention beaucoup plus grave.

Il est tout d'abord malaisé de savoir de quel côté on doit ouvrir le thorax, cependant les signes cliniques (matité souffle trachéal), joints aux données de la radiographie permettront en général de localiser exactement le siège du phlegmon.

Le malade étant couché sur le côté opposé à celui qu'on veut aborder, on incise à égale distance du bord spinal de l'omoplate et des apophyses épineuses, largement (15 à 20 cm.) et le centre de l'incision correspondra au foyer de l'abcès.

Résection de 4 côtes sur 5 centimètres pour avoir ainsi une large brèche dont le fond est occupé par la plèvre costale, à droite on pénètre directement dans le médiastin postérieur par décollement de la plèvre ; à gauche décollement de la plèvre de l'aorte avec le doigt qui pénètre bientôt dans la collection. Large drainage.

Bien que les opérations de Rydygier, Von Acker, aient été suivies de mort, cette intervention reste, semble-t-il, le seul recours dans le traitement des phlegmons du médiastin postérieur consécutif à une perforation de l'œsophage, puisque sans elle les malades sont voués à une mort certaine.

DES SPASMES DE L'ŒSOPHAGE

Le spasme joue un grand rôle dans l'histoire des sténoses œsophagiennes qu'il augmente momentanément au point de les rendre complètes, et l'on voit dans toutes les lésions organiques de l'œsophage survenir sous des influences diverses des crises de dysphagie qui durent plus ou moins longtemps. Il en est de même de toutes les causes d'irritation, plaies, ulcérations, brûlures qui déterminent du spasme de ce conduit. Mais à côté de ces *spasmes secondaires* il faut faire une place et une place très importante aux *spasmes primitifs* que l'on pourrait appeler idiopathiques qui ont une symptomatologie et une évolution clinique propres, qui font de ces affections de véritables maladies pouvant atteindre un haut degré de gravité.

I. — SPASMES SECONDAIRES

Les spasmes secondaires sont bien connus au décours des différentes sténoses de l'œsophage. Il est commun de voir un malade porteur d'une ulcération cancéreuse par exemple rester des jours entiers en dysphagie complète, puis brusquement, à la suite soit du repos de l'organe par absence de toute alimentation solide, soit à la suite de calmants généraux (morphine, belladone) la crise se passe et il peut avaler de nouveau des liquides et même des demi-solides.

Ces alternatives d'aggravation et d'amélioration, ces crises spasmodiques passent souvent au premier plan et peuvent faire errer le diagnostic ; on croit à un spasme simple de l'œsophage alors qu'il y a un substratum organique qui sténose véritablement ce canal. On sait combien sont souvent filiformes les pertuis sténosés par les lésions cicatricielles, et qui permettent cependant et pendant longtemps une alimentation à peu près suffisante. Rien d'étonnant que la moindre poussée inflammatoire agisse sur cette sténose, crée l'obstruction complète et la crise de spasme.

Les spasmes secondaires sont presque toujours dus à l'*œsophagite* secondaire dans la poche sus-jacente. Il suffit souvent de mettre de pareils malades à l'usage des bouillons de légumes, d'eau alcaline, de quelques lavages de cette poche, pour que le spasme cesse immédiatement.

C'est là un grand facteur d'aggravation dans le cours des rétrécissements cicatriciels. C'est lui qui empêche bien souvent le cathétérisme dilatateur dans les premières séances alors qu'on essaie de passer la bougie filiforme, et il est commun de réussir lorsqu'on a laissé plusieurs jours l'œsophage au repos complet, ou au régime exclusivement liquide alors que dans les séances précédentes on avait invariablement échoué.

C'est aussi le spasme qui fixe et maintient en position dans l'œsophage *les corps étrangers* qui irritent localement les fibres circulaires de sa musculature, souvent bien plus que les irrégularités, les aspérités de leur forme et leur volume. Et l'on voit des corps étrangers tout petits amener une dysphagie absolue, presque totale même pour les liquides et la salive.

Dans le cardiospasme et dans le cancer du cardia, il est fréquent que le malade accuse de la dysphagie au niveau de l'orifice supérieur de l'œsophage ou de la base du cou. Le spasme peut faire errer sur la véritable localisation d'une sténose. Il se manifeste par exemple à l'entrée de l'œsophage, alors que les lésions siègent au tiers moyen et au tiers inférieur, c'est là souvent un sujet d'erreur pour la localisation d'une affection du cardia par exemple.

Il peut également y avoir *spasme du cardia* dans les *affections stomacales*, cancer, ulcère, on pourrait alors lui donner le nom de spasme symptomatique ; on a signalé des spasmes secondaires de l'œsophage dans des lésions des organes génitaux chez la femme, la vésicule biliaire, les lésions encéphaliques bulbaires, etc. Il est bien difficile, en pareil cas, de dire la part qui revient à ces troubles locaux et à l'élément nerveux.

Ces **spasmes secondaires** tiennent donc une grande place dans toute la pathologie œsophagienne, et nous le répétons, ils sont dus à l'œsophagite concomitante, laquelle a sa cause à peu près toujours dans la stase dans la poche sus-jacente à la sténose puisqu'il suffit de la faire cesser pour que le spasme tombe aussitôt.

Ces spasmes sont très variables et il est difficile d'en faire une description clinique, les affections auxquelles ils sont liés ont seulement leurs phénomènes de sténose momentanément exagérés.

Mais à côté d'eux il existe un spasme, *ou plutôt des spasmes primitifs de l'œsophage* qui méritent une grande place dans la pathologie de cet organe.

II. — LES SPASMES PRIMITIFS DE L'ŒSOPHAGE

Dans ces dernières années nous avons examiné à l'œsophagoscope un très grand nombre de spasmes primitifs de l'œsophage ; quelques-uns étaient intermittents et l'examen œsophagoscopique a été surtout fait pour éliminer l'hypothèse d'une tumeur cancéreuse au début; mais la plupart étaient graves et permanents puisque progressivement ils avaient déterminé des troubles de dysphagie tels que toute déglutition de solides et même de liquides était devenue impossible. Dans ces derniers il s'agissait *d'une affection locale qui a guéri par un traitement local.*

L'erreur a en effet plané de tout temps sur la question des spasmes de l'œsophage, et nous verrons même que le **mot « spasme œsophagien »**

**devrait désormais faire place, dans la plupart des cas, à une déno-
mination toute différente** (1).

Sauf, peut-être, une allusion de Mondière (2), qui, déjà en 1831, pré-
voyait, dans son travail sur les œsophagites que celles dues au spasme
sont capables spontanément de produire *des sténoses inflammatoires cicatricielles* ; sauf une courte description de Follin qui, en 1835, admettait
que l'*hypertrophie musculaire* peut être la cause de certaines sténoses œsophagiennes, on ne trouve mentionnées nulle part ces sténoses pour ainsi
dire spontanées, organiques, consécutives aux spasmes de l'œsophage, et
qui ne peuvent plus être appelées telles, le mot spasme éveillant l'idée
d'une affection transitoire et bénigne.

Qu'est-ce qu'on entend généralement, en effet, par spasme œsophagien ? La définition qu'on en donne est toujours à peu près analogue : « il
s'agit là d'une affection nerveuse liée à un état général spécial, à caractère
essentiellement transitoire qui amène la fermeture plus ou moins durable
de l'œsophage, empêchant l'alimentation, procédant par véritables crises
avec phases d'amélioration complète. Que l'on vienne à essayer le cathétérisme de l'œsophage, avec un explorateur olivaire, la boule dépasse facilement la région spasmodique (d'autant mieux qu'elle est plus grosse) ».

Tels sont les caractères que l'on attribue aux spasmes œsophagiens.

On n'a donc vu là qu'une affection purement nerveuse sous la dépendance d'un état général, l'apanage des nerveux, des hystériques. Or ce n'est
là qu'un petit côté de la question.

Seul le spasme aigu transitoire, que l'on pourrait appeler : *œsophagisme*, répond à l'ancienne description des auteurs classiques.

Mais à côté de cette forme, et bien plus grave qu'elle, il en est une
autre qui est due uniquement à un trouble de fonctionnement de la motricité œsophagienne. Sous des influences diverses, mais purement locales
que nous étudierons plus loin, l'œsophage est susceptible de se spasmodier uniquement dans ses portions canaliculaires étroites, c'est-à-dire portion cervicale, portion cardiaque. Ce spasme est intermittent au début,
tout comme le spasme purement nerveux ; mais il ne tarde pas à devenir
permanent. C'est la *contracture spasmodique* qui, elle-même, au bout d'un
certain temps par suite de l'œsophagite concomitante donne naissance à
la *sténose inflammatoire*.

Ainsi donc, nous aurons à étudier : 1° le spasme intermittent purement
nerveux, l'œsophagisme, qui est presque toujours du *pharyngospasme*
dont la forme exagérée peut être décrite comme le *spasme aigu*; 2° le
spasme chronique ou contracture spasmodique des portions canali-

(1) Il est entendu que nous ne parlons dans ce chapitre que des spasmes idiopathiques de l'œsophage.

(2) Mondière. Recherches pour servir à l'étude de l'œsophagite aiguë ou chronique. *Archives générales de médecine de Paris*, 1831. XXV, p. 158.

culaires de cet organe (cervicospasme, phréno-cardiospasme) (1), et enfin comme conséquence de cette contracture 3° les sténoses inflammatoires.

Pathogénie.

Les notions que nous possédons maintenant de façon précise sur la physiologie de l'œsophage et les renseignements exacts fournis d'une part par la radiographie et surtout d'autre part par l'œsophagoscopie seront en effet suffisants pour éclairer d'un jour tout nouveau la question de la pathogénie des spasmes de l'œsophage.

Dans la grande majorité des cas, le spasme de l'œsophage ou du moins la forme grave de celui-ci doit être attribuée *à un trouble dans l'acte de la déglutition* dans laquelle l'œsophage a un rôle véritablement actif, celui d'un véritable organe et non celui d'un simple canal comme on l'a cru longtemps.

On conçoit aisément que le spasme, la contracture spasmodique ne peut exister que dans les deux parties canaliculaires supérieure et inférieure, et en fait on ne constate jamais de spasmes primitifs dans la partie moyenne de l'œsophage, et les cas signalés dans cette région sont tout à fait contestables.

Pendant la déglutition quel est le rôle de l'œsophage ? Après l'acte de la mastication, par la contraction de la base de la langue, des muscles du plancher buccal, la contracture du voile du palais, le bol alimentaire est poussé à travers le pharynx inférieur vers la bouche de l'œsophage qui s'ouvre au-devant de lui par un mécanisme véritablement actif.

Quand le bol alimentaire a franchi la bouche œsophagienne celle-ci se ferme pour que rien ne soit régurgité dans le pharynx pendant le temps ultérieur de la déglutition. Il descend rapidement le premier tiers de l'œsophage sous l'influence de la poussée des fibres musculaires striées qui, du pharynx, se prolongent sur l'œsophage. À mesure que celles-ci cèdent la place à des fibres lisses, la progression diminue pour devenir vraiment lente à partir du tiers inférieur.

Le bol arrive au cardia où, suivant quelques auteurs, il y aurait un temps d'arrêt. Nous croyons qu'il n'en est rien, que le ralentissement a fait faussement croire à un arrêt et que la progression continue sans cesse très lente, il est vrai, jusqu'au moment où le bol atteint les groupes nerveux de la région du cardia.

---

(1) Il est évident aussi que ces formes ne sont point exactement et nettement séparées les unes des autres, et qu'on peut très bien voir par exemple un spasme nerveux se transformer, par suite de circonstances diverses, en contracture spasmodique locale.

L'ouverture de la bouche œsophagienne au devant du bol alimentaire n'est pas exclusivement un phénomène mécanique et celle-ci s'ouvre sous l'influence réflexe des excitations produites par les aliments dans le pharynx et en particulier sur la paroi postérieure du méso-pharynx. C'est ainsi que par l'excitation avec l'abaisse-langue et même avec le tube œsophagoscopique nous avons pu la voir s'ouvrir, en particulier chez les jeunes enfants au moment des nausées et efforts de vomissements. En tout cas, il est acquis que le péristaltisme œsophagien est sous la dépendance du mouvement de déglutition qui se passe dans le pharynx. Cette dépendance est, du reste, à préciser : il ne s'agit pas d'une sorte de continuation d'un mouvement se passant dans le pharynx, d'une impulsion mécaniquement donnée par les muscles de cet organe, mais la mise en marche de ce mouvement vient du pharynx et de l'œsophage, par la voie nerveuse. Nous en avons la preuve dans ce malade qu'observait Mickuliez et chez qui le péristaltisme œsophagien était intact, malgré l'absence presque totale du pharynx et de l'œsophage cervical, extirpés avec un sarcome du larynx.

Si dans une boutonnière œsophagienne, on introduit un corps étranger comme l'a fait Chauveau, il n'y a pas de progression. Que le sujet exécute alors un mouvement de déglutition, le bol est entraîné. Le même mouvement ranime un péristaltisme insuffisant, et c'est pourquoi, d'instinct, nous aidons une déglutition très pénible par des contractions pharyngées répétées. Autrement dit, *une excitation mécanique est insuffisante pour faire naître la contraction péristaltique, un acte de déglutition est nécessaire*.

Nous-même avons observé le cas tout à fait rare relaté plus haut (1) (voir p. 117), d'une malade chez qui, à la suite de l'extirpation d'une tumeur thyroïdienne, il manquait une grande partie de l'œsophage cervical. Si l'on mettait dans le bout inférieur de cet œsophage un petit bol alimentaire même bien préparé il ne progressait pas, et pour s'alimenter la malade était obligée d'introduire profondément, jusqu'au voisinage de l'estomac, un gros tube qui servait à ingurgiter ses aliments. Après l'opération qui a consisté en réfection de l'œsophage cervical à l'aide d'une sorte de tube cutané que nous avons raccordé profondément, au pharynx en haut, et en bas au reste de l'œsophage cervical, la déglutition a été tout de suite normale et facile, le réflexe provenant de l'acte de la déglutition dans la région du pharynx faisant naître alors la contraction péristaltique de l'œsophage inférieur.

La déglutition des liquides paraît ne pas obéir en général au même mécanisme, et la gorgée de liquide tombe simplement de haut en bas sous la seule influence de la pesanteur et ce serait un phénomène uniquement mécanique s'il n'intervenait au début un phénomène actif : la contraction

____

(1) V. *Presse Médicale*, no du 8 octobre 1919

du pharynx et la poussée première du liquide à travers la bouche œsophagienne. Dans certains cas cependant le mécanisme est le même que pour
la déglutition des solides ; il en est ainsi quand le sujet avale la tête en bas
par exemple. La bouche de l'œsophage se referme sur la gorgée de
liquide et le sujet la sent progresser lentement jusqu'à l'estomac, il en est
de même quand nous avalons une bouchée un peu grosse ou du liquide
froid, nous le sentons progresser vers l'estomac.

L'ensemble de ces données nous démontre que :

1° L'œsophage a un *rôle véritablement actif* dans l'acte de la déglutition
d'un bol alimentaire ;

2° Le maximum de cet acte se produit en deux régions où les fibres
sphinctériennes sont le plus développés : soit d'une part dans sa portion
initiale au niveau de la *bouche de l'œsophage* et d'autre part au niveau de
la *région cardiaque terminale* de l'œsophage.

Pour que le bol alimentaire soit accepté en ces deux régions, il faut
qu'il soit bien préparé dans le premier temps de la déglutition pharyngo-
buccale, c'est-à-dire suffisamment mastiqué et insalivé. S'il ne l'est pas, la
bouche de l'œsophage refuse de s'ouvrir se contracte, se ferme spasmodiquement au-devant de lui. Ou si ce bol franchit cette bouche, le reste
de l'œsophage, pour arriver à le faire progresser, se contractera vicieuse-
ment, et c'est au niveau de la traversée diaphragmatique qu'il va subir
un nouvel arrêt, c'est en cet endroit qu'il se spasmodie et ne peut plus
s'ouvrir. Il peut, du reste, y avoir simultanément *spasme de la bouche de
l'œsophage et cardiospasme*.

Les deux sphincters ont donc un rôle *di primo* dans la physiologie de
l'œsophage, ils sont de plus en quelque sorte des organes de défense contre
l'intrusion de substances irritantes, trop dures, trop volumineuses ou mal
préparées, dans l'œsophage d'une part et dans l'estomac d'autre part ; ils
se ferment en effet de façon tonique et beaucoup plus exacte pendant le
travail de la *digestion* stomacale : la disposition oblique de l'abouchement
de l'œsophage, dans l'estomac (*incisura cardiaca* de His) jouant le rôle
d'une sorte de valvule qui semble se former surtout sous l'influence de la
tension gazeuse de la grosse tubérosité de l'estomac.

La sensibilité de la muqueuse est très obtuse, elle ne semble exister que
pour le chaud et le froid. Les sensations pénibles par substances irritantes ou bols trop volumineux résident dans les tumeurs musculaires et
sont mises en jeu par les distensions ou les contractions excessives Les
mêmes tuniques sont le siège de contractions musculaires pour les mouvements péristaltiques nécessaires à la progression des substances
solides.

Enfin, le tout est sous la dépendance d'une coordination réflexe qui
règle à la fois ces mouvements péristaltiques et aussi l'ouverture des
sphincters supérieur et inférieur.

C'est en somme la *mauvaise mastication* qui est la cause de cette viciation dans l'acte de la déglutition œsophagienne. Tous ceux qui s'occupent de la recherche de corps étrangers sous l'œsophagoscopie ont fait cette constatation. Nous avons souvent enlevé une énorme bouchée de viande enrobant un petit os ; dans un cas, il y avait tout un tendon de bœuf du volume d'un œuf de poule, dans un autre avec un os de mouton il y avait intacte la noix de la côtelette. Dans une œsophagoscopie qui remonte tout à fait au début de notre pratique de cette méthode, en 1904, nous avons vu dans la région cardiaque une sorte de masse rougeâtre, saignante, baignée du sang de l'œsophage qui était en effet lacéré. Nous pensons à une tumeur, mais avec notre pince nous mobilisons cette masse, et quel ne fut pas notre étonnement d'enlever une énorme bouchée de rôti de bœuf avec un tout petit os extrêmement dur et pointu qui s'était mis en travers. Dans un cas de spasme aigu du cardia, chez un homme qui étouffait littéralement et pour lequel nous avons dû intervenir d'urgence, nous avons enlevé à la pince tout un dîner des plus copieux et il fut facile de reconnaître tout ce qu'il avait mangé, tant les morceaux ainsi déglutis étaient gros.

L'œsophage se refuse donc à accepter les aliments mal mastiqués, et la bouchée alimentaire s'arrête soit au-dessus de la bouche œsophagienne dans l'hypopharynx, soit au-dessus de la région cardiaque dans la portion thoracique inférieure. La répétition du même acte vicié amène le spasme des fibres sphinctériennes, spasme intermittent d'abord. Il en résultera à la longue une *véritable contracture permanente du sphincter* et du côté des régions sus-jacentes la *rétrodilatation*. Nous connaissons en haut, les *dilatation et diverticules de l'hypopharynx*, en bas les *grandes dilatations* de la région thoracique de l'œsophage, dénommés longtemps *idiopathiques*. L'élément inflammatoire se surajoutant par la stase, l'œsophagite s'installe et *la sténose inflammatoire se trouve constituée* : sténose qui est véritablement organique avec rétrécissement permanent et progressif de la lumière du conduit.

Cette mauvaise préparation de la bouchée alimentaire est parfois due à l'état défectueux des dents et dans le tiers des cas que nous avons observés, il s'agissait de malades ayant dépassé l'âge moyen et dont le système dentaire était très défectueux ou même d'*édentés* ; les spasmes ne sont pas rares chez des vieillards, nous en avons soigné un grand nombre qui avaient plus de 70 ans. Mais le plus souvent, il s'agit de gens qui, par habitude, par vice de déglutition, *mangent beaucoup trop vite*, engloutissent plutôt qu'ils ne mangent, gens dans les affaires qui avalent leur repas en quelques minutes, boulimiques chez qui la sensation de la faim à satisfaire empêche toute mastication lente. C'est un vice qui, une fois établi, est très difficile à corriger. Une jeune fille que nous soignons en ce moment se rend très bien compte de sa façon défectueuse de manger, mais nous dit ne pas pouvoir s'en déshabituer malgré l'attention qu'elle porte à rééduquer sa mastication.

Nous avons eu, en octobre 1916, alors que nous dirigions le Centre oto-rhinolaryngologique de la X° région, une démonstration pour ainsi dire mathématique de cette étiologie. Un soldat fut dirigé sur notre Centre pour dysphagie absolue. L'examen œsophagoscopique nous montra qu'il y avait sténose spasmodique du cardia. Le patient attribuait nettement le début de ces troubles à la fracture de son dentier (nov. 1915). Depuis impossibilité de mastiquer ni la viande ni le pain. Le spasme grave a commencé dès ce moment et n'a pas tardé à amener de la dysphagie qui petit à petit est devenue complète.

Cette cause que nous envisageons était pour ainsi dire constante dans tous les cas généralement graves, très nombreux maintenant puisqu'ils dépassent 450, que nous avons eu à examiner à l'œsophagoscope, elle existait 98 fois 0/0, de façon très nette : il y avait là un mauvais fonctionnement local de l'œsophage n'ayant rien à faire avec l'état général du sujet. Sans doute, parfois il s'agissait de gens nerveux, mais le plus souvent cette affection s'installe chez les gens les plus calmes et, en tout cas, n'ayant aucun symptôme d'hystérie, ni crises de nerfs, ni zones d'anesthésie, ou d'hyperesthésie.

Jamais d'ailleurs, comme nous l'avons dit plus haut, ces malades n'ont été améliorés de leur spasme par les seuls traitements généraux qui avaient été institués, et, au contraire, nous les avons guéris par un traitement local de dilatation (1), une fois que le diagnostic a été bien établi par l'œsophagoscopie.

Cela ne veut pas dire qu'il ne peut pas survenir des spasmes où le rôle du système nerveux général intervient de façon active et évidente. Nous en avons examiné plusieurs où l'influence de l'état général était indéniable, mais même alors il fut nécessaire d'instituer un traitement local, le traitement général ne suffisant pas. De sorte que nous avons été amené progressivement à nous demander si même dans ce cas l'hystérie n'était pas la cause simplement des troubles de la mastication et de la déglutition : les hystériques avalant en boulimiques les aliments sans les mâcher.

Dans certains cas exceptionnels, une prédisposition congénitale facilite la production des spasmes (sténoses valvulaires incomplètes, etc.).

Ainsi donc, le spasme primitif est presque toujours dû à un trouble dans la motricité de l'œsophage, et en réalité on doit distinguer deux sortes de spasmes primitifs de l'œsophage : 1° **spasme aigu, l'œsophagisme**, et 2° contracture permanente des sphincters œsophagiens ; **spasmes de la bouche de l'œsophage ; spasme du cardia-cardio-spasme**.

(1) Voir *Paris Médical*, n° du 30 août 1910.

Types cliniques.

1° Spasme aigu primitif

Il y a lieu de distinguer deux formes dans cette variété de spasme : *a)* forme légère, œsophagisme ; *b)* forme grave qui ne tarde pas à devenir permanente.

a) Forme légère. Œsophagisme. — Elle répond à l'idée que l'on se fait généralement, et d'après les données classiques, d'un spasme de l'œsophage, qui est celle d'une affection à caractère essentiellement transitoire, survenant chez un névropathe, amenant la fermeture plus ou moins durable de l'œsophage, empêchant l'alimentation, procédant par de véritables crises, avec phases de complète rémission. La dénomination d'*œsophagisme* devrait être uniquement employée pour la désigner. Dans cette forme le siège du spasme est à peu près fixe, à la partie supérieure de l'œsophage c'est plutôt un *pharyngospasme* qui relève du domaine de la pathologie du système nerveux et que nous ne voyons, nous, œsophagoscopistes, qu'exceptionnellement car il est bien rare que de pareils malades nous soient envoyés pour un examen local. L'examen, du reste, est dans ce cas négatif, ce spasme disparaissant sous la cocaïnisation nécessaire à l'œsophagoscopie, le tube descendant après qu'il a franchi la bouche où il a parfois un peu de peine à passer jusque dans l'estomac sans être arrêté par aucun obstacle apparent.

Exceptionnel chez l'enfant malgré les observations de Home, Courant, Mackenzie, nous n'en avons rencontré pour notre part que deux cas bien nets. Le premier chez un nourrisson de dix mois qui vomissait très peu de temps après chaque tétée : à la radioscopie et au cathétérisme avec la sonde molle il n'y avait aucun obstacle. Ces troubles ont disparu assez rapidement après l'exploration œsophagienne. Notre collègue Génévrier, dans *Pratique des maladies des enfants* (1), rapporte un cas analogue, et un autre chez une enfant de 12 ans qui faisait de véritables crises de dysphagie à la vue de certains aliments, en particulier les liquides, et qui vomissait périodiquement dès qu'elle les avait ingérés.

Comby cite celui d'une fillette de 7 ans, vue par lui à l'hôpital Trousseau, dont la mère était très nerveuse et qui présentait de l'œsophagisme uniquement pour les solides. Le Dr Hanshalter a publié l'observation d'une fillette de 12 ans qui présentait du spasme à l'occasion d'une émotion morale. Le spasme n'existait pas pour les fruits verts : cette enfant guérit par la suggestion.

Mais on peut dire que ce sont là des cas exceptionnels et cette affection présente son maximum de fréquence entre 18 et 30 ans. Les femmes sont

____

(1) Baillière, éditeur, 1911.

plus souvent atteintes. Elle est en rapport avec le nervosisme, accompagne l'hystérie, fréquemment se trouve chez les hypocondriaques.

Sans avoir rien remarqué d'anormal que des troubles ressortissant à un état général nerveux (sensation de boule, etc.) ou ayant déjà présenté quelques sensations fugaces de contractions œsophagiennes, plus ou moins vagues, à l'occasion d'une émotion, d'un chagrin, le malade est pris brusquement, au milieu d'un repas avalé trop rapidement, à l'occasion de la déglutition d'un bol mal mastiqué, d'impossibilité à avaler quoi que ce soit. Il essaie de boire ; le liquide est rejeté immédiatement, repassant souvent par le nez, ou amenant de la toux par déglutition vicieuse du côté des voies aériennes. En même temps, il se plaint d'une sensation d'étouffement, de gonflement, de serrement à la gorge ; sa figure exprime l'angoisse ; ses yeux sont injectés ; le tableau est toujours dramatique.

Cette dysphagie, toute accidentelle, dure quelques minutes, parfois quelques heures, mais peu à peu, soit spontanément, ou sous l'influence d'une médication calmante (suppositoire de belladone, piqûre de morphine) tout revient à la normale. La déglutition se rétablit comme si rien n'était ; parfois il persiste une sensation de gêne, de boule, dans la gorge, de bol mal avalé et il ne reste au malade que la crainte d'une nouvelle crise.

Que, dans l'intervalle des accès, on vienne à essayer le cathétérisme de l'œsophage avec une bougie olivaire, elle dépasse facilement la région spasmodiée ; cela d'autant mieux qu'elle est plus grosse.

La première crise, simple exagération des contractions pharyngo-œsophagiennes, se produit souvent à l'occasion d'une émotion vive. La seule représentation mentale d'accidents de dysphagie peut être l'occasion d'une crise ! C'est ainsi que chez un malade de Raymond, le spasme éclata brusquement pendant le repas chez un homme dont le chien avait avalé un os et dont son maître avait eu toutes les peines à l'en débarrasser.

La dysphagie affecte des caractères variables, elle est souvent paradoxale. Ce sont souvent les liquides qui passent le plus difficilement et on voit des malades chez lesquels la déglutition de quelques gouttes de liquide provoqua un accès de spasme alors que les solides et surtout les demi-solides sont déglutis sans aucune gêne. Ce spasme à forme intermittente, cet *œsophagisme* siège uniquement au niveau de l'extrémité supérieure ou du tiers supérieur de l'œsophage dans sa portion canaliculaire ; nous le répétons, ce n'est que l'exagération du pharyngospasme. Le cardia se prête plus rarement à cette localisation, et ce que l'on dénomme cardiospasme concerne surtout la forme chronique et grave de cette affection.

Nous n'en avons jamais observé au tiers moyen et nous mettons fortement en doute les observations de spasme du tiers moyen de l'œsophage rapportées par Mickulicz, Rosenheim et d'autres auteurs où il devait y avoir certainement une lésion organique méconnue.

La nature purement névropathique de ce spasme semble prouvée par l'absence de toutes lésions à l'œsophagoscope et le passage facile d'une sonde et du tube œsophagoscopique.

En dehors de la gêne, des craintes que ces phénomènes occasionnent au patient, on peut dire que le pronostic de cette affection, si elle reste à l'état d'œsophagisme simple, et tout à fait bénin.

Tel est le type clinique le plus fréquent de l'œsophagisme ; mais à côté de ces accès bénins qui n'ont de gravité que par leur répétition et la préparation à l'état *de contracture permanente*, il est des *formes particulièrement graves* dans cet œsophagisme dont nous avons observé quelques types cliniques bien caractérisés.

b) **Le spasme aigu** peut dès la première crise **s'établir d'emblée complet et permanent** pendant des heures et des journées entières sans aucune rémission, affectant par l'impossibilité absolue de toute alimentation un état critique. C'est la *forme grave du spasme aigu*.

En dépouillant nos observations, nous en avons rencontré plusieurs cas. Nous voudrions en relater ici quelques exemples typiques ; leur histoire clinique brièvement résumée fera saisir mieux que toute description comment peut se présenter cette variété de spasme aigu de l'œsophage.

En 1907, un de nos collègues nous prie de voir son père, qui, depuis trois jours, est dans un état particulièrement alarmant. Il s'agissait d'un confrère nerveux et surmené. Sans qu'aucun antécédent puisse éclairer en quoi que ce soit le diagnostic, qu'un surmenage excessif depuis de longs mois, qu'une sensation quelquefois de gêne vague à la déglutition, d'étranglement, si le malade mange vite, chose qui lui était assez commune, il se trouve au moment d'un repas tout à coup dans l'impossibilité de le continuer. Depuis, rien ne passe plus, il n'avale même pas sa salive.

Une série d'hypothèses sont faites pour expliquer cet arrêt brusque dans sa déglutition. On pense à une paralysie labio-glosso-laryngée ; à des accidents tabétiques, mais l'examen de la gorge, du larynx, sont négatifs. Étant donné son âge et la dysphagie qu'il présente, on émet l'hypothèse d'un épithélioma de l'œsophage dont le début se serait révélé brusquement par la production de ce spasme. Celui-ci est tellement accusé que depuis trois jours le malade n'a pu avaler la plus petite parcelle alimentaire ni la plus petite goutte de liquide. Il rejette, sous forme d'expuition continuelle, sa salive, et lorsque nous le voyons, il donne l'impression d'une angoisse profonde.

Pour établir le diagnostic, un examen œsophagoscopique est décidé. Nous constatons à l'œsophagoscope qu'il s'agit d'une *contracture violente de l'orifice supérieur de l'œsophage*, qui seule empêche d'une façon permanente toute espèce de déglutition. On ne découvre absolument aucune autre lésion ; seul le cardia est aussi légèrement contracturé.

Le traitement a consisté en *gavages* à la sonde qui furent alors tout à fait indiqués, puisque l'on savait, grâce à l'œsophagoscopie, qu'il n'y avait pas de lésion de la paroi œsophagienne ; et en *dilatation progressive* de l'œsophage à l'aide de bougies olivaires, qui, petit à petit, ont fait cesser le spasme.

Ce malade doit certainement sa guérison à l'œsophagoscopie qui a permis, tout d'abord, de parer au plus pressé par l'alimentation à la sonde, et de l'empêcher de mourir de faim. D'autre part, le traitement ultérieur qui l'a guéri a pu être institué méthodiquement en toute prudence, consistant en la dilatation progressive et forcée du sphincter supérieur de l'œsophage.

En novembre 1913, nous avons observé un cas à peu près identique. Notre confrère, le Dr Zielinski, de Paris, nous a amené un malade âgé de 68 ans, qui depuis quatre jours ne peut plus avaler aucune espèce d'aliment, ni liquide, ni solide. C'est en prenant du café au lait que brusquement il a senti dans la gorge une sorte de constriction intense qui depuis lors a rendu toute espèce de déglutition impossible. La salive même n'est pas avalée. Depuis son accident, il la crache abondamment. La nuit, il bave sur son oreiller

Comme il s'agit d'un *sujet névropathe*, ayant présenté déjà des troubles nerveux à formes diverses, on pense soit à une paralysie des muscles du pharynx qui empêcherait la déglutition, ou à un début de paralysie labio-glosso-laryngée. Mais l'examen local démontre qu'il n'y a rien du tout d'anormal de ce côté et les mouvements de la langue sont faciles : on se rejette vers l'idée d'un spasme de l'œsophage. Tous les calmants usuels (morphine, belladone, en suppositoires, en piqûres, lavements bromurés) sont administrés par le médecin traitant, mais sans aucune espèce de résultat. Les symptômes persistent tels quels et la dysphagie est absolue depuis le début de ces accidents.

Le malade nous dit que jamais auparavant il n'a eu la moindre gêne de déglutition. Il s'agit donc d'un accès brusque, soudain, qui est devenu d'emblée tout à fait complet.

Lorsque nous le voyons nous ne constatons absolument rien d'anormal du côté de sa gorge ; son voile du palais est mobile ; il n'a rien au larynx. Nous le faisons boire devant nous : il fait de vains efforts pour avaler quelques gouttes de liquide qui passent invariablement dans le larynx et sont rejetées par le nez.

Ici, encore, l'examen œsophagoscopique montre qu'il y a une *contracture intense de la bouche de l'œsophage*. Celle-ci est exactement fermée et la pénétration du tube est très difficile au niveau de l'orifice supérieur de l'œsophage ; les lèvres en sont comme accolées, la postérieure recouvrant l'antérieure (V. fig. 131). Après cocaïnisation locale nous passons à travers ce sphincter une bougie filiforme. Nous attendons quelques instants et nous constatons que bientôt le relâchement se produit. Nous remplaçons la filiforme par une bougie plus grosse et, en insistant un peu avec le tube œsophagoscopique, nous pénétrons dans l'œsophage. La muqueuse œsophagienne est rouge, enflammée ; il y a sur toute sa surface des débris alimentaires collés. Le cardia est également contracturé et se laisse difficilement franchir. Alors qu'à l'état normal le tube œsophagoscopique pénètre avec la plus grande facilité dans l'estomac, ici, au contraire, nous devons cocaïner, insister assez longuement avec le tube. Nous établissons, et d'après ces données œsophagoscopiques, le *diagnostic de spasme aigu à la fois de la bouche de l'œsophage et du cardia.*

L'alimentation à la sonde est aussitôt instituée, nous laissons même une sonde à demeure pendant quelques heures ; mais la dysphagie persiste toujours aussi complète pendant les cinq premiers jours du traitement, et l'alimentation doit toujours être continuée à l'aide de la sonde.

Nous mettons en œuvre, dès que le malade est un peu remonté, le traitement de dilatation progressive, à l'aide de bougies olivaires de plus en plus grosses et le neuvième jour, dès qu'on arrive à passer le nº 50 de la filière ordinaire, la déglutition redevient possible à quelques gorgées de liquide, qui sont avalées d'abord de façon très hésitante. Peu à peu il s'enhardit et finalement il arrive progressivement à se réalimenter tout seul, sans le secours de la sonde. La dilatation est continuée pendant plusieurs semaines, et trois mois après la cessation du traitement l'alimentation était restée normale; il n'y a plus aucune trace de la terrible crise qu'il a traversée ; il n'a persisté aucune espèce de dysphagie.

Ces cas de spasmes sont graves par leur forme aiguë et la durée de l'accès qui en se prolongeant menace sérieusement la vie du malade.

C'est presque toujours la *bouche de l'œsophage* qui est le siège de ce spasme violent et aigu.

Plus rarement le cardia peut se spasmodier brusquement de façon complète, avec peu ou pas de spasme du sphincter supérieur. Le tableau clinique est alors un peu différent.

Voici quelques années (1907) notre ami, le Dr Lenglet, nous demande de voir d'extrême urgence un malade auprès duquel il venait lui-même d'être appelé.

Il s'agissait d'un nerveux qui plusieurs fois déjà avait observé des troubles légers de la déglutition : il avait avalé de travers mais sans attacher grande importance à ce trouble, lorsqu'un soir à dîner, vers le milieu de son repas, il s'aperçoit que les aliments s'arrêtent dans son œsophage sous une sorte de contraction intrathoracique. Il veut manger quand même, met bouchées sur bouchées, avale du liquide pour faire « couler », rien ne passe davantage. Il ne peut vomir car il sent sa gorge serrée. Les aliments restent enfermés dans une sorte de cavité close, comprise entre les deux sphincters exactement fermés et contracturés, cardia d'une part et bouche de l'œsophage de l'autre. Nous sommes obligé d'intervenir d'urgence et de son œsophage qui s'est dilaté de façon aiguë nous enlevons tout son dîner, très mal mastiqué d'ailleurs : nous parvenons ainsi à le déboucher, mettant fin à sa situation critique. Le cardia apparut contracturé, fermé exactement, immobile, comme figé, alors qu'à l'état normal cet orifice est à peine fermé, s'ouvrant rythmiquement avec les mouvements respiratoires. Il a suffi ultérieurement de quelques séances de dilatation progressive pour tout ramener dans l'ordre.

Nous avons observé un cas analogue chez un malade qui croyait avoir avalé un corps étranger, cause de tout le mal.

En 1916, nous avons été appelé d'urgence au Pellerin, près de Nantes, par les parents d'un jeune homme, âgé de 20 ans, qui avait bien fait antérieurement plusieurs crises d'œsophagisme, mais sans grande gravité, mais qui brusquement, alors que tous les troubles semblaient être rentrés dans l'ordre, fut repris d'un violent accès de dysphagie. Depuis dix jours rien ne passait plus, même pas la plus petite goutte d'eau, et lorsque nous le voyons, il est dans un état lamentable d'amaigrissement, de faiblesse extrême, à peine capable de répondre aux questions qu'on lui pose.

L'œsophagoscope nous montre une simple contracture de la bouche de l'œsophage, et surtout du cardia qui paraît fermé par l'accolement des deux parois opposées. Pas ou peu de rétrodilatation dans la portion thoracique du conduit, l'occlusion étant tout à fait récente. Après cocaïnisation locale, le tube pénètre facilement dans l'estomac. Il nous est possible par conséquent d'introduire une sonde et de nourrir immédiatement ce malade. L'alimentation à la sonde fut ensuite continuée pendant quelques jours, mais la déglutition ne devint normale qu'à la suite d'une série de dilatations locales avec les bougies olivaires de gros calibre.

Rosenheim et Gottsteim ont décrit chacun deux cas de spasme aigu permanent du cardia survenant chez des individus qui, sans cause apparente, furent pris d'une crise de dysphagie, s'opposant de façon invincible et durable au passage des aliments.

Telles sont les deux formes de spasme aigu grave de l'œsophage que nous avons observées ; dans toutes les deux la dysphagie a été d'emblée absolue et durable.

Le spasme de l'œsophage affecte rarement cette forme et cette modalité clinique n'est pas signalée dans les traités sur la question. Il s'agit, généralement, ainsi que nous l'avons vu, d'une affection procédant par crises et ne devenant complète qu'à la longue.

Tous ces cas de spasme aigu ne sont que l'exagération de l'œsophagisme dont nous avons parlé plus haut. Il s'agissait toujours de sujets nerveux, ou névropathes, de gens surmenés, et il semble que l'état général en pareil cas ait une grande influence sur l'éclosion du spasme œsophagien, bien qu'il soit toujours difficile de débrouiller exactement la part qui revient à l'état général et aux troubles du fonctionnement local, et de pareilles crises semblent préparer l'état permanent, la forme chronique, à laquelle on doit donner le nom de contracture spasmodique de la bouche de l'œsophage et du cardia.

2° SPASME PERMANENT, CONTRACTURE SPASMODIQUE

De même que la forme précédente cette variété de spasme se localise toujours au niveau des deux extrémités de l'œsophage, *canal cervical*, *canal cardiaque*, c'est-à-dire dans les deux seules parties où les parois sont exactement accolées. Tantôt à la suite de multiples crises spasmodiques dont les accès se répètent de plus en plus fréquemment, il se produit une sorte d'état chronique avec spasme permanent soit de la bouche de l'œsophage, soit du cardia. C'est là la forme la plus fréquente et le mode ordinaire de début de cette affection. Le début brusque succédant à une crise aiguë, qui amène une fermeture complète d'emblée, une tétanisation permanente des deux sphincters est beaucoup plus rare.

Rappelons que la bouche œsophagienne est au fond de cette cavité que l'on distingue très bien à l'œsophagoscope et que l'on dénomme hypopharynx. Lors de la contracture de la bouche, l'hypopharynx va se distendre et l'histoire des *diverticules par pulsion* est intimement liée à celle des contractures spasmodiques de la bouche de l'œsophage.

De même la disposition véritablement cavitaire de la portion thoracique de l'œsophage nous explique la facilité avec laquelle ce conduit peut se laisser distendre dans certains états pathologiques lorsqu'il y a contracture du canal cardiaque et l'étude des *grandes dilatations de l'œsophage* est connexe de celle des cardiospasmes.

L'étude de ces spasmes graves de l'œsophage doit être naturellement divisée en : 1° spasmes de l'extrémité cervicale et 2° de la région cardiaque ou cardiospasmes.

Nous faisons remarquer tout de suite que ces deux formes coïncident très souvent. En particulier on observe toujours dans le cardiospasme du spasme de la bouche de l'œsophage, mais la contracture est toujours alors plus accentuée du côté du cardia. On doit le décrire comme ayant atteint primitivement l'orifice où il est le plus accentué au moment de l'examen.

*a) **Spasmes graves de l'extrémité supérieure de l'œsophage.*** — Nous avons eu l'occasion de diagnostiquer un certain nombre de cas de spasme à forme grave de l'extrémité supérieure de l'œsophage dont la plupart avec diverticule de l'hypopharynx. Dans tous l'alimentation était devenue très difficile ; dans deux cas même, elle était tout à fait impossible. Le diagnostic exact a pu être établi sous l'œsophagoscopie, et grâce à elle on a pu instituer un traitement rationnel.

Nous voudrions en citer simplement deux offrant un tableau clinique complet. Le premier montre jusqu'à quel degré de gravité peut arriver le spasme de l'extrémité supérieure de l'œsophage.

Malade âgé de 62 ans, examiné en juin 1922 pour une sténose absolue de l'œsophage. Les troubles dysphagiques intermittents depuis dix ans sont devenus permanents depuis quinze jours et lorsque nous sommes appelé pour l'œsophagoscopie il est en dysphagie complète depuis six jours.

L'examen nous montre une dilatation de tout l'hypopharynx plus accentuée à gauche. La bouche œsophagienne est absolument fermée et nous avons beaucoup de peine à retrouver l'orifice de l'œsophage. En appuyant en avant, vers le cricoïde, nous voyons l'orifice punctiforme qu'il nous est possible de cathétériser avec une fine bougie n° 12 que nous laissons à demeure. Ultérieurement la dilatation put être régulièrement continuée et tous troubles disparurent.

Voici un autre cas de spasme plus ancien, mais moins grave, se compliquant de diverticule.

Un malade avale mal depuis trois années, les aliments solides ont passé le plus mal au début, et actuellement seules les bouillies, les purées de légumes peuvent être avalées; après chaque repas il reste dans son pharynx une cuillerée à soupe d'aliments. Il se produit chaque fois invariablement une sorte de contracture qui serre spasmodiquement l'œsophage.

Il a maigri de plusieurs kilogrammes dans l'espace de ces dix derniers mois. Etant donnés son âge (65 ans), son amaigrissement, son inappétence, on pense dans son entourage à un *cancer de l'œsophage*; son facies est cependant excellent. Il localise ses sensations à la base du cou, il sent que l'obstacle qui le gêne siège dans cette région.

Pas de vomissements, ni de régurgitations. Dans ses antécédents on retrouve, à l'âge de 20 ans, une crise de dysphagie qui a duré six mois. Il a été soigné pour du spasme de l'intestin, du gros intestin et du rectum.

Le tube, lors de l'*examen œsophagoscopique*, est arrêté à 18 centimètres des arcades dentaires; il est absolument impossible de pénétrer dans l'œsophage, les deux lèvres de la bouche œsophagienne semblent exactement accolées et font saillie à l'intérieur même du tube lorsque l'on essaie d'avancer. Il est facile de distinguer à droite une poche diverticulaire; après cocaïsation nous pouvons dilater l'orifice avec des bougies. Le traitement est ensuite continué sous forme de dilatations à l'aide de bougies de plus en plus grosses jusqu'au n° 50 de la filière. La déglutition devient rapidement beaucoup plus facile, et le résultat s'est bien maintenu.

Les autres cas que nous avons en l'occasion d'observer présentaient un tableau clinique et des caractères œsophagoscopiques analogues.

Plusieurs faits dominent dans tous.

Chez tous ces malades, l'alimentation était devenue difficile, impossible même chez l'un d'entre eux, où l'inanition était complète.

Dans nos observations, le siège de la contracture est toujours à peu près au même point, à 15 ou 16 centimètres des arcades dentaires dans la région de la bouche œsophagienne. Dans plusieurs cependant la contracture siégeait plus bas, à 2 ou 3 centimètres dans la portion cervicale.

L'hypopharynx était très dilaté (V. fig. 159) dans toutes et sa dilatation était toujours accentuée, tantôt régulière, tantôt plus marquée d'un côté et affectant alors la forme d'un *diverticule* proprement dit. Dans les deux cas précités, par suite sans doute du relâchement de la bouche œsophagienne, la portion supérieure du conduit œsophagien a pris part à la dilatation ; mais c'est là un fait exceptionnel. Les aliments s'accumulent au moment de la déglutition au-dessus de cet anneau spasmodié, ils dilatent les parois du conduit au-dessus de l'obstacle. C'est surtout la paroi postérieure de l'hypopharynx qui glisse facilement sur la colonne vertébrale et qui va se laisser distendre donnant lieu à ce diverticule. Ainsi la pathogénie des diverticules est donc intimement liée à l'histoire des spasmes de l'extrémité supérieure de l'œsophage.

Symptômes.

Tous ces malades accusent des **signes** à peu près identiques : une sensation de gêne, de contraction au moment des repas. Ils se plaignent même de serrement, de gonflement, de boule à la base du cou. Il s'agit d'une brusque crampe des fibres circulaires de la bouche œsophagienne, qui peut empêcher, arrêter pendant un certain temps le passage des aliments.

Au début, la gêne est toujours plus marquée pour les liquides, le malade s'étrangle au moment des repas. Ensuite ce sont les aliments solides surtout qui descendent mal, ils restent dans l'œsophage, à un niveau variable suivant les cas, provoquant une sensation de pesanteur, de pression qui peut aller jusqu'à l'angoisse et s'accompagner de dyspnée ou d'une douleur très variable comme intensité (tension pénible, déchirement, coup de poignard). Les liquides aident parfois la déglutition ; parfois aussi il n'en est rien et ceux-ci ne passent pas mieux que les solides. La déglutition s'accompagne d'une mimique variée, commune à toutes les dysphagies, elle est souvent bruyante (bruit de glou-glou) très gênante pour le malade qui n'ose plus dîner hors de chez lui. Quand au bout de quelques minutes, elle ne peut s'accomplir, le malade a un vomissement ou le provoque. Parfois le vomissement débute dès que le patient veut s'alimenter.

Cette dysphagie se présente par crises de quelques jours, quelques semaines. Parfois, elle est intermittente et disparaît pour reparaître d'un repas à l'autre.

Enfin, à une époque plus avancée et lorsqu'il y a contracture, les malades ne peuvent plus s'alimenter que de choses liquides, *tout comme dans les sténoses organiques*.

Les aliments sont retenus, et en quelque sorte brassés, dans la poche qui précède la région spasmodiée, et ne s'écoulent ensuite que peu à peu dans l'œsophage. Un tel sujet présente souvent, en outre du syndrome dysphagique, au cours de ses crises, un **gonflement cervical** correspondant au diverticule lui-même s'il est haut situé. La pression sur cette tuméfaction peut ramener des aliments déglutis plusieurs heures, plusieurs jours auparavant. Ce signe est absolument caractéristique Parfois simplement il ne reste, après le repas, dans la poche que quelques cuillerées de liquide que le malade doit cracher quelques heures plus tard. A la longue l'alimentation est devenue très difficile, de ce fait que tout ce que le malade prend reste dans cette sorte de jabot qui peut atteindre un plus ou moins gros volume et y séjourne plusieurs minutes avant d'être avalé (voir *Diverticules*) ; il en résulte que les repas les plus simples durent, chez de pareils malades, une heure et demie et plus ; l'alimentation devient très difficile dans ces conditions. Il n'y a pas de vomissement, mais seulement de *véritables régurgitations* faites sans effort, principalement lorsqu'il y a essai d'alimentation avec des substances trop consistantes.

La *fétidité de l'haleine* souvent constatée chez ces patients est la conséquence de la rétention alimentaire dans cette poche.

L'état *général* était demeuré cependant bon chez presque tous et il semble que la contracture spasmodique de l'extrémité supérieure altère beaucoup moins la nutrition que le cardiospasme : c'est que dans la plupart des cas l'alimentation est toujours possible, et la dysphagie est seulement élective ; à la condition de ne s'adresser qu'aux aliments mous et demi-mous, elle est toujours suffisante. Il s'agit là plutôt d'une infirmité que d'une maladie proprement dite. Seulement dans 4 ou 5 cas que nous avons observés, les malades étaient arrivés à un degré de cachexie extrême.

Aspect œsophagoscopique. -- L'*examen œsophagoscopique* nous amène à des constatations tout à fait intéressantes. Lorsque le tube est introduit dans l'hypopharynx, il glisse invariablement dans le diverticule ; il y rentre avec la plus grande facilité et va se perdre dans une poche sans issue dont la paroi profonde se déplace comme un rideau au-devant de son extrémité.

La muqueuse de ce diverticule apparaît rouge et enflammée (V. Pl. II, fig. 33).

On doit retirer le tube et aller à la recherche, de façon méthodique, de l'ouverture de l'œsophage proprement dit ; pour cela, déplisser avec soin toute la muqueuse sous le contrôle de la vue. On arrive généralement à trouver, un peu plus haut que le cul-de-sac latéral, l'orifice proprement dit de l'œsophage, dont l'aspect est différent suivant les cas.

Tantôt, et c'est là l'aspect le plus fréquent, il s'agit d'un orifice punctiforme exactement fermé, entouré d'un sphincter plus ou moins saillant en bourrelet.

D'autres fois il présente une forme de fente transversale, et il semble que l'une des lèvres, généralement l'antérieure, empiète et recouvre l'autre (fig. 131). Cet orifice peut s'ouvrir et se refermer instantanément dans certains mouvements de nausée occasionnés par le tube, et dans certains cas nous n'avons pu réussir le cathétérisme qu'à la faveur d'un de ces brusques relâchements du sphincter. Chez plusieurs malades que nous sommes arrivé à dilater couramment sans nous servir de l'œsophagoscope, nous avons pu passer les bougies en provoquant de ces mouvements de nausée.

Nous recommandons la technique suivante pour trouver sa route dans l'œsophage. Dans l'examen œsophagoscopique, le tube entre tout d'abord dans le diverticule ; on le retire un peu et on appuie ensuite en avant contre le cricoïde ; on reconnaît alors le canal œsophagien à une fente susceptible de s'ouvrir et de se déplisser sous la pénétration du tube. On utilisera avec fruit dans cette recherche la spatule à bec

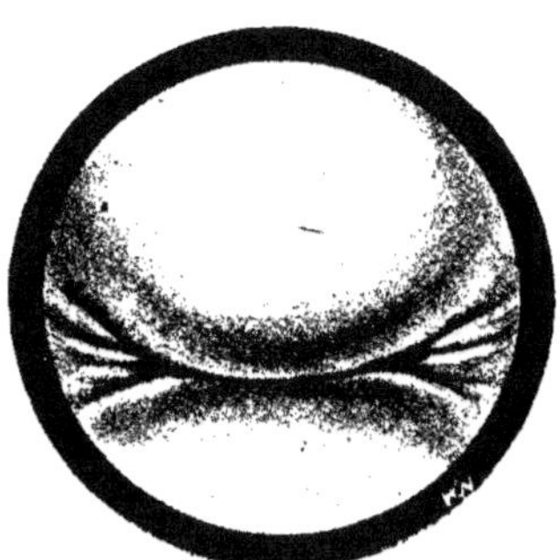

Fig. 131. — Spasme de la bouche de l'œsophage.

fendu. Le bec long de cet instrument est dans le prolongement de la paroi antérieure du tube. La fente supérieure donne de la lumière ; on entre très facilement dans l'œsophage quand on se tient fermement contre le chaton cricoïdien. Ce tube-spatule permet de reconnaître que l'origine du diverticule se trouve en plein dans la région de l'hypopharynx sur la paroi postérieure de la région cricoïdienne.

Si l'on échoue on pourra réussir de la façon suivante : essayer tout d'abord d'introduire, sous le toucher et dans la position assise, une fine bougie en tâtonnant, et en cherchant sa voie plutôt en avant vers le larynx. Dès que celle-ci a franchi l'orifice, s'en servir comme d'un guide et introduire le tube en la centrant bien exactement, on évite ainsi le diverticule et on pénètre à coup sûr dans l'œsophage.

Au point de vue diagnostic, une *sténose cicatricielle* seule pourrait peut-être prêter à confusion, dans un de nos cas où le malade, vu avec le Dr Rouvillois, donnait comme cause la déglutition d'un caustique douze ans auparavant. Mais ici les lésions étaient tout à fait superficielles, n'entamant que très peu la muqueuse, et elles étaient plutôt irritatives que cicatricielles.

Dans les cas anciens avec cachexie, on peut penser à un *cancer de l'œsophage*.

Spasmes graves de l'extrémité inférieure de l'œsophage ou cardiospasmes. — Les spasmes du cardia sont beaucoup plus fréquents que ceux de l'extrémité supérieure de l'œsophage. Dans notre statistique personnelle, les cas typiques de cardiospasme à forme grave avec grande dilatation consécutive de l'œsophage sont trois fois plus fréquents que ceux de l'extrémité supérieure.

Anatomiquement, par région cardiaque de l'œsophage, on doit entendre la portion normalement rétrécie de ce conduit qui commence un peu au-dessus du diaphragme et se prolonge un peu au-dessous ; le tout occupe 2 ou 3 centimètres, ensuite l'œsophage s'évase de nouveau pour se continuer avec l'estomac. Il est bien démontré aujourd'hui, et tous les auteurs s'accordent sur ce point, que le passage de l'œsophage à l'estomac est libre, sans aucun sphincter bien net, sans aucune délimitation de la musculature des deux organes. Seul se remarque sur le cadavre un léger éperon muqueux sur la paroi gauche de l'œsophage. C'est uniquement la différenciation dans l'aspect macroscopique et microscopique des deux muqueuses qui indique la limite entre les deux cavités, œsophagienne d'une part, et stomacale de l'autre.

Nous avons vu qu'à la portion cervicale rétrécie succède à l'entrée du thorax la *portion thoracique* dilatée. Cette dernière est *véritablement cavitaire* grâce au vide intrathoracique et bien plus large que sur le cadavre. Mais si avec l'œsophagoscope on poursuit l'exploration plus bas, on pénètre dans un canal plus étroit dont les parois sont de nouveau accolées, lors de la traversée du diaphragme. Ensuite de nouveau le conduit se dilate et le tube entre librement dans l'estomac sans que l'on perçoive aucune résistance.

Le passage à travers le diaphragme, où l'œsophage est véritablement encerclé, au point que sur une coupe ses parois paraissent sur le cadavre comme accolées, est la cause de ce *rétrécissement normal*. En outre, cet anneau par où s'engage l'œsophage est constitué par les faisceaux musculaires des piliers du diaphragme qui s'envoient des fibres anastomotiques (V. fig. 132), il pourra donc, sur le vivant, être dans un état de contracture plus ou moins marquée, exagérant ainsi la disposition cadavérique.

Quoi qu'il en soit, le fait important est qu'il existe au niveau de la traversée diaphragmatique une portion rétrécie *qui, tout comme la région cervicale supérieure, va être le siège d'élection des sténoses.* Qu'il y ait déglutition de liquide caustique, c'est au niveau de cette portion terminale que les lésions seront plus marquées et, comme nous l'avons vu sur la totalité de nos sténoses cicatricielles, dans les deux tiers des cas, les cicatrices les plus serrées siégeaient dans la région cardiaque de l'œsophage (1).

Que survienne une cause d'irritation locale intra-œsophagienne, stase alimentaire ou autre, c'est encore dans les deux régions tubulaires, cervicale d'une part, cardiaque de l'autre, que les altérations aboutiront le plus

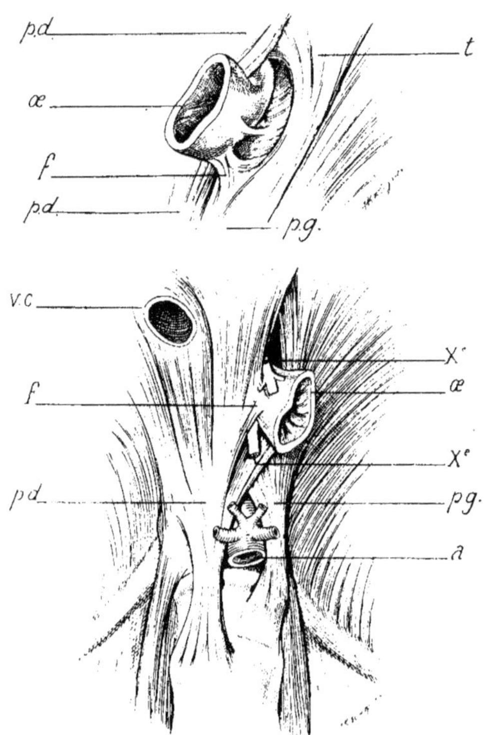

Fig. 132. — Figures montrant la traversée du diaphragme par l'œsophage et le mode d'enserrement de ce conduit par les piliers (*pd, pg*) qui envoient des faisceaux (*f*) musculaires dans la paroi de l'œsophage (*œ*).

facilement à la stricture. Tout comme nous venons de décrire le spasme de la bouche œsophagienne, il se produit également et beaucoup plus fréquemment le cardiospasme, *phréno-cardiospasme* devrait-on plutôt dire, car ce n'est pas au niveau du cardia que se localise la contracture mais dans le canal cardiaque.

(1) Voir *Rapport au Congrès de Chirurgie*, 1913, et page 68.

L'existence du **préestomac** ou **vormagen** de Luschka compris entre les
points rétrécis C et D constituera une prédisposition congénitale (rare du
reste) au développement de l'affection qui nous occupe (fig. 133).

Signes cliniques. — Tous les malades que nous avons eu à soigner
étaient des *dysphagiques anciens,* et chez quelques-uns les troubles remontaient à cinq ou six ans et même davantage. Si on les interroge, on voit
qu'avant la phase grave qui a fait que nous les avons examinés à l'œsophagoscope, la dysphagie a présenté chez eux un caractère *variable et
intermittent :* plus marqué pour les aliments liquides que pour les aliments

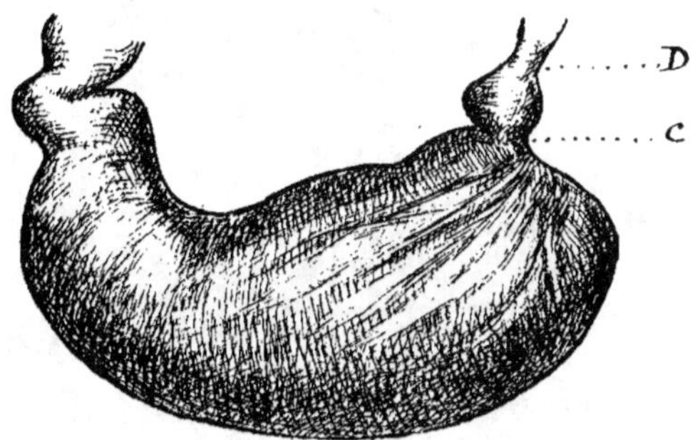

Fig. 133. — Le préestomac ou Vormagen de Luschka (entre C et D) (prédisposition
aux grandes dilatations de l'œsophage).

solides, survenant brusquement au commencement ou au courant du
repas, en particulier à l'occasion d'émotions, empêchant parfois toute
alimentation. Ce début brusque s'observe souvent et principalement chez
les névropathes. Ensuite elle est devenue **permanente, présentant tous
les caractères d'une sténose organique.** La dysphagie était de façon
constante, à la période tardive, beaucoup plus prononcée pour les aliments
solides que pour les liquides, tout comme dans les sténoses organiques :
ils avalaient invariablement mieux que le pain, la viande, les choses
demi-molles ou liquides n'exigeant aucune mastication

Cette affection est presque *toujours indolente.* Les malades sentent mal
leur cardia, les aliments qui tombent dans cette sorte de volumineuse
dilatation et y séjournent ne déterminant pas des symptômes bien nets.
Ils ressentent simplement de la gêne immédiatement ou un certain temps
après les repas, du gonflement, de la pesanteur à la base du cou, derrière
le sternum, quelquefois de la véritable angoisse (Einhorn) (1). La réplé-

(1) Einhorn : Dilatation idiopathique de l'œsophage, *XIIIe Cong. intern. de
méd.,* Paris, 1900.

tion de la dilatation entraîne souvent l'insomnie, le malade ne peut dormir que la tête surélevée. Des crises de dyspnée, la toux, ne sont pas rares, en particulier la nuit, quand le malade a la tête dans une position déclive, et ces troubles sont dus également à la distension de la poche œsophagienne dont le contenu remonte et vient irriter la portion posté-

Fig. 134. — Sténose spasmodique du cardia avec rétrodilatation de l'œsophage (Aubourg).

rieure du larynx. Généralement ils cessent lorsque la poche se vide par évacuation, soit spontanée, soit provoquée et pas plus ici que dans la plupart des affections organiques de l'œsophage (cancer, etc.) il n'y a de douleurs (1) proprement dites

(1) Nous n'avons constaté de douleurs vives rétrosternales, survenant surtout à jeun, que dans 4 observations. Les crises étaient calmées par l'ingestion de quelques gorgées d'eau alcaline ou de lait de bismuth.

Les véritables *vomissements œsophagiens* n'apparaissent qu'à une période très avancée de la maladie, pendant longtemps ce ne sont que de simples régurgitations. Ces malades, qui sont parfois *boulimiques*, sans doute à cause des tiraillements qu'amène la grande dilatation de l'œso phage, ingurgitent instantanément une grande quantité de boisson ou de nourriture. L'un d'eux pouvait avaler dans le même repas plusieurs litres de liquide de natures les plus variées (lait, eau de Seltz, sirop de grenadine). Puis, lorsque la poche était distendue, il était pris d'angoisse, vidait sa poche et pouvait se remettre à table quelques instants après. La plupart, pour se débarrasser, provoquent souvent ces vomissements. L'un d'eux ne voyageait jamais sans sa bougie évacuatrice.

Pendant longtemps le malade ne rejette que les aliments qu'il vient d'ingérer, puis ces vomissements œsophagiens surviennent en dehors des repas plus ou moins longtemps après. Ils sont très abondants, dépassant parfois un litre, exhalent une odeur acide ou fétide et renferment des aliments ingérés depuis plusieurs jours. De temps à autre surviennent, principalement le matin à jeun, des expulsions de salive déglutie extrêmement épaisse et visqueuse, mêlée de sécrétions œsophagiennes dont il a de la peine à se débarrasser. La sécrétion salivaire est en effet toujours exagérée ici, comme dans toutes les sténoses graves de l'œsophage, le malade triture longuement ses aliments, pour les réduire le plus possible, il s'agit là d'un phénomène uniquement fonctionnel comme nous l'avons vu plus haut (V. p. 61).

Il est des cas où l'affection évolue de façon *tout à fait latente*, n'étant qu'une véritable trouvaille d'autopsie (Wilms) ; Faure cite, dans sa thèse, une observation où un malade était traité pour tuberculose pulmonaire et où il s'agissait de dilatation de l'œsophage avec cardiospasme qui détermina la mort subite.

Chez tous ces malades, la *gravité* de l'affection est évidente ; ils sont très amaigris, et l'alimentation est, pour eux, un véritable problème, puisqu'ils rejettent presque invariablement tout ce qu'ils ingèrent.

Ces signes cliniques nous indiquent donc l'existence d'une sténose grave de l'œsophage ; mais en quel point siège-t-elle ? quelle est sa nature ?

Le *siège* est difficile à fixer uniquement d'après ces signes cliniques. Les **sensations** accusées par les malades au sujet de la localisation sont toujours trompeuses. Dans la plupart de nos observations, les malades se plaignent de gêne à la base du cou, occasionnée sans doute par le **spasme cervical** qui accompagne presque toujours le cardiospasme, et qui, lui, donne lieu à des sensations de contracture, de serrement, de gonflement toujours nettement perçues. Ils **sentent mal leur cardia.**

Le cathétérisme et la radioscopie permettent généralement d'établir le siège de la sténose. Le *cathéter*, cependant, peut se perdre dans l'un des volumineux culs-de-sac latéraux dont le fond est souvent plus bas que le cardia lui-même, et ce moyen ne donne de résultat que lorsque la dilatation n'est pas trop marquée.

La **radioscopie** nous renseigne sur le siège de la sténose, la forme des culs-de-sac latéraux ; mais ici encore faut-il que le cardia laisse filtrer le bismuth pour nous indiquer son siège précis (1).

Fig. 135. — Diverticule de la paroi postérieure de l'hypopharynx cervical au-dessous de la bouche de l'œsophage (Aubourg).

Mais *quelle est la nature* de cet obstacle au niveau du cardia ? Par aucun de ces modes d'exploration nous ne pouvons être renseignés. C'est ainsi que le diagnostic clinique, joint aux données de la radioscopie, faisait

(1) L'exploration du bismuth expose dans le cardiospasme à la sténose complète du cardia. Nous conseillerons de toujours la faire suivre d'un lavage de la poche.

penser sérieusement au *cancer de l'œsophage* dans plusieurs de nos observations, en raison de l'âge du malade, de la sténose progressive et presque complète, de la cachexie et du mauvais état général et, dans d'autres cas, à un *rétrécissement syphilitique*, étant donnés les antécédents du malade.

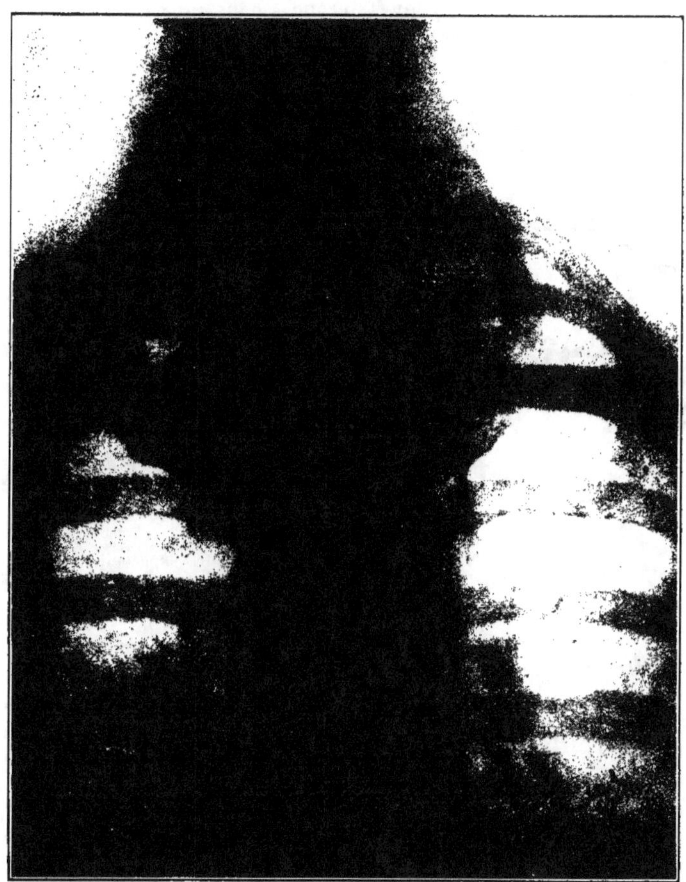

Fig. 136. — Diverticule de l'entrée de l'œsophage consécutif à un spasme de la bouche de l'œsophage et spasme du cardia.

Caractères œsophagoscopiques. — L'œsophagoscopie va seule nous mettre à même de fixer de façon positive le diagnostic.

La première constatation œsophagoscopique qui nous a frappé dans tous nos cas de cardiospasme, c'est *l'existence d'un spasme pour ainsi*

dire constant à l'orifice supérieur de l'œsophage avec souvent un diverticule (V. fig. 136). C'est, du reste, ainsi que nous le disions plus haut, vers
ce point que les malades localisent le mal et y attirent notre attention : il
est toujours difficile d'introduire le tube dans l'orifice supérieur de l'œsophage, qui se serre et se contracture devant lui ; une application locale
de cocaïne et l'attente de quelques secondes nous ont permis de vaincre
rapidement ce spasme de l'entrée de l'œsophage.

Tout aussitôt après avoir franchi la portion cervicale de l'œsophage,
on arrive dans une poche volumineuse, de forme irrégulière, souvent de
calebasse, ou avec cul-de-sac descendant plus ou moins bas à droite ou à
gauche, principalement à droite (1).

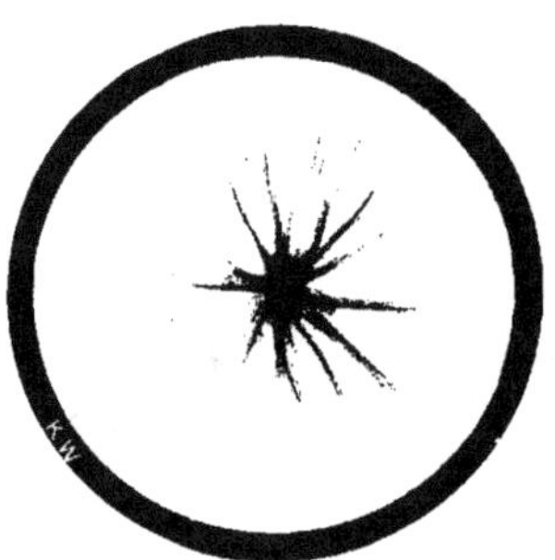

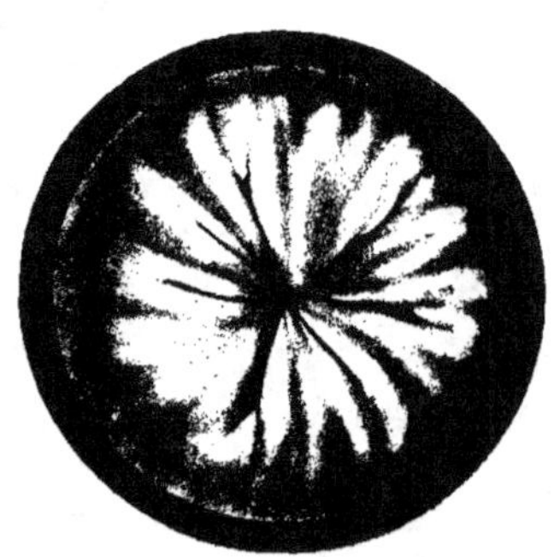

Fig. 137. — Spasme du cardia avec con-   Fig 138. — Autre aspect du cardia en
tracture spasmodique.   contracture spasmodique.

A l'état normal, les parois œsophagiennes sont *animées de mouvements
synchrones* aux mouvements respiratoires et cardiaques ; lorsque la poche
est de moyen volume, ces mouvements sont conservés, et il se produit au
moment de l'inspiration une sorte de souffle expirateur chassant, à travers le tube l'air contenu dans la poche. Lorsque la dilatation est très
grande, ces mouvements disparaissent, ou ne se traduisent plus que par
une sorte d'ondulation. La paroi est parfois tellement lâche qu'elle
retombe au-devant de l'extrémité du tube en masquant la lumière.

Le cardia ressemble, chez le sujet normal, à un entonnoir à lèvres
plissées, mais mobile avec les mouvements respiratoires ; son orifice
s'entr'ouvre de temps à autre, donnant issue à des mucosités issues de
l'estomac.

A l'état de *contracture spasmodique*, cet aspect se trouve tout à fait
modifié.

(1) Voir *Grandes dilatations de l'œsophage*. p. 290 (fig. 164 B et C).

S'il n'y a que *spasme simple*, le cardia conserve sa forme en entonnoir ; mais il est fortement plissé, et ses plis sont profonds et étroitement accolés (fig. 137-138). La lumière de l'œsophage est complètement fermée et punctiforme. Cet orifice, contrairement à ce qu'on observe à l'état normal, ne laisse revenir aucune mucosité issue de l'estomac et se meut très peu avec les mouvements respiratoires. En appuyant avec le tube, si l'on essaie de franchir l'orifice cardiaque, on a la sensation d'une certaine résistance, et le malade accuse de la douleur ; mais si l'on cocaïnise localement, on le voit bientôt s'entr'ouvrir, et le tube descend dans l'estomac de son propre poids ou sous une légère pression.

Lorsque le cas est plus ancien, lorsqu'il y a véritablement sténose persistante durable, lorsqu'il y a *contracture spasmodique permanente*, l'aspect œsophagoscopique se modifie : il existe encore là un orifice en entonnoir exactement fermé, mais on voit nettement se dessiner sous la muqueuse une sorte de bourrelet sphinctérien très proéminent qui fait saillie à l'intérieur du tube (1) (fig. 139). L'orifice exactement fermé ne se laisse point franchir, même après une cocaïnisation prolongée.

Cet état de contracture, dû tout d'abord à l'intensité du spasme, est entretenu ensuite par les irritations et inflammations secondaires qui se produisent dans l'intérieur de la poche œsophagienne. La

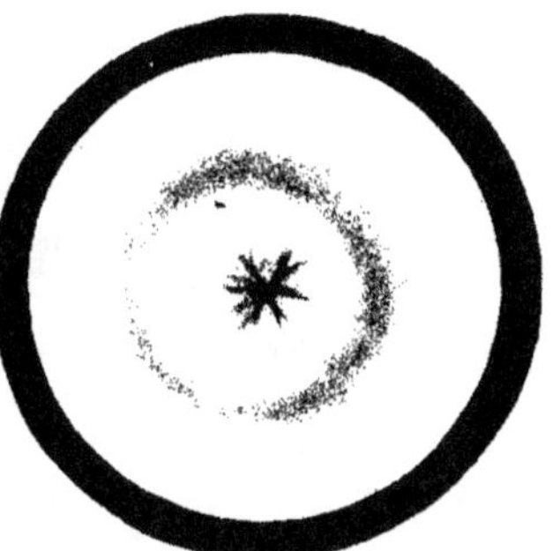

Fig. 139. — Contracture spasmodique du cardia avec hypertrophie du bourrelet sphinctérien.

contracture se double d'une hypertrophie du sphincter et, dans les cas anciens, d'une sclérose progressive de la paroi, amenant une véritable sténose organique dont nous parlerons à propos des sténoses inflammatoires de cet organe.

Contracture spasmodique chez l'enfant. — Chez les enfants les cas de contracture spasmodique de l'œsophage sont rares, cependant quelques auteurs (Mackenzie, Home) ont signalé des vomissements œsophagiens, même chez des nourrissons qui rejettent très rapidement après l'ingestion le lait qu'ils viennent de téter et chez lesquels ce peut être une cause de dénutrition très rapide. Chez l'enfant boulimique on a noté un certain nombre de cas de pharyngospasmes (Weill). La rareté de ce spasme chez l'enfant s'explique par ce fait que la bouche de l'œsophage est toujours

---

(1) Dans plusieurs de nos cas, le bourrelet musculaire faisant saillie dans la lumière du tube était très épais et à l'œil semblait avoir plus de 1 centimètre d'épaisseur.

largement ouverte, ainsi que le cardia, lorsque l'on examine un œsophage normal. Il semble que les deux sphincters supérieur et inférieur ne se développent réellement que lorsque la mastication est établie. Mais ce qui est plus rare c'est une **contracture devenue permanente du cardia avec rétrodilatation considérable de l'œsophage,** dans laquelle, chez une enfant de 8 ans que nous avons examinée séjournaient des aliments ingérés depuis plusieurs jours.

Il s'agissait, dans ce cas particulier, d'une forme rappelant celle que l'on observe chez l'adulte. Cette enfant avait commencé, un an et demi auparavant, à rendre ses aliments et chaque fois qu'elle se contrariait ou se mettait en colère, immédiatement rien ne passait plus.

Depuis quinze jours l'état est devenu inquiétant et elle a beaucoup maigri ; elle pesait 23 kilogrammes, il y a un an ; actuellement elle pèse 19 kilogrammes.

La mère nous explique que les vomissements suivent de très près l'ingestion alimentaire ; ceux-ci se produisent après n'importe quel repas. Elle rend souvent des aliments ingérés la veille. Son état général nerveux semble influencer de façon évidente ces vomissements.

Comme antécédents, on trouve chez elle de la chorée dont elle a subi les premiers troubles il y a trois ans et, à la suite d'une nouvelle atteinte, survenue il y a un an et demi, les symptômes dysphagiques se sont déclarés.

Examen radiologique (Dr Leullier) :

L'œsophage se montre élargi. Il se termine au niveau du cardia en fuseau et, immédiatement au-dessus, se dessine une dilatation ampullaire ; des contractions vermiculaires se produisent aussitôt, mais sans résultat. L'image garde le même aspect pendant la demi-heure qui suit l'ingestion et au cours de laquelle plusieurs examens sont pratiqués.

Le bismuth ne franchit pas l'orifice sténosé du cardia.

A l'**examen œsophagoscopique,** fait sous chloroforme, le 21 février 1911, la bouche œsophagienne se laisse franchir facilement. Après la région cervicale, on arrive dans une cavité anormalement dilatée de la portion thoracique de l'œsophage. Les parois en sont macérées, et cette cavité est pleine des débris alimentaires, bien que l'enfant n'ait pas mangé depuis la veille au soir. La contenance semblait d'environ un demi-litre, ce qui est très volumineux pour une enfant de cet âge.

Dans la région cardiaque, l'œsophage se resserre. On constate que la muqueuse forme, au niveau du cardia, une sorte de bourrelet très saillant (V. fig. 140). L'orifice est exactement fermé, contracturé et, même après cocaïnisation, il ne se laisse pas franchir par le tube œsophagoscopique. Nous ne pouvons introduire qu'une bougie filiforme n° 9 que nous laissons à demeure pendant une heure dans l'œsophage pour rendre possible le cathétérisme ultérieur.

Le traitement a ensuite consisté en dilatations à l'aide de bougies de plus en plus grosses, introduites simplement sous le contrôle du doigt.

Dès les premières dilatations, la déglutition se fait plus aisément : les vomissements disparaissent. Actuellement l'alimentation est normale, la dilatation est au n° 40. c'est-à-dire que pour une enfant de cet âge le calibre est normal.

Comme on le voit, il s'agissait d'une forme de spasme intermittent au début et devenu permanent dans la suite. Le cardia était absolument obstrué par l'hypertrophie musculaire, offrant l'aspect d'une sténose véritablement organique.

.Y avait-il là une simple disposition *congénitale* ? Nous avons vu ce qui caractérise les sténoses congénitales, rien d'analogue dans ce cas particulier (V. ch. II, p. 45).

Il semble qu'ici le spasme soit primitif. Chez cette enfant, les crises spasmodiques sont devenues subintrantes et bientôt la contracture spasmodique s'est établie de façon permanente, et le bourrelet musculaire fibreux n'est que secondaire à cet état de contracture.

Il s'est établi ici un processus tout à fait analogue à celui des *sténoses du pylore* chez des jeunes enfants, maladie bien connue depuis les travaux de Hirschprung

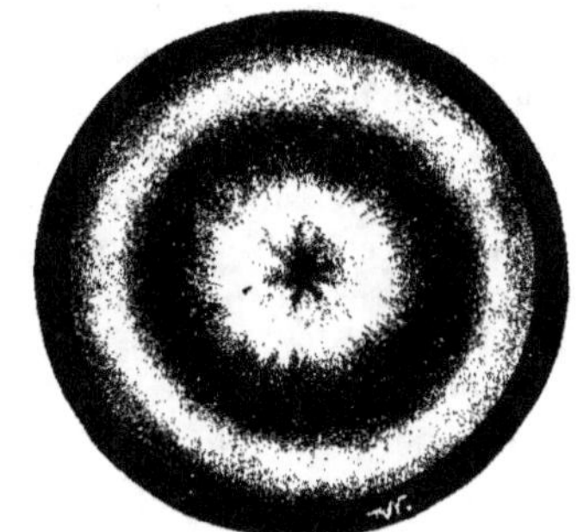

Fig. 140. — Contracture spasmodique du cardia chez une enfant de 8 ans (avec hypertrophie du sphincter).

(1887) et décrite en France par Weill et Pehu (1911) et Fredet (1911).

D'ailleurs, ici comme chez l'adulte, le siège était plutôt au niveau de l'*orifice diaphragmatique* ou du canal cardiaque.

Le **pronostic** des spasmes du cardia est toujours grave dans les formes avec contracture. Les malades peuvent mourir au bout d'un laps de temps souvent très long. L'évolution est en effet très lente, ce qui atténue la gravité du pronostic (dix, quinze, vingt ans). Des phénomènes d'inanition, des complications peuvent surgir. C'est là un terrain propice à l'éclosion du cancer (cas de Mickuliez, Rosenheim, Starck, Strauss, plusieurs cas personnels). La mort subite est à craindre ; toutes les complications dues à l'inanition peuvent emporter le malade, la tuberculose en particulier.

Diagnostic.

Ce sont les formes avec contracture qui en imposent par leur ensemble clinique pour un **cancer** de l'œsophage, et il était réservé à l'œsophagoscope de dépister ces **pseudo-cancers**.

Il faut bien savoir que, s'il est commun de rencontrer un spasme pur chez un malade, où tout pourrait faire croire à un cancer, il existe, au contraire, d'autres cas où, inversement, tout pouvait faire penser à du spasme ancien sans complication, alors que l'œsophagoscope nous a amené à découvrir un épithélioma.

Il est commun, en effet, de voir *le cancer se greffer sur la muqueuse œsophagienne d'anciens spasmodiques*. Nous l'avons, pour notre part, diagnostiqué dans plusieurs observations. L'un d'eux était atteint de spasme de l'œsophage depuis l'âge de 18 ans et avait 70 ans au moment de notre examen. Un autre était spasmodique depuis huit ans. Il y avait tout lieu de penser à une simple aggravation du spasme, alors qu'un véritable épithélioma s'était déclaré dans ces cas particuliers (V. p. 131).

Les caractères du spasme du cardia sont, en tout cas, très nets, et un tel aspect nous a toujours permis de distinguer cette affection des différentes sténoses du cardia, et du cancer en particulier. Le *carcinome*, dans sa forme bourgeonnante, ulcéreuse ou sous-muqueuse, présente toujours une large infiltration de la paroi avec immobilisation, qui contraste avec la souplesse du reste de la muqueuse. Le cardia est ici rarement exactement fermé, comme dans le spasme et il y a beaucoup moins de rétrodilatation (1).

Les *compressions externes* de l'œsophage se traduisent par de la voussure de la paroi, de la déformation de la lumière de ce conduit qui se trouve déplacée et refoulée du côté opposé et réduite à l'état de fente semi-circulaire. Au point de vue clinique, la distinction est souvent impossible à faire : c'est ainsi que, chez deux malades qui nous ont été envoyés avec le diagnostic de spasme grave, pour l'un d'eux il s'agissait de compression par ectasie de l'aorte, et pour l'autre de compression par tumeur intra-abdominale.

Les *rétrécissements cicatriciels*, lorsqu'il s'agit de brûlures par caustiques ou de plaies par corps étrangers, sont généralement d'un diagnostic facile et ne peuvent être confondus, grâce au commémoratif, avec un spasme pur. Mais, comme nous l'avons vu, il peut exister au niveau du cardia des cicatrices de forme tout à fait particulière ; l'ulcère simple, l'œsophagite peuvent amener des sténoses cicatricielles.

L'endoscope nous permet donc de préciser le diagnostic du spasme de

(1) V. *Archives des maladies digestives*, du Diagnostic des rétrécissements de l'œsophage, juillet 1909

l'extrémité inférieure de l'œsophage, d'indiquer exactement son siège, son degré, sa forme, toutes conditions indispensables pour instituer une **thérapeutique rationnelle**.

TRAITEMENT DES SPASMES DE L'ŒSOPHAGE

Nous étudierons successivement :
1° Traitement du spasme aigu, de l'œsophagisme ;
2° Traitement de la contracture spasmodique.

1° *Œsophagisme.*

Le **traitement** du spasme purement nerveux, du pharyngospasme des hystériques, ressortit naturellement à un traitement général approprié. La suggestion chez les hystériques ; la persuasion après un diagnostic exact peut jouer un grand rôle et en cela l'œsophagoscopie et la radioscopie seront très utiles, permettant d'affirmer au malade qu'il n'y a rien, aucune lésion dans son œsophage.

On pourra lui passer une grosse bougie et lui démontrer ainsi que s'il y avait la plus petite lésion dans l'œsophage, on ne se risquerait pas à semblable manœuvre.

Tous les médicaments antinerveux, bromure, valériane, seront à essayer. On doit combattre la **névropathie** par le repos, le séjour à la campagne, l'hydrothérapie.

Mais nous le répétons, en pareil cas, il ne faut point trop prendre en considération l'état général du malade, et le plus souvent il existe un trouble de fonctionnement local qu'il convient de traiter. Dès que le spasme dure un peu ou se renouvelle fréquemment il faut penser qu'il y a spasme ou contracture spasmodique justiciable, comme nous allons le voir, de la dilatation locale.

2° *Contracture spasmodique.*

Si l'on a la chance de voir les malades à une phase peu avancée de leur affection, il suffit parfois de leur ordonner un régime diététique sévère, alimentation liquide et demi-liquide, ou de leur apprendre à mastiquer leurs aliments pour voir tous les troubles disparaître. Mais il est souvent difficile de réformer la mauvaise habitude qu'ils ont prise d'avaler les aliments sans les mâcher.

Lorsque la contracture spasmodique est constituée, et cette étape est rapidement atteinte quand il s'agit de spasme de l'œsophage, il faut agir plus activement par un traitement local de dilatation et même de dilatation forcée.

1° Contracture spasmodique de la bouche de l'œsophage. — Le cathétérisme de la bouche de l'œsophage est difficile dans les cas de diverticules, la bougie ayant les plus grandes tendances à se replier dans le diverticule et à manquer son but. On réussit souvent beaucoup mieux à franchir cette bouche sous le toucher que sous la vue. Il faut, avec une grande patience, après cocaïnisation locale, essayer, avec une bougie fine n° 11 ou 12. de trouver l'orifice, qui est rejeté à droite ou à gauche. Ce n'est qu'après de multiples tâtonnements. et souvent après une ou deux séances infructueuses. que l'on y parvient dans les cas difficiles (V. fig. 141).

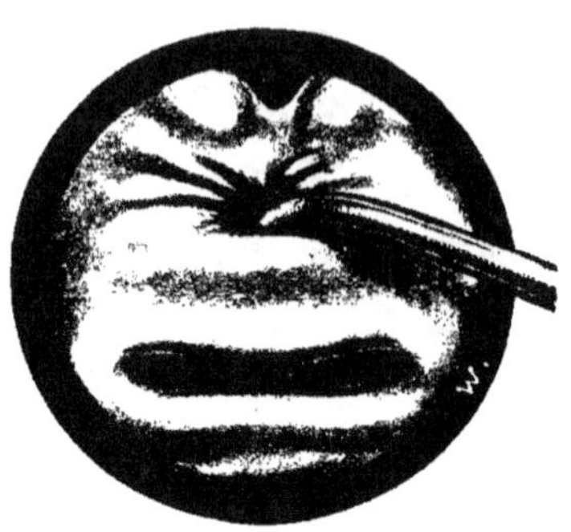

Fig. 141. — Diverticule de l'hypopharynx. La bougie filiforme est introduite dans l'orifice propre de l'œsophage.

Dès qu'on a réussi à introduire cette fine bougie, on va s'en servir de conducteur pour glisser sur elle une bougie beaucoup plus grosse qu'on laisse à demeure pour dilater la sténose ; ou mieux. si l'on veut faire de la dilatation forcée, la seule efficace en matière de spasme, on pourra introduire successivement trois bougies, les deux latérales servant de conducteurs à la médiane qui peut être plus grosse. Il est facile de se rendre compte qu'en particulier au niveau de la bouche de l'œsophage la dilatation totale ainsi obtenue par cette *dilatation multibougiraire* (1) sera bien supérieure (V. fig. 9, 10 et 142) à celle d'une grosse bougie unique ; en outre, les trois bougies, agissant surtout dans le sens transversal, sont bien mieux supportées. compriment beaucoup moins le larynx, surtout si on doit les laisser à demeure.

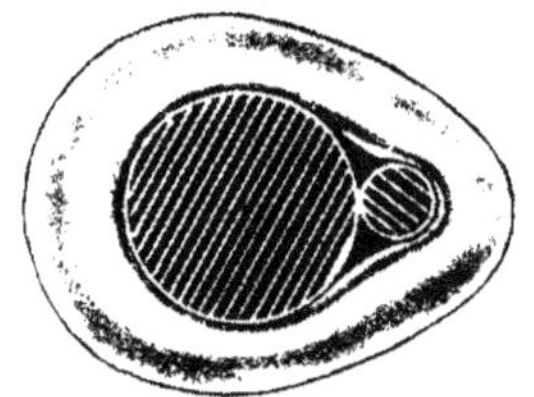

Fig. 142. — Dilatation multibougiraire, la petite bougie sert de conducteur à la grosse.

2° Contracture du cardia ou cardiospasme. — *a)* TRAITEMENT MÉDICAL. — Avant d'entreprendre toute espèce de dilatation locale du cardia, un traitement médical et diététique devra être institué pour calmer l'œsophagite secondaire. On ordonnera au malade de se faire, à l'aide du tube de Faucher, des lavages de la poche œsophagienne avec des liquides alcalins, eau additionnée de bicarbonate de soude, lavages de 1 litre faits sans grande pression, ayant pour but d'évacuer la poche et d'empêcher

____

(1) (V. Chapitre cathétérisme, page 17).

les phénomènes d'**œsophagite secondaire** qui augmentent et exagèrent le spasme. Ce n'est qu'après ce traitement préparatoire qu'on pourra commencer la dilatation locale. Le malade devra se soumettre à un régime approprié : pâtes, purées, boire très peu en mangeant, alimentation bien réglée, abstention de vin, épices, de mets salés et sucrés. Le lait qui fermente dans la poche de rétrodilatation sera proscrit de ce régime et remplacé par du bouillon de légumes, crèmes de riz, d'orge, d'avoine, etc. Éviter, en un mot, tout ce qui entretient la stase et exagère l'irritation de la muqueuse.

b) Traitement chirurgical par la dilatation. — Il est tout d'abord une **intervention d'urgence** que l'on peut être appelé à pratiquer chez certains malades **en état de crise aiguë** et qui ne peuvent rien avaler à travers leur œsophage invariablement fermé par la contracture spasmodique : (nous avons vu aussi que dans plusieurs cas, exceptionnels d'ailleurs, nous avons dû déboucher des malades qui avaient gardé tout un copieux repas dans l'œsophage thoracique par suite du spasme à la fois du cardia et du spasme secondaire de la bouche de l'œsophage). Il est toujours facile, lorsque l'on est assuré qu'il n'y a pas de lésions pariétales, de passer une sonde en gomme avec ou sans œsophagoscope à travers le cardia et de pourvoir aussitôt à l'alimentation. Ce **gavage à la sonde** est indiqué chez certains malades en état de crise et qui meurent littéralement de faim.

C'est à ce gavage à l'aide de la sonde qu'étaient ordinairement condamnés pendant de longues périodes les malades porteurs de sténoses graves du cardia, et nous connaissons deux malades qui ne voyagent jamais sans leur sonde dont ils se servent pendant ou après chaque repas.

Heureusement, aujourd'hui une thérapeutique plus active permet d'agir et de guérir ces malades.

On ne peut venir à bout des cas chroniques que par le traitement de **dilatation mécanique du sphincter cardiaque** qui doit être institué de façon tout à fait rationnelle. La dilatation n'est-elle point recommandée dans les spasmes de tous les sphincters (anus, urètre)? En appliquant cette méthode au traitement du cardiospasme, nous avons obtenu les meilleurs résultats.

D'abord sous l'endoscopie et après cocaïnisation locale du sphincter cardiaque, dans les cas difficiles où il y a grande rétrodilatation et où la bougie risque de s'égarer et ensuite simplement sous le toucher, à l'aide de bougies olivaires partant des n°s 15 et 17, nous arrivons, en faisant des séances successives de dilatation, aux n°s 56 à 60 de la filière ordinaire (2 cm. de diamètre). Ces dilatations doivent être faites au début dans le cas de poches volumineuses, sous le contrôle de la vue, à travers l'œsophagoscope placé exactement au-dessus du cardia, et qui empêche la bougie de s'égarer dans un des culs-de-sac latéraux.

Chez quelques malades où le spasme était très marqué, nous avons employé avec de bons résultats les **courants de haute fréquence**, et, avec notre collègue Delherm, nous avons appliqué localement, à l'aide d'une sonde spéciale, ces courants qui possèdent un pouvoir antispasmodique incontestable.

Lorsqu'il y a contracture spasmodique très accentuée, il devient nécessaire d'instituer un traitement beaucoup plus énergique. La dilatation avec les bougies ne pouvant pas dépasser 2 centimètres est tout à fait insuffisante pour vaincre la contracture du bourrelet sphinctérien. Mickuliez, Jaffé, dans ce but, avaient tenté à plusieurs reprises la **dilatation rétrograde du cardia** à l'aide d'une pince introduite dans cet orifice, l'estomac étant au préalable ouvert. Dans plusieurs cas publiés par ces auteurs, le

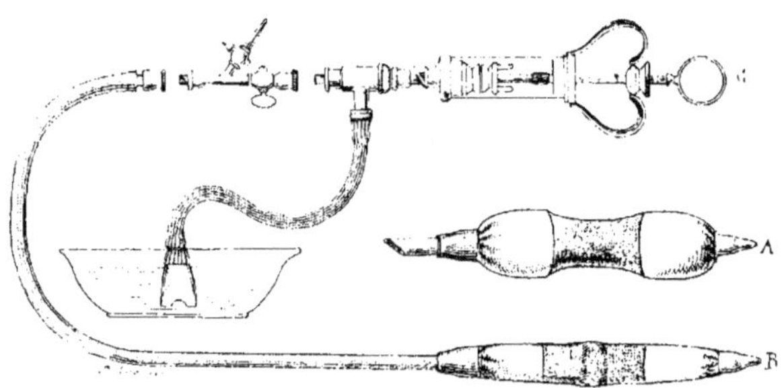

Fig. 143. — Sonde à eau de Gottstein : A, remplie d'eau.

résultat fut excellent : la contracture disparut et l'alimentation redevint normale.

Aussi Strauss, Rosenheim, Vilms ont-ils essayé cette même dilatation pour les voies naturelles, à l'aide de *ballons insufflables*. Strauss, par exemple, se sert d'une sorte de tube de Faucher portant à son extrémité un ballon en caoutchouc, que l'on gonfle une fois introduit dans l'estomac. On e retire doucement, et l'on dilate ainsi le cardia de façon rétrograde. Mais ce ballon en caoutchouc cède et se distend au-dessus et au-dessous du sphincter sans le dilater de façon bien effective : son action est tout à fait illusoire. En outre si la partie inférieure intrastomacale se dilate et qu'on tente alors de retirer l'appareil, le cardia peut s'invaginer dans l'œsophage en exposant à de graves dangers.

Gottstein a construit un ballon (V. fig. 143) qui évite ces inconvénients et qui nous a paru d'une action bien plus efficace. Le ballon se compose de trois couches ; l'externe et l'interne sont en caoutchouc et la moyenne en soie non extensible. Nous en avons fait construire de plus forts : bien que renforcés en leur milieu ils se crèvent facilement.

Lorsque l'on a introduit la sonde dégonflée de façon que sa partie médiane corresponde au cardia, celle-ci s'étrangle et ne peut pas se déplacer. Grâce au tissu de soie, la dilatation est égale en tous les points.

On doit injecter 180 à 200 centimètres cubes d'eau pour obtenir une dilatation suffisante du cardia, qui, pour être utile, doit atteindre 5 à 6 centimètres de diamètre. Le sujet renseigne très bien sur les sensations qu'il éprouve, et il convient d'interrompre la dilatation dès qu'il accuse de la douleur.

Mais le gros inconvénient de ces ballons est de les mettre exactement au niveau de la sténose ; souvent ils se gonflent au-dessus ou au-dessous de celle-ci. Ils crèvent d'ailleurs, comme nous l'avons dit, avec la plus grande facilité.

La *dilatation bougiraire forcée* est certainement préférable.

S'il n'y a que spasme sans dégénérescence inflammatoire de la sténose, il est en général facile de dilater progressivement celle-ci à l'aide de bougies de plus en plus grosses et l'on doit atteindre, pour que la dilatation soit utile, au moins le n° 62 ou 64 de la filière ordinaire, mais dès que l'on arrive à ces gros numéros la bougie est mal supportée, principalement au passage derrière le chaton cricoïdien. Ici encore la **dilatation multibougiraire** trouve son indication.

Comme nous l'avons vu, il est facile sur une bougie de petit calibre 20 ou 22, de glisser une bougie plus grosse, 33 ou 35, et en séparant chacune d'entre elles (fig. 7 et 8) d'introduire une troisième, faisant

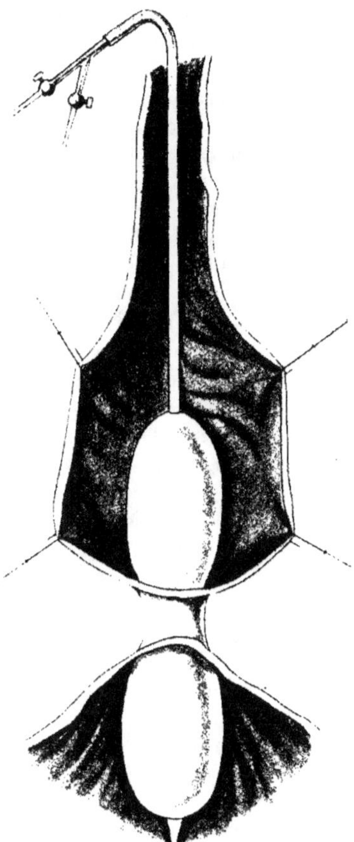

Fig. 144. — Dilatation du cardia avec ballon de Gottstein.

ainsi une véritable dilatation forcée, bien supérieure à celle d'une seule grosse bougie.

Nous préférons actuellement l'emploi de cette dilatation multibougiraire à celui du ballon de Gottstein qui nous a paru toujours inefficace et insuffisant dans les cas graves. Il en est de même des *divulseurs mécaniques*, que l'on ne peut pas placer au bon endroit et dont il est impossible de limiter l'action, et qui partant deviennent très dangereux. En tous cas, les bougies ont le grand avantage de pouvoir être gardées pendant un certain temps et cette dernière condition est indispensable dans les cas anciens qui se compliquent toujours d'un certain degré de sténose inflammatoire.

Tel est le traitement qui nous a paru le plus efficace dans les spasmes graves de l'œsophage et nous pouvons dire que tous les malades chez qui nous l'avons institué ont guéri ou sont en voie de guérison : les dilatations sus-jacentes, les diverticules de l'hypopharynx régressent petit à petit avec ce traitement. En particulier les grandes dilatations dites « idiopathiques » de l'œsophage disparaissent à peu près complètement au bout de cinq à six mois, à la condition que la dilatation soit faite très régulièrement, au moins une fois par semaine, avec quelques intervalles de repos. Les diverticules hypopharyngiens sont certainement moins influencés par le traitement local de dilatation de la bouche de l'œsophage.

En somme, c'est l'œsophagoscope qui doit poser le mode de traitement à employer suivant la forme de rétrécissement à laquelle on a affaire ; et la dilatation multibougiraire est la seule méthode qui permette de faire localement de la dilatation forcée et progressive, véritablement efficace en matière de sténose spasmodique de l'œsophage. Elle a fait faire un grand pas dans la cure de cette variété relativement fréquente de sténose : elle est tout à fait inoffensive, puisque jamais nous n'avons noté le plus petit incident, la plus petite douleur locale après son usage.

L'amélioration est immédiate après une ou deux séances de dilatation, les malades sentent que tout est changé dans leur déglutition, ils avalent de nouveau en un temps. Alors qu'ils ont subi auparavant les traitements les plus variés, visant surtout l'état général nerveux (bromure de potassium, hydrothérapie, isolement, etc.), il suffit de quelques séances de traitement local de dilatation pour leur donner un soulagement sur lequel ils ne comptaient plus. L'alimentation redevient rapidement normale, la cachexie, parfois extrême au moment de l'examen, tellement accusée que l'on pensait avoir affaire à un cancer (pseudo-cancer), fait place à un état de santé à peu près normal. Mais, et on peut dire que ceci prouverait seul qu'il s'agit bien là d'une lésion locale, cette affection est *sujette à récidive* et au bout d'un temps plus ou moins long l'œsophage se rétrécit de nouveau. C'est ainsi que nous sommes obligé de dilater périodiquement un grand nombre de malades, dont certains depuis dix ans et même davantage, et à chaque série de dilatations nous sommes obligé de commencer par un numéro faible et d'augmenter ensuite progressivement. La plupart entretiennent le résultat acquis en se passant eux-mêmes de temps à autre une bougie olivaire de calibre moyen nos 40 ou 45

LES STÉNOSES INFLAMMATOIRES DE L'ŒSOPHAGE

Il est un chapitre de pathologie qui semble avoir échappé aux descriptions classiques. C'est celui des *sténoses inflammatoires de l'œsophage* et en particulier de la *région cardiaque de ce conduit*.

La réalité de la nature *organique* et non *spasmodique pure* de ces sténoses est prouvée : 1° par certaines autopsies déjà anciennes chez des malades morts, croyait-on, de cancer de l'œsophage. Or l'examen nécropsique de la régon du cardia montrait un anneau fibreux à peu près fermé ; tel est le cas dessiné dans l'atlas de Cruveilhier où il ne manque ni l'épaississement scléreux de la paroi au niveau de la sténose, ni l'hypertrophie muqueuse de la poche sus-jacente se traduisant par des excroissances polypeuses (fig. 145) : 2° par les constatations œsophagoscopiques qui ont permis de décrire la sténose due à l'hypertrophie de la muqueuse, à la sclérose de la paroi, etc. ; 3° par la thérapeutique qui guérit ces sténoses par la dilatation endoscopique, simple ou électrolytique tout comme s'il s'agissait d'un rétrécissement cicatriciel par brûlure, par exemple.

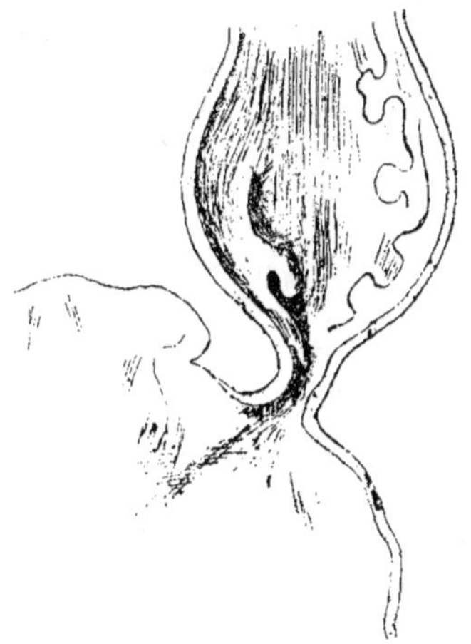

Fig. 145. — Sténose inflammatoire du cardia avec grande dilatation sus-jacente, épaississement de la muqueuse et polypes (figure empruntée à l'atlas de Cruveilhier).

Déjà en 1909 (1), frappé de l'existence de sténoses graves permanentes, dont au début la véritable nature nous échappait, nous avions réuni toute une série d'observations « de cardiospasmes à forme grave » parmi lesquelles nous avions noté, lorsque le cas était ancien, qu'il s'agissait *de sténoses véritablement organiques*. Puis ayant trouvé que dans certains cas il y avait véritable anneau fibro-cicatriciel, nous décrivons *les sténoses cicatricielles spontanées de l'œsophage* (1910) (2). Enfin les observations se multipliant et la pathogénie s'affirmant clairement, nous avons donné à

---

(1) *Soc. méd. des Hôp.*, mai 1909, et *Arch. des maladies du tube digestif*, juillet-août 1909.

(2) *Soc. méd. des Hôp.*, 4 mars 1910.

ces sténoses le nom de *sténoses inflammatoires* (1911) (1). Plusieurs travaux parurent ensuite sur la question, la thèse de Guillemin inspirée par
nous (Paris 1911), et celle de Liébault (1912) dans laquelle il cite 14 de
nos observations publiées antérieurement, le mémoire de Mac Kinney (2)
(1915), qui reconnaît la priorité à nos travaux. Mais c'est maintenant
seulement par la multiplicité des cas diagnostiqués et traités œsophagoscopiquement que nous pouvons présenter un tableau clinique de cette
affection avec ses différentes formes et que nous sommes arrivé à en
pénétrer le mécanisme et l'étiologie.

Le nombre de ces sténoses ainsi observées par nous est très élevé et
nous en possédons actuellement plus de 450 observations. Sans faire de
statistique générale, si nous passons en revue seulement ceux que nous
avons œsophagoscopés et soignés durant un an, depuis mai 1919 jusqu'en
octobre 1922, nous avons observé 64 cas de sténoses inflammatoires de
l'œsophage. Parmi eux, les 3/4 présentaient des lésions inflammatoires
d'aspect cicatriciel, 1/5 étant localisé à la bouche de l'œsophage et les
4 5 au cardia ; au point de vue du sexe, il y avait : femmes, 24 ; hommes, 40.

C'est surtout entre 40 et 55 ans que cette affection semble la plus fréquente, mais notre sujet le plus jeune avait 19 ans et le plus âgé 67 ans.
Quelques cas que avons choisis parmi les plus graves et les plus typiques,
entre ceux que nous avons eu à soigner depuis trois ans montreront ce
qu'est exactement cette affection.

1° Mlle C. ., âgée de 24 ans, avale mal depuis deux ans et demi, ce
sont nettement les aliments solides qui ont mal passé dès le début. Elle
a maigri de 30 livres depuis le début de cette affection. Le Dr Tissier (de
Paris) nous demande de l'examiner par l'œsophagoscope.

L'examen œsophagoscopique (nov. 1920) nous montre une très grande
dilatation de l'œsophage, muqueuse rouge, enflammée, puis sténose cicatricielle au niveau du cardia, extrêmement serrée. Il nous fut cependant
assez facile de le cathétériser avec une bougie n° 12, d'augmenter progressivement et de recalibrer l'œsophage par des séances d'électrolyse circulaire. Mais ce cas fut très difficile à maintenir dilaté, à cause
de l'éloignement de la malade et aussi par mauvaise habitude hygiénique,
elle ne mastique pas ses aliments, mange très vite. Cependant la poche
de rétrodilatation a beaucoup diminué dans ces derniers temps.

2° M. C..., adressé par le Dr Récamier (de l'hôpital Saint-Michel). Dysphagie depuis deux ans à l'examen radioscopique et radiographique fait
par le Dr Lomon : dilatation régulière et totale de l'œsophage avec
spasme du cardia, mais sans sténose proprement dite.

---

(1) *Soc. méd. des Hôp.*, 2 juin 1911 ; *Société de Médecine de Paris*, octobre
1911 ; *Bulletin de Laryngologie*, mars 1912.
(2) Mac Kinney, *The Laryngoscope*, juin 1915.

Examen œsophagoscopique, le 27 mai 1920. Sténose inflammatoire du cardia avec volumineuse rétrodilatation. Macération de l'œsophage.

Dilatation pendant deux semaines, la déglutition devient normale.

Le malade revient le 16 novembre 1921, après cessation de traitement pendant 18 mois. Aspect complètement transformé, il a augmenté de 10 kilogrammes.

3° M. R..., adressé par le Dr Fraimaudeau (de Paris), se plaint de troubles dysphagiques très anciens datant de 7 ou 8 ans, pas de vomissements, mais régurgitations. Alimentation très difficile depuis quelque temps, amaigrissement, inappétence. Langue fendillée, leucoplasique.

Examen œsophagoscopique. — Grande poche de dilatation, œsophagite intense, plaque de leucoplasie, le cardia est contracturé, mais se laisse franchir par le tube. Il s'agit de spasme simple avec rétrodilatation. Ce cas nous paraît difficile à guérir à cause de l'atonie des parois de la poche et de l'ancienneté du mal. Néanmoins, le malade est rapidement amélioré, et les dimensions de la poche nous semblent avoir beaucoup diminué. Il s'agit, dans ce cas particulier, d'un cardio-spasme, avec dégénérescence inflammatoire secondaire.

4° Mme K..., étant enfant, avait déjà des régurgitations, à l'âge de 20 ans, troubles plus marqués, crises de dysphagie, soignée pour l'estomac. Dysphagie ayant commencé par toute espèce d'aliments. Première gastrostomie à Bordeaux, en 1903. Deuxième gastrostomie en 1906.

Depuis elle se nourrit surtout par sa bouche gastrique, elle est très amaigrie, 18 kilos depuis la dernière gastrostomie.

Examen œsophagoscopique le 13 février 1921. Grande dilatation de l'œsophage au tiers moyen (1 litre de capacité).

Peu d'œsophagite, la malade lavant sa poche tous les jours.

À l'examen, il y a deux culs-de-sac latéraux qui descendent plus bas que le niveau du cardia. Celui-ci ressemble à un bourrelet sphinctérien faisant saillie et n'admet qu'une filiforme.

On s'explique que la dilatation à l'aveugle ne réussisse pas, l'orifice du cardia étant en saillie au dessus des culs-de-sac.

Après avoir franchi la sténose avec une filiforme, sous le contrôle de l'œsophagoscope, nous laissons celle-ci à demeure pendant une heure. Puis, dans des séances ultérieures, nous passons, sur une petite bougie, de plus grosses, et arrivons à la recalibrer.

La malade déglutit normalement et reprend son poids normal (octobre 1921). La même situation s'est maintenue depuis.

5° M. G..., radiographié par les Drs de Luna et Morin-Gérard (de Marseille), se présente à nous avec la note suivante : « Cachet opaque arrêté normalement quelques instants au niveau du rétrécissement broncho-aortique, puis est descendu de 2-3 centimètres où il est de nouveau arrêté paraissant flotter sur un liquide plus abondant que celui nécessaire à

l'absorption du cachet. Enfin, le bismuth est tombé à l'extrémité de l'œsophage, mais il ne passe pas dans l'estomac.

Trois radioscopies ont été pratiquées avec un lait bismuthé et montrent
qu'il « persistait encore un quart d'heure après l'examen environ le volume
d'un verre de lait bismuthé dans l'œsophage ». Sténose du cardia incomplète avec dilatation de l'œsophage.

L'examen œsophagoscopique, le 11 janvier 1921, montra une très grosse
dilatation de l'œsophage avec *sténose fibro-cicatricielle* très serrée du
cardia, il s'agit d'un cas très ancien, il y a en même temps, spasme de la
bouche de l'œsophage avec diverticule de l'hypopharynx.

Malade très rapidement amélioré par les dilatations, mais très difficile
à maintenir dilaté à cause de son éloignement. Néanmoins, la déglutition
s'est maintenue suffisante.

6° Mlle F... (de Rouen). avale mal depuis deux ans. Dysphagie ayant
commencé par les solides. Vomissements et régurgitations se manifestant
à chaque repas, elle est obligée de sortir de table pour vider son œsophage.
Amaigrissement notoire (plus de 15 kilogrammes en un an).

La *radioscopie*, faite par le D' Aubourg, donne une grande dilatation de
l'œsophage, et sténose au niveau du cardia.

L'œsophagoscopie, faite le 14 décembre 1920, montre une grande dilatation de l'œsophage contenant des débris alimentaires macérés, bien que la
malade soit à jeun depuis la veille. Sténose inflammatoire nette du cardia.

Traitement par la dilatation locale. Dilatation multibougiraire. Dès la
troisième séance, les vomissements ont disparu.

Actuellement déglutition et poids normaux, la poche a diminué des
deux tiers.

7° M. L..., âgé de 38 ans, adressé par le D' Rieu-Villeneuve (de Paris),
en novembre 1921, présente des troubles dysphagiques, depuis quatre
mois, sans avoir jamais rien observé de ce côté dans les années précédentes. Il y a toutes les raisons de penser à une sténose organique, car ce
sont les aliments solides qui ont mal passé, dès le début. L'examen aux
rayons X a montré une sténose intermittente du cardia.

L'œsophagoscopie (19 novembre 1921) est difficile à cause d'un spasme
au niveau de la bouche de l'œsophage qui empêche la pénétration du tube.
Sténose inflammatoire du cardia avec rétrodilatation très volumineuse,
végétations sur la muqueuse qui font penser à un début d'épithélioma,
cependant celles-ci saignent peu quand on les frotte avec le porte-
coton.

Examen histologique (Bauer), lésions banales d'inflammation : pas de
dégénérescence épithéliale.

Amélioration rapide par la dilatation. Avale à peu près normalement.

8° Mlle D..., âgée de 28 ans, adressée par les D' Delort et Funck-Bren-
tano. Dysphagie depuis trois ans, qui a commencé nettement pour les
liquides. Amaigrissement considérable, ne peut plus exercer sa profession

de sage-femme. Régurgitations et vomissements. Actuellement, les liquides passent encore, mais difficilement.

Examen œsophagoscopique, le 2 novembre 1921, montre qu'il y a un spasme intense à l'entrée de l'œsophage. Grande dilatation de l'œsophage contenant des aliments macérés et ingérés depuis plusieurs jours. La muqueuse est enflammée, craquelée, aspect analogue à celui de la langue (que nous avons observé dans un certain nombre de cas de grande dilatation de l'œsophage). Cathétérisme à la fine bougie impossible. Lavages pendant plusieurs jours de la poche avec le tube de Faucher font tomber l'œsophagite. La dilatation est ensuite possible, et après une série de dilatations bougiraires la malade peut s'alimenter de façon normale.

9° M. B..., d'Albi, adressé par le Professeur Gilis, de Montpellier. Dysphagie progressive depuis cinq ans. Actuellement, alimentation presque impossible aussi bien aux solides qu'aux liquides. Vomissements et régurgitations se manifestant à chaque repas. Comme étiologie, on trouve comme cause très nette qu'il avale ses aliments sans les mastiquer.

Examen œsophagoscopique, le 31 janvier 1922, montre une grande dilatation consécutive à une sténose inflammatoire du cardia. La muqueuse saigne au contact du porte-coton. Sténose du cardia à forme inflammatoire subaiguë. Nous laissons une bougie filiforme à demeure.

Traitement, dilatation bougiraire, dès la sixième séance la déglutition est normale. Le malade a repris 5 kilogrammes en un mois.

10° M. K..., adressé le 6 février par le Dr Amaury, attribue le début de son affection à une chute qu'il aurait faite sur l'estomac. Début il y a dix ans, les aliments liquides et solides ne passaient pas. Le spasme a augmenté et on a pensé à un cancer. Pendant trois ans le malade fut nourri à la sonde, petit à petit il s'est réhabitué à avaler en choisissant ses aliments. Dans ces derniers mois il a maigri de 3 ou 4 kilogrammes.

Actuellement, accentuation du spasme comme il y a dix mois, se nourrit à la sonde (4 litres de lait avec jus de viande, par jour).

Les liquides passent mieux que les demi-solides. Régurgitations faciles.

Examen œsophagoscopique. Grande dilatation de l'œsophage. Cardiospasme. Reliquats d'aliments dans la poche. Cathétérisme du cardia difficile. On laisse à demeure une bougie n° 16.

Traitement, dilatation bougiraire et multibougiraire. Au bout de trois semaines, il peut se nourrir sans sonde, et l'alimentation redevient absolument normale.

11° Enfin, citons comme dernier exemple (13 fév. 1922), celui d'une malade âgée de 20 ans, qui nous est adressée par notre collègue le Dr Pauchet qui avait dû la gastrostomiser d'urgence le 28 novembre 1921 devant l'impossibilité absolue dans laquelle elle se trouvait de s'alimenter. Depuis cette époque, grâce à la bouche stomacale, la malade a repris son aspect normal et son poids; mais le repos complet de l'œsophage n'a pas permis davantage l'alimentation.

L'*examen radiographique* (Dr Gilson) dont nous avons fait reproduire deux belles épreuves, a montré une grande dilatation de l'œsophage avec sténose complète du cardia (V. fig. 146).

L'*examen œsophagoscopique*, fait le 13 février 1922, confirme ces données, montre consécutivement grande dilatation de l'œsophage et sténose

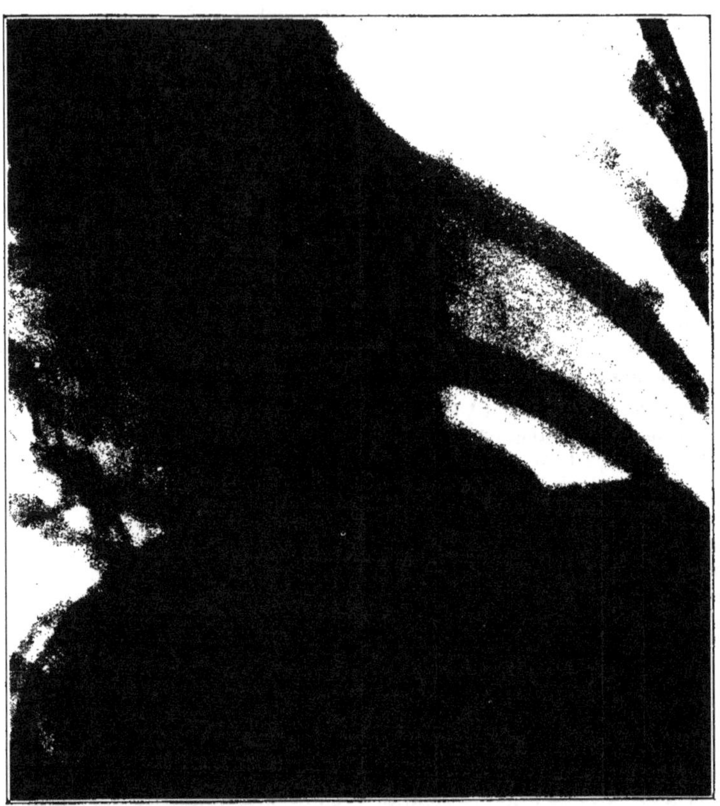

Fig. 146. — Grande dilatation par contracture spasmodique du cardia six heures après un repas opaque (cliché du Dr Gilson) (malade du Dr Pauchet).

fibro-cicatricielle du cardia très serrée, néanmoins nous pouvons introduire une filiforme que nous laissons à demeure. Après plusieurs séances successives de dilatation nous arrivons à recalibrer le cardia.

Actuellement (octobre 1922), la fistule stomacale est fermée depuis sept mois et l'alimentation se fait uniquement par la bouche. La malade mange de tout sans la moindre gêne.

Telle est l'histoire clinique de ces quelques cas typiques qui tous se ressemblent par les traits essentiels. Il s'agit le plus souvent d'un homme (d'après notre statistique dans 65 0/0 des cas) qui ayant dépassé la trentaine (généralement entre 35 et 45 ans), s'aperçoit sans aucune cause bien notoire qu'à l'occasion de la déglutition d'aliments solides ou liquides indifféremment (dans les observations relatées plus haut, ce sont surtout les solides qui ont mal passé au début), il y une sorte d'arrêt, de faux pas dans la descente de ces aliments. Son œsophage se contracte et ces aliments séjournent un certain temps, soit au-dessus de la bouche de l'œsophage qui refuse de s'ouvrir au devant du bol alimentaire, soit plus souvent, dans la portion cardiaque de ce conduit. Il y a *spasme* de la *bouche de l'œsophage* dans le premier cas, et dans le second *cardiospasme*. D'intermittents ces arrêts deviennent, au bout d'un temps plus ou moins long, beaucoup plus marqués et plus durables. Il ne se passe point de repas où la gêne ne se trouve accusée. Le malade sent son repas du soir qui lui pèse dans le thorax, il est obligé pour pouvoir dormir de prendre une attitude toute particulière, la tête haute, et souvent pour se soulager, il provoque avec son doigt dans la gorge, ou avec une sonde, un vomissement, une régurgitation œsophagienne.

La stase s'accentue de plus en plus et à une simple contracture succède *une sténose véritablement organique,* par suite de l'épaississement et de la dégénérescence qui est de règle dans tous les conduits dont les parois sont enflammées. Alors à cette phase ultime, plus ou moins longue à atteindre, la symptomatologie se confond avec celle de toutes les *sténoses organiques.* Passent seuls les aliments liquides qui, eux-mêmes, au bout d'un certain temps, séjournent dans la poche jusqu'à ce que la sténose complète survienne, stade que nous avons observé parmi les cas graves qui nous furent envoyés une quarantaine de fois.

Siège.

De même que les spasmes à forme grave, c'est soit à la région cervicale toute supérieure, soit dans le canal cardiaque que siègent les sténoses inflammatoires qui nous occupent. Les sténoses cardiaques sont de beaucoup les plus fréquentes, 4/5 d'après notre statistique. Dans *la région cervicale* c'est toujours au voisinage de la bouche de l'œsophage que se localise le rétrécissement inflammatoire qui ne tarde pas à prendre l'aspect d'une sténose cicatricielle. Il peut se prolonger quelque peu dans la région cervicale, et chez plusieurs de nos malades il avait sténosé celle-ci sur 3 ou 4 centimètres. Chez un vieillard, le rétrécissement s'étendait sur toute l'étendue de cette portion cervicale, et chez une femme, soignée il y a deux ans, elle semblait se prolonger sur la portion supérieure de la région thoracique.

Dans la *région du cardia* les anneaux sténosants peuvent être mul-

tiples, et chez plusieurs malades que nous avons œsophagoscopés et
dilatés, il était possible de sentir avec la bougie deux ressauts successifs,
le premier à 2 ou 3 centimètres au-dessus du second. Quincke (1879) (1)
rapporte une observation suivie de nécropsie dans laquelle il note
deux sténoses, une au voisinage du cardia, et une autre à 2 centimètres
plus haut qui se prolongeait vers le haut sur 3 centimètres. Dans

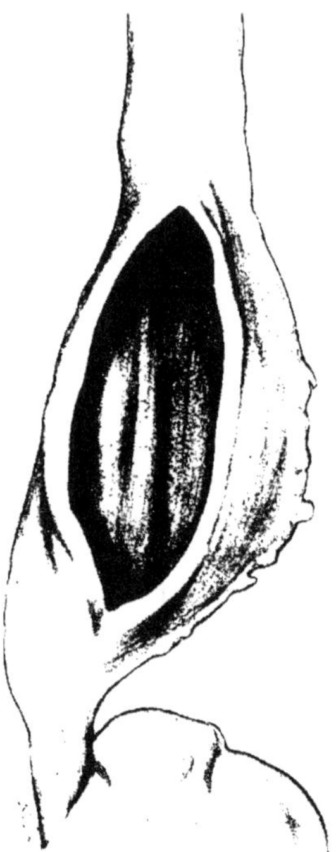

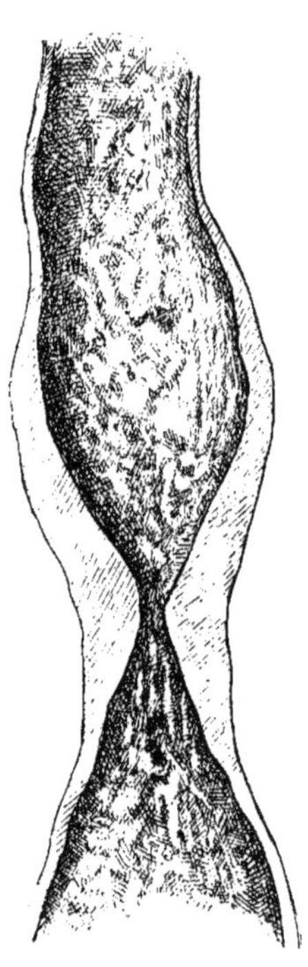

Fig. 147. — Grande dilatation de l'œsophage à forme fusiforme consécutive à
une sténose inflammatoire du cardia.

Fig. 148. — Coupe de sténose inflammatoire du cardia avec hypertrophie
scléreuse de la paroi (observation
nécropsique du Dr Texier, de Nantes).

une proportion relativement grande de cas, la sténose commençait bien
au-dessus du diaphragme. On connaît le cas de Marwedel (1903) (2)
qui essayant par la voie abdominale d'atteindre le cardia pour effectuer
une cardioplastie, constata que la sténose siégeait non pas au cardia, mais
en un point sus-jacent au diaphragme qu'il ne put atteindre par voie

(1) Quincke. *Deut. arch. f. klin. med.*, 1879, t. XXIV, p. 77.
(2) Marwedel. *Centralbl. f. chirurg.*, 23 août 1903.

abdominale, il dut refermer le ventre sans avoir rien fait. Heller (1913) (1)
a également, dans un autre cas opératoire, constaté que la sténose siégeait à 3 ou 4 centimètres au-dessus du cardia. Dans 20 de nos observations, la sténose commençait à plusieurs centimètres au-dessus du diaphragme, c'est-à-dire à 4 ou 5 centimètres, et elle s'étendait souvent sur
la totalité du segment inférieur jusqu'à l'estomac. Nous avons observé
ce fait plusieurs fois en particulier chez les vieillards, on sent nettement
que la bougie dilatatrice est enserrée sur une assez grande longueur à
partir du tiers inférieur du conduit œsophagien. Chez une malade de
56 ans adressée par le Dr Marriaud, de Péronne, la sténose fut toujours
difficile à maintenir dilatée car elle s'étendait sur plusieurs centimètres et
était de nature fibro-cicatricielle. Chez un vieillard de 88 ans et chez une
femme de 74 ans, la bougie commençait à être serrée à 33 centimètres
des arcades dentaires.

Donc, au total, dans les sténoses du cardia, c'est le plus souvent au
niveau ou un peu au-dessus de l'anneau phrénique que commence la
stricture. Quand il y a deux points sténosés, c'est toujours en ce point
que siège la sténose la plus étroite. Viennent ensuite par ordre de fréquence : les sténoses sus-phréniques qui peuvent remonter jusqu'à 5 ou
6 centimètres au-dessus du diaphragme. Si le processus inflammatoire se
prolonge jusqu'au cardia, *il est en tout cas exceptionnel que cet orifice soit
le siège primitif de la sténose.*

Dans les quelques relations d'autopsie que l'on possède concernant ces
malades, les lésions sont toujours à peu près les mêmes. Il s'agit d'une
sténose serrée au point de n'y pouvoir introduire un fin cathéter, due à un
épaississement des parois de l'œsophage par hypertrophie simple de la
musculo-muqueuse ou par dégénérescence fibro-cicatricielle, tantôt sous
forme d'anneau, tantôt infiltrant la paroi sur une plus ou moins grande
hauteur (V. fig. 148). Immédiatement au-dessus, il s'est formé *une dilatation* plus ou moins grande pouvant atteindre un litre et plus de capacité :
la muqueuse en est altérée avec ulcérations donnant l'impression d'un
processus d'œsophagite très ancien.

Etiologie et Pathogénie.

Quelle est la *cause première* de cette dégénérescence inflammatoire de la
muqueuse œsophagienne, *quelle en est la pathogénie ?*

La lecture attentive de nos observations nous amène à des conclusions à
peu près identiques dans tous les cas. Dans au moins les deux tiers
le spasme simple a existé de façon nette pendant une longue période, procédant par de véritables crises durant lesquelles il y avait impossibilité

(1) Heller. *Mitteil aus der sr. beiten der med. in chir.,* 1913, t. XXVII,
p. 140.

absolue d'avaler aucune espèce d'aliments. Ces crises se répétant à intervalles plus ou moins rapprochés amènent forcément la stase alimentaire sus-jacente d'où l'*œsophagite* qui transforme ce spasme simple en contracture spasmodique, sorte de tétanisation constante du canal cardiaque.

La gêne à la déglutition est alors permanente, la stase alimentaire se prolonge, les lésions d'œsophagite consécutives s'accentuent : la sténose devient véritablement organique, et ce qui le montre bien, c'est que tandis qu'au début la dysphagie était également marquée pour les solides et les liquides, souvent même plus accentuée pour les liquides. A une période plus avancée seuls les liquides peuvent encore passer à l'exclusion de toute alimentation solide, tout comme dans les sténoses organiques de quelque nature qu'elles soient.

Nous avons vu plus haut (V. p. 218) la **cause du spasme initial local.** Nous avons toujours retrouvé une cause locale, toujours la même : la **tachyphagie** ou la **mauvaise mastication**, soit qu'il s'agisse de gens mangeant trop vite, soit d'édentés, et de fait cette affection est particulièrement fréquente dans la deuxième moitié de la vie.

Cette cause est certainement de beaucoup la plus fréquente ; il est évident que toutes les irritations chroniques de la muqueuse agissent dans le même sens, les excès alcooliques (10 cas nets dans nos observations), la déglutition de mets épicés, très sucrés, de boissons glacées (Yung, 1900), de mets trop chauds peuvent amener à la longue un état inflammatoire de la muqueuse œsophagienne. Une *compression incomplète de l'œsophage* par une tumeur externe, adénopathie, ectasie aortique déterminant un certain degré de stase qui amène l'œsophagite, et à cette cause sont certainement dus les quelques cas de sténoses inflammatoires qui commencent au tiers moyen de l'œsophage. La sténose occupe alors une très longue étendue du canal œsophagien. Cette forme n'est pas rare chez les vieillards, et comme nous le disions plus haut, nombre de gens âgés étaient porteurs de sténose inflammatoire du tiers inférieur commençant bien au dessus du cardia.

Enfin dans certains cas l'existence d'une *disposition congénitale* pourrait expliquer la genèse de cette sténose. Nous avons (1) (voir chap. II, page 46), rapporté plusieurs cas de sténoses valvulaires qui ont comme zone de prédilection la région du cardia. Sans doute lorsque la valvule est très développée la gêne commence dès le jeune âge. Mais si celle-ci est incomplète on peut très bien admettre qu'elle crée un certain degré de sténose dans l'œsophage et ultérieurement de l'œsophagite et de la sténose inflammatoire.

Mais ces causes sont accessoires et c'est le spasme local (soit cervicospasme, soit cardiospasme) qui est à l'origine de ces sténoses inflammatoires de l'œsophage, et toujours ce spasme a une origine uniquement

____

(1) V. *Presse Médicale*, 2 avril 1913.

fonctionnelle. Il s'agit d'*une affection purement locale* et à part deux ou trois exceptions les sujets que nous avons eu à examiner *ne présentaient aucune tare nerveuse.* La plupart de nos malades étaient, du reste, des gens ayant dépassé la quarantaine chez qui le tonus et l'excitation nerveuse se trouvent généralement amoindris.

Certains auteurs admettent comme épine irritative la présence d'une fissure, d'une petite plaie dans la région cardiaque et qui serait le point départ du spasme local. *Cette supposition est toute théorique* et n'est basée de sur aucune constatation anatomique ou endoscopique et aucun œsophagoscopiste n'a jamais fait pareille constatation.

Au point de vue *anatomo-pathologique et pathogénique*, il y a une grande ressemblance entre la sténose du cardia et celle du pylore, décrite généralement sous le nom de **spasme hypertrophique du pylore**. Le pylore s'obstrue progressivement par l'hypertrophie de ses parois constitutives. Le spasme ici est également primitif et l'hypertrophie musculaire qui s'accentue de plus en plus sous l'influence de la contracture n'est que secondaire (Werbsted). D'ailleurs pourquoi l'œsophage échapperait-il à cette loi de tous les conduits d'être susceptible de s'obstruer sous l'influence de l'inflammation. N'en est-il pas ainsi pour l'urètre, le rectum, etc.

Consécutivement à ces sténoses inflammatoires et encore plus que dans les

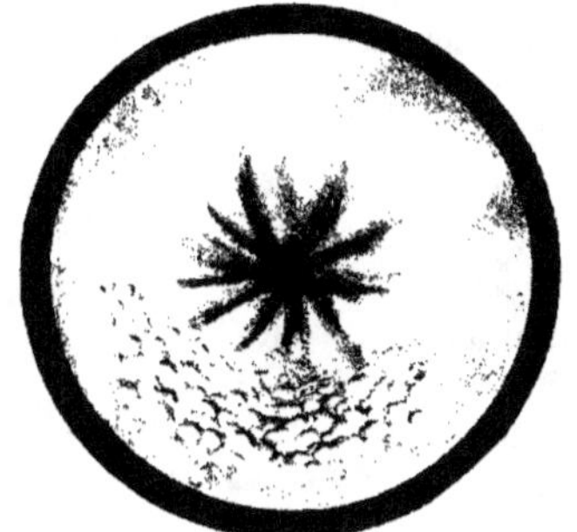

Fig. 149. — Lésions d'œsophagite du tiers inférieur de l'œsophage. Premier stade de la sténose inflammatoire.

contractions spasmodiques dont elles ne sont en somme que l'aboutissant, et ces cas étant toujours très anciens, il existe des rétrodilatations souvent considérables. En haut, au-dessus de la bouche de l'œsophage, ce sont les **diverticules par pulsion** de Zenker ; en bas, au-dessus du cardia, ce sont les **grandes dilatations** de l'œsophage, développées aux dépens de la partie intrathoracique cavitaire de ce conduit et dont nous parlerons plus loin.

Symptomatologie et diagnostic.

La symptomatologie de cette affection est, on le conçoit, pendant une longue période, à peu près la même que celle que nous avons décrite à propos des contractures spasmodiques de la bouche de l'œsophage et des cardiospasmes.

Bien que le spasme local soit à l'origine, la dysphagie, pendant une longue période *de début*, présente un caractère **généralement progressif** quoique se manifestant de façon intermittente ; elle était telle dans la plupart de nos observations, elle est élective et est peu marquée pendant souvent très longtemps.

Tout comme dans les sténoses organiques le malade se rend compte qu'il avale difficilement les bouchées un peu grosses, celles-ci sont arrêtées au point qu'il est souvent obligé, pour les faire passer, d'avaler quelques gorgées d'eau. A un degré plus marqué, il lui semble qu'il étouffe et il est obligé d'interrompre son repas. Certains font toute une série de déglutitions à vide, absorbent de l'air pour comprimer leur bol alimentaire et favoriser son expulsion : l'*aérophagie* a quelquefois cette origine, elle existait plus ou moins développée dans beaucoup de nos observations.

Pendant très longtemps ces troubles ne se manifestent qu'à l'occasion de la déglutition des solides et ont un caractère passager et transitoire. Aussi les malades ne s'alimentent plus que de purées ou de choses liquides. Ensuite les liquides ont beaucoup de peine à passer. *La dysphagie est donc progressive* comme dans toutes les sténoses organiques.

Mais le début est souvent plus mouvementé et comme elle est consécutive au spasme local on peut noter pendant toute la période initiale de *véritables crises spasmodiques* et, dans ce cas, ce sont plutôt les aliments liquides qui sont arrêtés et angoissent le malade. Ces arrêts surviennent brusquement au commencement ou au courant du repas, à l'occasion d'émotion, empêchant toute espèce d'alimentation. Et c'est alors surtout que l'affection est intermittente et passagère pendant une très longue période.

Quelquefois, mais très rarement, le début est *plus dramatique*, nous avons dû intervenir d'urgence plusieurs fois pour des symptômes de sténose absolue chez des malades qui n'étaient depuis longtemps que légèrement dysphagiques. Dans un cas, une bouchée trop grosse (tendon de bœuf) s'était arrêtée au niveau du cardia, dans un autre c'était un petit os inclus dans une bouchée de viande. Plusieurs corps étrangers, os de perdrix, noyaux ont été ainsi enlevés alors qu'on croyait à un simple accès de spasme. Le spasme peut donc débuter d'une **façon aiguë**, exceptionnelle du reste, ainsi que nous l'avons vu plus haut (V. p. 222).

Mais en règle générale, et à part quelques exceptions, le début en est essentiellement progressif, plus marqué d'abord aux solides qu'aux liquides, et tout semble faire penser à une véritable sténose organique.

Cette affection est **presque toujours indolente**, comme le cardiospasme auquel elle fait suite et la symptomatologie se confond en grande partie avec celle que nous avons décrite pour les spasmes (V. p. 228) ; même gêne dans le thorax, sensation de gonflement, d'étouffement après les repas, toutes sensations qui cessent quand la poche a été évacuée par des régurgitations ou vomissements.

Les véritables *vomissements œsophagiens* n'apparaissent qu'à une phase très avancée de la maladie, pendant longtemps ce ne sont que de simples régurgitations. Ces malades, qui sont presque toujours *boulimiques*, sans doute à cause des tiraillements qu'amène la grande dilatation de l'œsophage, ingurgitent instantanément une grande quantité de boisson ou de nourriture.

A une période tardive, ces vomissements œsophagiens surviennent en dehors des repas plus ou moins longtemps après eux. Ils sont très abondants et renferment des aliments ingérés depuis plusieurs jours. De temps à autre surviennent, principalement le matin à jeun, des expulsions de salive déglutie extrêmement épaisse et *visqueuse*, sécrétée en grande quantité comme dans toutes les sténoses graves de l'œsophage, mêlée de sécrétions œsophagiennes dont le malade a de la peine à se débarrasser. L'haleine est aigrelette, la langue est blanche, saburrale.

Cependant *l'état général* reste bon pendant très longtemps, l'appétit est conservé et même exagéré ainsi que nous l'avons vu et l'on peut voir cette affection durer de longues années, les patients étant emportés par une maladie intercurrente. Ils se maintiennent à force de régime, et en choisissant leurs aliments, plusieurs avaient même une vie très active. Ce n'est que lorsque les aliments liquides ne peuvent plus passer qu'on note des altérations très marquées dans l'état général et nous avons œsophagoscopé plusieurs malades qui étaient cachectiques au point d'être intransportables.

C'est, en se basant sur cette *cachexie spéciale*, qu'on avait, dans les anciennes observations, posé le diagnostic de *cancer*. l'autopsie seule venait rectifier le diagnostic : on avait laissé mourir le malade de faim croyant avoir affaire à un cancer.

La marche de cette affection est donc lente et progressive Ceci n'empêche pas qu'il peut y avoir comme dans toutes les sténoses organiques, de temps à autre, de véritables crises durant lesquelles la dysphagie sera absolument complète. *Ces crises sont dues au redoublement du spasme* sous des influences passagères, émotions, chagrins, écarts de régime, et c'est ce qui a fait croire pendant longtemps que cette affection était uniquement nerveuse, alors *qu'en réalité il existe à partir d'une certaine période un substratum organique sur lequel le spasme vient simplement se surajouter.*

Du reste souvent, ce que l'on qualifie de crise n'est dû qu'à *un obstacle purement mécanique* et le rétrécissement inflammatoire de l'œsophage, au niveau duquel s'était arrêté un corps étranger, a été pour nous une véritable trouvaille œsophagoscopique chez un certain nombre de patients amenés en dysphagie absolue, et, ici également, il est remarquable de constater que les malades peuvent s'alimenter de façon à peu près normale avec un orifice pour ainsi dire punctiforme.

Il s'agit en tout cas d'une affection *grave* en ce qu'elle aboutit, après un temps plus ou moins long, fatalement à la sténose complète et à la mort par inanition ; grave également par les troubles que cause à la longue

dans l'organisme l'alimentation insuffisante, la dénutrition, et aussi par
la présence dans le thorax de la grande poche de dilatation qui, par son
volume, n'est point sans gêner le fonctionnement des organes du thorax
(cœur, poumons) qu'elle déplace et comprime. En outre la résorption
putride dans cette poche détermine des phénomènes toxiques et infec-
tieux du côté des organes voisins, de la névrite toxique des pneumogastriques ou des plexus cardiaques du récurrent (paralysie récurrentielle
dans 2 cas), des lésions cardiaques, aortiques (Mathieu et Laboulais) (1).
Certains auteurs auraient même observé des infections suppuratives de
voisinage, de la médiastinite ou des accidents septiques fébriles : nous
avons examiné plusieurs sujets qui à chaque crise de dysphagie grave faisaient 39° et 39°5.

La *tuberculose pulmonaire* est rare au décours de cette affection, nous
ne l'avons observée que chez deux de nos malades qui ont guéri du reste
dès que nous pûmes leur rendre une alimentation meilleure.

En outre, ces malades sont des candidats à *l'épithélioma* de l'œsophage
et, dans notre statistique générale, nous avons noté au moins une soixantaine de cas où l'épithélioma s'était greffé nettement soit au niveau de
la sténose, soit sur la muqueuse de la poche sus-jacente et, souvent,
l'éclosion des lésions cancéreuses avait été précédée par une période de
dysphagie spasmodique souvent très longue (plusieurs années).

Étant donnés les phénomènes d'œsophagite intense qui siègent dans la
poche, on conçoit qu'à un moment donné il puisse se greffer en un point
quelconque de celle-ci un cancer, et du reste l'examen œsophagoscopique
démontre l'existence fréquente de *plaques blanches de leucoplasie* sur cette
muqueuse et, ainsi que nous l'avons dit plus haut, c'est souvent là le
premier stade de la dégénérescence cancéreuse. L'épithélioma siège généralement au voisinage du cardia, mais souvent aussi plus haut dans la
poche susjacente. Chez 4 malades il siégeait respectivement à 10, 8 et
6 centimètres au-dessus du cardia qui était fermé uniquement par la
sténose fibro-cicatricielle.

Il est toujours facile œsophagoscopiquement de reconnaître l'étiologie
spéciale du cancer en pareil cas par la grande dilatation sus-jacente à la
sténose, tandis que celle due au cancer est toujours peu volumineuse.

Il s'agissait en général d'une forme bourgeonnante et saignante occupant une large surface de la paroi et l'évolution en est particulièrement
rapide une fois installée. On conçoit que le diagnostic de *cancer* est tout à
fait difficile à poser cliniquement en pareille occurrence. On peut croire
simplement au redoublement des phénomènes inflammatoires. En réalité
chaque fois que chez un ancien dysphagique survient une crise particulièrement tenace qui ne cède pas, il faut se méfier de l'éclosion d'un

(1) *Soc. méd. des Hôp.*, 21 février 1908.

cancer (V. page 143). Mais souvent le bourgeon cancéreux dans la poche de rétrodilatation est une véritable trouvaille œsophagoscopique sans aucun signe bien net.

On conçoit combien sera difficile cliniquement *le diagnostic* d'une affection qui a échappé pendant si longtemps aux auteurs classiques, et seule l'exploration méthodique de l'œsophage, à l'aide des moyens perfectionnés dont nous disposons aujourd'hui, a permis de décrire cette forme de sténose.

Le **cathétérisme œsophagien** donne une indication exacte de l'existence, du siège de la sténose, c'est tout ce que l'on doit lui demander. Mais qu'on ne cherche pas à franchir à l'aveugle le cardia pour pousser plus loin l'exploration, on s'exposerait à léser une paroi friable, à ce que le cathéter vienne buter au fond d'un cul-de-sac latéral (fig. 5). Du reste ce cathétérisme explorateur échoue dans le franchissement du cardia, même sous le contrôle radioscopique, en se servant de mandrins opaques en plomb, de bougies remplies de mercure.

L'exploration à la bougie nous donne un renseignement pour ainsi dire constant : *c'est l'allongement de l'œsophage* (fig. 150) et il est fréquent de constater que, au lieu de 40 centimètres, distance normale, le cardia est fréquemment à 46 centimètres des arcades dentaires. L'œsophage anormalement dilaté peut

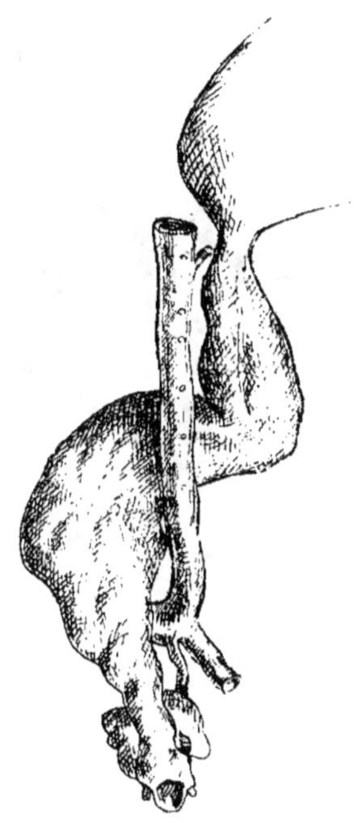

Fig. 150. — Grande dilatation en S. de l'œsophage montrant l'allongement de cet organe (d'après Ebstein-Schwalbe).

en effet présenter des inflexions, et on connaît le cas de Holder où, à l'autopsie, la longueur totale de l'œsophage, affectant alors la forme d'un S, était de 40 centimères au lieu de 27 à 28. Dans un cas de Strauss (1904) il mesurait également 40 centimètres.

La radioscopie et la radiographie par l'ingestion de lait de bismuth montrent l'existence d'une dilatation sus-jacente, la capacité de celle-ci et sa forme, mais elles ne renseignent pas mieux que le cathétérisme pratiqué comme nous l'avons indiqué plus haut sur le siège exact de la sténose, seule l'œsophagoscopie nous fixe sur la nature de cette sténose.

L'examen œsophagoscopique doit, pour réussir, être fait dans certaines conditions. Il convient d'employer un tube long de 45 à 50 centimètres à

cause de l'allongement de l'œsophage, de calibre suffisant pour bien voir
(13 mm.). Le malade sera rigoureusement à jeun de tout aliment solide
ou liquide depuis la veille à 6 heures du soir, et le jour précédent il
n'aura pris exclusivement que des liquides sans résidus (tisanes, bouillons). Malgré cela la poche contient toujours des débris d'aliments ingérés
depuis plusieurs jours, aussi faut-il, immédiatement avant l'examen,
faire un grand lavage au tube de Faucher, avec deux ou trois litres d'eau
bicarbonatée.

L'examen doit être fait sous anesthésie locale et dans la position couchée, ou même sur plan incliné, tête
basse, pour vider exactement la
poche. Lorsqu'il s'agit d'une sténose
inflammatoire de la bouche de l'œsophage, nous rencontrons les mêmes
difficultés que celles que nous avons
décrites dans le chapitre précédent
(V. p. 230) pour œsophagoscoper l'orifice supérieur. La poche diverticulaire
gêne beaucoup dans cet examen. En
outre l'orifice est d'autant plus difficile à trouver qu'il est ici sténosé. Il
se présente sous la forme d'un petit

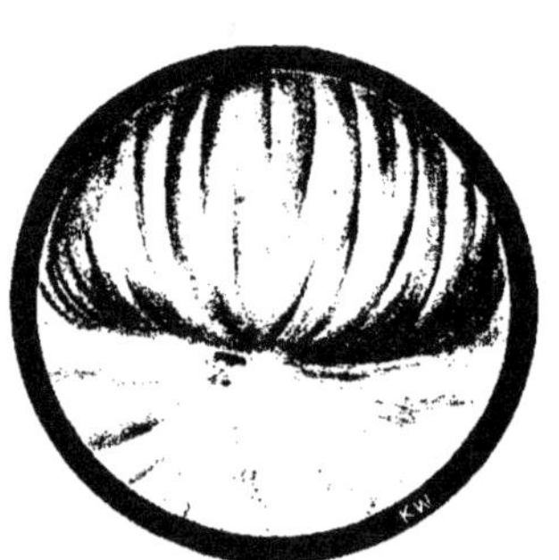

Fig. 151. — Bouche œsophagienne en
dégénérescence cicatricielle consécutive au spasme.

pertuis généralement rejeté en avant,
se cachant derrière le larynx et à
aspect fibro-cicatriciel (V. Pl. II,
fig. 38 et 151).

Dans toutes les sténoses inflammatoires du cardia, la constatation qui
frappe c'est qu'il y a spasme au niveau de l'orifice supérieur empêchant
l'introduction du tube. C'est du reste, ainsi que nous le disions plus
haut, vers ce point que les malades localisent souvent leur mal et y attirent notre attention. Tout aussitôt après avoir franchi la portion cervicale
de l'œsophage, le tube pénètre dans la grande dilatation intrathoracique.
La muqueuse, au lieu d'être blanc rosé, est rouge de façon plus ou moins
intense, congestionnée, avec arborisations vasculaires plus accentuées
au voisinage du cardia et plaques blanches leucoplasiques en certains
endroits. Les parois sont tantôt lisses, tantôt plissées transversalement
(fig. 171).

Dans cette poche restent toujours, malgré les lavages, des débris alimentaires, et souvent il est possible de reconnaître des aliments ingérés
depuis plusieurs jours.

L'aspect du cardia dans les sténoses inflammatoires est tout à fait
modifié. Alors qu'à l'état normal le tube passe librement dans l'estomac
sans subir aucun temps d'arrêt à la région cardiaque, ici il ne parvient
plus à déplisser les parois œsophagiennes pour pénétrer dans l'estomac :

il y a véritablement sténose organique. De par les constatations œsophagoscopiques la sténose se présente sous trois formes principales :

1° *Type inflammatoire simple :* La muqueuse est rouge uniformément
au pourtour de la sténose, ses parois semblent tuméfiées (V. fig. 37, Pl. II),
pouvant saigner au moindre contact du porte-coton (forme hémorragique). Elle semble comme épaissie lorsque l'on essaie de franchir le rétrécissement et qu'on la déplisse avec le tube ; après cocaïnisation locale
elle se laisse franchir par une bougie de moyen calibre n° 12 ou 14. Cette
inflammation simple aboutit plus ou moins rapidement aux deux processus suivants d'ordre tout à fait différent.

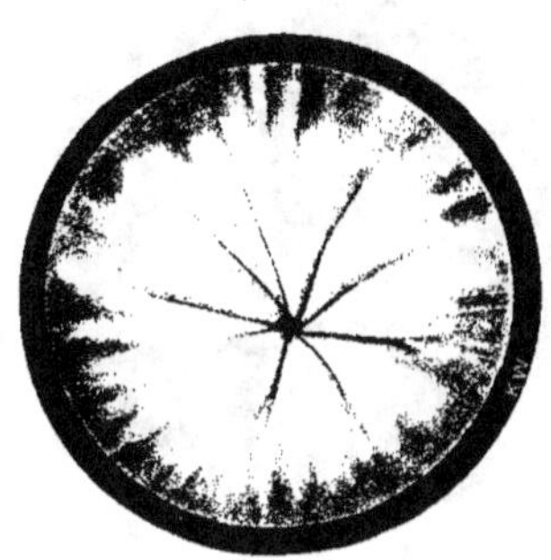

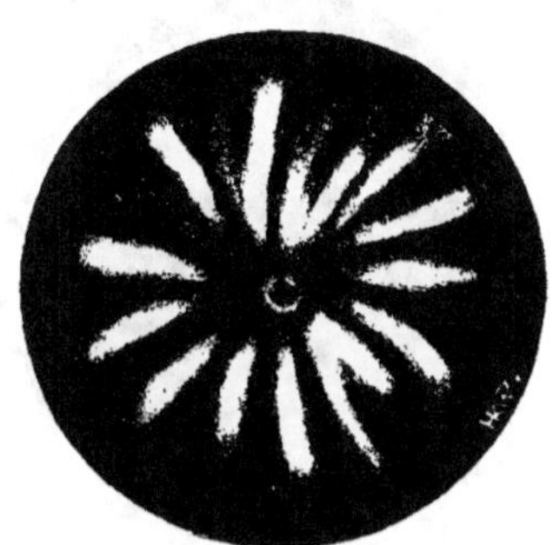

Fig. 152. — Sténose inflammatoire du cardia avec début de dégénérescence cicatricielle.

Fig. 153. — Aspect du cardia dans grande
dilatation et spasme. Il est sténosé et
fait saillie dans la lumière du tube
quand on essaie de le franchir.

2° *Dans la forme hypertrophiante,* l'hyperplasie peut porter simplement
sur la muqueuse, se traduisant par l'épaississement de celle-ci ; à un
degré de plus et l'on observe de véritables végétations à type plus ou
moins papillaire. Cette forme simule le cancer à s'y méprendre. Toutefois
les végétations sont moins nettes, elles ne sont point recouvertes d'une
couche de sanie purulente que le porte-coton ramène et qui présente une
odeur sphacélique caractéristique de l'épithélioma. Ces végétations peuvent dans certains cas rares (trois fois dans nos observations) se présenter
sous la forme de *polypes* et tout récemment nous avons rétabli immédiatement une déglutition relativement facile chez un malade amené en état
de dysphagie absolue : il y avait un polype pédiculé gros comme le
bout de l'index qui s'était enclavé dans le cardia rétréci. Plus rarement l'hypertrophie peut se développer du côté du muscle et un *bourrelet musculaire* se dessine nettement soulevant la muqueuse (V. fig. 153).

3° Le plus souvent c'est vers *le type scléro-cicatriciel* que l'inflammation
évolue : la muqueuse perd au pourtour et au niveau de la sténose ses

caractères hyperémiques, elle prend un aspect blanc grisâtre ressemblant aux sténoses cicatricielles anciennes par brûlures avec lésions infiltrantes. La paroi œsophagienne est comme figée, elle suit à peine les mouvements respiratoires. L'orifice qui persiste est punctiforme et comme taillé à l'emporte-pièce (V. fig. 155-156). Si on le cathétérise avec une fine bougie, on constate que sa consistance est très dure et si on parvient à la franchir la bougie reste comme enserrée dans cette sténose. Plus tard, quand le malade a été dilaté, on perçoit toujours avec la bougie une sorte de ressaut au point sténosé. Cette forme est la plus grave, presque toujours la dysphagie est complète au moment de l'examen. Vient-on à la dilater, elle se

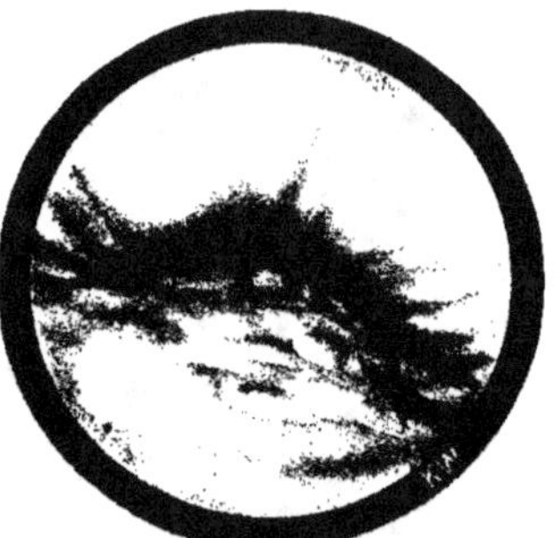 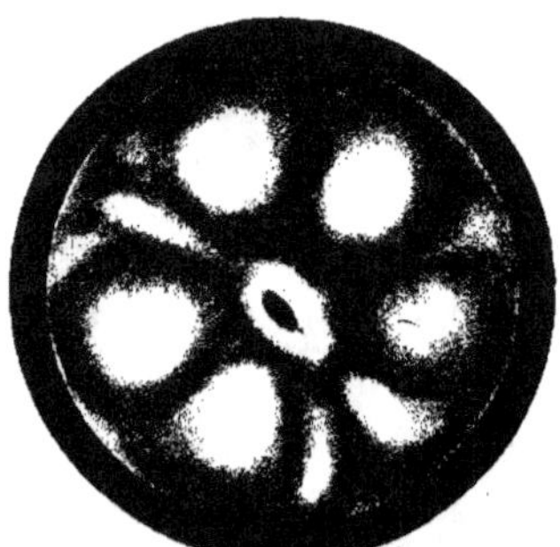

Fig. 154. — Sténose inflammatoire du cardia, forme hypertrophiante (pseudo-cancer).

Fig. 155. — Sténose du cardia, à forme inflammatoire, forme scléro-cicatricielle et hypertrophiante (mixte).

resserre très rapidement et le malade va être condamné à la dilatation pendant de longues années.

C'est aussi la plus fréquente de celles que nous avons constatées et il s'agissait dans les deux tiers de nos observations de cette forme scléreuse.

Étant donné les caractères de cette sténose inflammatoire que nous venons de décrire, on conçoit que le **diagnostic** ne pourra guère être hésitant.

Nous rappellerons pour mémoire l'erreur grossière de localisation qui, surtout dans les anciennes observations, avait fait prendre une *sténose inflammatoire du cardia* pour une *sténose du pylore*. Trois de nos patients avaient été gastro-entérotomisés par suite évidemment de l'absence de tout examen radioscopique ou œsophagoscopique. D'autres avaient subi depuis de longues années des lavages que l'on croyait être de l'estomac représenté comme anormalement dilaté, alors qu'il ne s'agissait en réalité que d'une grande poche œsophagienne.

La plupart de nos malades âgés, quoique examinés très consciencieusement et par des spécialistes du tube digestif, avaient été pris pour des *cancéreux*. Ainsi que nous l'avons dit plus haut, il n'y a souvent rien

dans le tableau clinique qui permette de trancher le diagnostic. Sans
doute, dans le cancer, l'évolution est plus rapide, en général il n'y a point
de ces phases de rémission comme on en observe pendant une longue
période dans les sténoses inflammatoires ; mais nous avons eu à examiner
des sténoses cancéreuses dont le début remontait à un an et même davantage
et d'autre part des sténoses inflammatoires à évolution tout à fait rapide
qui étaient arrivées en moins de quatre mois à une sténose complète. On
ne peut tabler sur le faciès qui est le même dans les deux cas. Nous nous
rappelons à ce sujet deux malades examinés en 1911 dans la même
séance avec notre collègue Paul Delbet, l'un, cachectique émacié, n'ava-

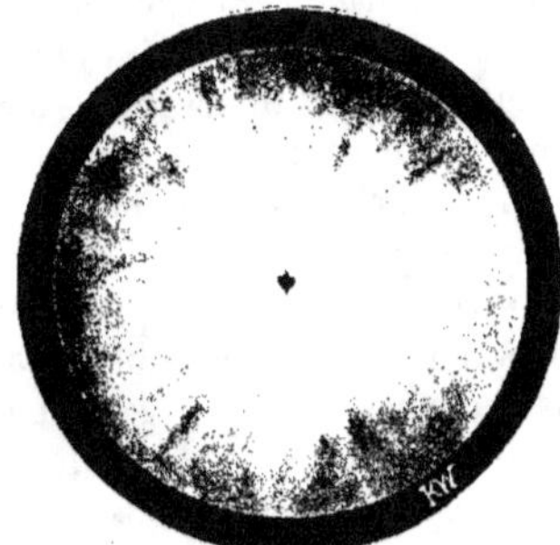

Fig. 156. — Cardia en dégénérescence
scléro-cicatricielle consécutive au
spasme (petit pertuis central).

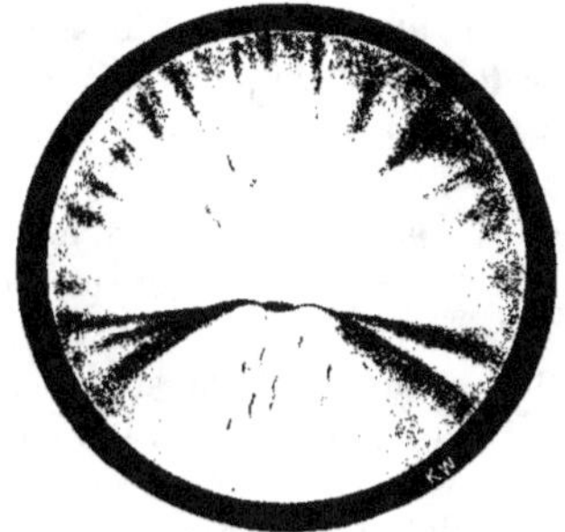

Fig. 157. — Sténose inflammatoire du
cardia avec dégénérescence cicatricielle (pertuis postérieur).

lant plus qu'à grand'peine un peu de liquide, l'autre, coloré de figure,
n'ayant pas maigri ni pâti et venant consulter seulement pour un arrêt
que subissaient les bouchées un peu grosses en arrière du sternum quand
il ne mastiquait pas suffisamment. Dans le premier cas, l'endoscopie nous
a fait diagnostiquer une simple sténose inflammatoire du cardia qu'il nous
a été facile de dilater ; dans le second, nous avons constaté au tiers inférieur de l'œsophage la présence d'un large bourgeon ulcéré présentant
tous les caractères d'un épithélioma qu'a confirmé l'examen biopsique et
cela avec un très bon état général. L'évolution est venue confirmer
ce diagnostic, trois mois après ce malade était mort de son mal tandis que
le premier avait, par un simple traitement de dilatation, recouvré une
déglutition tout à fait normale.

Dans *les rétrécissements cicatriciels* par *brûlures* ou par *plaies* par corps
étrangers, le commémoratif, l'aspect œsophagoscopique de la sténose dans
laquelle la cicatrice est beaucoup plus marquée sur une des parois de
l'œsophage feront le diagnostic.

Citons également *les sténoses cicatricielles par ulcérations*, soit *ulcère simple* au voisinage du cardia, soit *ulcération consécutive* à la *diphtérie*, à la *dothiénentérie*, à la *syphilis tertiaire*. Mais il ne s'agit là que de raretés. Dans ce cas les symptômes ont débuté peu de temps après la maladie causale et l'œsophagoscope montre une cicatrice nette, blanche, radiée, unilatérale. Comme nous l'avons vu, la rareté de la syphilis de l'œsophage semble s'être accrue depuis l'œsophagoscopie et la plupart des sténoses décrites comme syphilitiques étaient inflammatoires (V. p. 180).

Traitement

Au *point de vue thérapeutique*, de même que dans les contractures spasmodiques, on peut être appelé à intervenir d'urgence par le *gavage à la sonde* pratiqué avec ou sans œsophagoscopie ou par l'opération de la *gastrostomie*. On pourrait supposer que cette dernière intervention mettant l'œsophage absolument au repos. permette d'obtenir la disparition de l'œsophagite et par conséquent une diminution de la sténose inflammatoire. Il n'en est rien, les malades gastrostomisés que nous avons examinés étaient restés tout aussi dysphagiques qu'auparavant et leur rétrodilatation était toujours aussi considérable; il n'en pouvait être autrement étant donnée la nature de la sténose que nous connaissons bien maintenant depuis l'œsophagoscopie. Dans plusieurs cas de sténoses inflammatoires, l'obstruction était devenue complète après l'examen aux rayons X, par l'accumulation d'un mastic de bismuth dans la sténose. Nous avons dû le désobstruer à la pince et par d'abondants lavages de la poche.

Le traitement du rétrécissement lui-même est basé sur les données précises fournies par l'œsophagoscope et nous allons voir qu'il ressemble assez à celui que l'on emploie dans les rétrécissements cicatriciels graves.

Et tout d'abord lorsqu'il s'agit d'une sténose inflammatoire soit à forme hypertrophiante, soit à forme scléro-cicatricielle *quand* convient-il d'entreprendre la dilatation ? Autant que possible *en dehors de toute poussée inflammatoire*. Si l'œsophagoscopie montre que la muqueuse de la poche est rouge et enflammée, on fera bien de faire faire de grands lavages avec de l'eau alcaline pendant deux ou trois jours avant de commencer toute thérapeutique active locale. Cette constatation est exceptionnelle, si l'on a soumis le malade à un régime approprié, uniquement liquide, pendant les quelques jours précédant l'œsophagoscopie, et en général il est possible de commencer la thérapeutique dès que le diagnostic est fait.

Tout comme dans les sténoses cicatricielles graves il faut sous endoscopie, après cocaïnisation locale de la région cardiaque, rechercher le pertuis reliquat de la lumière œsophagienne; celui-ci est souvent perdu au fond de la poche, difficilement accessible faisant relief sur les culs-de-sac latéraux ; le franchir avec une bougie filiforme olivaire en gomme nᵒˢ 6 ou 7 ; la laisser quelques instants en place et la remplacer par une autre de calibre supérieur. Il est ainsi possible et dans cette première séance de gagner plusieurs numéros. On laissera la dernière bougie à demeure pendant plusieurs heures. C'est cette pratique qui va être la clé des dilatations ultérieures tout comme dans les sténoses cicatricielles (V. page 85); ici comme pour l'urètre rien n'assouplit plus une sténose fibro-cicatricielle que la bougie à demeure.

Les dilatations consécutives seront ou endoscopiques et alors espacées de cinq ou six jours ou simplement faites sous le toucher, suivant la difficulté plus ou moins grande à trouver l'orifice. A chaque séance laisser toujours la dernière bougie pendant une demi-heure à une heure, ou même plus dans les sténoses très serrées.

Mais le résultat de la dilatation bougiraire est toujours peu durable, surtout lorsqu'il s'agit d'un anneau fibreux très induré, ces malades sont condamnés à la dilatation tous les huit ou dix jours pendant une très longue période. Aussi depuis plusieurs années avons-nous appliqué également à cette variété de sténoses l'électrolyse circulaire (1) à l'aide d'olives montées sur fines tiges ou de sondes à bagues suivant que l'électrolyse est faite ou non *de visu*. L'action de l'électrolyse circulaire ici également semble résolutive sur les foyers de sclérose qu'elle assouplit et amincit, et les résultats ainsi obtenus sont beaucoup plus étendus et plus durables que par la simple dilatation. La sonde à eau de Gottstein n'est indiquée que dans les contractures spasmodiques simples du cardia (2) et encore, ainsi que nous l'avons vu, ceux-ci sont bien incertains.

Dans quelques cas de sténose scléreuse, dure, difficile à maintenir dilatée, nous avons employé utilement le *drain à intubation* qui, mis en place, permet immédiatement l'alimentation et agit de façon permanente comme dilatateur (3).

Durant tout ce traitement, le malade fera régulièrement tous les matins des *lavages alcalins* de la poche avec le tube de Faucher, pour la débarrasser des résidus alimentaires ainsi que des sécrétions acides dans lesquelles ils baignent. Il faudra également prescrire un *régime* approprié ne donnant que peu de résidus. Supprimer les aliments sucrés, le lait qui se caille et fermente dans la poche. Recommander une alimentation demi-liquide, purée de légumes, jaunes d'œufs, bouillons, etc.

Par l'emploi judicieux et souvent combiné de ces différents modes thérapeutiques, nous avons pu recalibrer tous les malades atteints de sténose inflammatoire qu'il nous a été donné de traiter régulièrement, bien que chez nombre d'entre eux il s'agissait de sténoses très anciennes et ayant amené, au moment de l'examen, une dysphagie à peu près absolue.

(1) Guisez, Voir *Bull. de la Soc. franç. d'ortho-laryng.*, mai 1908.
(2) Id., *La Presse Médicale* du 31 janvier 1914. « De l'intub. œsophag. ».
(3) Id., *Arch. des Maladies du tube digestif*. nᵒˢ de juillet-août 1909.

Traitement chirurgical des cardiospasmes et sténoses inflammatoires.

La place de la chirurgie opératoire (1) dans le traitement des cardiospasmes et des sténoses inflammatoires doit donc être minime, toutefois certains chirurgiens pensent que l'on doit y avoir encore recours, soit dans des cas qu'ils regardent comme exceptionnels d'ailleurs où il serait impossible de retrouver l'orifice du cardia au milieu des plis de l'œsophage ectasié, soit que la dilatation simple ou électrolytique ne permette pas un résultat durable et que la récidive suive immédiatement toute tentative de dilatation par les voies naturelles. Aussi ne pouvons-nous nous dispenser d'en parler ici. Comme le malade est dans l'inanition la plus complète, s'il est impossible de le dilater il ne reste comme ressource que la *gastrostomie définitive* qui n'est qu'un pis aller ou une *intervention sanglante* qui s'adresse à la lésion anatomique elle-même.

Il y a très longtemps que Mickuliez pour les cas où le cathétérisme direct est impossible la bougie venant se couder sur les parois de la poche au lieu de trouver le cardia, avait proposé *la divulsion du cardia par la voie gastrique :* après ouverture de l'estomac, on reconnaît avec l'index l'orifice du cardia : sur ce doigt, on introduit une pince à mors garnis de caoutchouc et, en écartant largement ces mors, on produit une dilatation forcée de l'abouchement de l'œsophage dans l'estomac et de son segment terminal. Mickuliez et ses élèves ont pratiqué une dizaine de fois cette intervention avec des résultats satisfaisants et qui auraient été durables. Cependant l'opération n'est pas sans inconvénient : elle est aveugle, donc dangereuse, et, en effet, Gottstein l'a vue s'accompagner de l'apparition d'un abcès sous-phrénique. Le *cathétérisme rétrograde* a été repris par Delagénière après large ouverture de l'estomac et peut être appliqué à ce genre de sténoses tout comme aux sténoses cicatricielles bas situées.

Les interventions chirurgicales que l'on a pratiquées en pareils cas sont de deux ordres : les unes portent sur la portion dilatée de l'œsophage, les autres sur le cardia contracturé. Leur valeur est évidemment très différente.

1° *Les premières n'ont d'action que sur une lésion secondaire, l'ectasie œsophagienne,* et laissent persister la contracture initiale qui a déclanché tout le processus morbide ; elles sont donc illogiques. En outre, intéressant toujours l'œsophage médiastinal, elles se heurtent à de grandes difficultés techniques et auraient certainement, si leur emploi se généralisait, une haute gravité. En fait, il n'existe que deux cas d'opérations de cet ordre. Jaffé avait, le premier, proposé de *rétrécir l'œsophage dilaté par l'excision d'un lambeau de sa paroi,* et cette idée fut mise à exécution par Reisinger chez une femme de 45 ans qui présentait depuis une douzaine

(1) V. Lenormant, *Presse Médicale*, 31 janvier 1914.

d'années de la dysphagie. Reisinger (1) fit d'abord une gastrostomie. Trois semaines plus tard, il ouvrit le médiastin par la taille d'un grand lambeau cutanéo-musculaire dont la base répondait aux apophyses épineuses et par la résection des 4e, 5e, 6e et 7e côtes droites sur une longueur de 6 centimètres. En décollant la plèvre médiastine, qui ne fut pas ouverte, il parvint jusqu'à l'œsophage, qu'il isola depuis la 2e vertèbre dorsale jusqu'au diaphragme ; il était dilaté, avec des parois rigides. A ce moment, la malade fut prise de collapsus et il fallut interrompre l'opération, après avoir tamponné la plaie. Quelques semaines après, celle-ci fut rouverte et l'œsophage plus complètement libéré ; puis il excisa un lambeau de sa paroi mesurant 15 centimètres de long sur 2 ou 3 de large et ferma la brèche par une suture à deux plans. Finalement, la malade guérit avec un résultat fonctionnel excellent : disparition de tous les troubles de la déglutition, augmentation du poids, etc.

Quelques années plus tard, dans un cas analogue, Willy Meyer (2) intervenait, lui aussi, sur l'œsophage thoracique pour guérir une ectasie, mais cette fois par *la plicature du conduit dilaté*. Il la fit par voie transpleurale, sous hyperpression. Les suites de cette intervention furent compliquées : le lendemain, l'état de l'opérée était grave, avec un pouls à 140, de la cyanose et de la dyspnée — accidents que Willy Meyer attribue à la compression du poumon par un pneumothorax dû à une déchirure méconnue de cet organe ; quelques jours après, survint un épanchement pleural séro-purulent, puis une périnéphrite et une infection du rein droit. La malade finit cependant par guérir, au bout de six mois et demi, et elle put reprendre une alimentation normale. Il semble donc que, dans ce cas, l'opération ait agi, non seulement sur l'ectasie œsophagienne, mais aussi sur le cardiospasme ; W. Meyer attribue ce dernier résultat à la dénudation des pneumogastriques.

De ces deux opérations, on peut en rapprocher une troisième de Zaaijer (3), concernant également une dilatation de l'œsophage par cardiospasme chronique, mais dans laquelle le chirurgien se contenta d'ouvrir, de laver et de drainer la poche œsophagienne.

2° Les opérations qui portent sur le *segment contracturé, cardia ou partie immédiatement sus-cardiaque de l'œsophage*, sont **à priori** beaucoup plus satisfaisantes, puisqu'elles seules atteignent la lésion initiale, la cause réelle des troubles de déglutition. Elles s'exécutent par la voie abdominale qui, dans les conditions actuelles de la chirurgie œsophagienne,

(1) Reisinger, Ueber die operative Behandlung der Erweiterung des OEsophagus, *XXXVIe Congrès allemand de chirurgie*, 1907.

(2) Willy Meyer, Impermeable cardiospasm successfully treated by thoracotomy and œsophagoplicature, *Journal of American med. Association*. 20 mai 1911, n° 20, p. 1347.

(3) Zaaijer, OEsophagotomia thoracalis. *Beiträge z. klin. chirurgie*. 1912, t. LXXVII, p. 497.

est indiscutablement moins grave que la voie thoracique ; le cardia est, sans doute, d'un accès difficile, mais il existe des procédés opératoires bien réglés qui permettent de l'aborder et la ptose gastrique, fréquente chez ces malades, facilite souvent l'opération (Heller).

Diverses méthodes opératoires ont été proposées ou mises à exécution, qui sont celles que la chirurgie emploie dans toutes les sténoses d'un conduit, au niveau du pylore, par exemple. On peut réséquer la portion rétrécie, — pratiquer un cathétérisme direct du canal mis à nu et ouvert, tourner l'obstacle par une anastomose, enfin élargir le point rétréci par une opération plastique du type de la pyloroplasie de Heinecke-Mickuliez.

Mais, pour ce qui est du cardia, la **résection**, jadis proposée par Rumpel, n'a jamais été faite : il y aurait disproportion, en effet, entre la gravité de cette intervention et la nature purement spasmodique de la sténose.

Le **cathétérisme direct après incision du cardia** n'a pas été exécuté non plus dans le cardiospasme chronique. Kiliany (1) y a eu recours dans un cas de sténose cicatricielle bas située chez un enfant de 3 ans, mais son malade mourut au bout de 24 heures.

L'anastomose œsophago-gastrique, depuis longtemps étudiée en chirurgie expérimentale et exécutée par Sauerbruch, Wendel, Henle, Janeway et Green, etc., dans quelques cas de cancer œsophagien, a été appliquée par Heyrovsky au traitement du cardiospasme chronique. Elle trouve ici des conditions particulièrement favorables en raison : 1° de la faible étendue du rétrécissement ; 2° de l'absence d'adhérences et de lésions inflammatoires ; 3° de la dilatation et de l'allongement de la partie inférieure de l'œsophage, qui peut très aisément être amenée dans le ventre et mise au contact de la grosse tubérosité.

Toujours est-il que l'opération d'Heyrovsky fut couronnée de succès chez une malade, âgée de 32 ans, qui avait, depuis l'âge de 19 ans, un cardiospasme. La radiographie montrait une dilatation considérable de l'œsophage thoracique, avec allongement et formation à la partie inférieure d'une courbure en S qui reposait sur le diaphragme. L'existence de la coudure terminale en S de la partion dilatée rendant dangereux le cathétérisme, Heyrovsky (2) se décida pour l'anastomose œsophago-gastrique (nov. 1910). Après relèvement du rebord costal gauche, à la manière de Marwedel, et libération d'adhérences qui unissaient le lobe gauche du foie à l'estomac, la région du cardia fut bien exposée : l'œsophage, à son abouchement, avait le calibre d'un crayon. Le péritoine fut alors incisé sur le pourtour de l'orifice œsophagien du diaphragme, et par

____

(1) H. Fischer, *Centralb. f. chir.*, 22 oct. 1910, n° 43.
(2) Heyrovsky. Casuistik und Therapie der idiopatischen Dilatation der Speiseröhre. Œsophago-gastroanastomose. *Archiv. f. klin. Chirurgie*, 1913, t. C, p. 703.

des tractions douces, H. amena peu à peu la partie dilatée sus-diaphragmatique du conduit sur une étendue de 6 centimètres, sans déchirer la
plèvre Il établit alors, sans grande difficulté, une anastomose entre la
portion dilatée de l'œsophage et la grosse tubérosité de l'estomac.

Dans une note terminant son article, Heyrovsky ajoute qu'il a eu l'occasion de pratiquer une seconde fois, en octobre 1912, la même opération,
dans les mêmes circonstances et avec le même succès ; *mais il ne donne
aucun détail sur ce cas.*

L'idée d'appliquer au cardia contracturé la méthode que Heinecke et
Mikulicz avaient employée dans certaines sténoses du pylore, c'est-à-dire
d'obtenir l'élargissement du point rétréci par une incision longitudinale
que l'on suture transversalement, semble appartenir à Gottstein, qui
l'avait émise dès 1901, mais il n'exécuta pas lui-même cette **cardioplastie**.
La première tentative dans ce sens est celle de Marwedel (1), en 1903 ;
encore ne put-elle être menée à bien. Elle fut pratiquée chez un homme de
20 ans, atteint de cardiospasme chronique (arrêt de la sonde à 42 cm.
des dents) avec dilatation fusiforme de l'œsophage ; le traitement ordinaire par la dilatation n'avait donné aucun résultat Marwedel releva le
rebord costal gauche, suivant un procédé qu'il avait imaginé, et obtint
ainsi un jour excellent sur la région du cardia ; mais il put **constater que
le spasme siégeait, non pas au cardia, mais en un point de l'œso-
sophage sus-jacent au diaphragme, donc inaccessible par la voie
abdominale**, et il referma le ventre sans avoir rien fait. Persuadé que
cette disposition devait être la règle, il en conclut à l'impossibilité pratique de la cardioplastie. L'événement devait lui donner tort puisque,
quelques années plus tard, Wendel (2) réussissait enfin cette opération.
Il exécuta la cardioplastie par voie abdominale : il fit une incision longitudinale de 7 centimètres, intéressant toute l'épaisseur du conduit, sur le
cardia, se prolongeant en bas sur l'estomac, en haut sur la portion dilatée
de l'œsophage ; puis il réunit cette incision par une suture transversale à
deux plans. Le malade guérit sans incident et le résultat fonctionnel
fut excellent (augmentation de poids de 2 kilogrammes, déglutition normale).

Tous ces procédés opératoires, qu'il s'agisse du cathétérisme direct, de
la cardioplastie de Wendel ou de l'œsophago-gastrostomie, ont l'inconvénient d'ouvrir la lumière de l'œsophage, et un œsophage dilaté où stagnent
et se putréfient les résidus alimentaires, donc d'exposer singulièrement
à l'infection, puis de nécessiter une suture dans le cas particulier des
ectasies œsophagiennes, là où les parois sont souvent altérées et friables.

(1) Marwedel. Die Aufklappung des Rippenbogens zur Erleichterung opera-
tiver Eingriffe im Hypochon-arium una Zwerchfellkuppelraum. *Centralblatt f.
Chirurgie*, 22 août 1903, n° 35, p. 938.
(2) Wendel. Zur chirurgie der Speiseröhre. XXXIX° Congrès allemand de Chirurgie, 1910.

Il y aurait un avantage considérable à éviter cette ouverture et cette suture du conduit, en pratiquant, comme on l'a fait pour le pylore, une *cardioplastie* **extra-muqueuse** : cette opération est ici d'autant plus légitime que la musculeuse seule intervient dans la production du spasme, et que, cette musculeuse sectionnée, rien ne s'oppose plus à la dilatation du cardia. D'ailleurs, c'était déjà d'opération extra-muqueuse que parlait Gottstein lorsqu'il préconisait la cardioplastie. Le cas récent d'Heller (1), qui a, le premier exécuté cette intervention, montre que l'on peut en attendre de forts bons résultats. Il s'agissait d'un homme de 49 ans qui présentait, depuis une trentaine d'années, des troubles de déglutition qui se sont aggravés progressivement. La radiographie montre un œsophage dilaté en bouteille jusqu'au niveau de la bifurcation trachéale ; le liquide bismuthé traverse difficilement le cardia, donnant l'image d'un trait filiforme.

En présence de ces symptômes, Heller jugeant qu'une intervention s'imposait, l'entreprit avec l'idée de faire une anastomose œsophago-gastrique. Il aborda le cardia en relevant le rebord costal gauche ; un certain degré de gastroptose facilitait beaucoup les manœuvres. Le cardia fut libéré ; puis, après incision du péritoine au pourtour de l'orifice œsophagien du diaphragme, on put attirer sans peine une dizaine de centimètres du conduit : la portion contracturée, grosse comme le petit doigt, **siégeait à 3 centimètres au-dessus du cardia** ; immédiatement au-dessus, l'œsophage était très dilaté, avec une hypertrophie de la musculeuse. La friabilité de cette musculeuse fit renoncer Heller à son premier projet et le décida en faveur de la cardioplastie. Il fit donc une incision longitudinale antérieure qui commençait sur la partie dilatée, descendait sur le rétrécissement et sur la grosse tubérosité, et mesurait en tout 8 centimètres ; les fibres longitudinales, puis les fibres circulaires furent successivement sectionnées. L'élargissement ainsi obtenu restant peu considérable, Heller imprima un mouvement de torsion à l'œsophage et fit une incision de même étendue sur la face postérieure : cette fois la musculeuse se rétracta vers chaque bord, en une bande large de 1 centimètre, et l'élargissement atteignit deux travers de doigt. L'étendue des incisions et la friabilité des tissus rendaient impossible la suture transversale ; Heller se contenta de fixer une frange épiploïque sur l'incision antérieure.

L'opéré guérit, et dès le lendemain de l'intervention, il pouvait prendre toute espèce de nourriture, même solide.

Il semble donc — autant qu'on en puisse juger sur un aussi petit nombre de faits — que la cardioplastie extra-muqueuse, par sa bénignité plus grande et son efficacité égale, doive être préférée aux autres procédés

---

(1) Heller. Extraumköse Cardioplastik beim chronischen Cardiospasmus mit Dilatation des Œsophagus. *Mitteilungen aus den grinzgebieten der Medizin und Chirurgie*, 1913, t. XXVII, p. 140.

opératoires, dans les cas exceptionnels où l'échec du traitement œsophagoscopique oblige à intervenir dans le cardiospasme. Si elle se montrait impossible ou insuffisante, l'anastomose œsophago-gastrique resterait la meilleure ressource.

Lambert (1) pratiqua une intervention chirurgicale pour cardiospasme chronique avec dilatation de l'œsophage. L'opération fut une *œsophagogastrostomie* par un procédé spécial d'*écrasement de l'éperon* constitué par l'accolement des parois de l'estomac et de l'œsophage dilaté, procédé qui paraît indiscutablement inférieur à celui employé par Heyrovsky. Le résultat fut cependant satisfaisant.

Tels sont les moyens chirurgicaux qui ont été proposés ou effectués contre les cardiospasmes à forme grave et les sténoses inflammatoires de l'œsophage. Ces opérations sont toujours graves et les quelques cas terminés par la guérison n'ont pas été sans incidents dramatiques.

Elles ne semblent pas avoir d'indications aujourd'hui qu'exceptionnellement puisque par les moyens endoscopiques et par les voies naturelles on peut venir à bout des cas les plus difficiles et les plus graves.

A la condition de prolonger la dilatation suffisamment longtemps et régulièrement, la poche, lorsqu'elle n'est pas trop volumineuse, diminue notoirement, et la déglutition ne tarde pas à redevenir normale.

Les malades sont du reste encouragés dans ce traitement local : alors qu'ils ont suivi depuis de longues années, et sans aucun résultat, les traitements les plus divers (2), le plus souvent d'ordre général, il suffit souvent de deux ou trois séances pour qu'ils sentent tout de suite une réelle amélioration dans leur déglutition.

LES DIVERTICULES ET LES GRANDES DILATATIONS
DE L'ŒSOPHAGE

L'histoire des diverticules et des grandes dilatations de l'œsophage est intimement liée à celle des spasmes et des sténoses inflammatoires de ce conduit et nous ne pouvons faire sans traiter dans un chapitre spécial ces affections qui ne sont la plupart du temps que des complications des sténoses graves de l'œsophage.

Les **diverticules** de l'œsophage sont des dilatations limitées en un point de la paroi de ce conduit qui fait véritablement hernie, et on

(1) Ad. V. S. Lambert. Treatment of diffuse dilatation of œsophagus by operation. *Surgery, gynecology and Obstetrics*, janvier 1914, t. XVIII, p. 1.

(2) Plusieurs de nos malades avaient été isolés (et l'un d'eux pendant deux ans) pour de la neurasthénie (?) : beaucoup avaient été bromurés, douchés, d'autres avaient suivi des régimes très sévères, quelques-uns des traitements antisyphilitiques, le tout naturellement sans la plus petite amélioration.

doit les distinguer, d'après leur **siège**, en **diverticules**, de l'**hypopharynx**, et en **diverticules œsophagiens** proprement dits. Ceux-ci sont moins fréquents et la plupart des diverticules décrits autrefois comme œsophagiens sont uniquement pharyngiens, ainsi que l'œsophagoscopie l'a bien établi.

D'après leur mode de formation, on les distingue en **diverticules de pulsion** et **diverticules par traction**, suivant qu'on suppose leur production due à l'application d'une force appuyant de dedans en dehors ou, au contraire, à une attraction d'un point de la paroi par une adhérence à un organe voisin en voie de retrait (ganglion ordinairement). Les diverticules de Zenker, ou pharyngo-œsophagiens, constituent à eux seuls presque tout le premier groupe ; le second renferme les deux types.

Longtemps on ne s'est pas entendu sur la fréquence relative de ces deux genres de diverticules, et tandis qu'un auteur affirmait que « les diverticules par propulsion sont plus rares que ceux par traction », un autre avançait le contraire. En réalité, il faut admettre aujourd'hui que les diverticules par traction donnent rarement des troubles sérieux parce qu'ils sont petits et qu'on les laisse passer souvent sans les diagnostiquer.

En tout cas, les observations de divercules par **pulsion** sont beaucoup plus nombreuses.

Certains auteurs ont décrit également des **diverticules congénitaux** qui auraient pour la plupart leur origine dans des vestiges du sinus de His, et localisés dans l'hypopharynx. Quelques autres diverticules congénitaux ont été signalés aussi dans la portion cervicale et dans la portion thoracique de l'organe. Même pour ceux de l'hypopharynx, du reste, l'accord n'est pas fait et quelques uns en font au contraire des récessus dus à la propulsion du triangle de l'hypopharynx qui est privé de fibres musculaires. Leur existence, défendue par von Bergmann, est niée par Starck, Killian, etc.

I. — DIVERTICULES DE L'HYPOPHARYNX

Les diverticules par pulsion, suivant leur siège, se distinguent en diverticules **pharyngo-œsophagiens** et **œsophagiens** proprement dits. Les premiers sont de beaucoup les plus fréquents.

On leur donne encore le nom de **diverticules de Zenker,** du nom de l'auteur qui les a, le premier, décrits. Ils présentent, au sujet de leur mécanisme de formation, de leur siège et de leur pathogénie, des caractères tout à fait particuliers.

Deux **sortes de causes** donnent lieu communément à ces diverticules pharyngo-œsophagiens : 1° Les contractures spasmodiques de la bouche de l'œsophage et les sténoses inflammatoires qui lui sont consécutives ; 2° accessoirement les sténoses cicatricielles, du tiers supérieur de l'œsophage.

La Pathogénie des diverticules de l'hypopharynx est intimement liée à celle des spasmes de la bouche de l'œsophage. Normalement, la bouche de l'œsophage doit s'ouvrir au moment de la déglutition ; si elle reste fer-

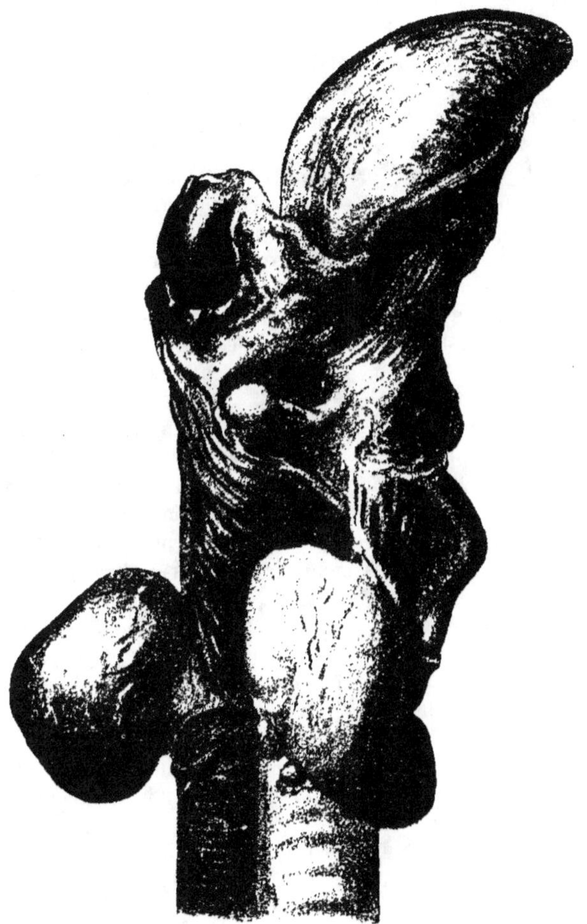

Fig. 158. — Diverticule de l'hypopharynx (vue latérale) (pièce nécropsique de Killian).

mée sous l'influence de la contracture, le bol ne pouvant descendre dans l'œsophage, va distendre les parois de l'hypopharynx qui va se dilater tout comme l'œsophage se dilate dans le cardiospasme.

Seulement, à l'inverse de l'œsophage thoracique qui se dilate de façon régulière, l'hypopharynx, dont les parois sont différemment soutenues, va se distendre en son point faible. La paroi antérieure est soutenue par le larynx, le chaton cricoïdien ; restent donc les parois latérales et la paroi postérieure. La paroi postérieure est sans doute adossée à la colonne vertébrale, mais au-devant de celle-ci se trouve du tissu cellulaire lâche sur lequel elle peut glisser dans les mouvements de déglutition ; les parois latérales sont également libres : elles pourront donc se distendre. C'est ce qui arrive, et c'est aux dépens de la paroi postérieure et des parois latérales que se forment toujours les diverticules de l'hypopharynx.

Sous l'influence d'une pression venue d'en haut, la muqueuse fait hernie en un point : il résulte un diverticule qui se développe surtout en arrière ou latéralement et, sous l'influence de cette pression, glisse souvent plus bas que la bouche de l'œsophage proprement dite.

Les rétrécissements cicatriciels de l'extrémité supérieure de l'œsophage peuvent donner lieu secondairement aux diverticules.

Par suite des efforts de déglutition effectués par le malade, lorsque la sténose est serrée, la paroi sus-jacente peut céder en un point et il en résultera une hernie et un diverticule.

Mais cette sténose cicatricielle peut siéger au niveau de la bouche même de l'œsophage ou plus bas de quelques centimètres : dans le premier cas, c'est aux dépens de l'hypopharynx seul qu'est constituée la dilatation ; dans le second, la portion sous-jacente de l'œsophage peut y prendre également part. C'est ainsi que nous avons soigné plusieurs malades qui présentaient plusieurs rétrécissements cicatriciels de l'œsophage à la suite de la déglutition de potasse caustique, un par exemple au niveau de la bouche de l'œsophage et un autre un peu plus bas dans la région cervicale inférieure.

Celui de la bouche œsophagienne était précédé d'une dilatation de l'hypopharynx avec cul-de-sac latéral. Le deuxième précédé également d'une dilatation et, dans sa partie toute inférieure, d'un véritable diverticule en doigt de gant, au fond duquel le tube s'enfonçait invariablement et dont il était nécessaire de se dégager lorsque l'on allait à la recherche de l'orifice punctiforme véritable de l'œsophage.

Ces diverticules sont en général gros comme un œuf. Toutefois ils peuvent atteindre un volume beaucoup plus considérable, tel celui représenté sur la radiographie (fig. 159) chez un malade adressé par le Dr Pauchet et qui emplissait tout le sommet de la poitrine.

Un rétrécissement cicatriciel de l'œsophage chez un soldat du Val-de-Grâce, nous a fourni l'occasion de voir, avec le Dr Rouvillois, un très volumineux diverticule de l'hypopharynx et de la partie toute supérieure de l'œsophage.

Ce malade nous dit qu'au moment des repas, le bol alimentaire est arrêté à la partie latérale droite du cou comme si un obstacle mécanique s'opposait à sa descente, y restent pendant plusieurs minutes, et, après avoir été brassé avec bruit, arrive à s'engager dans l'œsophage. Lorsque les aliments séjournent ainsi à droite du cou, on constate à la partie inférieure de la région sterno-mastoïdienne la présence d'une tumeur considérable produite par la distension des parois du conduit digestif (pharynx ou œsophage supérieur).

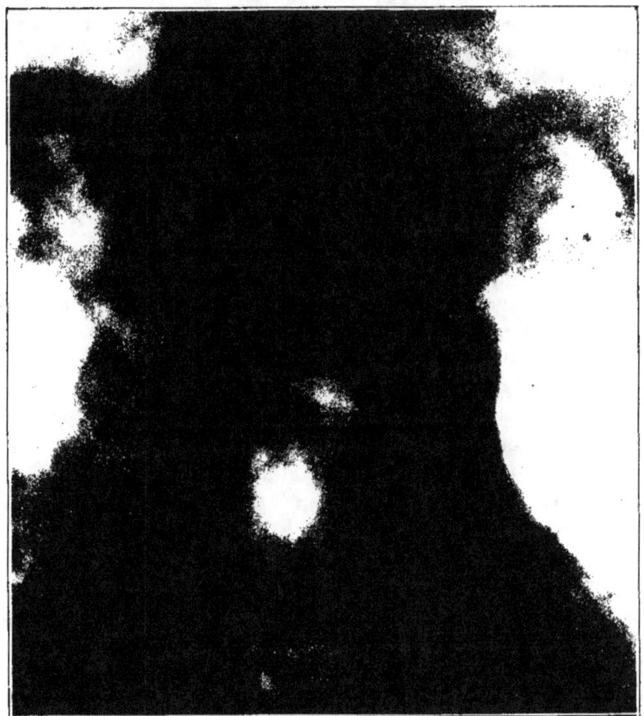

Fig. 159. — Volumineux diverticule de l'hypopharynx.

Étant enfant, il a avalé par erreur une gorgée de liquide caustique ayant déterminé une brûlure de l'entrée de l'œsophage. L'exploration de l'œsophage, avec des bougies en gomme, est impossible, quelle que soit leur petitesse.

Dans l'**examen œsophagoscopique** pratiqué avec le Dr Rouvillois, on n'arrive à entrevoir l'orifice œsophagien qu'après plusieurs essais prolongés. Une première difficulté vient de la colonne vertébrale qui forme

une espèce de dos d'âne sur lequel le tube glisse avec la plus grande facilité. Mais la difficulté principale est due à la présence, au-dessus de l'orifice, d'une poche contre les parois de laquelle l'extrémité du tube vient se
heurter à chaque instant. On a la sensation d'être dans le bon chemin
lorsque l'extrémité du tube accroche le chaton cricoïdien. Dès que le tube
a franchi cet obstacle, à 16 centimètres des arcades dentaires, on aperçoit
un orifice ayant une forme semi-lunaire, à échancrure antérieure et à
bords grisâtres présentant une consistance cicatricielle. De temps en
temps, surtout sous l'influence d'un effort, cet orifice s'entr'ouvre d'une
façon spasmodique, il faut saisir cet instant pour le cathétérisme.

Ce malade a été soumis à de nombreuses séances de dilatation pratiquées sous le contrôle de la vue à l'aide d'un tube œsophagoscopique, car
la sonde non guidée par la vue n'a jamais pu pénétrer dans l'œsophage,
et on est arrivé au n° 30. Sous l'influence de ces dilatations répétées,
il y a eu une amélioration manifeste.

Au point de vue symptomatique, les observations de diverticule se
ressemblent à peu près toutes ; nous citerons simplement celle-ci, remarquable par le volume du diverticule auquel elle a donné lieu.

M. L..., instituteur, nous est adressé par notre collègue, le Dr Furet, en
1910. Le malade se plaint d'avaler très difficilement, surtout depuis
six mois. Il reste, dit-il, après chaque repas, dans une poche des aliments
qu'il est obligé de vider. Il apprécie le résidu ainsi renfermé dans cette
poche à deux cuillerées à soupe Il localise la situation de cette poche,
d'après les sensations qu'il ressent, à la moitié gauche du cou. Il se plaint,
en outre, de phénomènes de serrement et de constriction à la gorge. Les
aliments solides passent moins bien que les liquides et surtout que les
choses demi-molles.

Le malade n'a pas maigri, a un très bon aspect de santé générale ; mais
il s'inquiète de la difficulté que présente son alimentation et il craint que
la gêne qu'il ressent ne devienne complète. Aussi désire-t-il être fixé sur la
nature de son mal.

Le *tube œsophagoscopique* pénètre facilement dans le pharynx, puis se
trouve perdu dans une poche de dilatation très considérable. Cette poche,
plus développée à gauche, descend en avant collée contre le larynx. A la
partie médiane et en arrière, on distingue une sorte de double plissement
très serré qui constitue l'orifice d'entrée de l'œsophage.

Cet orifice est bien fermé, présente un aspect cicatriciel, semble-t-il, en
certains points ; mais peut-être s'agit-il là de simple contracture. Le
cathétérisme en est très difficile ; nous ne pouvons faire pénétrer une
bougie qu'en déplissant la paroi postérieure de l'hypopharynx. Nous arrivons ainsi à passer le n° 16, bougie ordinaire. Encore sommes-nous obligé
de choisir l'instant où la bouche de l'œsophage s'entr'ouvre au moment de
certains mouvements de nausée ou de brusque inspiration.

Nous apercevons alors l'orifice entr'ouvert, mais il ne tarde pas à se fermer. Il semble bien qu'avec tous ces caractères il s'agisse de la bouche de l'œsophage en état de contracture, et non de rétrécissement cicatriciel. La poche diverticulaire est secondaire.

Le traitement institué a consisté en dilatation et bougirage, en commençant au n° 16 qui passe à frottement serré. En six séances nous l'amenons au n° 41, et rapidement la perméabilité est redevenue complète. Le diverticule avait diminué de demi-capacité depuis que les aliments passaient normalement. Il ne nous a pas été donné de revoir ce malade ; nous savons seulement qu'il est resté très amélioré.

La symptomatologie de ces diverticules par pulsion se confond comme on le voit avec celle des contractures spasmodiques de la bouche de l'œsophage. Même sensation d'arrêt de la déglutition tantôt et plus souvent des liquides, tantôt des solides, régurgitations et vomissements dans certains cas, pesanteur et gonflement cervical par la réplétion du diverticule, lorsque celui-ci est très volumineux. Les aliments sont retenus et en quelque sorte brassés dans cette poche qui précède la bouche de l'œsophage et ne s'écoulent ensuite que peu à peu. Parfois il ne reste dans le diverticule que quelques cuillerées de liquide que le malade crache quelques heures après le repas. A une période avancée le diverticule est très volumineux, l'alimentation devient très difficile de ce fait que tout ce que le malade prend reste dans cette sorte de jabot, il en résulte que les repas les plus simples durent une heure, une heure et demie, avant de passer dans l'œsophage et l'état général va, on le conçoit, en périclitant, amenant la cachexie, par défaut de nutrition ; le malade dont la radiographie est représentée figure 159 était arrivé au dernier degré de la cachexie.

DIVERTICULES PAR TRACTION

Mais à côté de cette forme la plus commune de diverticule il existe également dans l'œsophage des *diverticules par traction*.

Voici le résumé d'une observation due à Starck dans laquelle le diagnostic ne paraît pas douteux . il s'agissait d'un **diverticule par traction.**

Un homme de 46 ans fit, il y a dix ans, une chute en portant un fût de vin sur la poitrine. Il ressentit une violente douleur et ne put, pendant une année, rester couché sur le dos. Il fut soigné par la suite pour tuberculose et commença à ressentir des troubles de déglutition, il y a dix ans.

En avalant, il souffrait violemment au niveau de la 5e côte, avait la sensation d'une blessure, ressentait un poids, une pression. Les aliments secs donnaient ces malaises au maximum et ceux-ci diminuaient dès qu'il buvait.

Il y a six ans, la tuberculose pulmonaire progresse et, depuis, la déglutition est devenue plus difficile, surtout depuis un an. Les aliments s'arrêtent, ne descendent qu'en buvant. Il les sent alors descendre péniblement.

Œsophagoscopie. — A 21 ou 22 centimètres, sur la paroi droite, excavation peu profonde, grosse comme une fève, qui suit les mouvements respiratoires.

Plus profondément, autre foyer inflammatoire et peut-être cicatrice, faisceaux vasculaires variqueux.

A 32 centimètres, autre petit diverticule avec saillie allant de gauche en avant, à droite en arrière du champ visuel, de 1 centimètre de long environ et facilement visible. Une muqueuse normale semble le recouvrir ; il conduit dans une excavation située à gauche, dont on ne peut pas voir le fond, qui contient des particules alimentaires.

Le diagnostic œsophagoscopique ne paraît pas douteux et les accidents diverticulaires sont, du reste, mal définis ; les diverticules par traction sont, en général, trop petits pour donner *seuls* des accidents caractéristiques. Un spasme est intervenu ici très probablement, sans lequel il eut passé inaperçu.

Les causes de ces diverticules par traction sont les altérations chroniques interstitielles du poumon et des ganglions inter-trachéo-bronchiques par suite des adhérences aux parois œsophagiennes. Ils siègent au tiers moyen de l'œsophage dans la région des ganglions intrathoraciques. Leur diagnostic est très difficile : on passe souvent à côté et, à part le cas de Starck rapporté plus haut, les autres ont été diagnostiqués seulement sur la table d'autopsie.

Nous avons observé un cas de diverticule par *traction de l'œsophage consécutif à une sténose cicatricielle par blessure de guerre.*

Il s'agissait d'un blessé adressé par notre collègue le Dr Blanc, examiné sous l'œsophagoscope en janvier 1920.

Blessé le 30 mai 1918 par balle ayant pénétré à gauche du bord externe du sterno-cléido-mastoïdien à hauteur de la pomme d'Adam ; le projectile est sorti au niveau de la clavicule. Dans cette région il existe une très large cicatrice qui occupe toute la fosse sus-claviculaire droite, cicatrice qui présente vers son centre une toute petite fistulette par laquelle, pendant la déglutition sortent les liquides et la salive. Nous essayons de cathétériser ce trajet avec un stylet, puis avec une fine bougie employée généralement pour la trompe d'Eustache, mais nous ne pouvons pas l'explorer. Lorsqu'on injecte un liquide coloré par cette fistule il revient par la bouche. Le malade dit qu'après sa blessure il ne pouvait plus avaler, même sa salive ; ensuite la gêne a été en diminuant et il a pu progressivement s'alimenter avec des aliments de plus en plus consistants. Actuellement les aliments qui passent par la fistule sont des aliments liquides, l'état général est bon, il n'y a pas d'amaigrissement.

Le tube œsophagoscopique pénètre invariablement à 19 centimètres des arcades dentaires dans un diverticule dont la muqueuse est normale rosée mais dont le fond est nettement cicatriciel. Si l'on injecte un liquide coloré, par la fistule externe, ce liquide ressort par un tout petit orifice situé au centre de la cicatrice. Il est impossible de franchir avec le tube la lumière de l'œsophage et il semble que la sténose soit très serrée, cependant le malade s'alimente d'une façon à peu près normale.

24 janvier, nouvel examen œsophagoscopique. Dans un premier temps, nous passons sans œsophagoscope une bougie filiforme. Un tube œsophagoscopique est introduit sur la bougie, il est arrêté au même niveau à 20 centimètres des arcades dentaires par un anneau de sténose cicatricielle qui peut cependant être franchi avec ce tube œsophagoscopique de 10 millimètres. En retirant le tube et en faisant injecter par la fistule du bleu de méthylène, on voit que le liquide vient d'une petite poche située à gauche de l'œsophage, véritable diverticule du volume d'un œuf de poule dans lequel le tube s'engage invariablement si on ne prend pas la précaution de l'introduire sur une bougie filiforme, du reste, en retirant légèrement et en inclinant convenablement le tube œsophagoscopique, on voit très bien : 1° l'orifice du diverticule ; 2° la lumière propre de l'œsophage (V. fig. 160).

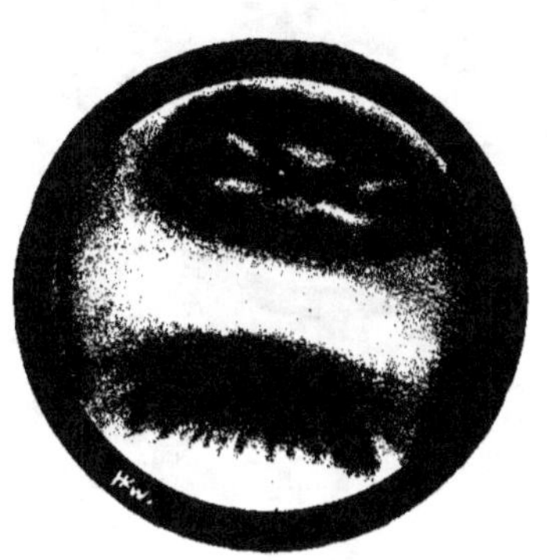

Fig. 160. — Vue endoscopique de l'orifice d'un diverticule par traction, et de l'orifice propre de l'œsophage (lésion cicatricielle par blessure de guerre).

L'orifice du diverticule est situé à 20 centimètres des arcades dentaires, il s'agit d'un diverticule par traction occasionné par la cicatrice. C'est bien un diverticule et non une simple fistule communiquant avec l'œsophage. En effet, la paroi de cette poche est tapissée d'une muqueuse œsophagienne normale caractéristique de tous les diverticules, le fond seul est d'aspect cicatriciel. Ce diverticule a régressé progressivement en même temps que nous avons dilaté la sténose cicatricielle et la déglutition est redevenue et s'est maintenue tout à fait normale.

Le diagnostic des diverticules par traction est rarement fait et ils sont trop petits pour donner seuls des accidents caractéristiques. C'est presque toujours à l'occasion des signes d'une sténose de l'œsophage que l'examen œsophagoscopique est fait et qu'on découvre l'origine du diverticule. Comme nous le disions plus haut, c'est le plus souvent une découverte sur la table d'autopsie.

A l'œsophagoscope, c'est au pharynx, qu'il semble continuer directement, qu'on trouve l'origine de la malformation lorsqu'il s'agit d'un diverticule par pulsion ; l'entrée est plutôt en arrière sur la paroi postérieure de l'hypopharynx. Les diverticules plus bas situés, ceux surtout qui avoisinent la bifurcation de la trachée, sont plus souvent en avant de l'œsophage. L'orifice est plus ou moins large, si grand parfois qu'il a besoin d'être recherché, ou bien si petit qu'on peut passer à côté sans le voir.

L'entrée est marquée d'ordinaire par un pli que nous appellerons le « seuil », assez saillant en général (V. fig. 161), pâle, et plus ou moins pourvu de fibres musculaires. Ce pli sépare l'entrée de la continuité de l'œsophage.

L'examen du diverticule est souvent très difficile : dans l'hypopharynx, le tube s'engage dans la poche et il est très malaisé de retrouver la lumière propre de l'œsophage ; dans la région moyenne, le tube glisse dans l'œsophage sans rencontrer le diverticule.

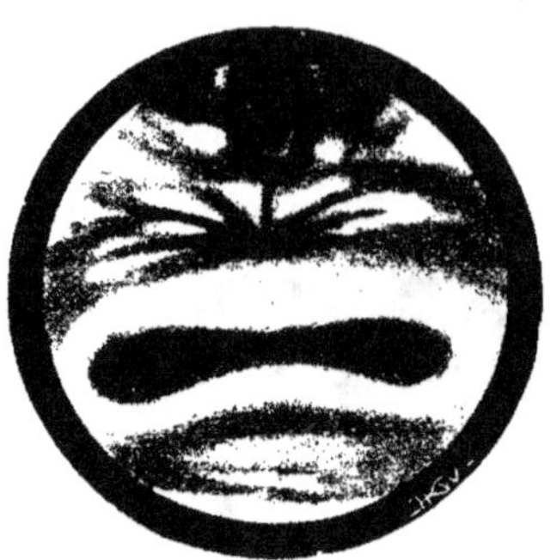

Fig. 161. — Aspect de l'entrée d'un diverticule. Immédiatement en avant se voit l'orifice propre de l'œsophage ; entre les deux se trouve le pli ou seuil du diverticule.

Comme nous l'avons vu, avec un peu d'habitude il est facile de trouver sa route dans l'œsophage. S'agit-il d'un diverticule de l'hypopharynx ? le tube entre d'abord et toujours dans le diverticule largement ouvert, on le retire un peu et on appuie ensuite en avant contre le cricoïde. Ici la lumière se reconnaît à une fente susceptible de s'ouvrir pendant les efforts ou la déglutition. En cas de difficulté, de gros diverticules ou de sténoses, on peut se guider ainsi (manœuvre que nous avons faite très souvent) : on introduit une bougie fine qui va à la recherche de la lumière de l'œsophage. Le tube œsophagoscopique est ensuite glissé par-dessus et tout le long de ce conducteur (Voir page 230).

L'usage de la *spatule tube* rend les plus grands services dans la recherche des diverticules, en chargeant avec le bec de la spatule le chaton cricoïdien.

Lorsqu'il s'agit d'un diverticule plus bas situé, il convient d'explorer la paroi de l'œsophage à la sonde recourbée si l'on veut ne pas le laisser inaperçu, car les diverticules profonds peuvent siéger en tous les points de l'œsophage. C'est le plus souvent en retirant le tube et en appuyant sur les parois de l'œsophage avec l'extrémité de ce tube que l'on aperçoit l'orifice d'un diverticule par traction. Nous conseillerons du reste, tout comme Starck, de ne point se contenter d'un examen unique. Ce n'est que lorsque l'on aura constaté plusieurs fois les mêmes faits que l'on pourra établir le diagnostic.

La muqueuse du diverticule est ordinairement assez rouge (V. fig. 33, Pl. II) ; elle est le siège d'une inflammation recouverte de mucosités plus ou moins purulentes, est ou non ulcérée, plissée ou non, enfin presque toujours très vasculaire. La cavité est d'une profondeur variable, allant de 1 à 3 centimètres (taille ordinaire du diverticule de traction), à 10, 15 centimètres et plus, qu'elle atteint plus souvent dans les cas de diverticules par pulsion. Dans le cas relaté plus haut (fig. 159) le tube œsophagoscopique s'enfonçait à 30 centimètres pour atteindre le fond de cette poche. Avec le tube on ne lit que les dimensions du diverticule constaté vide ; à l'état de distension, il se dilate beaucoup plus. La poche devient alors nettement latérale et fait saillie souvent extérieurement sur l'un des côtés du cou.

L'orifice et le sac se dilatent rarement dans les mouvements respiratoires. Cela se voit pourtant, et un bon moyen de l'entr'ouvrir est de faire exécuter au malade un mouvement de déglutition : le péristaltisme entr'ouvre l'hiatus ; quelquefois le tube a pénétré sans découvrir l'orifice : c'est qu'il plisse la muqueuse devant lui ; on doit, comme toujours, examiner plus en retirant le tube qu'en entrant et, de cette façon, le diverticule sera découvert. Souvent aussi son orifice sera plus grand que celui de l'œsophage, et en pénétrant d'emblée dans sa cavité on aura l'impression d'un œsophage fermé. En retirant un peu le tube, l'erreur se découvrira facilement. Le diagnostic endoscopique *au début* est difficile, car pendant longtemps il n'y a qu'une légère fosse qui se distingue cependant nettement du reste de la muqueuse par sa coloration rouge foncé.

La découverte d'un diverticule étant bien établie, il ne faut pas négliger le reste de l'œsophage dont on doit faire une endoscopie soigneuse. Il y a souvent plus d'un diverticule de traction. Il faut le savoir pour les reconnaître tous.

En somme, ce diagnostic, soupçonné par l'histoire du malade, s'appuie sur la constatation endoscopique d'une dilatation limitée de l'œsophage. Il faut être prévenu qu'on peut passer à côté d'un diverticule par traction sans le voir. Nous en voulons pour preuve cette observation de Rosenheim, dans laquelle un diverticule de traction avait été méconnu à l'endoscopie et dans laquelle le spasme du cardia concomitant avait été le seul diagnostiqué, le diverticule fut une trouvaille d'autopsie.

Traitement des diverticules.

Il se confond avec celui des lésions qui lui ont donné naissance, sténoses spasmodiques inflammatoires. C'est ainsi que si l'on a affaire à un cas qui n'est pas trop ancien, on peut voir le diverticule rétrogresser et diminuer de volume, avec la dilatation de la contracture spasmodique ou de la sténose inflammatoire de la bouche de l'œsophage. La dilatation *multibougiraire* nous a apparu surtout comme très efficace dans ce sens.

On adjoindra à ce traitement, pour éviter la stase, des lavages de la poche diverticulaire à l'aide du tube de Faucher faits deux fois par jour avec une solution alcaline. Le traitement *chirurgical de l'extirpation* de la poche reste grave et ne devra être entrepris que lorsque la dilatation est inefficace ou difficile et lorsque la cachexie avancée du malade commande un traitement plus radical.

L'extirpation du diverticule a été effectuée avec succès par un certain nombre d'auteurs (Von Bergmann, Kocher, en 1892, ont les premiers mené à bien cette intervention). L'anesthésie locale conseillée par Luepkf (1) fait disparaître le danger des complications broncho-pulmonaires par l'action de l'anesthésie générale, évite les vomissements qui tiraillent les sutures, en outre, le malade peut avaler, rendant ainsi son diverticule plus proéminent.

L'œsophage est découvert tout comme dans l'œsophagotomie externe par la même incision, le long du bord antérieur du sterno-cléido-mastoïdien, du côté où se développe le diverticule, de préférence à gauche, étant donné la prédominence de cette tumeur à gauche. On trouve, en général, très facilement le sac diverticulaire, mais une bonne façon de le reconnaître et de le disséquer est d'introduire une sonde à son intérieur. On isolera avec soin le pôle inférieur du sac en ménageant les organes voisins en particulier le récurrent, on ramène le sac dans le cou s'il plonge dans le thorax après l'avoir libéré.

Ce sac ainsi disséqué peut être traité de différentes manières. Girard l'invagine sans l'ouvrir dans la cavité de l'œsophage et il suture les tuniques externes de l'œsophage. Goldmann l'enlève en deux temps, le sac est découvert, lié avec une soie, repoussé au dehors et suturé à la surface. Si au bout de dix jours le diverticule n'est pas guéri, on l'enlève chirurgicalement. C'est la méthode qu'a suivi récemment le Dr Pauchet pour opérer le cas d'un volumineux diverticule dont nous avons parlé plus haut (V. fig. 159). Van Wildenberg en a opéré récemment trois (2) en renversant la poche après dissection en haut et en dedans, puis il place un fil constricteur au collet du sac et suture le fond aux tissus de la région sous-hyoïdienne latérale.

(1) Voir *Comptes-rendus de la Société Belge de Laryngologie*, juillet 1921.
(2) *Beit. klin. chir.*, 1921, CXXI, 612.

Ces procédés ont l'avantage de ne pas ouvrir l'œsophage mais ils semblent moins radicaux que l'extirpation du sac. Celle-ci est relativement aisée si le sac est bien pédiculé. On coupe le collet entre une ligature au catgut et un clamp de préférence au thermocautère. Le moignon muqueux est enfoui sous une suture de la musculeuse et par-dessus un second plan de sutures œsophagiennes longitudinales, si le collet est plus large, ouvrir largement le diverticule et en réséquer les parois au ras de l'œsophage. La plaie œsophagienne est ensuite fermée en deux plans (Bergmann) ; drainer largement la plaie cervicale.

La **gastrostomie préalable** semble indiquée dans tous les cas comme temps préalable, permettant l'alimentation du malade en ménageant complètement la région opératoire. Elle permet, en outre, de remonter le malade pour subir le choc opératoire dans les cas où il y a cachexie avancée. La sonde à demeure qui tiraille les sutures n'est pas à conseiller (Luepkf) (1).

Les résultats de cette opération ont été constamment en s'améliorant. En 1910, Willstteten a réuni 60 cas avec 10 morts (6 0/0 de mortalité). En 1913, Mayo a publié 6 opérations avec 6 guérisons. La moitié guérissent par première intention, et l'autre moitié avec fistule cervicale qui se ferme ultérieurement au bout d'un temps variable de deux à six semaines.

Plus récemment Schœning (2) réunit dans la littérature tous les cas opérés par la méthode de Goldmann. Une fistule se forma dans 65 p. 100 des cas. La sécurité de la suture primitive est incertaine.

Les faits concernant tous les cas observés jusqu'à maintenant sont donnés par cet auteur sous forme de table. Parmi les cas dans lesquels la résection primitive fut faite, une guérison par première intention fut obtenue dans 31 cas ; dans 28 cas, il y eut guérison avec formation de fistule. 50 cas furent rapportés simplement comme guéris, aucune information ultérieure n'ayant été donnée, 11 cas ne furent pas guéris. Les cas de résection secondaires suivant la méthode de Goldmann sont au nombre de 17, 6 guérirent sans fistule et 9 avec fistule, 2 autres sont rapportés simplement comme guéris, aucun renseignement complémentaire n'étant donné.

Tous ces procédés visent uniquement la suppression de la poche diverticulaire, il faut concurremment dilater la sténose inflammatoire pour permettre l'alimentation et éviter toute récidive.

LES GRANDES DILATATIONS DE L'ŒSOPHAGE

Etant donnée l'évolution lente des contractures spasmodiques du cardia et des sténoses inflammatoires qui leur font suite, on conçoit que l'œso-

(1) Luepkf, *Loco citato.*
(2) Schœning, *Zeitschr. f. oprenh.*, 1921, XXXI, 1.

phage dans sa portion sus-diaphragmatique puisse se dilater de façon tout à fait anormale donnant lieu à ce que l'on appelle *les grandes dilatations de l'œsophage* ou le *mégœsophage*.

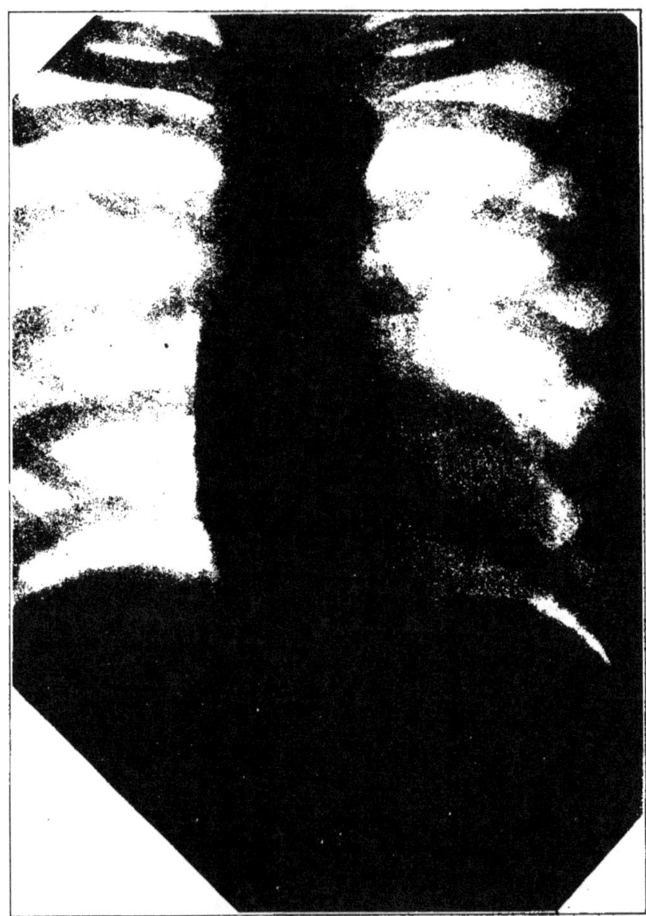

Fig. 162 — Grande dilatation sus-cardiaque de l'œsophage. Image de l'œsophage six heures après un repas opaque, et immédiatement après l'ingestion de bouillie opaque, suivie de régurgitation (malade du Dr Pauchet) (cliché du Dr Gilson).

Sous cette dénomination on doit entendre une affection bien déterminée, caractérisée par une très grande dilatation de l'œsophage appelée à tort **idiopathique** dans les descriptions classiques) formée aux dépens de ses deux tiers inférieurs dans sa portion sus-diaphragmatique. Un seul état pathologique est susceptible de produire ces dilatations diffuses que n'atteignent jamais les rétrodilatations par sténoses organiques d'emblée, comme les sténoses cancéreuses ou cicatricielles.

Cette affection qui est, on le conçoit, on ne peut plus grave par les troubles qu'elle détermine, a été et est encore considérée comme rare. Mais l'œsophage n'a-t-il pas été longtemps négligé au cours des autopsies et méconnu en tant qu'organe distinct jouant un rôle dans la déglutition,

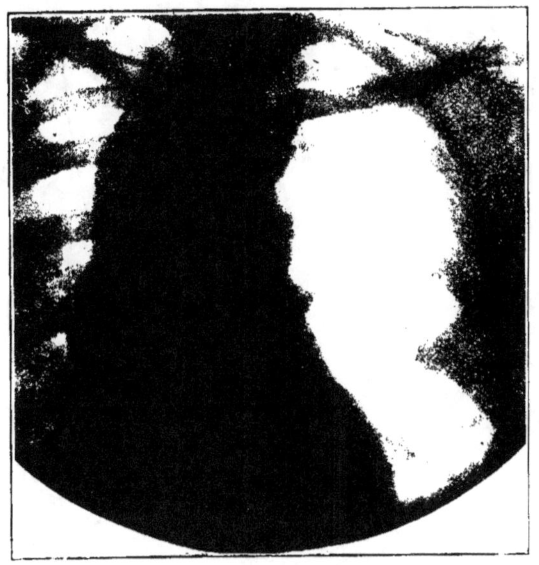

Fig. 163. — Grande dilatation de l'œsophage prise pour une pleurésie médiastinale.

et dont, il y a quelques années encore, on soupçonnait à peine la pathologie, nombre de malades soignés pour des troubles de l'estomac étant atteints d'une affection de l'œsophage ?

Depuis l'exploration aux rayons X et l'œsophagoscopie, les cas rapportés sont certes devenus beaucoup plus fréquents. Depuis l'année 1920, c'est-à-dire depuis trois ans, nous en avons diagnostiqué 48 cas, chez 30 hommes et 18 femmes et la majorité concernait des sujets ayant atteint ou dépassé l'âge moyen de la vie.

La dilatation diffuse de l'œsophage se développe dans la portion susphrénique de ce conduit, aux dépens de la portion thoracique et, dans les cas anciens, la région cervicale même quelquefois dans sa portion initiale prennent part à la dilatation. Ayant au début une forme régulière, dite en sablier, plus tard des poches et culs-de-sac latéraux peuvent se développer principalement à gauche (fig. 164) ; elle atteint ainsi un litre et demi et plus. Le grand axe de l'œsophage peut se contourner dans le thorax et on note alors, fait très fréquent, une sorte **d'allongement** de la totalité de l'organe (1) (V. fig. 150), comme nous l'avons vu plus haut.

Plusieurs théories ont été émises concernant la **pathogénie** de ces grandes dilatations de l'œsophage appelées longtemps « idiopathiques ». L'existence du préestomac ou vormagen de Luschka (V. fig. 133) consti-

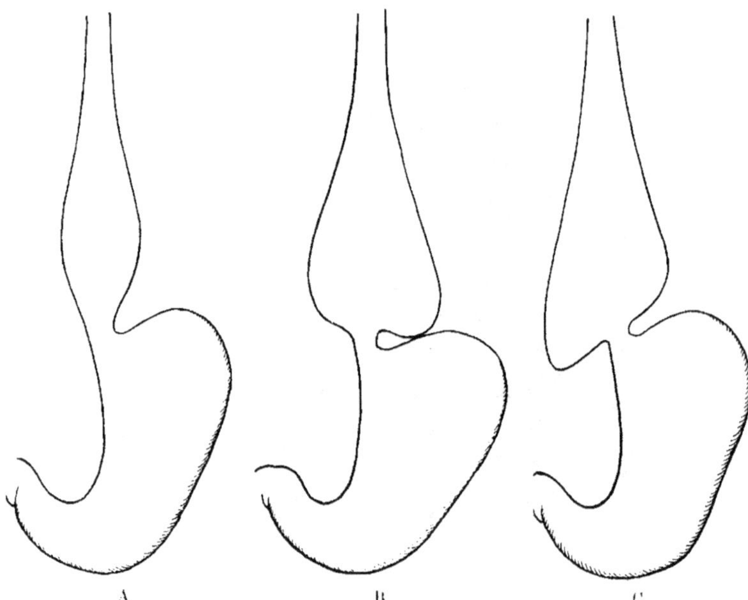

Fig. 164. — Les différentes formes que peut prendre une grande dilatation de l'œsophage : A, fusiforme ; B, avec grand cul-de-sac gauche ; C, avec grand cul-de-sac droit (disposition la plus fréquente).

tuera une prédisposition congénitale au développement de cette affection, mais cette *origine congénitale* est exceptionnelle, l'affection ne survenant que rarement avant l'âge moyen de la vie, et nous verrons que, si la cause initiale est toujours à peu près la même, **divers facteurs secondaires** interviennent dans le cours de cette affection, et **ce sont eux qui, ayant été mis au premier plan, ont donné lieu à cette diversité.**

Pour débrouiller la pathogénie de cette affection, rappelons encore que l'œsophage est un véritable organe et que les aliments sont expulsés vers

(1) Cela d'autant que le niveau du cardia est souvent ptosé, le segment abdominal de l'œsophage pouvant mesurer de 4 à 5 centimètres.

l'estomac par le péristaltisme œsophagien. C'est ce péristaltisme qui, à
l'état normal, arrive à vaincre le léger tonus du cardia. Que ce tonus soit
exagéré ou que le péristaltisme soit insuffisant, les aliments séjournent
au-dessus du cardia et l'œsophage se dilatera secondairement. De là les
deux grandes théories qui ont divisé longtemps les
auteurs suivant que l'on donne un rôle principal à
l'un ou l'autre de ces facteurs : ou bien celle du
cardiospasme primitif, ou bien celle de l'insuffisance
du péristaltisme, de *l'atonie primitive* de l'œsophage.

1º La théorie la plus ancienne du *cardiospasme
primitif*, émise chez nous par Cruveilhier a été défendue dès 1882 par Mikulicz, puis par Meltzer, tous
deux se basant sur leurs constatations œsophagoscopiques. Comme nous l'avons vu, le péristaltisme
des parois œsophagiennes pousse le bol alimentaire
jusqu'au cardia, lequel se relâche et s'ouvre de lui-
même. Si ce réflexe inhibiteur qui fait s'ouvrir le
cardia ne se produit pas, les contractions péristaltiques sont impuissantes à elles seules à forcer le passage, les aliments s'accumulent dans l'œsophage
momentanément fermé et dont les parois luttent pour
le faire progresser : il en résulte de l'hypertrophie de
la paroi musculaire de l'organe (fig. 165). Plus tard,
la musculature finit par se laisser distendre et subit
dans sa structure des altérations d'atrophie et de
sclérose. La stagnation des aliments amène de
l'inflammation de la muqueuse, de l'*œsophagite*, qui
entretient le spasme et le rend permanent. Ainsi
se produisent les grandes dilatations de l'œsophage.

Cette théorie, qui est le plus généralement admise,
a pour elle les constatations du cathétérisme et l'œsophagoscopie montrant en général un cardia contracté
ou définitivement sténosé, et quelques chirurgiens
(Wilms), après ouverture de l'estomac, ont constaté
que le cardia était fermé et fortement contracturé,

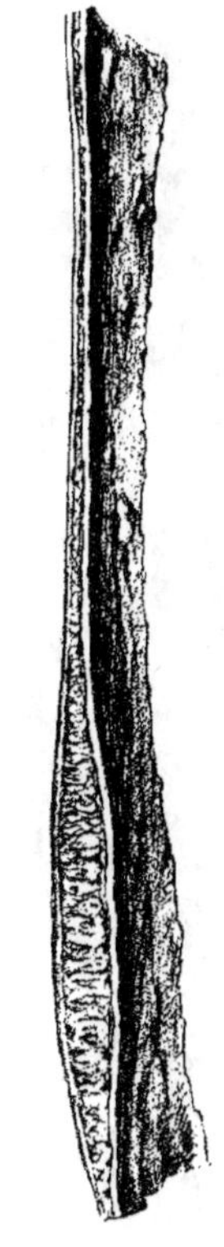

Fig. 165. — Coupe de
la paroi de la poche
de dilatation mon-
trant l'hypertrophie
musculaire.

et sa dilatation rétrograde a pu amener la guérison de cas très anciens.

2º Mais elle ne semble pas expliquer toutes les observations : il n'y a
pas toujours, au moment de l'examen, sténose spasmodique ou inflammatoire au niveau du cardia.

Aussi Zenker, Netter, puis Rosenheim, frappés du relâchement des
parois, admettent que l'*atonie* est la cause primitive de la grande dilatation de l'œsophage ; le cardiospasme serait un symptôme secondaire, non

constant du reste, provoqué par les lésions irritatives de la muqueuse œsophagienne.

3° Enfin, pour Krauss, le spasme du cardia et l'atonie de la paroi sont l'effet d'une seule et même cause : *la paralysie du nerf pneumogastrique*, ce nerf présidant à la fois aux contractions de l'œsophage et à l'ouverture du cardia, et Krauss a trouvé dans un cas personnel, de l'atrophie des deux troncs nerveux de la X⁰ paire. Cette méthode a contre elle : le résultat d'autopsies méticuleusement faites, dans lesquelles il n'y avait aucune lésion de ces deux nerfs, et aussi l'expérimentation, la section des nerfs vagues produisant des résultats variables sur les contractions de l'œsophage.

Restent donc les deux théories de l'atonie primitive et du cardiospasme. Pour nous, la théorie de l'atonie primitive ne doit être admise que dans certains états pathologiques où l'œsophage peut être paralysé. Mais ces cas sont tout à fait exceptionnels et nous n'en possédons que quatre observations, toutes consécutives à la diphtérie : les malades sentaient leurs aliments « tomber dans l'estomac comme dans un puits à travers l'œsophage absolument inerte ». Mais on ne trouve jamais alors la grande capacité des dilatations diffuses de l'œsophage qui garde toujours un aspect fusiforme (fig. 166), les aliments ne séjournant que peu dans cette poche. Cette forme est donc exceptionnelle, et nous comprenons difficilement comment quelques auteurs, comme W. Hill, aient pu longuement décrire les dilatations sans sténose de la région cardiaque (1), expliquant le passage difficile des aliments au niveau du diaphragme par la parésie neuro-musculaire, et l'absence d'ouverture active et coordonnée de l'orifice phréno-cardiaque durant l'acte de déglutition qui, en s'ouvrant, dilate du même coup l'œsophage au-devant du bol alimentaire. Il faudrait alors admettre une paralysie du nerf phrénique, ce qui est loin d'être démontré.

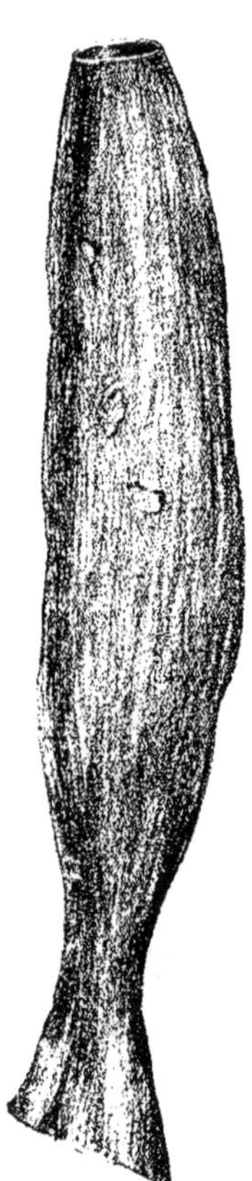

Fig. 166. — Dilatation fusiforme de l'œsophage (paralysie).

Contre la théorie de l'atonie primitive, il y a ce fait que, dans tous les cas récents, la paroi musculaire œsophagienne (fig. 165) est hypertrophiée, et

(1) W. Hill. *The Journal of Laryng.*, novembre 1919; *Soc. roy. de méd. de Londres. Section de Laryngol.*, 1919.

qu'aux rayons X, avec la bouillie bismuthée, on constate toujours de fortes contractures péristaltiques.

Nous basant sur l'analyse exacte de nos observations personnelles, la pathogénie nous a paru la même que celle des spasmes graves du cardia.

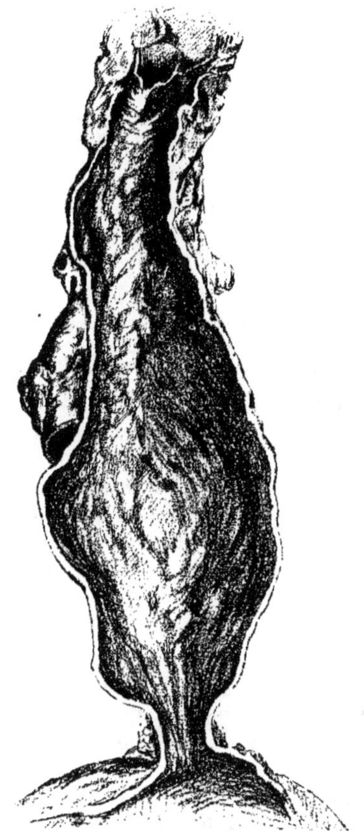

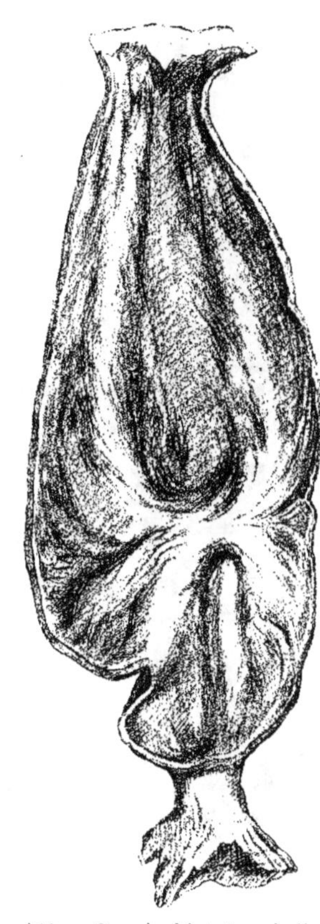

Fig. 167. — Grande dilatation de l'œsophage avec peu de sténose du cardia (Brown Helly).

Fig. 168. — Grande dilatation de l'œsophage : poche avec culs-de-sac. (Muséum de Saint-Thomas Hospital)

Sous des influences diverses — irritations locales, alcoolisme, mets épicés, mais dont l'une des principales est la *mauvaise mastication* — le bol alimentaire mal préparé progresse mal dans l'œsophage et le cardia s'ouvre difficilement devant ce bol trop gros, et petit à petit refuse de s'ouvrir, se spasmodie. Le **cardiospasme** est donc à la base de cette affection, surtout le **phrénospasme**, l'œsophage se dilate uniquement en avant de la sténose et il en résulte les grandes dilatations de l'œsophage.

Ce qui prouve bien que telle doit être la filiation des troubles observés, c'est que, dans nos examens œsophagoscopiques, lorsqu'il s'agissait *de cas récents*, il y avait toujours spasme du cardia, et la rétrodilatation était peu considérable. A l'autopsie ce spasme cesse et c'est là une des raisons qui a accrédité l'erreur qu'il peut y avoir grande dilatation de l'œsophage sans spasme primitif.

Sans doute l'atonie des parois œsophagiennes joue un rôle important, entretenant elle aussi la difficulté de déglutition et la stase dans la poche de rétrodilatation qui est constante dans les cas confirmés. *Dans les cas anciens*, cette atonie peut passer au premier plan : à force de lutter, l'œsophage se dilate non seulement dans sa région thoracique sus-diaphragmatique, mais aussi dans sa portion cervicale ; *l'anneau cardiaque peut lui-même se relâcher, se distendre* (fig. 167), les troubles de déglutition n'en continueront pas moins, l'ensemble de l'organe étant inerte, en quelque sorte incapable d'une déglutition normale. Mais *cette atonie est secondaire et tardive dans l'évolution de cette affection*. On s'explique très bien la filiation des symptômes et l'erreur que l'on peut faire sur la pathogénie de cette affection suivant qu'on l'examine à une phase plus ou moins avancée.

La sténose, évoluant de façon progressive, ne devient que très tardivement complète ; il reste pendant très longtemps une certaine perméabilité aux liquides. Parmi les malades que nous avons soignés, plusieurs avaient dû être gastrotomisées, et l'une d'elles, vue récemment, l'avait été deux fois pour parer à une dysphagie complète.

La stase alimentaire amène dans la poche de rétrodilatation des lésions profondes d'œsophagite, et ce sont tous des *candidats au cancer*, ainsi que nous l'avons vu plus haut, filiation que nous avons retrouvée dans 26 observations (1).

Cette pathogénie est du reste éclairée par la *symptomatologie* qui

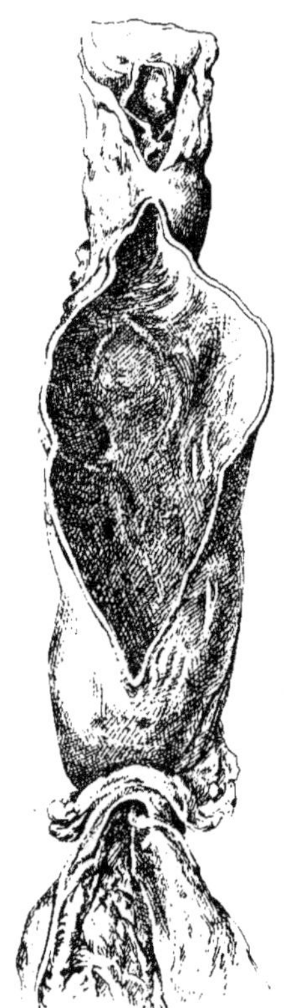

Fig. 169. — Pièce nécropsique de Krause de grande dilatation de l'œsophage.

(1) Guisez. *Bull. de la Soc. de l'Internat.*, février 1911 ; *Gaz. des Hôp.*, 22 mai 1919.

se confond avec celle du cardiospasme primitif, il en est de même de
la thérapeutique et nous n'aurons guère à y insister.

Les grandes dilatations se manifestent en effet cliniquement par une
symptomatologie qui, pendant une longue période, est celle d'une imper-
méabilité fonctionnelle du cardia. La dysphagie, d'abord transitoire et peu
marquée, se manifestant au début aussi bien pour les aliments liquides
que solides à cause de l'élément spasmodique qui entre en jeu, puis permanente et progressive, traduit seule pendant une longue période le
mauvais fonctionnement du cardia. Ensuite, quand les parois se disten-
dent, les symptômes propres de cette grande dilatation apparaissent. Le
sujet a nettement la sensation, non seulement que les aliments ne passent

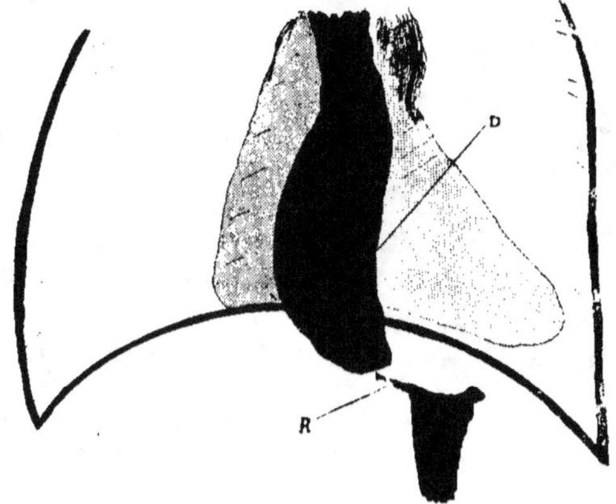

Fig. 170. — Schéma radiographique de grande dilatation de l'œsophage.
R, rétrécissement ; D, dilatation.

pas, mais qu'ils restent et s'accumulent dans cette sorte de sac inerte ;
après chaque bouchée, il avale une gorgée de liquide pour essayer de la
faire passer. Il se plaint de pesanteur et de gonflement dans la région
rétrosternale, exceptionnellement il y a de véritables crises douloureuses
d'œsophagite. Les liquides et les aliments ballottent dans la poche ; s'il se
couche, le trop-plein remonte vers le pharynx, l'épiglotte, et c'est là une
cause de gêne, de *toux nocturne* des plus pénibles ; il y a de véritables *ruminations*, des aliments revenant dans la bouche par le trop-plein
de l'œsophage. Rarement et sauf à la période tout à fait terminale, on
observe de grands vomissements *dits œsophagiens* : ce sont plutôt des
régurgitations spontanées ou que le malade provoque pour évacuer sa
poche. Ces malades sont toujours des *aérophages* par les déglutitions à
vide qu'ils font constamment (1).

(1) C'est là une grande cause d'*aérophagie* sur laquelle on n'a pas assez
insisté jusqu'à présent (V. p. 261).

A une période avancée, la symptomatologie ne diffère guère de celle des sténoses organiques évoluant vers l'obstruction complète ; les solides ne passent plus et les liquides très difficilement; la *cachexie* s'installe et à ce tableau lamentable s'ajoutent les troubles locaux déterminés par cette large poche qui gêne et comprime tous les organes intrathoraciques (troubles respiratoires, cardiaques, palpitations, intermittences).

Si l'on *cathétérise* de pareils malades avec la bougie demi-molle, on constate toujours un obstacle au niveau du cardia et un allongement de l'œsophage.

Les *rayons X* donnent également le siège de l'obstacle, la forme et le volume de la rétrodilatation (fig. 170).

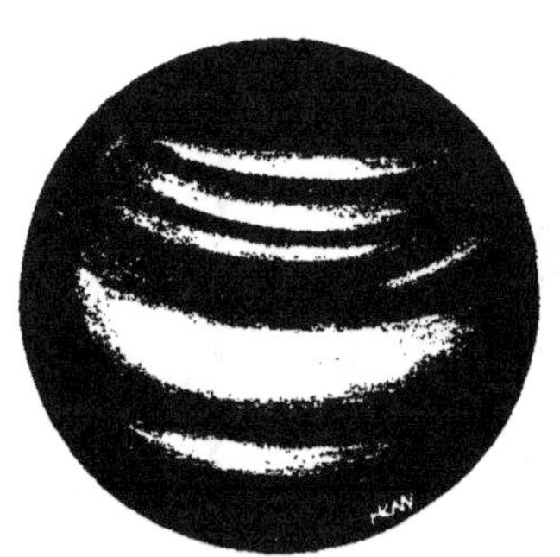
Fig. 171. — Aspect plissé de la paroi de la grande poche de dilatation.

L'*œsophagoscopie* (avec un long tube d'au moins 50 centimètres à cause de l'allongement de l'œsophage) nous fait pénétrer dans une sorte de large dilatation et l'on est frappé de la facilité avec laquelle on peut y faire les plus grandes incursions (1). Cette poche renferme toujours des débris alimentaires altérés déglutis depuis plusieurs jours, même si l'on a pris la précaution de laisser le patient aux liquides pendant vingt-quatre heures. C'est là un signe, pour ainsi dire, caractéristique : jamais dans aucune autre sténose organique on n'observe pareille stase alimentaire. Les parois de la poche sont flasques, retombent sur le tube, avec larges plis de la muqueuse (fig. 171), de couleur grisâtre à aspect macéré, avec plaques rouges d'œsophagite et souvent, dans les cas anciens, avec plaques de *leucoplasie* (fig. 172).

La région cardiaque ne se laisse pas franchir d'emblée par le tube. Pendant longtemps l'orifice semble normal, mais fermé et fortement plissé et contracté (fig. 35, pl. II). Si l'on essaie de le franchir avec le tube, il fait saillie à l'intérieur, à la façon d'un cul-de-poule ou d'un col vaginal (fig. 153). La cocaïnisation locale, jointe à une pression douce et soutenue, permet généralement de pénétrer dans l'estomac ; plus tard, cela devient impossible, et nous retrouvons ici les lésions que nous

(1) Le malade doit toujours être examiné en *position couchée*, tête dans l'extension, ou mieux en *position légèrement latérale*. L'abondance des sécrétions et du contenu de la poche commande cette position, la seule rationnelle d'ailleurs en matière d'œsophagoscopie (Nous reviendrons sur cette question ultérieurement).

avons décrites à propos des sténoses inflammatoires. Le cardia est le siège
d'une véritable sténose organique soit par hypertrophie musculaire et
muqueuse, soit par dégénérescence cicatricielle, et il n'est plus franchissable qu'à une bougie filiforme.

L'œsophagoscope nous donne *en somme les mêmes constatations que
dans les spasmes anciens ou dans les sté-
noses inflammatoires* suivant la phase où
on examine le malade. Toutefois à une
période plus avancée, la distension et l'atonie de la paroi dominent toute la scène.
La région cardiaque elle-même prend part
à ce relâchement général de la musculature œsophagienne et le tube pénètre librement dans l'estomac sans rencontrer aucun
obstacle. Mais cette phase est rarement
atteinte et nous ne l'avons rencontrée que
dans une dizaine d'observations.

La thérapeutique confirme cette théorie pathogénique ; c'est également en traitant le cardiospasme, compliqué ou non de
sténose inflammatoire, en le dilatant localement ainsi que nous l'avons dit, et par les
procédés indiqués plus haut, qu'on amène
petit à petit la rétrogression de la grande
poche de rétrodilatation, et on peut la voir
disparaître si le cas n'est pas trop ancien ;
il est évident qu'ici plus que jamais on
devra laver cette grande poche et l'évacuer régulièrement avant d'entreprendre
tout traitement local de dilatation. Le
cathétérisme à cause des culs-de-sac latéraux de la grande étendue de la dilatation sera forcément délicat et même
dangereux, il sera toujours endoscopique
dans les premières séances. A la phase
d'atonie et de relâchement, le gavage à la

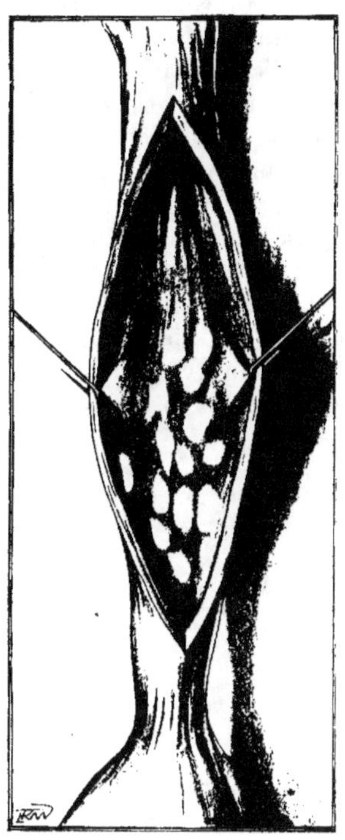

Fig. 172. — Plaques de leucoplasie
dans une grande dilatation de
l'œsophage.

sonde ou à la gastrotomie constituent la seule ressource. Mais il s'agit là,
nous le répétons, d'une circonstance tout à fait rare.

Le traitement chirurgical se confond avec celui que nous avons décrit à
propos des cardiospasmes et des sténoses inflammatoires, soit qu'il soit
dirigé contre la poche elle-même pour la rétrécir, comme dans les opérations de Reisniger (excision d'un lambeau de poche), Willy Meyer (plicature de la poche), soit contre la région spasmodiée ou sténosé (Marwedel,
Wendel), anastomose œsophago-gastrique (Heywrosky). Mais ici comme

pour les sténoses inflammatoires, grâce à l'endoscopie, jamais nous n'avons été obligé en tous cas d'y avoir recours. Elles ne semblent indiquées qu'à la phase d'atonie ou de paralysie généralisée de tout l'œsophage.

En somme, et pour conclure, les grandes dilatations de l'œsophage, dont on a voulu faire une affection particulière, ne sont que la conséquence d'un cardiospasme avec ou sans sténose inflammatoire qui est toujours à l'origine de cette affection, et elles en doivent être décrites comme une complication. Il en est de même du reste des diverticules de l'hypopharynx qui sont causés eux aussi par la contracture spasmodique de la bouche de l'œsophage. L'atonie, la parésie des parois œsophagiennes est une conséquence également de la grande dilatation : les parois ne sont plus capables d'aucune réaction, et pendent flasques et inertes dans le thorax, et c'est cet état qui ne survient toujours que très tardivement, que certains auteurs ont considéré à tort comme primitif.

L'atonie primitive ou la paralysie œsophagienne est tout autre chose, ici peu de dilatation, l'œsophage garde toujours un aspect fusiforme. Nous n'en avons du reste observé que quelques cas, prssque toujours consécutifs à la diphtérie.

CHAPITRE III

II. — STÉNOSES D'ORIGINE EXTRINSÈQUE

STÉNOSES PAR COMPRESSION DE L'ŒSOPHAGE

Dans notre statistique générale, nous avons observé une quarantaine de cas de sténoses par compression de l'œsophage soit 2 0/0 de la totalité des rétrécissements de l'œsophage, c'est-à-dire que cette cause est plutôt rare.

Les organes médiastinaux susceptibles de comprimer l'œsophage sont naturellement ceux qui se mettent directement en contact avec ce conduit. En première ligne, nous devons citer l'aorte qui, durant son trajet, est en rapport intime avec l'œsophage. Les *anévrysmes* de la crosse et plus rarement de sa portion descendante pourront être, par conséquent, une cause de compression de l'œsophage (1). Les *ganglions du médiastin*, par leur hypertrophie, peuvent comprimer l'œsophage ; à l'extrémité supérieure, les *tumeurs du larynx*, *de la trachée*, le *corps thyroïde*. Plus bas, au pas-

(1) *L'aorte thoracique* présente, en effet, au point de vue anatomique des rapports très étendus avec l'œsophage, la trachée et la bronche gauche : La crosse de l'aorte passant à cheval sur la racine de la bronche gauche, au devant de la portion gauche de la trachée, repousse légèrement son extrémité inférieure sur la droite. Avant de devenir descendante, elle vient se mettre en rapport intime avec l'œsophage, imprimant sur ce conduit une sorte de dépression qui, anatomiquement, détermine un véritablement rétrécissement. Dans sa portion descendante, l'aorte thoracique longe le flanc gauche de l'œsophage, puis passe sur sa face postérieure et ensuite côtoie son côté droit. Etant donnés ces rapports intimes de l'aorte thoracique avec les voies aériennes supérieures et l'œsophage, on conçoit théoriquement qu'une ectasie de ce vaisseau puisse comprimer la partie inférieure de la trachée, la bronche gauche d'une part et l'œsophage à sa partie moyenne d'autre part. En outre, les nerfs, en particulier les pneumogastriques et les récurrents, principalement à gauche, ont des rapports de contiguïté avec l'aorte, nerfs qui président à l'innervation des voies aériennes supérieures et de l'œsophage. Aussi est-il fréquent de voir les phénomènes nerveux tenir une grande place dans les troubles par compression, respiratoires ou œsophagiens.

sage du thorax dans l'abdomen, les compressions par les *tumeurs du foie*, de *l'estomac* lui-même, pourront également obstruer sa lumière.

Quels sont les *caractères cliniques* d'une sténose par compression ? Elle est essentiellement progressive, s'effectuant petit à petit jusqu'à obstruer complètement la lumière de l'œsophage. La dysphagie doit donc être d'abord au début plus marquée pour les aliments solides que pour les

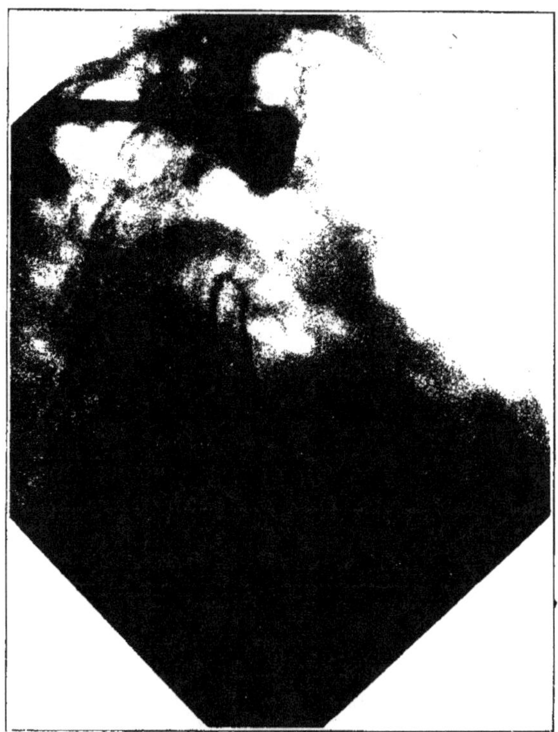

Fig. 173. — Sténose extrinsèque de l'œsophage par compression des ganglions médiastinaux (à la suite de cancer du sein) (cliché du Dr Aubourg)

liquides. Il n'y a aucune espèce de phénomènes douloureux et elle survient de façon tout à fait insidieuse. Il n'y a en somme dans ces signes cliniques rien qui puisse amener sur la voie du diagnostic.

L'exploration aux rayons X donne les plus précieux renseignements au sujet de l'existence d'une tumeur dans le médiastin (V. fig. 173). Mais seulement quand l'épreuve est positive, il est évident qu'une ombre nette dans la région de la crosse aortique indique une poche anévrysmale. De même une ombre dans la région de la bifurcation doit faire penser à de l'hypertrophie des ganglions médiastinaux qui compriment l'œsophage. Mais les résultats de l'exploration par les rayons X sont parfois incertains et l'image est souvent négative en cas de tumeur : Témoins, les cas d'ectasie aortique que nous avons examinés et qui avaient échappé aux rayons X. Inversement, on nous avait signalé des ombres médiastinales, d'ailleurs peu nettes, et posé d'après les rayons X le diagnostic de sténose par compression, alors que l'œsophagoscopie nous a révélé une toute autre cause. Il est impossible aussi de par les rayons X de dire qu'il s'agit d'une tumeur extrinsèque ou développée dans la paroi de l'œsophage, c'est-à-dire intrinsèque.

A l'œsophagoscopie, l'aspect est caractéristique (V. fig. 174), la tumeur qui comprime **refoule la paroi sur laquelle elle s'appuie;** celle-ci offre généralement une surface lisse, convexe, et la lumière de l'œsophage prend une forme semi-lunaire, jusqu'à s'effacer tout à fait étant refoulée et repoussée vers la paroi opposée qui, elle-même, peut, dans les cas très marqués, être déplacée latéralement et même être déformée.

La muqueuse, à la surface de la paroi comprimée, est **lisse** le plus souvent, mais quelquefois elle est **bosselée** lorsqu'elle est refoulée, par exemple, par une tumeur ganglionnaire à laquelle elle adhère à la suite de poussées inflammatoires. La paroi comprimée est alors immobile pendant les mouvements respiratoires et, lorsque la compression occupe la partie moyenne, la lumière de l'œsophage ne se dilate plus pendant l'inspiration.

La muqueuse de la paroi peut ne pas porter de traces d'altération, mais souvent elle est enflammée, rouge et vascularisée, saignant même au contact du porte-coton.

Lorsqu'il s'agit d'une **ectasie aortique**, l'aspect œsophagoscopique est toujours à peu près le même. Le siège de la compression est à l'entrée du thorax, au niveau de la crosse de l'aorte. C'est alors la paroi gauche qui est refoulée en arrière et à droite, réduisant la lumière du conduit à l'état de fente semi-lunaire, comme dans toutes les sténoses par compression. Mais en examinant de plus près la paroi voussurée, on constate nettement dans tous les cas qu'elle est animée **à la fois de battements et de mouvements d'expansion, de soulèvements rythmiques tout à fait caractéristiques.** Cette paroi, tout en paraissant saine, présente toujours une coloration rouge inflammatoire et, dans un cas que nous avons observé, elle avait une teinte ecchymotique violacée

Nous avonseu l'occasion d'observer huit cas de sténose œsophagienne due à des ectasies aortiques et, dans quatre, il s'agissait d'anévrysmes de la crosse, dans un de la portion descendante et supérieure de l'aorte thoracique, et dans le dernier, qui doit être tout à fait rare, il y avait compression de l'œsophage **au niveau de l'anneau diaphragmatique** par une **ectasie de la partie inférieure de l'aorte thoracique.**

Il s'agissait d'un malade âgé de 50 ans, examiné à l'hôpital Tenon (service du Dr Parmentier) qui présentait une dysphagie intense. Le malade ne s'alimentait plus que de liquides, et les solides, même les aliments réduits en purées, en bouillies, ne passaient plus ; il était en proie à une salivation continuelle et à une soif intense. Les accidents remontaient à huit mois et ont marché progressivement. Devant cet ensemble symptomatique, on pense à un cancer du cardia.

L'examen œsophagoscopique nous fait constater une large poche au tiers moyen de l'œsophage, contenant du lait, des débris alimentaires et du

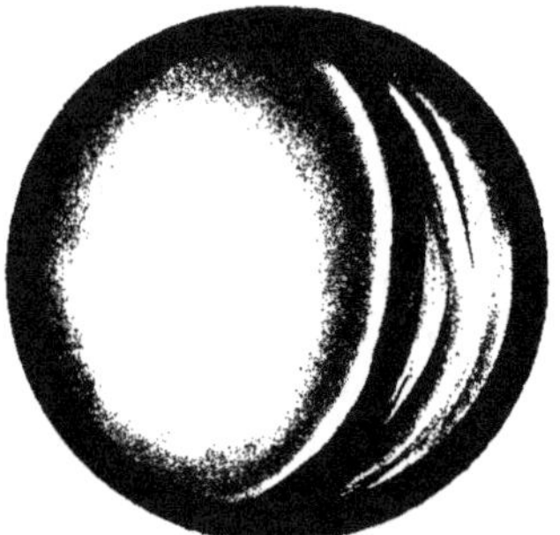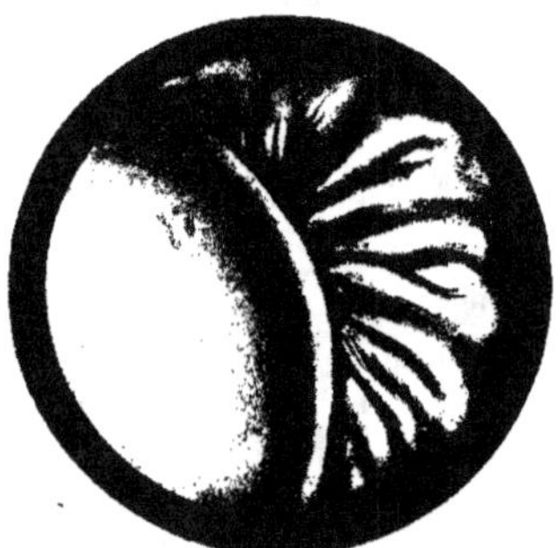

Fig. 174. — Compression de l'œsophage par ectasie aortique (tiers moyen).   Fig. 175. — Compression du cardia par ectasie aortique.

mucus. Vidée de son contenu avec la pompe œsophagienne, on ne voit aucune lésion des parois : mais, dans sa portion tout inférieure, l'œsophage est dévié en avant et à droite. L'orifice cardiaque est dévié latéralement et la sténose est à peu près complète (V. fig. 175).

Il s'agit évidemment d'une compression externe, et, comme la paroi comprimée, tout en étant soulevée, est animée de battements, nous pensons à un anévrysme de l'aorte thoracique.

Les examens radioscopiques et radiographiques, faits quelques jours plus tard, confirment cette hypothèse, qui se trouve vérifiée deux mois après sur la table d'autopsie.

Comme on le voit, l'aspect, dans le cas d'anévrysme, est caractéristique, et d'ailleurs, dans les différents cas que nous avons examinés, il s'agissait d'*anévrysmes latents* ne se traduisant par aucun signe clinique et dans plusieurs observations par aucune ombre aux rayons X. Ce sont là de véritables trouvailles d'endoscopie, l'œsophagoscope a été le premier à faire le diagnostic qui s'est trouvé vérifié ultérieurement, soit par l'examen radioscopique, soit par l'évolution de la maladie.

La compression de l'œsophage par *adénopathie* soit dans sa portion cervicale basse, soit dans la région intertrachéobronchique, n'est pas rare. Dans les compressions cervicales basses de nature inconnue lorsqu'il n'y a pas de goitre, on doit poser par élimination le diagnostic de compression par adénopathie. Celle-ci peut être syphilitique et d'après Chevalier Jackson, si on constate chez un adulte une compression de l'œsophage médiastinal qui ne soit pas ni manifestement maligne ni tuberculeuse, il est sage de donner le traitement spécifique qui a amené dans la pratique de l'auteur un certain nombre de succès.

Un diagnostic œsophagoscopique qu'il est plus difficile de faire, c'est de savoir qu'il s'agit d'une *tumeur du médiastin* qui comprime l'œsophage ou d'une *ectasie aortique*, des battements pouvant animer la première et pouvant faire croire à un anévrysme. Mais il n'y a pas ici de mouvement d'expansion de la paroi comme dans le cas d'anévrysme.

Le *goitre* sténose parfois l'œsophage dans sa partie cervicale, et dans un cas de goitre que nous avons examiné où il y avait à la fois compression de la trachée et de l'œsophage à son tiers supérieur, l'œsophage était aplati à 6 centimètres de son origine, et présentait une assez volumineuse rétrodilatation.

Le diagnostic de compression par goitre cervical est confirmé par la palpation du cou, mais lorsqu'il s'agit de *goitre* plongeant on pourra s'aider des rayons X et des troubles dyspnéiques concomittants, car pareille tumeur agit plutôt sur la trachée.

Un *cancer médiastinal* peut comprimer l'œsophage sans qu'il s'agisse pour cela d'une tumeur cancéreuse ayant envahi l'œsophage lui-même. Dans un cas de tumeur cancéreuse médiastinale, l'œsophage était comprimé dans son tiers moyen et aplati d'avant en arrière sur la colonne vertébrale (malade du Professeur Delbet). Le malade a succombé ultérieurement à des phénomènes de généralisation au foie et aux ganglions.

Des ganglions médiastinaux consécutifs à une tumeur du voisinage (cancer du sein, V. radiographie, fig. 173) peuvent comprimer l'œsophage et en amener la sténose à peu près complète.

Comme cause de compression tout à fait rare, Starck cite le cas suivant :

Un homme vient le consulter en 1903 pour une difficulté à avaler. L'*œsophagoscopie*, avec un tube de 13 millimètres, fait constater sur la paroi gauche et postérieure, et à 34 centimètres de l'origine, une espèce d'éminence couverte d'une muqueuse lisse ayant l'aspect normal, mais qui reste immobile pendant la respiration et qui comprime l'œsophage. Il est impossible de franchir cette sténose avec le tube. Starck pense soit à une tumeur sous-muqueuse, ou plus vraisemblablement, à cause du manque d'ulcération, à une compression par une tumeur extérieure.

Décès cinq mois après cet examen. L'autopsie montre que cette compression est due à une **lamelle calcaire de la plèvre** de 5 centimètres de long sur 1 centimètre de large, comprimant l'œsophage qu'elle a même perforé.

Les **déviations de la colonne vertébrale** ont une certaine influence sur la lumière de l'œsophage. Nous avons œsophagoscopé un gibbeux pour une sténose de l'œsophage, et, au niveau même de la déviation antérieure de la colonne vertébrale, l'œsophage était dévié en baïonnette. D'après Pansch, en cas de cyphose, l'œsophage est tellement courbé que le cathétérisme devient impossible. D'après Morosow, au contraire, l'œsophage ne suit pas toujours la courbure rachidienne.

Des recherches de Von Acker (1) il résulte que l'influence des courbures latérales de la colonne vertébrale est en général petite, l'œsophage suivant à peine ces courbures. Mais dans les cas de scoliose très prononcée, et lorsqu'il existe dans le thorax deux courbures successives et se compensant, l'œsophage se trouve souvent dévié dans le même sens et peut, de plus, présenter une incurvation d'avant en arrière. La déviation de l'œsophage semble plus prononcée quand la courbure vertébrale qui se trouve dans la portion inférieure du thorax a sa convexité tournée à gauche.

Lorsque la compression est **très bas située** et siège au voisinage du cardia, il y a alors, en même temps que compression, déplacement de cet orifice qui est déplacé latéralement. Dans un cas que nous avons observé, il s'agissait d'un cancer du foie qui avait refoulé vers la gauche le cardia qui se trouvait absolument aplati. Collier a rapporté un cas analogue.

Dans un autre, chez un malade examiné dans le service du D\u02b3 Bazy pour un pseudo-cancer de l'œsophage, il s'agissait d'une compression de la portion inférieure de ce conduit par une tumeur épithéliomateuse de la grande courbure de l'estomac qui l'avait déplacé également latéralement.

Les sténoses *par compression* sont, au moment où on les observe, *rarement complètes* et les liquides en particulier continuent à passer pendant très longtemps dans l'œsophage. Du reste, *les phénomènes dysphagiques ne nous ont pas paru toujours exactement en rapport avec le degré de la sténose* et, dans quatre de nos observations, l'œsophage n'était qu'à moitié ou aux deux tiers obstrué et cependant les malades étaient de **grands dysphagiques.** Des *phénomènes de spasme* se surajoutent à la sténose et jouent pendant longtemps un grand rôle dans les troubles de la déglutition.

Soupault, Hirtz et Lemaire, dans une observation (rapportée à la Société médicale des hôpitaux, 4 mai 1906) d'anévrysme aortique constaté à l'autopsie, et s'étant accompagné pendant la vie de troubles graves de la déglutition, ont remarqué également la disproportion qui existait chez leur malade entre les signes dysphagiques très intenses et la faible compression de l'œsophage par la poche anévrysmale. On aurait pu penser, d'après les signes fonctionnels, à une sténose complète, et cependant à l'autopsie l'œsophage apparut encore comme très perméable.

Les récurrents, principalement le gauche, et les branches pharyngien-

(1) Von Acker, *Wien. Med. Woch.*, 1887, n° 46.

nes et œsophagiennes du pneumogastrique se trouvent plus ou moins irrités et enflammés par le voisinage de la tumeur et souvent englobés dans la médiastinite fibreuse. Il en résulte des troubles d'innervation qui expliquent ces phénomènes de contraction musculaire passagers sous forme de spasmes, ou plus durables et donnant lieu à la contracture spasmodique.

Dans tous ces cas, la sténose même incomplète amène un certain degré de stase, il se produit dans la portion sus-jacente de l'œsophage de l'œsophagite et il y a toujours en conséquence de la sténose inflammatoire qui entretient le spasme local par une sorte de cercle vicieux.

Ce n'est que très tardivement qu'apparaissent les phénomènes de sténose proprement dits.

L'œsophagoscopie, en cas de sténose par compression, nous fait voir que la rétrodilatation est presque toujours assez considérable surtout dans les cas anciens et elle est d'autant plus marquée que la sténose est plus complète. Il y avait grande dilatation de l'œsophage dans les cas de sténoses du cardia dû à une compression par le lobe gauche du foie ou par une tumeur de la grande courbure.

Le tube doit être manié avec la plus grande prudence chaque fois qu'il y a sténose par compression dans la zone de la crosse aortique, mais n'oublions pas que l'œsophagoscope que nous employons permet toujours la vision à quelques centimètres au delà du tube d'autant que dans le cas particulier il y a toujours rétrodilatation assez considérable de l'œsophage.

Les sténoses par compression sont toujours faciles à reconnaître *de visu*. Une des parois bombe et est refoulée dans la lumière de l'œsophage, celle-ci est réduite à l'état de simple fente de forme de croissant et souvent convexe vient au contact de celle du côté opposé. La muqueuse est normale à sa surface quoique souvent atteinte d'un peu d'œsophagite. Mais, en tout cas, il n'y a pas d'altération profonde dans sa structure. Il est parfois assez difficile de distinguer la forme sous-muqueuse de cancer d'une sténose par compression ; il est difficile de savoir si la tumeur est intrinsèque ou extrinsèque. Il est évident que les rayons X donneront souvent en pareil cas une aide précieuse au diagnostic.

La nature de la compression pourra être diagnostiquée d'après le siège où elle se trouve : La région de la bifurcation pour les ganglions, celle de la crosse aortique pour les anévrysmes. Ceux-ci présentent d'ailleurs, ainsi que nous l'avons vu, des caractères tout à fait particuliers qui, malheureusement, ne sont point constants.

Traitement. — Il est évident que nos ressources thérapeutiques sont bien limitées en cas de sténose par compression. Toute manœuvre endoscopique doit être sévèrement proscrite chaque fois que l'on soupçonne une ectasie aortique, mais dans tous les autres cas il peut être indiqué de glisser une sonde dans la sténose pour alimenter le malade, et plusieurs fois nous nous sommes bien trouvé de la mise à demeure dans la sténose de notre *drain à intubation*. Dans les cas où la sténose est rapidement infranchissable, la *gastrostomie* précoce sera tout à fait de mise.

DEUXIÈME PARTIE

LES RÉTRÉCISSEMENTS
DE LA
TRACHÉE ET DES BRONCHES

CHAPITRE PREMIER

EXAMEN DIRECT DE LA TRACHÉE
ET DES BRONCHES

Il est possible dans certaines circonstances favorables, d'examiner la trachée jusqu'à la bifurcation avec le simple miroir, le médecin assis et le sujet étant debout, et en lui ordonnant de faire de fortes inspirations ; mais la vraie méthode d'exploration de la trachée et des bronches consiste dans la *laryngotrachéobronchoscopie* directe.

La technique de cette méthode, dérivée de l'œsophagoscopie, ressemble à celle-ci par beaucoup de points communs ; elle permet l'examen successif du larynx, de la trachée et des bronches, chacun de ces examens se complétant réciproquement.

I. — LARYNGOSCOPIE DIRECTE

C'est à Kirstein que revient le mérite d'avoir décrit systématiquement la laryngoscopie directe. À l'aide d'une spatule spéciale, la tête du malade étant fortement penchée en arrière, la langue tirée hors de la bouche et projetée en avant, Kirstein parvint à voir très bien le vestibule du larynx, la glotte dans sa totalité et même la région sous-glottique.

Grâce à une modification heureuse de cette spatule, que l'on a rendue tubulaire, grâce à son extrémité inférieure taillée en biseau, à son bord inférieur relevé en bec, à ses dimensions beaucoup plus restreintes, cette méthode d'exploration est devenue très aisée (V. fig. 176).

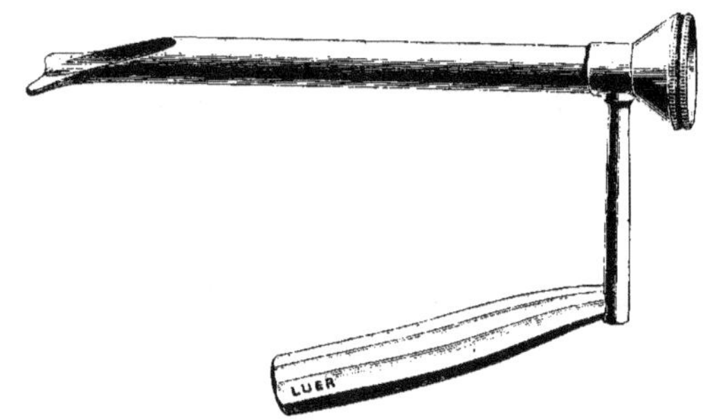

Fig. 176. — Notre spatule-tube pour l'hypopharynx et le larynx.

Manuel opératoire. — Pour l'examen direct du larynx chez les adultes, la position assise suffit la plupart du temps ; mais pour la trachéoscopie nous lui préférons la position couchée, tête dans l'extension, tout comme pour l'œsophagoscopie (1).

Le malade tirant fortement la langue, la tête renversée en arrière, repose sur un siège très bas à dos vertical ; l'opérateur se place latéralement d'un côté ou de l'autre, de préférence à gauche du malade. Ayant cocaïné bien exactement, tout comme pour l'œsophagoscopie et de la même manière, l'arrière-gorge, la base de la langue, la région épiglottique, et en plus le vestibule du larynx, l'opérateur introduit le tube-spatule légèrement chauffé, et le dirige de telle façon que l'extrémité inférieure du biseau soit placée en avant. Cette introduction se fait soit sur la ligne médiane, en rasant les incisives supérieures, soit par l'une ou l'autre des commissures buccales, qui sont, dans la position de la tête renversée et légèrement inclinée du côté opposé, exactement dans l'axe du larynx.

On reconnaît successivement par la lumière du tube, le fond de la bouche, le dos de la langue, le voile du palais, la luette, la paroi postérieure du pharynx.

Parvenu à ce niveau, l'opérateur ramène l'extrémité inférieure en avant

---

(1) Actuellement nous employons presque toujours la position couchée, même pour la laryngoscopie directe.

par un mouvement de bascule, et il ne tarde pas à découvrir l'épiglotte.
Puis, enfonçant de quelques millimètres le tube-spatule, tout en le redres-
sant, il charge l'épiglotte découvrant progressivement d'abord la saillie
piriforme des deux aryténoïdes et les cordes vocales dans toute leur étendue. Il ordonne au malade de faire plusieurs larges inspirations, et ainsi
il examine très bien la région sous-glottique, et même tout ou partie de
la trachée.

II. — TRACHÉOBRONCHOSCOPIE DIRECTE

Le tube spatule permet bien de voir une portion de la trachée et même
jusqu'à sa bifurcation. Toutefois, pour l'examen de la partie inférieure de
ce conduit, il est nécessaire de se servir de tubes plus longs pouvant franchir la glotte et descendre plus ou moins
bas dans l'intérieur de ce conduit.

Pour l'éclairage à l'extrémité des tubes
le miroir de Clar à long foyer est en
général suffisant. Pour les examens des
ramifications bronchiques nous employons utilement notre éclaireur à trois
lampes (V. fig. 177).

Etant données les difficultés d'éclairage à l'extrémité des tubes longs et
étroits, pour pratiquer convenablement
la trachéoscopie, ceux-ci devront être
aussi larges et aussi courts que possible.

C'est sur cette idée directrice que l'on
devra se baser pour *le choix des tubes*.

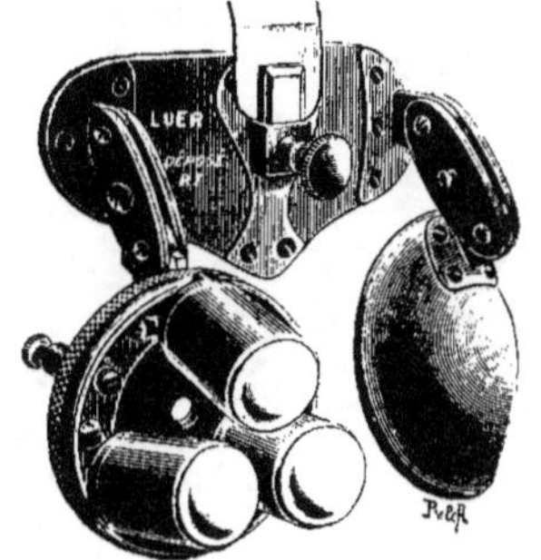

Fig. 177. — Notre éclaireur
à trois lampes.

On devra tenir compte aussi des dimensions de la trachée et de la région
que l'on voudra examiner.

Le *calibre* de la trachée comme sa longueur, sont soumis à de grandes
variations qui dépendent de l'âge, du sexe du sujet à examiner.

Chez l'homme adulte, la *glotte* mesure dans le sens antéro-postérieur
20 à 25 millimètres et 10 à 15 millimètres à sa base dans l'expiration
forcée. Selon Moura, la glotte peut atteindre par distension, chez l'homme,
27 millimètres, et chez la femme, 20 millimètres, mais pour ne causer
aucune lésion, on ne doit point, en principe, introduire de tubes dépassant 18 millimètres de diamètre chez l'homme et 15 chez la femme, on
évitera ainsi sûrement toute éraillure de la muqueuse et tout œdème
consécutif de celle-ci.

La *trachée* a un diamètre transversal de 20 millimètres chez l'homme,
de 16 millimètres chez la femme ; son diamètre antéro-postérieur, plus

court, est de 14 millimètres chez l'homme, et de 12 millimètres chez la femme, mais on doit tenir compte de ce fait que la paroi postérieure de la trachée est extensible jusqu'à un certain point, que celle-ci peut très bien prendre une forme cylindrique et ramener par conséquent ses dimensions à celles d'un cylindre, comme l'est le tube bronchoscope. Le diamètre de ce tube sera chez l'homme de 16 millimètres à 18 millimètres, et chez la femme de 13 à 16 millimètres, mais ce sont là des chiffres extrêmes.

Chez l'enfant, il est toujours assez embarrassant de savoir exactement quels tubes employer. On pourrait bien établir, d'après l'âge des tableaux pouvant renseigner de suite l'opérateur, mais on est obligé de tenir compte aussi de la taille et du développement du sujet. Marc Sée donne les chiffres suivants de diamètre moyen de la trachée chez l'enfant : 2 ans, 7 à 8 millimètres ; 4 à 7 ans, 8 à 10 millimètres ; 10 ans, 12 millimètres.

Pour ce qui est de la longueur des tubes, on se basera sur les mêmes considérations. On se rappellera que la distance qui sépare les arcades dentaires de l'entrée de la trachée est d'environ 14 à 15 centimètres ; quant aux dimensions proprement dites de la trachée, il faudra savoir que celle-ci mesure en moyenne 12 centimètres chez l'homme, 9 à 10 centimètres chez la femme ; chez l'enfant nouveau-né, elle se réduit à 4 centimètres et demi ; à 4 ans, elle mesure 6 centimètres.

En résumé, **pour la trachéoscopie** on emploiera des tubes de 25 à 30 centimètres de long et de 12 à 15 millimètres de diamètre chez l'homme ; chez la femme, toutes ces dimensions seront moindres d'un tiers ; pour l'enfant ils mesureront de 15 à 20 centimètres de long sur 5 à 10 millimètres de large, suivant l'âge.

Pour la **bronchoscopie**, on devra se servir forcément de tubes plus longs et d'un diamètre moindre ; on devra se rappeler les dimensions des deux bronches, on saura que la bronche gauche (10 millimètres) est moins volumineuse que la droite (13 millimètres).

Les tubes bronchoscopiques devront avoir, pour l'examen des grosses bronches, 8 à 10 millimètres de diamètre et 30 à 40 centimètres de longueur.

On voit que, pour l'examen des bronches et de la trachée dans sa partie inférieure, on doit se servir de tubes relativement longs et étroits ; or, l'éclairage à l'extrémité des tubes de petit calibre se fait difficilement : il y a donc intérêt pour l'examen bronchoscopique en particulier, de se servir de tubes plus courts ; de là est venue l'idée de se servir d'une plaie de trachéotomie pour inspecter les bronches (Schrötter et Piniazeck). Cette dernière méthode constitue la **bronchoscopie inférieure**, par opposition à la **bronchoscopie supérieure** où les tubes sont introduits directement par le larynx.

Technique. — La **position** couchée, la tête fortement renversée en arrière, la nuque soutenue par un aide, est la position de choix pour l'examen de la trachée et des bronches (fig. 178).

Tout comme précédemment dans la laryngoscopie directe, le tube est introduit dans la bouche par l'une des commissures labiales jusqu'au fond de la gorge ; sous le contrôle de la vue, il gagne la glotte.

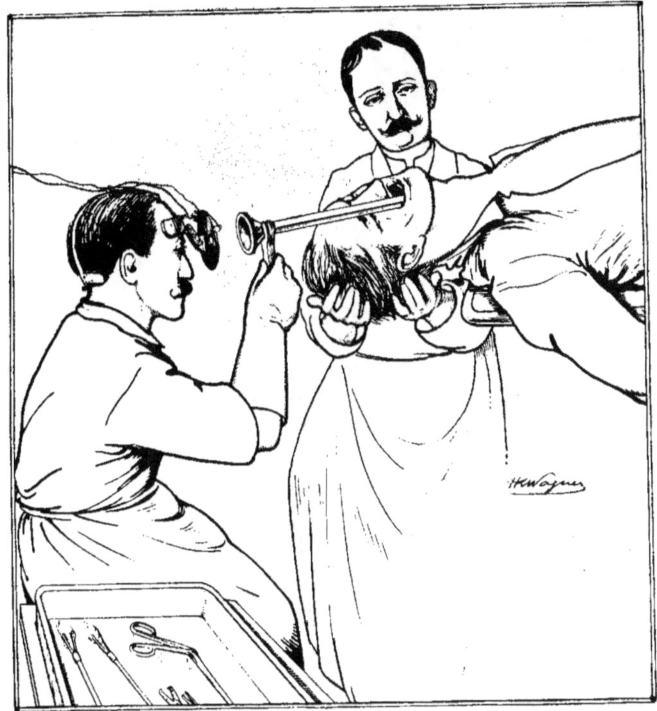

Fig. 178. — Trachéobronchoscopie supérieure : examen de la bronche gauche. Le tube est introduit par la commissure labiale droite.

L'observateur aperçoit le bord supérieur de l'épiglotte ; il entend très bien une sorte de bruit canulaire dû à la résonnance de l'air expiré sur les parois même du tube : l'ensemble de ces signes lui indique qu'il est en bonne position.

Pour franchir la glotte, un **tour de main** est nécessaire, et c'est, selon nous, le temps essentiel et tout le secret de la trachéobronchoscopie supérieure. Il faut faire exécuter un mouvement de bascule à l'extrémité inférieure du tube et coller l'épiglotte contre la base de la langue.

Continuant le mouvement de descente du tube, lorsque toute l'étendue
de la glotte est en vue, lorsque la commissure antérieure des cordes

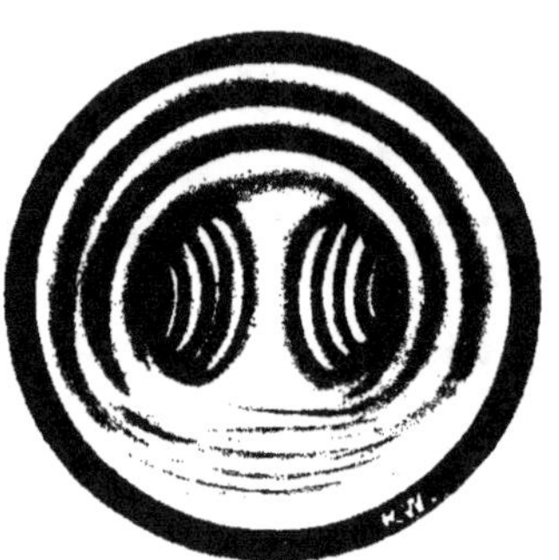

Fig. 179. — Image normale de la trachée un peu au dessus de l'éperon trachéal.

vocales est bien aperçue sur le prolongement de la partie antérieure du tube, et que l'on peut présumer d'autre part que le tube a suffisamment basculé pour ne point accrocher en arrière la saillie piriforme des aryténoïdes, on ordonne au malade une large inspiration, et en un seul temps on franchit la glotte pour pénétrer dans la trachée.

Pour l'introduction des tubes dans les bronches, la position couchée est indispensable, la tête doit être en hyperextension, la face tournée du côté de la bronche à explorer; on se sert de la commissure labiale gauche si l'on veut explorer la bronche droite et réciproquement (V. fig. 178).

Le tube ayant pénétré jusqu'à l'éperon bronchique pour le franchir, on
devra l'incliner dans une certaine mesure, de façon à effacer l'angle que fait
la bronche avec la trachée. Au fur et à mesure que le tube pénètre dans la
bronche, on la cocaïnise de proche en proche et l'on peut, sans éveiller

Fig. 180. — Notre spatule démontable pour l'introduction des petits tubes
à travers la glotte.

aucun réflexe, parvenir jusqu'à sa terminaison. Il est remarquable de voir
comme la bronche, très mobile en somme, épouse la direction d'un tube
rigide que l'on introduit ainsi à son intérieur. Pour faciliter l'introduction des tubes dans la glotte nous nous servons de la spatule démontable
en deux pièces, qui rend de réels services, en particulier chez l'enfant
(V. fig. 180).

CHAPITRE II

LES RÉTRÉCISSEMENTS DE LA TRACHÉE

La cause de la sténose peut être intra-trachéale ou siéger en dehors de ce conduit. De là la division toute naturelle en Rétrécissements d'origine endogène et Rétrécissements d'origine exogène.

RÉTRÉCISSEMENTS D'ORIGINE ENDOGÈNE

Exceptionnellement les sténoses congénitales, les tumeurs bénignes, malignes, l'ozène, les lésions syphilitiques amènent progressivement des sténoses dans la trachée par les lésions qu'elles provoquent ; mais les plus fréquentes de toutes, ce sont les sténoses cicatricielles.

STÉNOSES CONGÉNITALES DE LA TRACHÉE

De même que dans l'œsophage il s'agit là d'une malformation tout à fait rare et des Mesnard, dans sa thèse en 1907, n'en relève que trois cas, Meinhardt Schmidt a décrit des rétrécissements de la trachée par déviation des anneaux cartilagineux placés à angle rentrant. Mais le plus souvent, de même que dans l'œsophage, il s'agit de sténoses véritablement valvulaires (V. p. 46).

La malformation porte principalement sur la partie inférieure de la trachée, et l'on retrouve ici une pathogénie analogue au point de vue embryonnaire à celles des sténoses congénitales de l'œsophage. Cette malformation est, on le conçoit, incompatible avec la vie lorsqu'elle est très accentuée.

Nous avons diagnostiqué par la trachéoscopie l'existence d'une double valvule endo-trachéale siégeant l'une sur le cartilage trachéal (V. fig. 181), et l'autre sur la paroi postérieure avec légère hernie de l'œsophage, chez une adulte dont la dyspnée était jusqu'alors inexplicable. Cette malade présentait depuis l'enfance du cornage avec tirage au moindre effort. Il

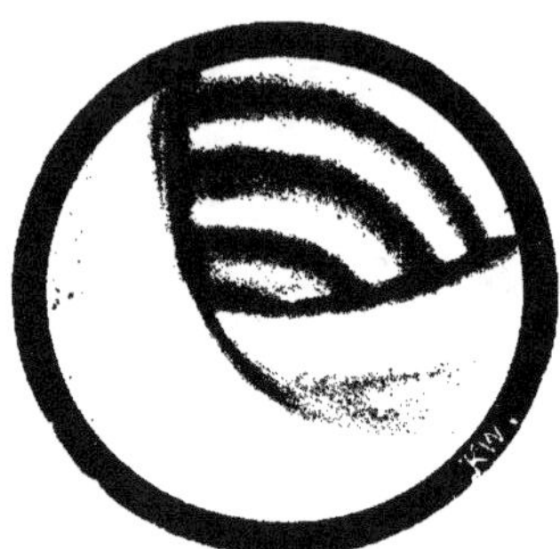

Fig. 181. — Double valvule congénitale du 1/3 supérieur de la trachée.

nous fut possible de sectionner et de dilater avec les bougies cette double valvule et de lui rendre immédiatement une respiration à peu près normale (1).

TUMEURS DE LA TRACHÉE

Les tumeurs bénignes et malignes de la trachée sont très rares et même dans les cliniques où on pratique couramment la trachéoscopie directe on n'en a observé que quelques cas. Avant la trachéoscopie ce n'était guère que des trouvailles d'autopsie ; mais depuis l'usage de cette méthode les observations de tumeurs trachéales et des bronches sont devenues beaucoup plus nombreuses.

Semon, en 1889, dans sa statistique, a pu réunir plus de 10.000 cas de tumeurs bénignes du larynx, le néoplasme de la trachée n'occupait que 1 0/0. Krieg (2), en 1907, arrive à un total de 201 tumeurs primitives de la trachée, 134 bénignes, 61 malignes, 6 de nature inconnue ; Moritz Schmidt, sur 3.120 tumeurs des voies aériennes supérieures n'en signale que 7 seulement dans la trachée. Enfin Schrötter, sur plus de 2.000 malades qu'il a examinés au point de vue laryngo-trachéal, n'a constaté qu'un cas de tumeur endo-trachéale. Etienne Lombard et Baldenweck, dans une statistique récente (3), à l'occasion d'un fait clinique qu'ils ont publié,

(1) *Comptes rendus du Congrès de Médecine de Genève* (août 1909).
(2) Krieg. *Beit. klin. chir.*, t. LVIII, p. 162.
(3) Etienne Lombard et Baldenweck. *Annales des maladies des oreilles, du larynx*, etc.. t. XL, 5e livraison, 1914.

ont pu réunir 51 cas nouveaux de tumeurs de la trachée, depuis la statistique de Krieg, 1907. Tumeurs bénignes : 27, dans 5 il s'agissait de thyroïdes intratrachéales, 1 cas d'angiome, 4 cas de fibromes, 5 cas d'ostéomes, 10 cas de papillomes, 1 cas de tumeur amyloïde, 1 cas de lipome. Tumeurs malignes : 15, 2 cas de sarcome, 13 cas d'épithélioma. Tumeurs de nature douteuse : 7. Donc le tiers des tumeurs de la trachée est de nature maligne.

Nous-même n'avons constaté que 2 cas de tumeurs bénignes et 3 cancers primitifs de la trachée.

Cette fréquence des tumeurs malignes de la trachée contraste avec celle des tumeurs du larynx où il y a 1/7 de tumeurs malignes (Semon).

1. — TUMEURS BÉNIGNES

Les *goitres intratrachéaux* sont évidemment des cas exceptionnels, mais il existe des observations très nettes dans lesquelles l'examen histologique de la tumeur a montré qu'il s'agissait bien de tumeurs goitreuses. P. V. Bruns, Roth, Ziemssen. Hoffmann, Hausemann, Brentano en ont observé plusieurs cas très nets.

Il s'agit d'une tumeur à siège tout à fait supérieur dans la trachée à forme sphérique, arrondie, lisse, plus ou moins volumineuse.

Les observations de Bruns et de Paltauf semblent expliquer la genèse de cette tumeur. Il existait une adhérence intime entre la glande thyroïde et le cartilage cricoïde et les premiers anneaux de la trachée. A l'examen histologique, les tissus se laissaient poursuivre par les faisceaux cartilagineux dans le périchondre. Il semble qu'il s'agisse là de troubles embryogéniques, une adhérence anormale du corps thyroïde avec la paroi trachéale, la capsule de ce dernier faisant défaut et la substance glandulaire reposant sur le périchondre ou y étant incorporé.

Papillome.

Les papillomes endotrachéaux sont les tumeurs bénignes les plus fréquentes de la trachée. En général ils coïncident avec des papillomes laryngés. Bruns en a relevé 33 cas, dont plus de la moitié concernait des enfants âgés de moins de 10 ans. La plupart du temps il s'agissait de tumeurs laryngo-trachéales, mais dans le tiers des cas, celles-ci étaient limitées à la trachée.

La trachée peut être prise dans toute sa longueur : sa muqueuse étant le siège d'une sorte de dégénérescence papillomateuse. Les tumeurs sont alors en général petites et multiples. D'autres fois il s'agit de tumeurs solitaires dont le volume varie d'un petit pois jusqu'à un œuf de pigeon et siégeant alors le plus souvent dans la partie supérieure, sur la paroi antérieure.

Chiari, Stœrk en ont observé plus profondément, tout près de la bifurcation. Nous avons rapporté deux cas de papillomes de la trachée chez de tout jeunes enfants : l'un de 3 ans, l'autre de 5 ans. Ces tumeurs coïncidaient avec des papillomes du larynx, étaient localisées à la partie tout à fait supérieure de la trachée, s'accompagnant de raucité de la voix, et de dyspnée intense. Ces deux malades ont guéri après leur avoir fait au début, d'abord une trachéotomie, puis ensuite l'ablation des papillomes sous trachéoscopie directe.

Mann, Schrötter, Von Spiens, Ch. Jackson ont diagnostiqué également des cas de papillomes primitifs de la trachée qui purent être enlevés par la bronchoscopie.

Fibromes.

Les fibromes sont les tumeurs les plus fréquentes après les papillomes. Le premier cas décrit semble être dû à Turck, en 1861. Bruns, dans sa

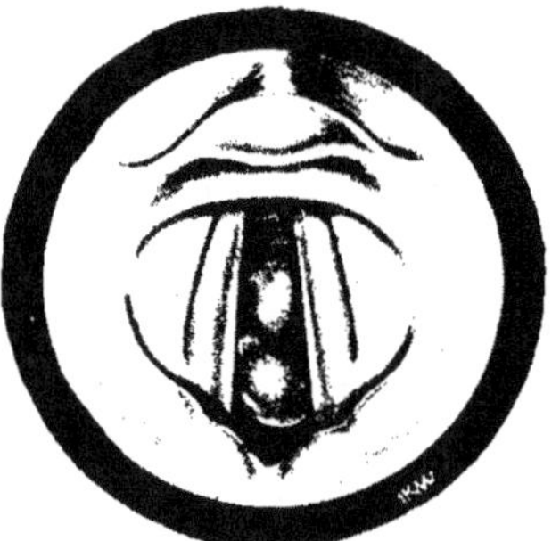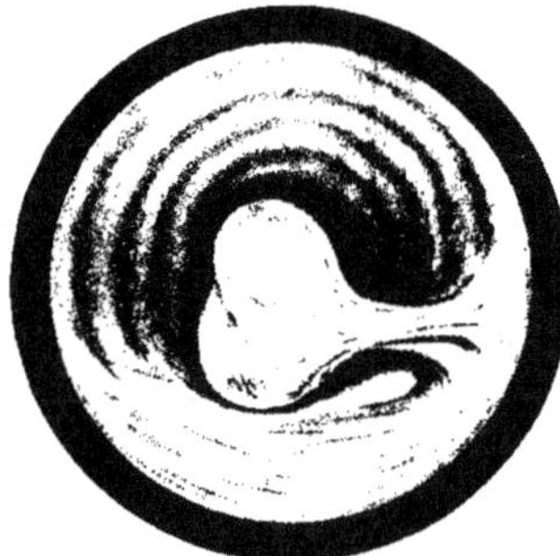

Fig. 182. — Tumeur de la trachée (vue à la spatule laryngée).

Fig. 183. — Tumeur de la trachée (vue avec le tube trachéoscopique).

statistique, en rapporte 23 ; pour Kreig il n'en existerait que 2. Actuellement il y en a dans la littérature une quarantaine.

Ce sont généralement des tumeurs pédiculées, solitaires, rarement sessiles, il s'agit de fibromes purs.

Nous avons observé un cas de fibrome de la trachée que nous avons publié antérieurement (1).

Homme âgé de 57 ans, adressé en juin 1908, par le Dr Triboulet, pour de la dyspnée, du tirage et des phénomènes de suffocation.

---

(1) V. Guisez. Quelques cas de tumeurs primitives de la trachée et des bronches. *Comptes-rendus de la Société Française d'oto-laryngologie* (mai 1911).

Les troubles ressentis par le malade remontent à deux mois. Il consulta plusieurs laryngologistes, qui ne virent rien dans le larynx, mais soupçonnèrent un obstacle sous-glottique. L'un d'eux parvint à apercevoir, au moment d'une forte expiration et pendant la durée d'un instant, une tumeur arrondie et lui proposa une opération externe (thyro-cricotomie) pour l'ablation de la tumeur.

Première opération (2 juin 1908). — Nous faisons une trachéotomie basse pour parer aux dangers éventuels d'asphyxie.

Deuxième intervention. Avec le tube spatule, nous relevons l'épiglotte que nous collons sur la base de la langue, puis ayant bien en vue les cordes vocales, nous descendons légèrement le tube pour écarter celles-ci, et alors nous apercevons immédiatement la tumeur. Mobile avec les mouvements respiratoires, elle vient se mettre dans la lumière du tube au moment des fortes expirations (V. fig. 182).

Après cocaïnisation bien exacte de tout l'intérieur du larynx et de la trachée, y compris le polype et son pédicule d'insertion, pour faire disparaître tout réflexe possible au moment de l'intervention, en quelques instants, avec notre pince à articulation terminale, nous saisissons la tumeur et la ramenons sans difficulté. Nous pouvons constater qu'il s'agit d'une tumeur de la grosseur et du volume d'une cerise bilobée, munie d'un long pédicule. Histologiquement il s'agissait d'un fibrome.

Le siège de ces tumeurs est en général le tiers supérieur de la trachée, on en a constaté cependant plusieurs à la partie inférieure. Leur volume varie entre celui d'un grain de raisin et celui d'une noix.

Sauf quelques cas exceptionnels chez des enfants, c'est en général à l'âge moyen de la vie que cette tumeur apparaît. Elle se traduit par de la dyspnée, des accès de suffocation, quelquefois des arrêts brusques de la voix quand il s'agit de fibrome pédiculé supérieur, qui vient faire saillie sur la corde vocale supérieure, comme dans le cas que nous avons relaté plus haut où il y avait troubles intermittents et accès de suffocation. Dans 7 cas, parmi ceux qui ont été publiés, la mort est survenue dans un accès de suffocation.

Il peut se produire de volumineux *polypes inflammatoires* consécutifs au port d'une canule à trachéotomie, que l'on voit se développer à la partie inférieure de la plaie trachéale, et qui viennent obstruer la lumière de la canule. Nous avons dû intervenir trois fois sous trachéoscopie pour des néoformations de ce genre.

Enchondromes.

Les enchondromes sont extrêmement rares dans la trachée. John Berg a enlevé chez un homme de 53 ans une tumeur cartilagineuse, atteinte en partie, de dégénérescence muqueuse et calcification, qui siégeait à gauche au niveau du 5ᵉ anneau trachéal. Elle était de la grosseur d'une noix, et fut extirpée par une trachéo-fissure. Malgré le volume et le siège de la tumeur, les troubles respiratoires n'étaient pas très prononcés. Von Eicken (1) a fait le diagnostic et a pratiqué l'extirpation sous bronchoscopie supérieure d'un enchondrome trachéo-bronchique.

Laboulbène a décrit 4 enchondromes, constatés à l'autopsie. L'un d'eux, le plus volumineux, était situé à la bifurcation et avait la grosseur d'une framboise. Bruns a publié 28 cas de chondro-ostéomes multiples.

Lipomes.

Les lipomes sont aussi d'une grande rareté. Rokitansky a vu, à l'autopsie, un cas de lipome vrai chez un homme de 85 ans. Il se trouvait

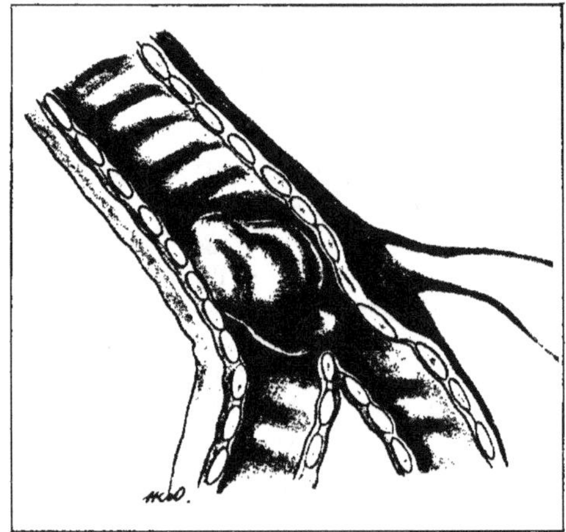

Fig. 184. — Lipome de la trachée (d'après Rokitansky).

dans la bronche gauche à sa première division et consistait en une tumeur de la grosseur d'une noisette, recouverte par une muqueuse amincie, avec un pédicule court et large (V. fig. 184). La tumeur obstruait complètement la lumière de la bronche : elle provenait du tissu sous-muqueux. Il faut noter que la membrane fibro-cellulaire, qui réunit les anneaux de la trachée, est riche en cellules adipeuses.

Laboulbène a également trouvé, dans la grosse bronche droite, chez une femme de 72 ans, un lipome sous-muqueux, qui contenait, outre des cel-

____

(1) Von Eicken, *Archiv. für Laryngol.*, 15 Bd 3, f. 5.

lules de graisse, des cellules fusiformes. Un autre cas de lipome pédiculé
a été rapporté par Levin.

Middlemasso, Hunt (1) a décrit une masse à large pédicule s'insérant
sur la paroi postérieure de la trachée à hauteur des trois premiers anneaux,
c'était du lipome pur.

Adénomes.

On a noté comme tumeur exceptionnelle dans la trachée, des adé-
nomes, constitués par une hypertrophie des glandes muqueuses s'insérant
sur la paroi postérieure de la trachée et venant faire saillie dans sa lumière.

Lymphomes. Ostéomes.

Il n'y aurait que deux cas de lymphomes de la trachée. Le premier, chez
une jeune fille de 19 ans, était constitué par une tumeur sphérique de la
grosseur d'une cerise insérée sur la paroi gacuhe de la trachée. La
tumeur fut reconnue et extirpée à la trachéoscopie directe et fut suivie de
guérison.

Dans le deuxième cas, rapporté par Clarck, il s'agissait d'une malade de
75 ans qui mourut après une trachéotomie faite d'urgence pour dyspnée.
A l'autopsie, la trachée était encombrée de petites tumeurs qui, histologiquement étaient des lymphomes.

Deux cas d'ostéomes de la trachée ont été rapportés par Mackleston
et Léoniger.

II. — TUMEURS MALIGNES

Cancer primitif de la trachée.

Ainsi que nous l'avons dit plus haut, tout en étant rares, les tumeurs
primitives malignes de la trachée sont comparativement aux tumeurs
bénignes d'une relativité beaucoup plus fréquente que celles du larynx,
puisqu'un tiers des tumeurs de la trachée sont malignes, tandis que pour
les tumeurs du larynx la proportion est beaucoup moindre, 1/7 (Semon).

On voit donc les grandes chances de malignité qu'offre une tumeur trachéale (V. Bruns, Kreig, Brockert, Lombard).

Nager (2), en 1908, ne trouvait dans toute la littérature que 38 cas de
cancer primitif de la trachée, depuis la première observation de Langhaus
(1871) (3). Alors que le cancer secondaire est l'affection de la trachée la

(1) *Société de Laryngologie de Londres*, mars 1907.
(2) Nager, *A. f. L.*, t. XX, f. 2, p. 275.
(3) Langhaus, *Virch. Arch*, t. LIII.

plus fréquente (Saint-Clair-Thomson), le cancer primitif est une affection des plus rares Nager relatant la statistique de l'Institut Pathologique de Bâle, sur 1.078 cas de cancer n'en trouve aucun alors qu'il y a : 9 cancers du larynx, et 19 cancers des bronches et du poumon.

Le sarcome est beaucoup moins fréquent que le carcinome, épithéliomas : 7 : sarcomes : 3.

La plupart du temps, le *cancer* est *secondaire*, qu'il s'agisse d'un carcinome ou d'un sarcome. Il provient, en général, du larynx et dans 121 cas de laryngectomie pour cancer, 31 fois un ou plusieurs anneaux trachéaux ont dû être réséqués (Schiffers). Le cancer des bronches peut gagner secondairement la trachée dans la région toute inférieure au voisinage de l'éperon bronchique.

La trachée peut être envahie par le *cancer du corps thyroïde*, il y a tout d'abord compression, déviation de la trachée, ensuite usure de la paroi, ou envahissement de celle-ci : toutes localisations qui peuvent être diagnostiquées par la bronchoscopie.

Le *cancer de l'œsophage* se propage facilement à la trachée à une phase avancée amenant des perforations de la trachée. Pendant l'œsophagoscopie on perçoit très nettement une sorte de souffle dans l'œsophage à chaque expiration (V. Cancer de l'œsophage). Nous avons noté une vingtaine de fois cette complication.

D'après Opitz (1), sur 96 cas de carcinome de l'œsophage, les trois quarts des perforations se faisaient dans la trachée et dans les bronches. Mais à part cette propagation directe par continuité de la tumeur, on peut observer des *localisations secondaires métastatiques* dans la trachée. Espinger, dans un cas de cancer primitif de l'œsophage au tiers supérieur, a vu un noyau métastatique de la grosseur d'une noisette greffé sur la bifurcation de la trachée.

Nous avons observé deux cas de *carcinomes primitifs de la trachée* ; dans le premier il s'agissait, semble-t-il, de transformations de papillomes de la trachée en épithélioma.

Le Dr X..., âgé de 32 ans, de Cappados, en Turquie d'Asie, vient nous consulter pour une gêne respiratoire qui, depuis un an, se prononce de plus en plus. Le malade a rejeté à plusieurs reprises, dans les quintes de toux qui ont marqué le début de son affection, des crachats sanguinolents avec des fragments de tumeur, dit-il, dont il nous apporte plusieurs spécimens dans un flacon.

Il a beaucoup maigri, surtout dans ces trois derniers mois ; actuellement, il présente du cornage, du tirage et de la gêne respiratoire, surtout marquée dans la position horizontale, et, depuis 15 jours trois accès de suffocation.

Dans ses antécédents, il n'y a pas de tuberculose pulmonaire ni de

(1) *Dissert. Munch.*, 1896.

syphilis. A deux reprises différentes, on a institué chez lui le traitement spécifique, mais sans résultat. De même on a fait trois examens de ses crachats et on n'a pas trouvé de bacilles de Koch.

L'examen laryngoscopique ne révèle rien de particulier ; même si

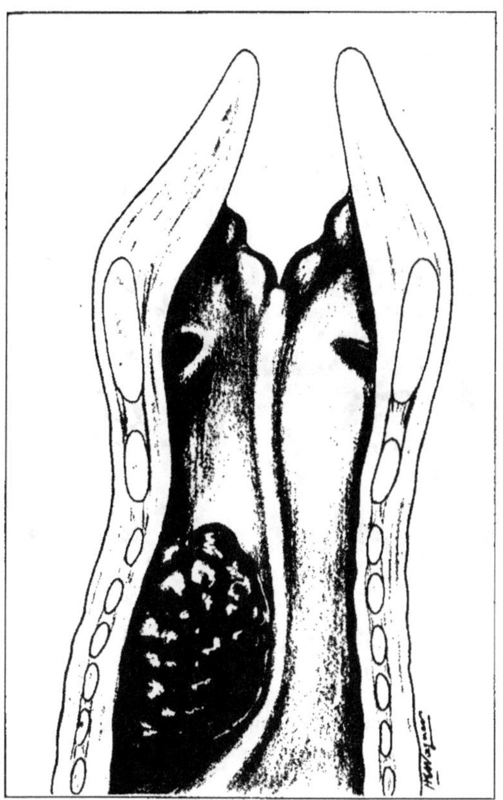

Fig. 185. — Carcinome primitif de la trachée (d'après Hoffmann).

on le fait dans la position verticale, il ne permet de voir que la sous-glotte. L'*examen trachéoscopique*, très difficile à cause de la dyspnée, nous montre que la lumière du tube est partiellement obstruée par des sortes de bourgeonnements villeux, en doigt de gant, qui partent d'une masse qui fait corps avec la paroi antérieure et gauche de la trachée (V. fig. 186). Avec la pince à articulation terminale, nous morcelons les portions de tumeurs qui sont dans le champ du tube : la respiration devient aussitôt beaucoup meilleure, beaucoup plus ample. Nous retirons successivement à peu près la valeur d'un verre à madère de tumeur grisâtre, fongueuse, qui saigne beaucoup pendant l'extraction. L'intervention aussitôt terminée, le malade respire mieux et est beaucoup soulagé : il continue à cracher du sang pendant 24 heures, puis tous les phénomènes rentrent dans l'ordre.

Huit jours après, nouvel examen trachéoscopique, qui nous montre que la trachée est à peu près libre, sauf une sorte d'épaississement grisâtre, avec quelques villosités de la paroi antérieure. Nous complétons notre intervention à la pince, et la respiration redevient tout à fait libre, état qui s'est maintenu pendant plusieurs mois.

L'examen histologique fait par M. Hallion donne les résultats suivants :

Dans les fragments enlevés, les coupes histologiques montrent que la

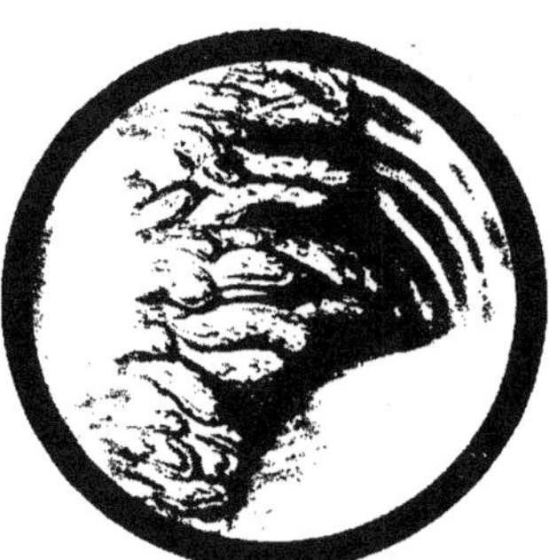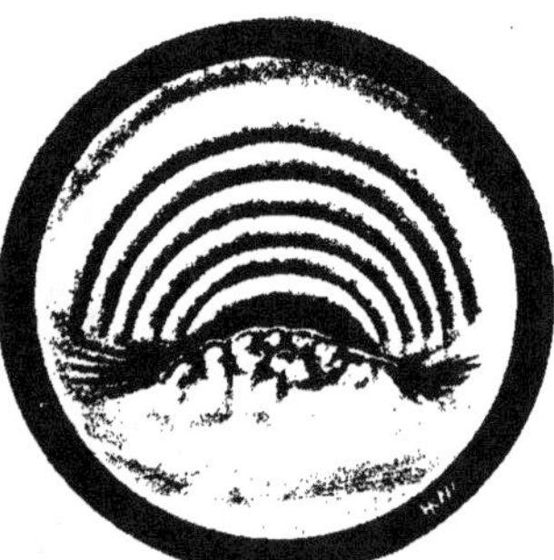

Fig. 186. — Cancer primitif de la trachée.   Fig. 187. — Cancer primitif de la trachée.

tumeur constitue un papillome : plusieurs des végétations qui la forment ont un caractère purement inflammatoire et sont recouvertes d'un épithélium cylindrique stratifié, à cils vibratils, parfaitement typique. Mais en quelques points le caractère de l'épithélium change, les cellules deviennent volumineuses, irrégulières, atypiques, et il se fait des foyers d'infiltration épithéliomateuse dans l'épaisseur des végétations. Conclusion : *Néoplasme épithélial au début.*

Antérieurement, nous avions déjà observé un cas de tumeur cancéreuse de la trachée.

Mme D... nous est adressée par le Dr Gaujas, de l'hôpital Saint-Antoine, une première fois en octobre 1909 en vue d'un examen trachéoscopique ; à ce moment, nous avons constaté sur la paroi postérieure de la trachée l'existence d'une tumeur mamelonnée, lisse, et nous faisons le diagnostic de tumeur de la paroi postérieure de la trachée de nature à déterminer. Cette malade est soumise, dans le service du Dr Béclère, à l'action des rayons X et il semble que, momentanément du moins, les phénomènes dyspnéiques qu'elle présentait lors du premier examen ont rétrocédé pendant assez longtemps puisqu'elle a pu respirer convenablement jusqu'au moment où nous faisons un deuxième examen trachéoscopique, en décembre 1909.

La malade nous revient, en effet, pour des phénomènes dyspnéiques intenses avec tirage et, de temps à autre, surviennent des accès de suffocation avec sifflements inspiratoires très violents. Elle a beaucoup maigri dans ces derniers temps. Son facies est mauvais. Elle semble très gênée pour respirer et le matin, même, elle a eu un violent accès de suffocation.

A l'examen trachéoscopique, la spatule-tube nous fait voir, faisant saillie sur la partie postérieure de la trachée, l'existence d'une tumeur rougeâtre à surface mamelonnée qui empiète sur les deux tiers de la lumière de la trachée et qui en obstrue le calibre (V. fig.). Cette tumeur

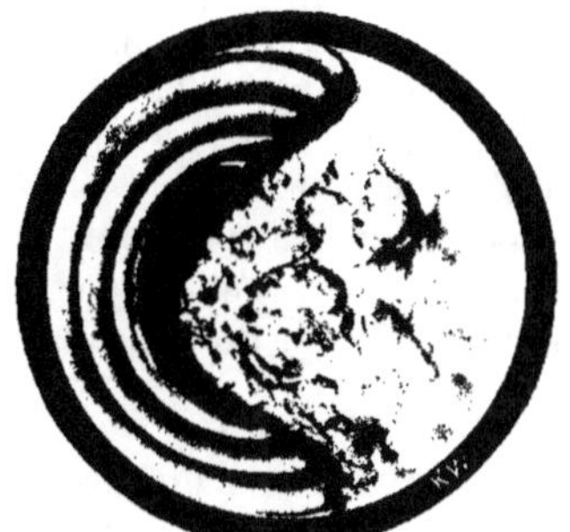 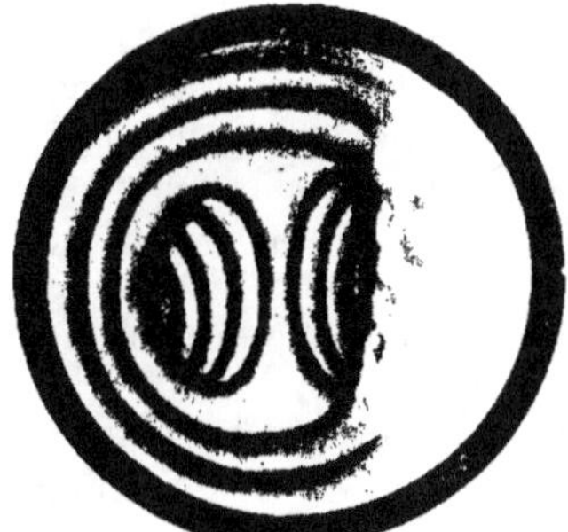

Fig. 188. — Cancer du tiers inférieur de la trachée et de la bronche droite.
Fig. 189. — Le même après injection de sulfate de radium.

saigne au moindre contact du porte-coton. Elle commence vers le 2e anneau de la trachée et semble s'étendre assez bas sans qu'il nous soit possible, toutefois, de voir sa limite inférieure. Avec un tube de petit calibre, nous pouvons, en dépassant cette tumeur, donner à la malade une respiration beaucoup meilleure, ce qui nous fait croire qu'elle ne s'étend pas très bas et s'arrête au-dessus de la bifurcation bronchique.

La malade, que nous avons revue les jours qui ont suivi cet examen, dit avoir beaucoup mieux respiré depuis, le tube ayant momentanément dilaté la trachée.

Enfin, nous pouvons rapprocher de ces deux cas deux autres observations de cancer de la bronche avec envahissement de la région de l'éperon bronchique que nous avons publiées en même temps que deux autres tumeurs malignes primitives de la bronche (Voir *Bulletin d'Oto-Laryng.*, sept. 1919). Dans le premier, c'était une malade du Dr Renon vue en juin 1911. La trachéoscopie montre un aspect bourgeonnant du quart inférieur de la trachée, l'éperon est épaissi, la bronche droite est à peu près complètement obstruée. L'examen histologique (Dr Hallion) d'une biopsie donne : épithélioma lobulé à globules épidermiques. La malade fut très améliorée par des injections massives intra-trachéales.

Dans le deuxième, un malade de 58 ans, examinée avec notre collaborateur Dr Marcorelles, présente des phénomènes de suffocation, de la toux depuis cinq mois, petites hémoptysies. Actuellement, dyspnée très marquée dans tous les mouvements.

L'examen trachéoscopique (mai 1911) montre un éperon épaissi, bourgeonnant et la bronche gauche obstruée par des bourgeons saignants, sanieux.

L'examen biopsique (Dr Deglos) : épithélioma pavimenteux, stratifié, recouvrant un tissu conjonctif plus ou moins adulte avec néo-vaisseau. Il ne nous a pas été donné de revoir ce malade après l'examen.

Il est de règle que le cancer de l'œsophage se propage plutôt vers la trachée. Cependant, comme nous l'avons relaté (V. page 144) dans le chapitre du cancer de l'œsophage, nous avons observé en mai 1906 (1) dans le service du Professeur Le Dentu, un malade qui présentait une tumeur cancéreuse primitive de la trachée, secondairement propagée à l'œsophage. La dyspnée et les crachements de sang dataient de huit mois et la dysphagie était toute récente (deux mois). Il semble donc qu'il s'agissait dans ce cas d'une tumeur primitive de la trachée et secondaire de l'œsophage.

Mann, dans un travail publié en 1912 (*Hand. der Sp. Ch.*, Wurburg, 1912), résume ainsi les cas jusqu'à présent publiés de la littérature. Le sarcome s'est rencontré deux fois dans la trachée chez une femme de 25 ans (cas de Killian) et un homme de 29 (Pryzgoda). Le carcinome chez une femme de 52 ans (Chiari) et un homme de 60 ans (Monasse). Un cas présumé de carcinome sans confirmation nécropsique chez un homme de 71 (Glass). Killian obtient par l'opération sous trachoscopie une guérison durable, Chiari une amélioration.

Dans les cas publiés de cancer de la trachée, il y avait deux fois plus d'hommes que de femmes.

L'aspect de la tumeur est variable, tantôt il s'agit d'une tumeur molle, fongueuse, d'autres fois volumineuse, infiltrée, ulcérée au bout d'un certain temps. Enfin, elle peut être papillomateuse comme dans le cas que nous avons observé (V. fig. 186). Nous avons retrouvé ici tous les caractères des tumeurs cancéreuses, hémorragies faciles, sanie purulente à la surface. C'est presque toujours sur la paroi postérieure qu'elle se développe, région riche en glandes. Langhaus, dans une série de cas, a constaté, en effet, que le point de départ du néoplasme était dans les glandes muqueuses.

---

(1) Quelques cas de tumeurs de la trachée et des bronches. *Société Française de Laryngologie* (mai 1911).

Le **sarcome** est plus rare que le carcinome dans la proportion de la moitié, il n'en existe qu'une vingtaine de cas en tout.

Von Bruns, sur 14 cas, en a noté : 11 limités à la trachée, et 3 au larynx et à la trachée dont le point de départ reste douteux.

Les formes observées sont le fibro-sarcome à cellules fusiformes et l'angiosarcome. Plusieurs fois le sarcome était polypoïde (Betz).

Leur développement est limité et ces tumeurs envahissent petit à petit toute la lumière de la trachée, amenant l'asphyxie progressive du patient.

Le tableau clinique est variable et ne présente rien de précis : toux, dyspnée. Les hémorragies seules peuvent attirer l'attention en dehors de toute lésion pulmonaire. La trachéoscopie donne des renseignements sur le siège et l'étendue des lésions trachéales. Seul l'examen histologique permet un diagnostic précis.

SYMPTOMATOLOGIE

L'évolution d'une tumeur intra-trachéale est toujours insidieuse, sans aucune douleur, et le premier symptôme qui attire l'attention c'est la *dyspnée,* qui évolue progressivement. Ce sont donc, en somme, les signes de sténose trachéale qui dominent la scène pendant une très longue période.

La dyspnée s'accompagne de cornage lorsqu'elle est accentuée. Il peut y avoir accès de suffocation 1° en cas de tumeur pédiculée comme dans l'observation relatée plus haut, la tumeur venait obstruer la glotte dans les efforts d'expiration, où 2° lorsque la tumeur acquiert un certain volume par les phénomènes concomitants de vaso-congestion de la muqueuse. La toux est, en général, fréquente à une période avancée, mais petite et quinteuse.

L'expectoration est purulente, peut être striée de sang et s'accompagner de véritables hémorragies caractéristiques d'un néoplasme. Nous avons vu que, dans le cas relaté plus haut, plusieurs fois le malade avait craché de petits fragments de son cancer papillomateux.

Les modes d'exploration de la trachée étaient bien pauvres avant la trachéo-bronchoscopie. S'il fut possible de diagnostiquer quelques tumeurs haut situées, avec le simple miroir, il faut bien dire que la plupart des cas publiés n'ont été, dans l'ère antérieure à la bronchoscopie, que des trouvailles d'autopsie.

Killian est le premier auteur qui ait diagnostiqué une tumeur sarcomateuse par le moyen de la trachéo-bronchoscopie, et il est aussi le premier qui ait enlevé cette tumeur (1904) par la méthode directe. il n'y eut aucune récidive dans son cas.

La *trachéoscopie* permet de reconnaître les caractères morphologiques de la tumeur, et il est presque toujours facile de se rendre compte à première vue s'il s'agit d'une tumeur bénigne, papillome, polype plus ou moins pédiculé, fibrome à surface lisse, etc.

Le *cancer* s'insère toujours par un large pédicule, infiltre une plus ou moins grande portion de la paroi, saigne facilement et est recouvert de sanie purulente, fétide.

Le *sarcome* se présente sous forme de tumeur arrondie, à large pédicule, à surface lisse, non ulcérée.

L'évolution est lente qu'il s'agisse de tumeur bénigne ou maligne et l'on peut observer la transformation de tumeurs bénignes en malignes. Le cas que nous citons plus haut en semble un exemple frappant. La cachexie cancéreuse, la généralisation, les métastases n'ont guère été signalées, le malade succombant à l'asphyxie avant d'avoir atteint ce stade, ce cancer restant pendant longtemps localisé à la trachée.

Le pronostic de ces tumeurs même bénignes est très grave ; par leur volume et leur développement elles peuvent amener l'asphyxie du malade. En outre, il ne faut pas perdre de vue que la plupart subiront tôt ou tard la transformation maligne.

Parmi les tumeurs malignes, le sarcome paraît la moins grave, et évolue plus lentement que le carcinome. Il existe plusieurs cas de guérisons qui semblent définitives. Schrötter (1) a publié le cas d'un sarcome de la trachée qu'il a observé, suivi et opéré à différentes reprises pendant une durée de vingt ans.

Étant donné le peu de tendance à la diffusion que présente cette forme de cancer, on conçoit qu'on puisse espérer agir sur lui par un traitement ou une opération locale.

Traitement

Peut être curatif surtout lorsqu'il s'agit de *tumeurs bénignes*, mais la plupart du temps dans les tumeurs malignes il n'est que palliatif.

1° **Curatif.** — Le traitement comporte l'extirpation soit par les voies naturelles, soit par ouverture trachéale.

a) L'extirpation par les voies naturelles a été pratiquée un certain nombre de fois sous la trachéoscopie directe et sauf exception elle n'est indiquée que dans le cas de tumeur bénigne. Plusieurs cas ont été publiés par Sauer, Ch. Jackson (2) et par nous-même.

Les **tumeurs bénignes** dont l'extraction par la bronchoscopie est possible sont plutôt rares. Emile Mayer rapporte un cas intéressant chez un jeune enfant dont le poumon droit présentait une obstruction absolue dans sa partie inférieure. L'examen aux rayons X était négatif.

(1) *Sarkoma der Trachea*, pages 168 et suivantes.
(2) Ch. Jackson, *Congrès de London*, 1913.

A la bronchoscopie, un papillome fut trouvé qui emplissait la partie inférieure de la bronche principale et son *ablation par bronchoscopie* fut suivie de guérison.

Nous avons relaté plus haut notre cas de fibrome endotrachéal qui peut être enlevé par les voies naturelles, mais après trachéotomie d'urgence.

L'ablation sera faite sous anesthésie locale et dans la position couchée. On devra en tout cas agir avec rapidité dans cette intervention, et on ne la commencera que lorsque l'anesthésie du larynx et de la partie supérieure de la trachée sera complète. Un assistant tiendra la pince toute prête à la portée de la main de l'opérateur pour qu'il puisse enlever la tumeur aussitôt que découverte. Il est évident que tout sera toujours prêt pour une *trachéotomie éventuellement possible*, principalement lorsqu'il s'agit d'une tumeur un peu grosse. Il n'y a aucune suite consécutive à cette opération et la respiration se rétablit d'elle-même, dès que l'extraction est faite.

On ne connaît guère qu'un cas d'extraction par endoscopie de *tumeur maligne* trachéo-bronchique ayant amené un résultat durable, et ce cas est rapporté par Kahler qui parvint à enlever de la bronche droite un carcinome pédiculé à l'anse, et son point d'insertion fut ensuite cautérisé. La survie atteignait deux ans et demi au moment de la communication de l'auteur (1912).

L'ouverture de la trachée, *la trachéotomie, ou la cricotrachéotomie* constituait le seul mode chirurgical auquel on pouvait avoir recours dans la période prétrachéoscopique pour extraire les *tumeurs bénignes* haut situées. Elle est indiquée encore maintenant chaque fois qu'il y a dyspnée très nette, et que l'on suppose qu'il s'agisse d'une tumeur bénigne un peu volumineuse. En admettant que l'on puisse introduire le tube sans trop de gêne et saisir la tumeur convenablement, son volume peut rendre la traversée de la glotte absolument impossible.

C'est à l'opération externe qu'ont eu recours du reste tous ceux qui ont traité les tumeurs de ce genre, et dans la statistique de Krieg (1), sur 53 opérations on trouve 34 opérations par voie externe, 13 ablations par trachéoscopie : 9 supérieures, 4 inférieures, 7 ablations sous le contrôle du miroir, 1 résection trachéale. Dans la statistique de Lombard et Baldenweck : sur 28 cas, 5 fois seulement l'ablation fut faite par trachéoscopie supérieure, et 2 fois par l'inférieure, bien que cette statistique porte de 1907 à 1912, c'est-à-dire lors du plein essor des méthodes endoscopiques.

Lorsqu'il s'agit d'un *cancer de la trachée*, deux méthodes curatives peuvent être envisagées, ou bien la *simple résection trachéale*. Mais celle-ci n'a guère d'indications qu'en cas de tumeurs limitées, et on ne connaît comme

---

(1) Krieg, die primoren Tumor der Trachea. *Beit. klin. chirur.*, t. LVIII, 1908.

ayant réussi que l'opération de Von Bruns (1907) dans un cas de carcinome limité à la paroi postérieure de la trachée, et l'observation rapportée par Schmigelow (1). Cette opération présente du reste les plus grandes difficultés dans le cas de tumeur étendue, les sutures maintenant difficilement coaptées les deux extrémités trachéales, ou bien les *applications locales de radium* avec ou sans intervention chirurgicale.

Dans un cas de tumeur du larynx et de la trachée, nous avons agi de façon beaucoup plus directe, et cela avec un plein succès. Après anesthésie locale de la trachée, nous avons placé sous le contrôle du miroir directement le radium contenu dans une fine sonde en caoutchouc dans le conduit laryngo trachéal. Le malade supporte très bien des applications de trois ou quatre heures qu'on renouvelle tous les deux jours pendant une quinzaine.

En présence d'une tumeur maligne trachéale, voici comment à l'avenir nous procéderions : ouverture large de la trachée pour permettre l'ablation de la tumeur aussi radicalement que possible, maintien d'une stomie, pour permettre localement des applications de radium pendant tout le temps suffisant (3 à 4 jours) et pour surveiller toute récidive locale.

2° Traitement palliatif. — Souvent on devra se contenter d'essayer de parer aux accidents dyspnéiques et d'éviter l'accès de suffocation fatal

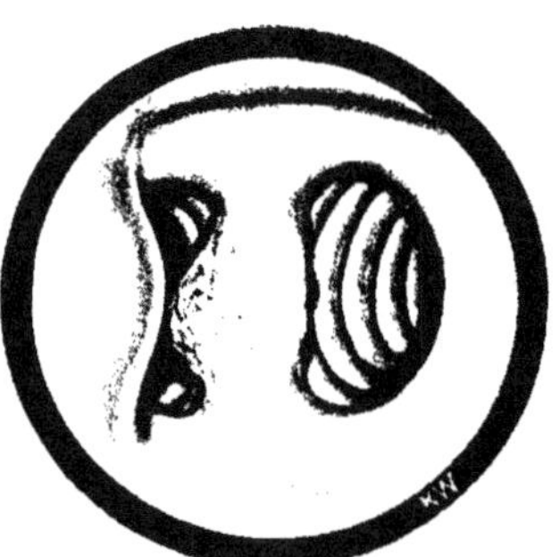

Fig. 190. — Cancer de l'éperon trachéal et de la bronche gauche.

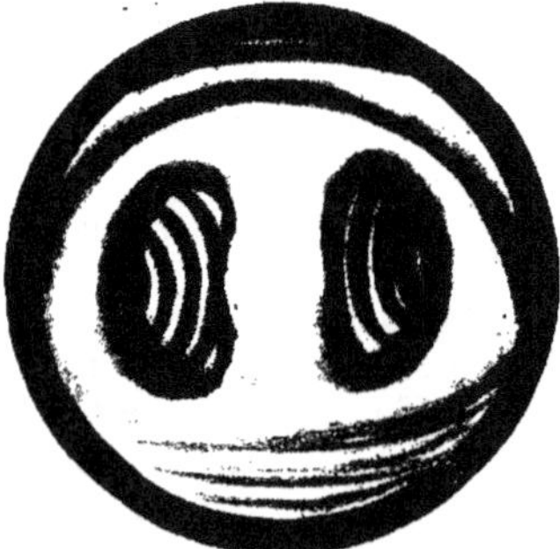

Fig. 191. — Le même cancer après injection intratrachéale de sulfate de radium.

par l'intervention uniquement palliative. La *trachéotomie basse* avec canule spéciale un peu longue dépassant le niveau d'implantation de la tumeur est souvent la seule intervention possible.

(1) Schmigelow (A. F. L., t. XXII, n° 1).

Nous avons vu que dans le cas cité plus haut (V. p. 322) il nous fut possible de ramener, pour quelques semaines, une respiration normale en extirpant des bourgeons proliférants de la trachée sous trachéoscopie supérieure. Mais pareille intervention ne peut être utile que dans certaines circonstances particulières où l'on ne craint point l'accès de suffocation immédiat. Dans la plupart des cas, il vaudra mieux d'abord établir une trachéotomie, quitte à intervenir dans un deuxième temps par les voies naturelles. Par la plaie de trachéotomie, du reste, il sera possible d'intervenir directement sur la tumeur bas située dans un but uniquement palliatif.

Les injections intratrachéales contenant quelques microgrammes de sulfate de radium nous ont donné des résultats palliatifs certains dans deux cas de cancer primitif de la bronche.

La trachéocèle.

Nous ne pouvons nous dispenser de dire quelques mots d'une tumeur de nature toute spéciale sur la pathogénie de laquelle l'endoscopie a jeté un jour tout nouveau, la *trachéocèle*, car elle est susceptible d'amener *un certain degré de sténose de la trachée*, nous allons voir par quel mécanisme.

L'histoire détaillée des tumeurs gazeuses du cou a été décrite, en 1889, par L.-H. Petit, dans son très consciencieux mémoire publié dans la *Revue de Chirurgie*.

Les *trachéocèles* (tumeurs gazeuses du cou, hernies de la trachée, goitres aériens) sont connues depuis très longtemps, puisque Ætius, au Ve siècle, signalait ces tumeurs qui naissent au cou dans les efforts de l'accouchement. Plater, vers 1600, donna une description assez précise de cette affection qu'il distingue nettement du goitre ; Larrey dans ses cliniques (1829) l'a observée chez les crieurs de minarets en Égypte.

La pathogénie des trachéocèles a été l'objet de nombreuses discussions. Il semble que les constatations endoscopiques viennent l'éclairer définitivement. En 1873, à la Société de Chirurgie, s'éleva une discussion sur la pathogénie des tumeurs en question à propos d'un rapport de Guyon sur une observation de Dewalz Il s'agissait d'un tuberculeux toussant depuis de longues années ; la tumeur se présentait sous la forme d'un goitre bilatéral. Elle semblait en rapport avec la trachée, mais la laryngoscopie ne put donner à cet égard aucun renseignement utile. Dewalz crut à une hernie de la muqueuse, à une trachéocèle ; Faucon cite un cas de tumeur gazeuse du cou chez un vieux tousseur, mort ultérieurement d'un cancer de l'estomac ; il n'y eut pas d'autopsie. Comme Dewalz, il admet l'hypothèse d'une hernie de la muqueuse trachéale.

D'après Faucon, Josse (d'Amiens) aurait observé trois cas analogues, mais il ne croit pas à la hernie de la muqueuse ; il estime qu'il doit y avoir une rupture des parois de la trachée.

Dans tous les faits envisagés plus haut, la tumeur est apparue progressivement ou du moins à la suite d'efforts réitérés. Exceptionnellement, elle peut succéder à un très violent et unique effort, comme dans l'observation publiée par Peschaud (1). Il s'agit d'un soldat très vigoureux qui, après un très violent effort pour soulever un canon, éprouva une vive douleur à la partie supérieure du thorax, de la gêne respiratoire, puis les premiers jours, de la raucité de la voix : on constatait immédiatement l'existence

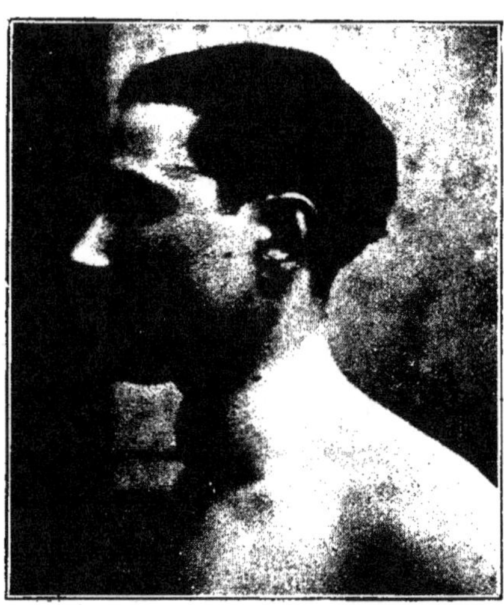

Fig. 192 — Trachéocèle (cas n° 1). Aspect du gonflement du cou dans l'effort.

d'une tumeur au côté droit du cou, se développant au moindre effort. L'examen laryngoscopique n'a dénoté qu'un peu de « rougeur diffuse de l'épiglotte et des cordes vocales, aucune trace d'ulcération, aucun orifice sur les premiers anneaux de la trachée ».

Nous avons eu l'occasion d'examiner deux malades (2) atteints de volumineuses trachéocèles. Dans les deux cas, le mode d'apparition de la tumeur s'est fait différemment. Dans le premier, il s'agissait d'un blessé, âgé de 24 ans, adressé par le professeur Letulle (3), en février 1916, pour un examen trachéoscopique, chez lequel une tumeur gazeuse du cou (V. fig. 192) s'est développée brusquement après l'éclatement d'un gros obus très près de lui.

Dans le deuxième adressé en juin 1921 par le Dr Breuil, de Troyes, chez un adulte âgé de 36 ans, il semble que la tumeur se soit développée

_____

(1) *Thèse de Montpellier*, 1884.
(2) Tout récemment nous avons trachéoscopé un troisième cas de trachéocèle (V. p. 333).
(3) Coudray et Guisez, *Presse médicale*, n° du 8 juillet 1918.

progressivement, et qu'à aucun moment aucun effort brusque et violent n'ait été trouvé dans son étiologie, et elle existe chez ce malade depuis au moins une vingtaine d'années.

Dans les deux cas, les constatations cliniques ont été exactement les mêmes. Au moindre effort la partie inférieure du cou se gonfle et se distend de façon uniforme comme dans le premier cas (V. fig. 192), soit unilatéralement dans le deuxième (Voir fig. 193). Cette tumeur dépasse le volume du poing, et lorsque l'on palpe le cou on constate nettement que les doigts s'enfoncent immédiatement en avant du sterno-cleido-mastoïdien, au-dessous du cricoïde, à travers la trachée qu'ils obstruent partiellement.

Tout effort, tout mouvement est pour ainsi dire impossible, s'accompagnant immédiatement d'une crise de dyspnée qui semble bien indiquer une sténose intratrachéale.

Les constatations endoscopiques ont été également les mêmes dans les deux cas. *A priori*, il semblerait que l'on doive constater endoscopiquement une sorte de cul-de-sac dans la paroi trachéale, une sorte de diverticule

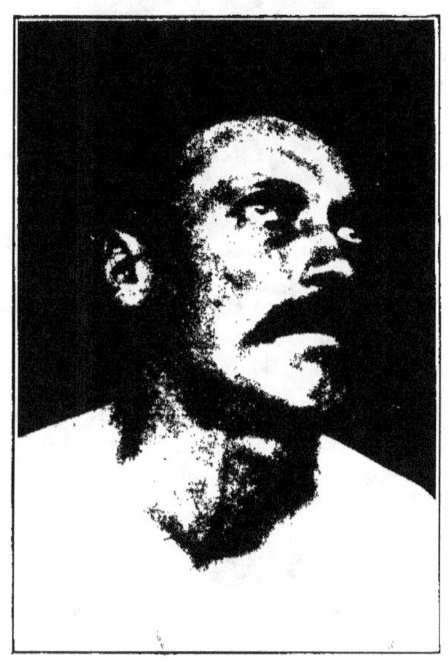

Fig. 193. — Volumineuse trachéocèle au moment de l'effort (cas n° 2).

qui s'amplifierait au moment de l'effort. Il n'en est rien, et c'est précisément l'inverse que l'on constate puisqu'il y a à l'endoscope (V. fig. 195 et 196) une forte de voussure de la paroi, une sorte de hernie de dehors en dedans qui obstrue partiellement la lumière de la trachée. A l'état de repos, ce sont les tissus voisins qui empiètent sur la cavité trachéale, il y a une projection de la paroi de dehors en dedans. Cela indique nettement que toute la paroi trachéale est déhiscente, y compris les anneaux cartilagineux. Du reste, le palper de la portion latérale droite de la trachée fait constater la déhiscence complète de sa paroi qui contraste avec l'intégrité de celle du côté opposé.

Il ne s'agit donc pas d'une simple hernie de la muqueuse, de dedans en dehors, comme l'ont prétendu quelques auteurs, mais d'une rupture ou d'une déhiscence de la totalité de la paroi, comprenant un ou plusieurs anneaux.

Le mécanisme de production semble très différent dans les deux cas.

Dans le premier, et de même que dans tous les cas signalés, quelles que soient les variétés étiologiques, l'*effort*, le plus souvent réitéré, exceptionnellement unique, se présente toujours comme fait initial. A ce

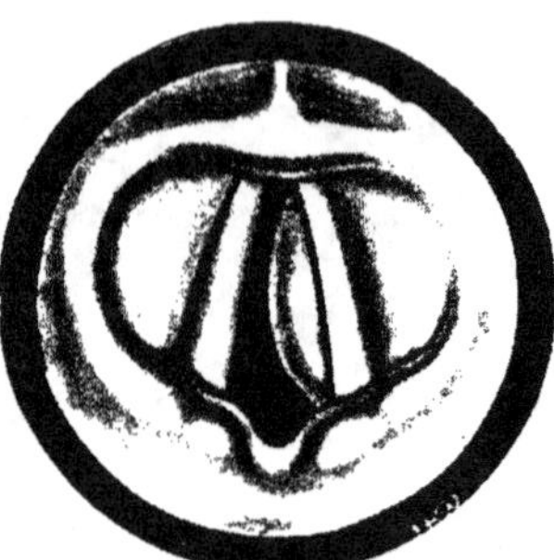

Fig. 194. — Trachéocèle vue au miroir.

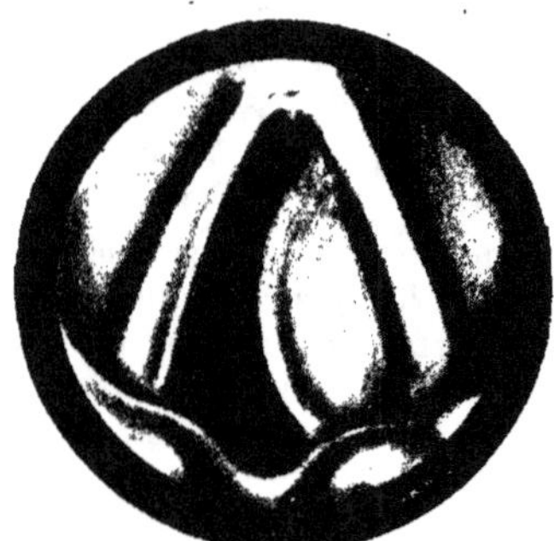

Fig. 195. — Trachéocèle vue à la laryngoscopie directe.

point de vue, dans notre première observation, il semble difficile d'admettre une autre explication. Sous l'influence de la pression extérieure énorme de l'air produite dans une certaine zone autour du point d'éclatement d'un

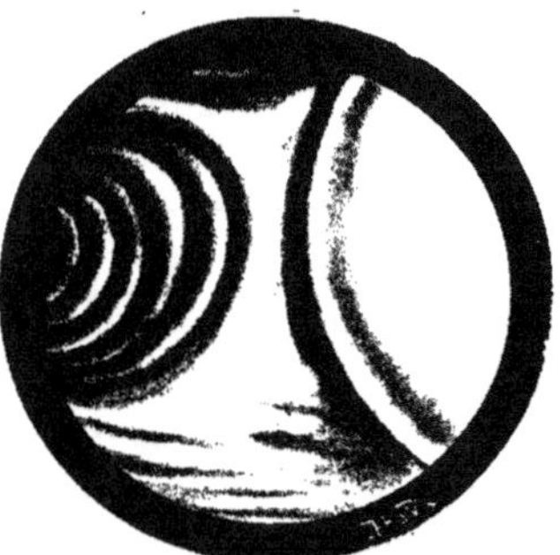

Fig. 196. — Trachéocèle vue au tube trachéoscope du voisinage de l'éperon trachéal.

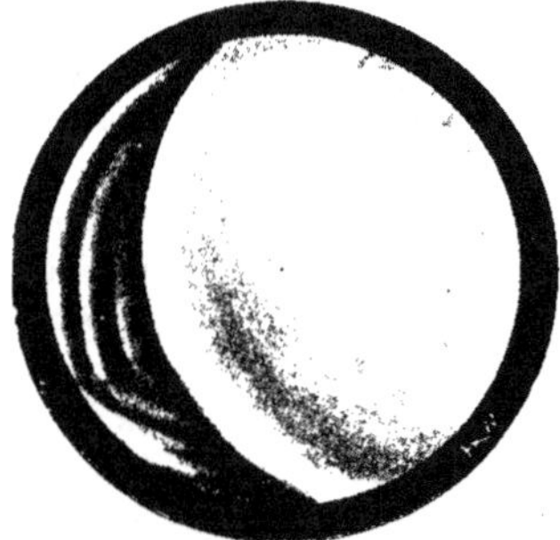

Fig. 197. — Trachéocèle vue avec le tube trachéoscope (immédiatement au-dessous des cordes vocales).

gros obus, le sujet a fait un violent effort de réaction et ferme énergiquement sa glotte pour amener une contrepression intrathoracique. L'instinct de la conservation double cet effort, et dans ces conditions le conduit aérien cède en un point faible, au-dessous de la glotte et en dehors du thorax, et c'est la trachée qui éclate. Il est possible, sinon probable, que par ce mécanisme se produisent parfois des ruptures aériennes intrapulmonaires, mais on ne saurait en donner la preuve.

Dans le deuxième, il semble qu'il s'agisse plutôt d'un reste d'une disposition congénitale, puisque depuis sa toute première enfance, le malade a toujours eu de la peine à respirer lors de l'effort, et qu'il s'est toujours connu ce gonflement de la base du cou qui s'est exagéré considérablement depuis deux ans (1).

Le *pronostic* est, on le conçoit, sérieux. L'affection abandonnée à elle-même n'a aucune tendance à l'amélioration. A part les hernies de l'accouchement qui guérissent vite, les autres augmentent progressivement jusqu'à un maximum qu'elles ne semblent pas pouvoir dépasser. Toute profession, toute manœuvre de force, la marche elle-même, l'élévation de la voix sont impossibles. Leur état s'aggrave singulièrement s'il survient une trachéite, inflammation bronchique ou pulmonaire.

Nous ne voyons pas quel traitement direct on pourrait proposer contre ce genre de tumeur, aucune opération ne semble pouvoir rapprocher les anneaux trachéaux qui se sont rompus ou disjoints. Une *trachéotomie basse* dont le lieu serait déterminé endoscopiquement semble devoir être conseillée. On ferait ainsi une dérivation à la circulation de l'air, et la hernie pourrait ainsi se réduire d'elle-même et petit à petit. Mais aucun de ces malades n'a accepté de se laisser soigner, le premier estimant qu'il lui était suffisant d'avoir miraculeusement échappé à la mort, le deuxième ayant toujours vécu avec cette tumeur, et s'étant prêté du reste très difficilement à notre examen trachéoscopique.

Ozène trachéal.

L'ozène se localise quelquefois dans la trachée, caractérisée par l'apparition de croûtes grisâtres qui envahissent la trachée et même les grosses bronches, et peuvent occasionner de véritables accès de dyspnée.

Nous avons soigné en particulier plusieurs femmes qui présentaient nettement de la dyspnée avec tirage, accès de suffocation, et même dans un cas nous avons dû faire une trachéotomie d'urgence chez une malade de la consultation de l'Hôtel-Dieu, dont la trachée et les grosses bronches étaient envahies par des croûtes épaisses qui reproduisaient exactement le moule de ces conduits (V. fig. 40 Pl. II). Cette malade a été améliorée par sa trachéotomie pendant deux jours, mais elle a été emportée le troisième par un accès de suffocation. A l'autopsie on a

(1) Nous venons d'observer (décembre 1922), un 3ᵉ cas de trachéocèle chez une malade âgée de 63 ans qui n'est atteinte que depuis trois ans de cette infirmité. La tumeur gazeuse est assez basse et siège dans le creux sus-claviculaire atteignant la grosseur d'une orange.

Les constatations endoscopiques nous ont montré une valvule immédiatement sous-glottique certainement congénitale qui obstrue les deux tiers de la lumière trachéale et il semble ici que ce soit la paroi postérieure dans sa partie droite qui ait cédé sans qu'il y ait de rupture des anneaux trachéaux, mais simple écartement de ceux-ci latéralement pour donner issue à cette hernie. C'est peut-être là le mode de production initiale des trachéocèles dans un grand nombre de cas.

reconnu que toute la partie inférieure de la trachée et les deux bronches étaient envahies par des croûtes d'ozène.

Il s'agit, comme on le voit, de forme de sténoses pouvant devenir graves, et dont il faut être averti, toutefois dans la majorité des cas l'ozène trachéal présente un tableau clinique beaucoup plus bénin, caractérisé par une sécheresse spéciale de la gorge, une toux d'irritation et un léger degré de dyspnée, principalement la nuit. Les malades accusent une sensation de brûlure, de sécheresse, derrière le sternum. La sécrétion est muqueuse ou muco-purulente. Si l'inflammation passe à l'état chronique, elle est accompagnée de punaisie. Mais il est assez difficile de savoir si cette odeur vient du nez ou de la trachée.

L'examen rhinoscopique montre les croûtes caractéristiques de l'ozène dans la plupart des cas, mais souvent aussi, en particulier chez l'adulte, l'ozène nasal peut être guéri complètement par atrophie de la muqueuse, alors que l'ozène trachéal a pullulé et s'est développé de son côté.

Il est toujours facile de faire le diagnostic de cette affection soit par laryngoscopie au miroir, soit dans les cas de doute par la laryngoscopie directe, la trachéoscopie. L'aspect des croûtes est caractéristique, si on essaie de les détacher on voit qu'elles adhèrent fortement à la muqueuse, et celle-ci d'un rouge vif saigne souvent à la place où elles s'inséraient; plus tard la muqueuse est plus pâle, d'apparence atrophiée.

Il semble que l'on doive mettre en doute les observations publiées par Baginsky et Zarniko d'*ozène primitif* uniquement endo-trachéal et vraisemblablement dans ce cas la phase nasale a passé inaperçue.

Traitement. — L'ozène trachéal est des plus tenace, et tous les traitements proposés contre lui ont été inefficaces.

Deux cas peuvent se présenter, ou bien 1° il s'agit d'un traitement d'urgence *lorsqu'il y a dyspnée, dans les cas graves*, la trachéotomie peut être indiquée, comme dans le nôtre relaté plus haut, mais généralement il suffit d'un traitement émollient d'inhalations pour calmer les accès de dyspnée.

2° En dehors des crises le traitement serait d'abord endonasal contre les lésions de l'ozène, c'est-à-dire : grands lavages, et dans les cas favorables : la paraffine sous muqueuse. Contre l'ozène trachéal, le seul traitement qui nous ait donné quelque résultat, ce sont les injections massives de solutions huileuses suivant la technique que nous avons décrite (1). Nous avons employé l'huile goménolée en solution à 5 0/0, et dans un cas nous avons fait à une malade des badigeonnages de la trachée de nitrate d'argent à 1 pour 200. Les solutions de nitrate d'argent semblent avoir un effet plus radical sur cette affection que les solutions huileuses, mais elles sont d'un maniement plus difficile.

Certains auteurs ont recommandé l'emploi de l'air chaud qui favorise l'élimination des croûtes et sert d'excitant à la muqueuse.

____

(1) V. Guisez et Stodel. *Presse Médicale*, 18 septembre 1912.

SYPHILIS DE LA TRACHÉE

La syphilis de la trachée est plutôt rare. D'après Mackensie la trachée serait atteinte 1 fois pour 200 dans les affections spécifiques du cou. Mann (1) dans son travail en réunit, en 1912, 31 cas bien observés.

Elle est beaucoup plus rare également que la syphilis laryngée, dans la proportion de 21 0/0. Elle se voit avec son maximum de fréquence à l'âge moyen de la vie, chez l'enfant elle est exceptionnelle. Toutes les irritations la favorisent. Levin a rapporté le cas d'un enfant qui trachéotomisé pour un rétrécissement syphilitique du larynx mourut cinq mois plus tard d'un accès de suffocation. On trouva à l'autospie un gonflement en forme de tumeur de texture gommeuse s'étendant du 4e au 8e anneau trachéal, à la place où avait siégé la canule.

Le plus souvent elle est secondaire, consécutive à la syphilis du larynx, mais elle peut être *primitive*, constituer la seule affection spécifique de tout l'organisme.

Dans les formes secondaires, lorsque la syphilis trachéale est consécutive à la syphilis laryngée, il y a, en général, continuité de lésions entre les deux organes : mais dans les formes primitives, la localisation est le plus souvent au milieu de la trachée, et à sa partie inférieure sans que l'on puisse expliquer la véritable raison de cette localisation basse. Ce qu'on observe le plus souvent, c'est l'érythème, le condylome, et à une période plus avancée les gommes ulcérées ou non.

On a signalé quelques cas d'érythème vermillon dans la trachée à la période secondaire de la syphilis.

Seidel et Mackenzie ont publié des observations de condylomes. Le premier de ces auteurs en a diagnostiqué un très volumineux qui a disparu par le traitement mercuriel.

Mais les lésions tertiaires sont le plus souvent observées ; dans la moitié des cas elles apparaissent dix ans après les premiers accidents. Kahler (Berlin, août 1911) a rapporté et guéri 13 cas de gommes de la trachée dans lesquels le diagnostic fut fait de façon précoce. Gerber a relaté aussi l'observation d'un jeune homme de 16 ans chez lequel il fit le diagnostic de gomme développée sur la moitié droite de la trachée dans son tiers supérieur. La guérison fut obtenue par le néosalvarsan (2). Dans le cas très intéressant de Nowotny, observé à la clinique de Piniazeck, il s'agissait d'une jeune fille de 26 ans, devenue syphilitique, qui commença à avoir de la

(1) Mann. Die Tracheoscopie, *in Hand der Spez. chirurg. des oh. under Luftwese.*

(2) *Arch. f. Laryngol.*, t. XXVII, fasc. 1.

dyspnée cinq ans après. Le bronchoscope permit de diagnostiquer une gomme siégeant au niveau de la bifurcation des bronches. Il fut possible de curetter cette tumeur et de rendre une respiration normale ; l'état pathologique ayant créé une urgence que n'aurait pas assez rapidement combattue le traitement mercuriel même intensif. Le siège de la syphilis peut être à n'importe quelle place de la trachée et des bronches. La localisation la plus fréquente est près de la bifurcation.

La gomme présente un aspect caractéristique faisant saillie dans la lumière trachéale, de couleur gris jaunâtre et d'aspect fongueux, lorsqu'elle s'ulcère, elle donne une plaie rouge, à bord infiltré taillé à pic avec un fond lardacé. Les lésions progressent dans la profondeur, et en amenant la mise à nu et la destruction du cartilage, il peut en résulter des fistules œsophago-trachéales. Les gros vaisseaux voisins peuvent s'ulcérer en particulier l'artère pulmonaire et l'aorte. Les gommes laissent à leur place une cicatrice profonde sans la moindre élasticité, ou de véritables brides, épaisses, adhérentes à travers la lumière de la trachée. Le tout aboutit pour finir à une sténose plus ou moins accentuée du calibre de ce conduit. Nous avons observé un cas très net de sténose à peu près complète de la partie supérieure de celui-ci consécutive à une syphilis laryngo-trachéale.

Au point de vue symptomatologique, la syphilis, dans ses manifestations secondaires et même tertiaires au début, est tout à fait insidieuse. Elle évolue sans douleur.

Le diagnostic est, en général, établi par les symptômes concomitants et surtout par *l'examen trachéoscopique* qui montre soit une gomme, soit une ulcération caractéristique. Un peu plus tard, l'existence de brides cicatricielles, de ponts membraneux dans la trachée, lèveraient tous les doutes sur leur véritable origine.

La syphilis trachéale primitive, au point de vue clinique, se révèle par de la toux, une expectoration muco-purulente et des douleurs dans la poitrine. Il y a très souvent une toux aboyante à timbre très spécial (Garel). Il se manifeste des troubles respiratoires qui augmentent progressivement par suite de l'établissement de la sténose trachéale. Un simple examen au laryngoscope montre que le larynx est indemne et que l'obstacle siège plus bas dans la trachée. A une période avancée le *diagnostic* paraît être facilité par la présence dans l'expectoration de débris de cartilage. Il est évident qu'il faudrait éliminer toutes les sténoses par compression et principalement les sténoses par ectasie aortique.

On conçoit que le *traitement* spécifique permettra de trancher le diagnostic et celui-ci sera toujours institué dans les cas de doute. Pendant une longue période on a recommandé le mercure associé à l'iodure de potassium ou de sodium ; actuellement, l'arséno-benzol semble agir beaucoup plus rapidement.

Le conseil de Garel de ne pas débuter d'emblée par l'iodure de potassium est à recommander, en cas de sténoses intenses, l'irritation, l'œdème causés par l'iodure pouvant accentuer rapidement la dyspnée.

Lorsqu'il y a *sténose cicatricielle* celle-ci sera justiciable du traitement de dilatation que nous décrirons plus loin (V. p. 345) ; si elle est située plus haut une cricotrachéostomie paraît indiquée. Plus bas, le traitement curatif serait alors plus difficile, il faudrait agir localement, faire de la dilatation progressive au moyen du drain de forme spéciale (Voir fig. 62).

Une trachéotomie basse semble être indiquée dans les cas graves et serait même quelquefois le seul recours, elle pourrait servir aussi pour les manœuvres endo-trachéales de dilatation, elle permettrait l'introduction plus facile des tubes trachéaux pour permettre la respiration.

Au cours du traitement spécifique il est indispensable de surveiller trachéoscopiquement la marche de la guérison, il faut enlever les fongosités et combattre à temps les sténoses initiales par la dilatation. Sur les 32 cas réunis par Mann, 7 ont abouti à la mort, faible nombre si on considère la gravité de la maladie, et qui prouve clairement l'influence bienfaisante du traitement guidé par la trachéoscopie.

TUBERCULOSE DE LA TRACHÉE

La tuberculose de la trachée se présente sous deux formes différentes : Les cas les plus ordinaires, dans lesquels les ulcérations s'accompagnent de tuberculose pulmonaire ou laryngée et rien n'est plus fréquent que ces lésions aux autopsies des tuberculeux (*forme secondaire*). Celle-ci peut être due également à la propagation de la tuberculose des ganglions inter-trachéaux-bronchiques ; mais il existe des cas très nets où avec des lésions laryngées presque nulles et pulmonaires tout à fait insignifiantes on a trouvé de la tuberculose trachéale (*forme primitive*).

1. — FORME SECONDAIRE

On conçoit très bien que les *formes secondaires* qui surviennent à une période très avancée de la tuberculose trachéale n'ont point d'histoire clinique et ces grandes ulcérations trachéales qu'on trouve à l'autopsie disséminées sur la trachée des phtisiques pulmonaires n'ont, le plus souvent donné naissance à aucun symptôme. Elles ne rétrécissaient pas le calibre de la trachée par leur masse ; n'ayant aucune tendance à la cicatrisation, elles ne sont pas susceptibles de produire une sténose cicatricielle, donc pas de dyspnée. Quant à la douleur, si tant qu'elle ait existé, il était difficile de la rapporter à sa véritable cause, de même que la dysphagie, chez un phtisique laryngé.

Au contraire, dans les cas où la tuberculose trachéale évolue d'une façon plus indépendante, quelques symptômes dominent la scène et méritent de fixer l'attention.

On peut rapprocher des formes secondaires de tuberculose trachéale celle où il y a contamination par *ganglions tuberculeux péritrachéaux*. Le ganglion tuberculeux adhère à la trachée, provoque une dépression de la muqueuse et vide son contenu dans la trachée.

Les cas d'ouverture de ganglions tuberculeux dans la trachée sont évidemment rares, et sur 1.800 autopsies du Midllesex Hospital Welker l'a rencontrée 6 fois (1). Nous avons observé cette éventualité chez un jeune enfant que nous avons dû trachéotomiser d'urgence et chez lequel nous avons placé une longue canule, dépassant la compression trachéale, par adénopathie trachéo-bronchique. L'enfant a guéri en rendant en deux vomiques successives du pus caséeux qui était certainement dû à l'ouverture du ganglion suppuré dans la trachée.

Gandiani, en 1904, a rapporté le cas d'un enfant qui a succombé à cet accident malgré la trachéotomie.

II. — FORME PRIMITIVE

a) Forme ulcéreuse. — Les ulcérations tuberculeuses de la trachée ne se manifestent pas par des symptômes cliniques bien nets, il s'agit de petites ulcérations lenticulaires qui criblent une grande étendue de la paroi trachéale, en général très nombreuses, de telle sorte que la muqueuse saine qui les sépare a moins d'étendue qu'elles. Tantôt isolées et de petites dimensions, tantôt formant par leur confluence des pertes étendues de substance, elles occupent de préférence la paroi postérieure de la trachée, principalement dans son tiers inférieur.

Elles peuvent gagner en profondeur les anneaux cartilagineux dont elles provoquent l'ossification partielle ou la nécrose d'où perforation de la trachée, fistule œsophagotrachéale, etc. Dans quelques cas rares, il y a tuberculose de la trachée sans ulcérations, la muqueuse est tuméfiée inégalement, c'est l'infiltration tuberculeuse. La symptomatologie de ces ulcérations tuberculeuses est masquée par celle des lésions du larynx.

Dans des cas exceptionnels, on a noté de la dyspnée progressive, toux douloureuse, expectoration muco-purulente.

Ainsi Valette (2) a publié l'observation d'une femme de 45 ans qui présentait, depuis des mois, sans altération de la voix, sans dysphagie, une toux rauque avec douleur rétrosternale et expectoration muco-purulente, et un cornage progressif avec dyspnée presque continuelle qui finit par déterminer la mort. Dans les derniers temps, l'affection se compliqua

---

(1) Gandiani, *Deuts. Med. Woch.*, 1904, n° 24.
(2) Voir Collet, *De la tuberculose du larynx et de la trachée* (1913, O. Doin).

d'ulcération tuberculeuse du pharynx. L'autopsie montra un larynx normal, mais des ulcérations de la trachée commençant à 2 centimètres environ au-dessous des cordes vocales. A partir de ce point, toute la trachée était le siège d'une vaste ulcération occupant tout son pourtour.

b) Forme végétante. — Les tumeurs végétantes de la trachée sont très rares, puisqu'elles ne sont pas signalées dans la statistique de Krieg (1908), Bruns. Cependant, Fein (1) a présenté à la Société de laryngologie de Vienne un malade de 17 ans, opéré par lui, par la voie endo-trachéale, d'une tumeur du volume d'une noisette, occupant la partie supérieure de la trachée. C'était un granulome tuberculeux typique ; le malade n'avait aucune autre lésion tuberculeuse.

D'autres tumeurs tuberculeuses, à la partie supérieure de la trachée, ont été également observées : par Schmiegelow sur sa paroi antérieure, par Schnitzler sur sa paroi postérieure, par Avellis sous la commissure antérieure.

II. Schrötter (2) a rapporté l'observation d'une femme de 36 ans, dyspnéique depuis deux mois. L'examen au miroir montrait au-dessous des cordes vocales des masses irrégulières, végétantes, qui rétrécissaient fortement la lumière de la trachée. A la trachéoscopie supérieure, à 23 centimètres de l'arcade dentaire, fente piriforme entourée de nodules, gris rougeâtre, où le microscope mettait en évidence un tissu de granulations, parsemé de cellules géantes. L'expectoration contenait des bacilles d'une façon inconstante, mais on put en mettre en évidence sur l'une des coupes. Il s'agissait donc d'un cas de tuberculose primitive du segment inférieur de la trachée. Le traitement consista, sans recourir à la trachéotomie, dans l'ablation des granulations, cautérisation à l'acide lactique, puis en dilatations consécutives de la sténose.

La symptomatologie est caractérisée par de la dyspnée avec intégrité du larynx.

L'examen au miroir peut suffire pour apercevoir, dans l'écartement des cordes vocales, des néoplasmes tuberculeux ou des rétrécissements tuberculeux du segment supérieur de la trachée. La trachéoscopie directe sera nécessaire pour diagnostiquer et traiter (H. Schrötter) les lésions de son segment inférieur. Dans la forme néoplasique, c'est un noyau rouge framboisé, qu'on aperçoit au-dessous des cordes vocales ; dans les formes végétantes, ce sont des granulations, ne laissant entre elles qu'une fente piriforme visible à la bronchoscopie (Schrötter).

Le traitement, à part quelques cas exceptionnels, sera la trachéotomie, et l'extirpation de la tumeur si l'état général le permet, tel est le cas de Schrötter, cité plus haut.

<hr>

(1) Fein, *Société de laryngologie de Vienne.* 7 fév. 1906.
(2) H. Schrötter, *Deut. Med. Woch.,* 1901, n° 28, p. 459 à 462.

Sclérome. — Le sclérome de la trachée et des bronches a été surtout traité à l'aide de la trachéo-bronchoscopie par Piniazeck et ses élèves. Dès 1905 Nowotny en mentionnait 42 cas. D'importantes contributions ont été fournies à ce sujet pas d'autres auteurs, notamment par l'école de Chiari. Bien que cette affection soit limitée à certaines régions, les cas sporadiques s'accumulent. Ainsi quiconque s'occupe de bronchoscopie doit s'attendre à examiner un malade de cette catégorie.

STÉNOSES CICATRICIELLES

A part les sténoses du larynx, il existe des sténoses cicatricielles isolées de la trachée seule ou de la trachée et des grosses bronches.

Les *sténoses cicatricielles* peuvent se diviser naturellement, d'après leur siège, en crico-trachéales et trachéo-bronchiques.

I. — STÉNOSES CRICO-TRACHÉALES

Les sténoses crico-trachéales sont la plupart du temps traumatiques. Le traumatisme peut être *accidentel*, plaie par instrument coupant qui a déterminé à sa suite une cicatrice de réparation, corps étranger qui a séjourné très longtemps dans le larynx (écaille d'œuf dans un de nos cas), ou *opératoire*, les plaies de trachéotomie laissant très souvent à leur suite un rétrécissement valvulaire, ou un éperon. Lorsque le port de la canule a été prolongé, il existe, au niveau et au-dessus de celle-ci, une sorte d'anneau scléro-cicatriciel, plus ou moins étendu, qui peut obturer complètement, et petit à petit, la lumière trachéale.

Le *tubage*, et surtout le tubage répété ou maladroit, amène des adhérences, des cicatrices dans la portion toute supérieure de la trachée et au niveau du cricoïde, et beaucoup d'anciens tubards sont devenus canulards. Enfin, certaines *maladies infectieuses*, à déterminations laryngées, comme la fièvre typhoïde, qui se compliquent des lésions de chondrite, de périchondrite du larynx et de la partie supérieure de la trachée, amènent ultérieurement des sténoses cicatricielles de ce conduit.

II. — STÉNOSES TRACHÉALES

Les sténoses trachéales proprement dites sont moins fréquentes ; elles peuvent siéger au niveau de la bifurcation et atteindre en même temps l'une ou les deux bronches, devenant alors *trachéo-bronchiques*. Elles sont le plus souvent la conséquence des gommes, des lésions syphilitiques tertiaires. Elles occupent alors plusieurs anneaux de la trachée, ou une certaine longueur de la bronche. Elles peuvent exceptionnellement être traumatiques. Ch. Jackson relate le cas d'une sténose cicatricielle de la trachée, due au séjour prolongé d'un penny dans l'œsophage chez un enfant de 2 ans, qui avait ulcéré secondairement le conduit trachéal.

De même, une plaie, ou l'irritation produite par le séjour prolongé d'un corps étranger de forme irrégulière dans la *bronche*, peut amener un rétrécissement de celle-ci. Killian cite plusieurs cas de corps étrangers bronchiques anciens qu'il a dû enlever à travers une sténose de la bronche. Nous avons eu à extraire un corps étranger intrabronchique (culot de crayon), qui siégeait au delà d'un véritable rétrécissement de la bronche et qu'il a nous fallu dilater pour arriver au corps étranger.

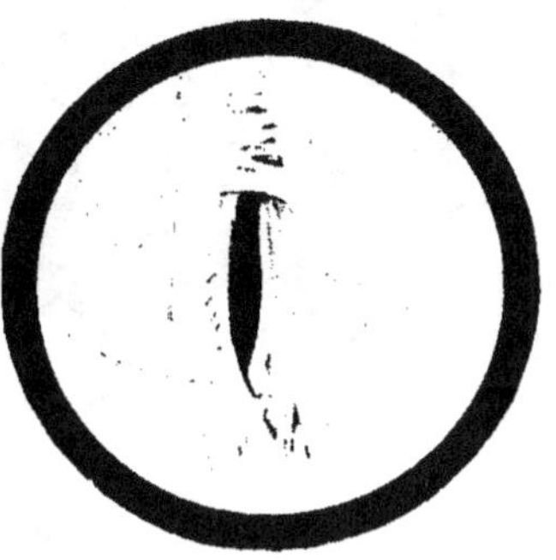

Fig. 198. — Sténose cicatricielle sous-glottique, post-diphtérique.

Ces sténoses peuvent être consécutives à des maladies infectieuses. Melzi et Cagnola citent un cas de rétrécissement sous-glottique post-typhique consécutif à une fièvre typhoïde et un autre du tiers supérieur de la trachée consécutif à la diphtérie. Nous en avons diagnostiqué une, chez un enfant de huit ans, qui se présentait sous l'aspect de la figure 198.

STÉNOSES TRACHÉALES CICATRICIELLES PAR BLESSURES DE GUERRE

Il n'est point rare qu'une sténose laryngée et cricoïdienne consécutive à une blessure de guerre, empiète sur la partie supérieure de la trachée, mais les sténoses trachéales peuvent exister à l'état isolé.

Dans sept cas, la trachéoscopie directe nous a permis de rattacher les troubles dyspnéiques ressentis par le patient à une *sténose trachéale à l'exclusion de toute lésion laryngée*. Dans deux, il n'y avait qu'une diminution peu marquée du calibre de la trachée dont la paroi présentait une simple cicatrice étoilée à l'endroit où elle avait été perforée par le projectile (V. fig. 206). Dans deux autres cas, le rétrécissement trachéal était dû

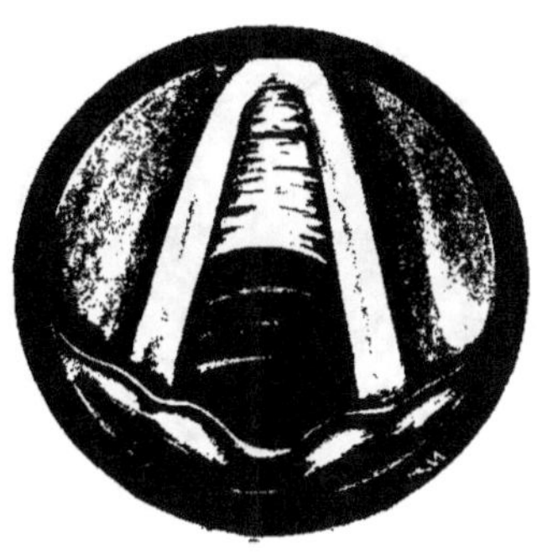

Fig. 199. — Sténose bi-valvulaire sous-glottique par blessure de guerre (laryngoscopie directe).

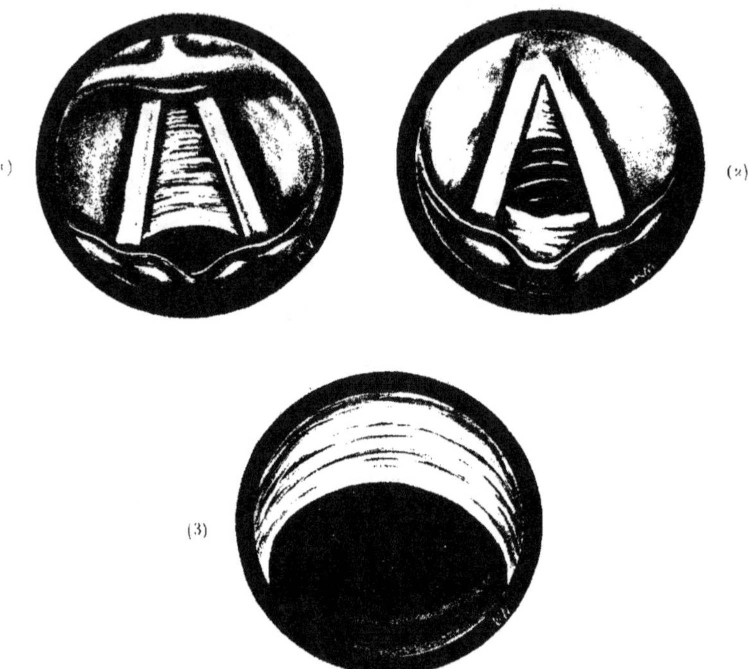

Fig. 200, 201 et 202. — Les trois aspects d'une bride cicatricielle sous-glottique suivant le mode d'examen : (1) Laryngoscopie au miroir donne renseignement faux ; il semble que la sous-glotte soit obstruée toute entière ; (2) Laryngoscopie directe : la sténose est nettement limitée au tiers antérieur ; (3) La trachéoscopie montre la forme et l'étendue exacte de cette bride.

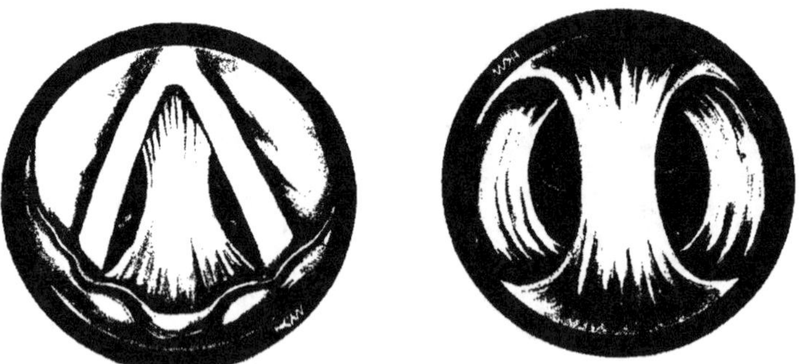

Fig. 203 et 204. — Diaphragme cicatriciel, intratrachéal consécutif à blessure par balle. Vue à la laryngoscopie directe ; le même D figure 204 à la trachéoscopie, noter la forme très curieuse qu'il présente, ne laissant pour la respiration que deux orifices latéraux.

à une cicatrice épaisse pariétale affectant la forme d'une valvule semi-
lunaire analogue à celle que nous avons décrite dans le larynx (1)

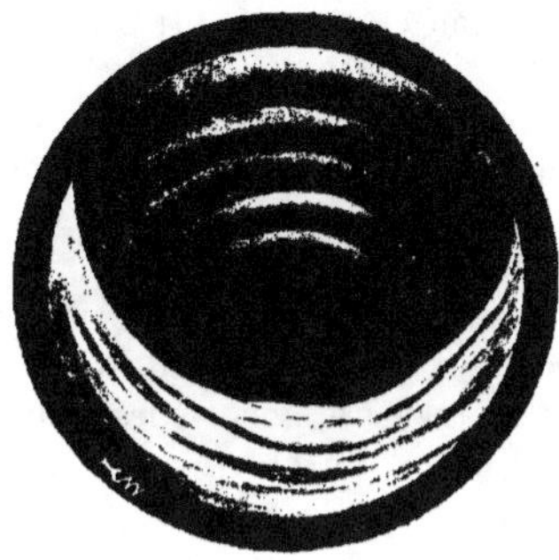

Fig. 205. — Valvule cicatricielle, intratrachéale consécutive à une plaie par éclat
d'obus vue à la trachéoscopie directe.

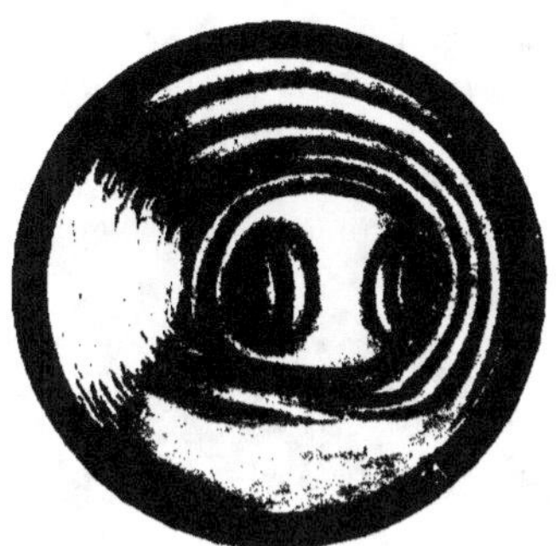

Fig. 206. — Cicatrice latérale par blessure de guerre.

(fig. 205). Chez deux blessés, dont la partie moyenne de la trachée avait
été traversée par un éclat d'obus, la lumière était partiellement obstruée
par une sorte de saillie rougeâtre augmentant considérablement dans
l'effort au point d'occuper les deux tiers de ce conduit ; il s'agissait d'une
sorte de *hernie de l'œsophage à l'intérieur de la trachée*, due à une déhiscence de la paroi postéro-latérale de ce conduit.

L'examen direct nous a fait constater la présence, chez un blessé de la
partie inférieure du cou par balle tirée à
bout portant admis dans notre service
avec de la dyspnée, du tirage sus-sternal, d'une sorte de *diaphragme* (V. fig.203
et 204) obstruant à peu près complètement la trachée au niveau du 3e anneau
et ne laissant pour la respiration que
deux petits orifices latéraux, diaphragme
qu'il nous a été facile de réséquer à la
pince par les voies naturelles.

Les lésions *laryngo-trachéales par gaz
toxiques* ont laissé souvent des séquelles
cicatricielles du côté de l'arbre laryngo-
trachéal. L'organe qui a été le plus souvent touché c'est le larynx, toutefois la
trachée a pu secondairement l'être également.

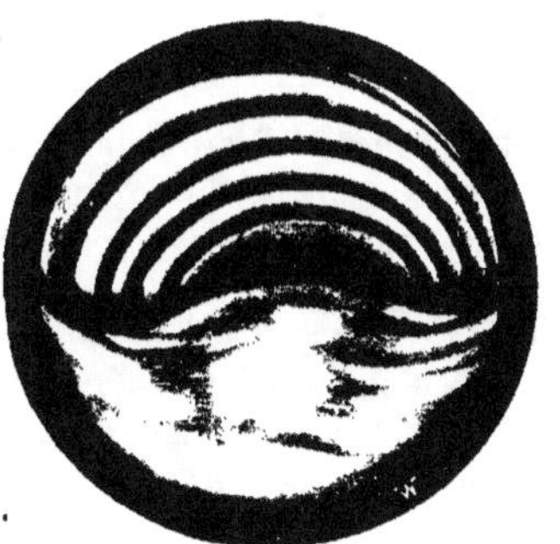

Fig. 207. — Balle incluse sous la
paroi postérieure de la trachée.

<hr>

(1) Voir Guisez, *Livre sur les Séquelles oto-laryngologiques*. Baillière, 1922.

Chez un blessé évacué de l'hôpital de Dijon vers notre Centre en mai 1918, et adressé par notre collègue Cousteau, la dyspnée était due à une obstruction de la sous-glotte se présentant à la laryngoscopie directe *comme une sorte de valvule cicatricielle* laissant un tout petit pertuis rejeté vers la gauche, par où se faisait la respiration (V. fig. 208). L'ouverture du larynx et de la trachée montra une *sténose cicatricielle crico-trachéale* occupant presque tout l'anneau cricoïdien et, au niveau de la trachée un rétrécissement infundibuliforme cicatriciel par brides s'étendant en bas jusqu'au 4e anneau (1).

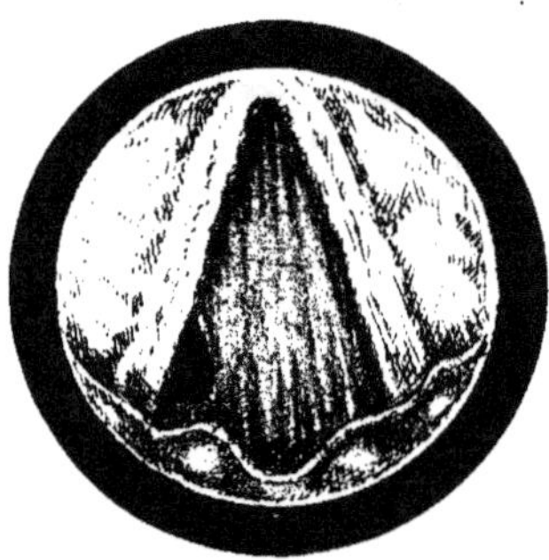

Fig. 208. — Sténose valvulaire sous-glottique par gaz.

de la trachée (V. fig. 207).

Les sténoses cicatricielles laryngo-trachéales se manifestent au bout d'un temps très variable, de quelques semaines à plusieurs mois ; elles peuvent être tardives : ainsi un blessé en mai 1915, par une balle qui a traversé le larynx, n'a dû être trachéotomisé qu'en octobre suivant. Un autre blessé, au début de juin 1915, par un éclat d'obus qui est venu se loger sous la corde vocale, n'a présenté de phénomènes dyspnéiques qu'en *novembre* suivant.

Enfin citons comme cause de sténose tout à fait exceptionnelle la présence d'un projectile sous la paroi postérieure

TRAITEMENT

Les sténoses cicatricielles sont justiciables d'une thérapeutique tout à fait précise. Il est bien évident que, s'il y a dyspnée intense, menace d'asphyxie, il est indiqué de recourir au plus tôt à la trachéotomie. Dans certains cas, très limités d'ailleurs, on a pu employer avec succès le tubage. Mais la trachéotomie, une fois faite, ou si on a pu l'éviter dans les cas moins graves, il devient indiqué d'essayer de rendre aux conduits obturés un calibre voisin de la normale.

Tout d'abord, à *titre préventif*, s'il existe des granulations, des fongosités, des végétations à la portion inférieure d'une plaie de trachéotomie, il est toujours facile de les enlever et de les cautériser avec une solution saturée de résorcine ou d'acide chromique à 1/50.

(1) Lannois et Sargnon ont rapporté également deux cas (Société Française, mai 1919) de sténoses cicatricielles graves de la trachée par gaz toxiques.

a) Les sténoses cicatricielles proprement dites du *larynx et de la portion supérieure de la trachée* devront être *dilatées par des bougies* coniques et appropriées, telles que les bougies à empreintes et les tubes dilatateurs de Schrœtter, mais elles ont les plus grandes tendances à la récidive. Dans deux cas que nous avons eu à soigner, nous avons employé avec succès *l'électrolyse circulaire :* à l'aide de boules de calibre croissant, que l'on introduit progressivement dans le larynx, il est possible de dilater de plus en plus le rétrécissement cicatriciel, qui fond véritablement au contact de l'électrode. Mais ces modes de thérapeutique ne donnent de résultats que dans les sténoses peu accentuées.

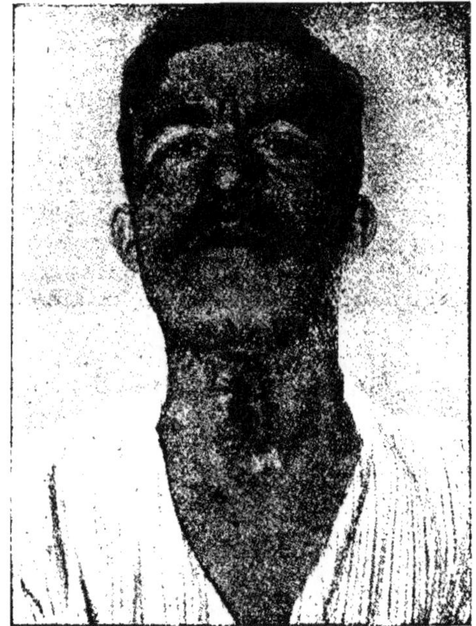

Fig. 209. — Plaie de laryngotrachéostomie un mois après l'opération.

Dans les cas graves, il est indispensable de recourir à l'opération chirurgicale, la *crico-trachéostomie* qui, en laissant le larynx et la portion supérieure de la trachée ouverts, permet la dilatation caoutchoutée. Nous l'avons employée un certain nombre de fois dans le cas de blessures de guerre de la trachée (V. fig. 209).

b) Les sténoses de la trachée, dans sa portion cervicale, seront dilatées par les mêmes procédés, à l'aide des méthodes endoscopiques, la mise à demeure des drains en caoutchouc, les bougies ou sondes à électrolyse circulaire.

V. Schrœtter emploie un tube spécial qu'on laisse à demeure en le fixant par un fil suffisamment long pour qu'il puisse passer par la bouche ou qu'il sorte par la plaie de trachéotomie. Ces tubes sont placés à l'aide d'un tube bronchoscopique spécial à extrémité inférieure dilatée servant de mandrin.

Il est évident que, s'il y a perte de substance cartilagineuse, la chirurgie reprendra tous ses droits, et différentes *opérations plastiques* ont été entreprises avec succès en mettant des matières rigides (os, cartilages) à la place de la substance qui a été perdue.

c) Il est quelquefois indiqué également de dilater les *bronches* sténosées, soit dans le but de faciliter la respiration, soit pour permettre l'expulsion des sécrétions, soit pour aller à la recherche d'un corps étranger. Il est possible, ainsi que nous l'avons vu, de repérer par la bronchoscopie le degré et le siège exact de la sténose, et endoscopiquement dilater la région rétrécie.

Pour remplir ce but, la méthode la plus employée, encore actuellement, est la suivante. Avec une pince, à travers le bronchoscope, on place une tige de laminaire qui est enfoncée dans la portion rétrécie et qui doit y rester durant une vingtaine de minutes. Elle est ensuite retirée, grâce au fil qui, au préalable, a été fixé à son extrémité supérieure. La tige est alors enlevée et un tube métallique en argent ou en aluminium, dont les dimensions varient de 3 à 10 millimètres de diamètre, est alors placé dans la sténose. Ce tube présente en son milieu une portion rétrécie de façon à ce qu'il reste en place, et ne soit pas expulsé par les accès de toux.

CHAPITRE III

RÉTRÉCISSEMENTS D'ORIGINE EXOGÈNE

STÉNOSES PAR COMPRESSION DE LA TRACHÉE

Les sténoses trachéales et bronchiques ont souvent une cause extrinsèque.

La trachée, tout comme l'œsophage, est en rapport avec des organes dont l'hypertrophie pourra rétrécir son calibre. Il s'agit soit d'hypertrophie du *corps thyroïde*, soit d'*adénopathies* trachéale ou trachéo-bronchique, soit d'*anévrysme de l'aorte*, ou bien de *tumeurs bénignes* ou *malignes des organes voisins*. Bien que la trachée soit plus rigide que l'œsophage, elle se laisse facilement déprimer et comprimer.

L'examen trachéoscopique rend facilement compte des différents aspects de la trachée et fait faire le diagnostic du mode de *compression*.

L'*hypertrophie thyroïdienne* est celle qui retentit le plus souvent du côté de la trachée. La compression prend, à l'endoscope, différentes formes, suivant la façon dont elle s'exerce (en forme de lame de sabre, de fourreau, de croissant) elle peut être unilatérale, simple ou double ou même multiple à la même hauteur ou à différents niveaux (V. fig. 213) ; elle peut même pénétrer dans la trachée elle-même (*goitre endotrachéal*). D'autres fois le goitre peut être *plongeant* et la compression est tout à fait inférieure, en arrière de la fourchette sternale. Dans ce cas surtout, la trachéoscopie est utile, car elle révèle le siège exact de la compression, qui ne se manifeste par aucun signe extérieur.

Le travail de Wild, de 1905, qui porte sur 1.000 cas de trachéoscopie, dans le goitre, amène à des conclusions tout à fait intéressantes. L'auteur insiste, en particulier, sur la valeur de l'examen direct, bien supérieur aux rayons X, en pareil cas, surtout dans les torsions multiples de la trachée.

Les rayons X révèlent seulement les compressions latérales et ne sont d'aucune utilité pour les compressions antérieures ou postérieures. Au contraire, la trachéoscopie montre très bien les déformations par compression. Il se fait une sorte de voussure au niveau du point comprimé, toujours facile à apercevoir, quel que soit son siège (V. fig. 210). On peut voir aussi si la paroi trachéale a été perforée, s'il s'agit de goitre endo-trachéal. En tout cas, il est toujours facile, par la trachéoscopie directe, de déterminer si la cause de la dyspnée est bien due à la compression trachéale ou s'il n'y a point d'autre compression bronchique ou des contractions des petites bronches indépen antes de toute sténose exogène (Ephraïm).

En cas de goitre plongeant susceptible de comprimer la trachée, les données de la trachéoscopie sont particulièrement utiles car rien n'indique souvent au point de vue clinique qu'il y a tumeur intrathoracique. Chez une malade adressée en mai 1908 par le Dʳ Mougeot, de Bar-

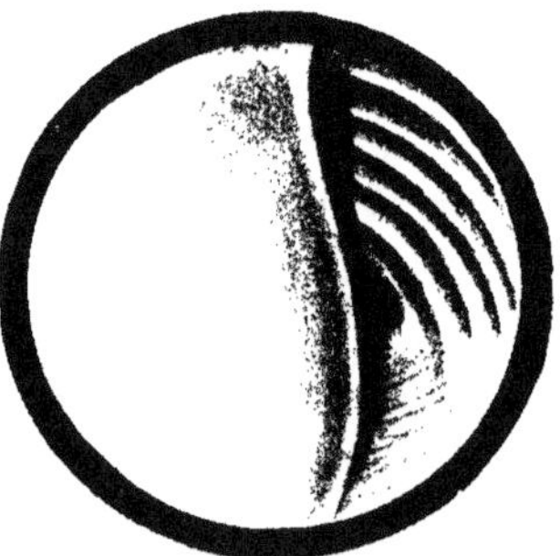

Fig. 210. — Sténose trachéale au tiers supérieur par goitre.

le-Duc, l'examen trachéoscopique fait avec un tube de 11 millimètres, montre des aspects différents suivant le point où on examine la trachée. En haut c'est la paroi gauche qui est aplatie, puis si l'on descend le tube on voit que la lumière de la trachée est tout à fait normale. Enfin lorsque l'on arrive à 3 centimètres au-dessus de la bifurcation, il semble alors que la compression s'accuse sur la paroi droite de la trachée alors que la paroi gauche est de nouveau normale. La compression supérieure était due au goitre externe très volumineux, et la compression inférieure au goitre dans le thorax.

Exceptionnellement il peut y avoir compression de la trachée dans le tout jeune âge par le corps thyroïde, et Ch. Jackson (*loc. cit.*), rapporte le cas d'un enfant qui fut trachéotomisé en pleine asphyxie, et grâce à une longue canule dépassant le siège de la compression il put sauver son petit malade.

L'examen trachéoscopique met en garde contre cette conclusion que la dyspnée d'un goitreux est invariablement due au goitre. Elle peut être d'origine pulmonaire ou cardiaque ou autre. C'est ainsi que Wild a constaté chez une jeune fille goitreuse des crises de dyspnée hystérique et chez un homme des papillomes de la trachée comme cause initiale. Kahler a trouvé chez une femme goîtreuse un carcinome de la bronche droite, et Ephraim, ainsi que nous-même, un anévrysme aortique chez une dyspnéique avec petit goitre.

Il est généralement facile, avec un tube de petit calibre, de franchir la région rétrécie, d'apprécier le degré exact, l'étendue de la sténose, jusqu'où elle se prolonge. On comprend toute l'importance d'un pareil diagnostic. Il dicte au chirurgien l'intervention utile pour le malade, énucléation, extirpation, ou, si celui-ci n'accepte pas l'opération radicale, il indique en quel point la trachéotomie doit être faite, et quelle canule il

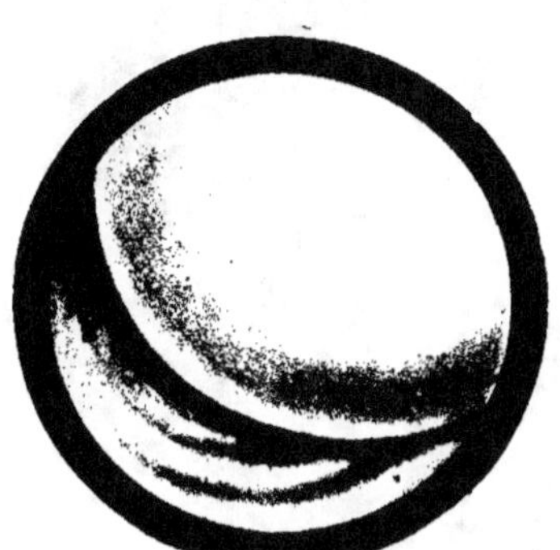 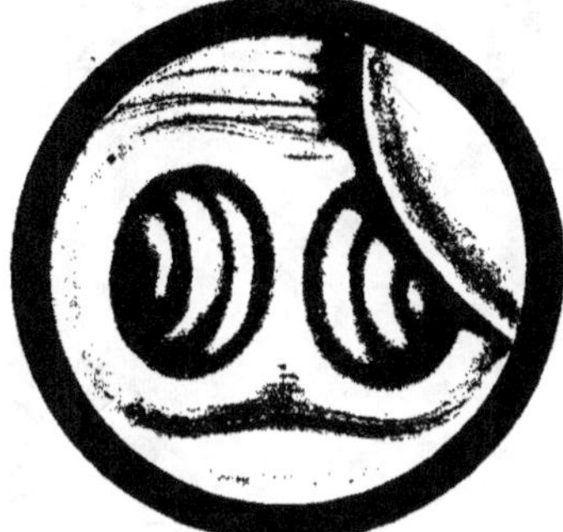

Fig. 211. — Compression de la trachée par goitre plongeant, vue endoscopique.   Fig. 212. — La même, vue inférieure.

faut employer pour dépasser la sténose. La collaboration de la bronchoscopie avec la chirurgie donnera les meilleurs résultats.

L'hypertrophie thymique est aussi une cause de sténose chez l'enfant. Mais la plupart du temps elle survient chez le nourrisson, alors que la bronchoscopie est impossible à appliquer. Chez l'enfant plus âgé, elle fournit au chirurgien les mêmes indications que l'hypertrophie thyroïdienne chez l'adulte.

Ch. Jackson a observé une compression thymique de la paroi antérieure de la trachée chez un enfant de 4 ans, et nous-même chez deux enfants de 5 et de 6 ans et demi.

Chez le tout jeune enfant, également, la compression peut être causée par un abcès rétro-pharyngien ou rétro-trachéal (Kœrner, Piniazeck, Guisez).

Les *anévrysmes aortiques* sont souvent une découverte de la trachéoscopie ; nous avons examiné six malades adressés pour des sténoses de la trachée et chez qui nous avons pu diagnostiquer une ectasie aortique, laquelle avait échappé aux moyens cliniques ordinaires et même aux rayons X.

Déjà en 1906, Killian avait indiqué que les anévrysmes de l'aorte peu vent souvent être diagnostiqués de façon beaucoup plus précoce par la bronchoscopie que par les autres méthodes.

Nous avons rapporté plusieurs cas d'anévrysmes ne présentant aucun signe clinique, qui ont été des trouvailles véritables de trachéoscopie

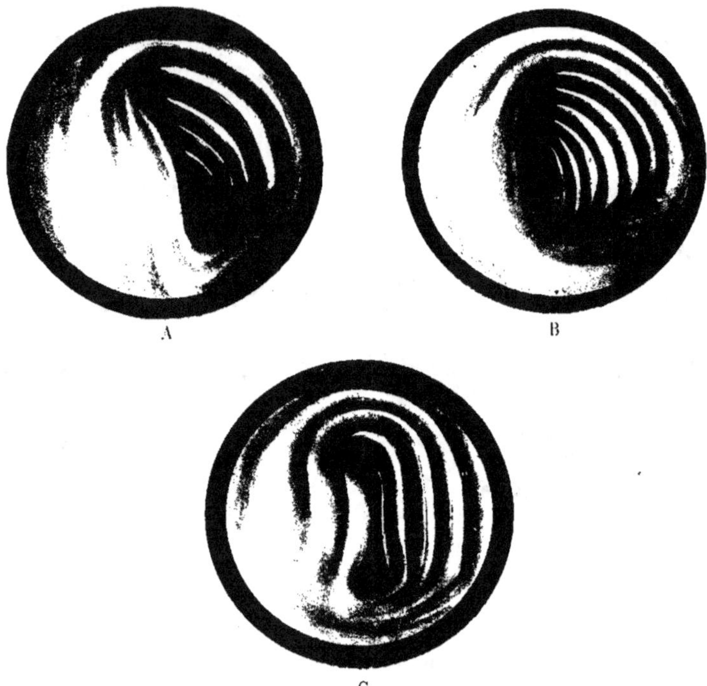

Fig. 213, 214 et 215. — Compression de la trachée par goitre. Les différents formes et degré qu'affecte cette compression suivant le niveau auquel on l'observe. A, deuxième anneau trachéal ; B, tiers moyen de la trachée (la compression est moins marquée) ; C, tiers inférieur immédiatement au-dessus de la bifurcation à l'entrée de la bronche droite (la sténose est à peu près complète).

et si en général des phénomènes de dyspnée, de tirage sus-sternal, de toux retentissante à timbre aboyant (1) peuvent être de par la clinique rapportés à leur véritable cause : une compression des voies aériennes supérieures par un anévrysme, néanmoins la trachéoscopie nous a permis dans

(1) La toux de compression est particulièrement pathognomonique, ce n'est ni la toux coqueluchoïde, ni la toux rauque, c'est la toux aboyante profonde et grave à retentissement sonore, à timbre caverneux : qui l'a entendue la retient, et selon le mot de Gorel « elle oriente l'examen ».

trois cas de diagnostiquer des anévrysmes qui, au point de vue clinique, étaient absolument latents. C'est ainsi que chez un malade de l'Hôpital Necker, et vu dans le service du Dr Barth en 1908, la dyspnée était due à une compression trachéale, celle-ci était comme aplatie d'avant en arrière : la paroi antérieure était, signe tout à fait caractéristique, comme animée de battements et soulevée par une tumeur à expansion qui ne pouvait être qu'une ectasie aortique.

2° Dans un autre cas la trachée était refoulée de gauche à droite par une tumeur externe qui imprimait une encoche sur sa paroi antérieure, et en inclinant le tube légèrement vers la gauche, on put constater une obstruction à peu près complète de la bronche gauche par une ectasie aortique.

Enfin dans un troisième adressé par le Dr Tibaudet (1911), la trachéoscopie a confirmé les résultats de l'œsophagoscopie qui indiquait une sténose de ce conduit par une tumeur à expansion le comprimant à son tiers moyen. La trachée apparut comme

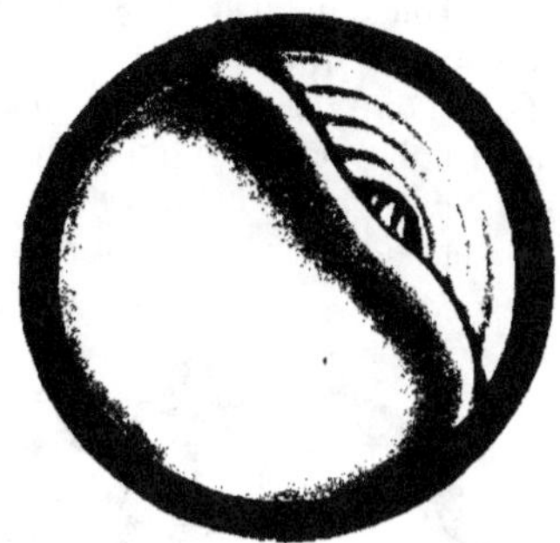

Fig. 216. — Compression de la trachée au tiers inférieur par tumeur médiastine (ectasie aortique).

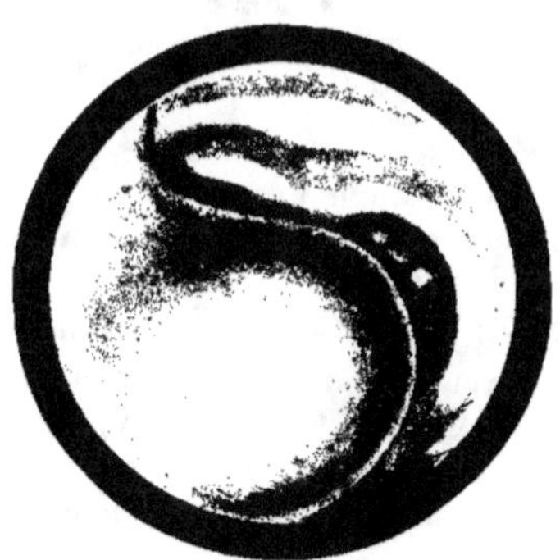

Fig. 217. — Compression de la trachée par adénopathie trachéo-bronchique.

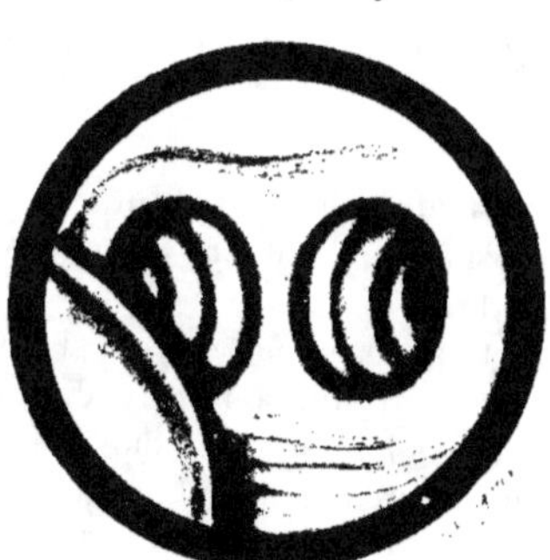

Fig. 218. — La même vue immédiatement au-dessus de la bifurcation.

comprimée et aplatie au niveau de sa paroi latérale gauche, expliquant ainsi l'origine de la dyspnée (V. fig. 216). Les rayons X dans ce dernier cas ne donnaient aucune apparence bien nette d'ombre médiastinale.

(1) V. *Archives des maladies du cœur*, n° avril 1909.

Il est facile de diagnostiquer endoscopiquement ces ectasies aortiques,
qui compriment la trachée. C'est presque toujours la paroi latérale gauche
ou postérieure de la trachée qui est refoulée, par la crosse aortique, au
moment où elle croise la trachée. On aperçoit une tumeur lisse, saillante,
animée quelquefois de mouvements d'expansion ; mais ceux-ci ne sont
point constants. On est souvent effrayé, surtout lors des premières trachéoscopies que l'on fait, des battements aortiques propagés à ce conduit,
et qui n'ont absolument rien d'anormal cependant. Toute tumeur comprimant la bronche peut montrer des pulsations transmises à la trachéoscopie
sans qu'il s'agisse pour cela d'un anévrysme. Et nous conclurons, comme
Ch. Jackson, si une compression douée de mouvements d'expansion a

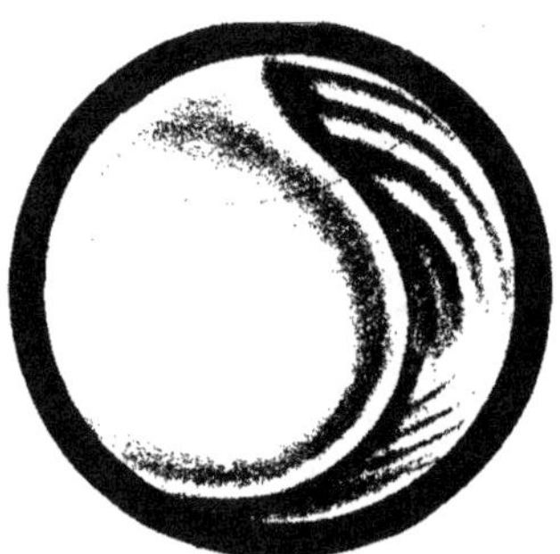 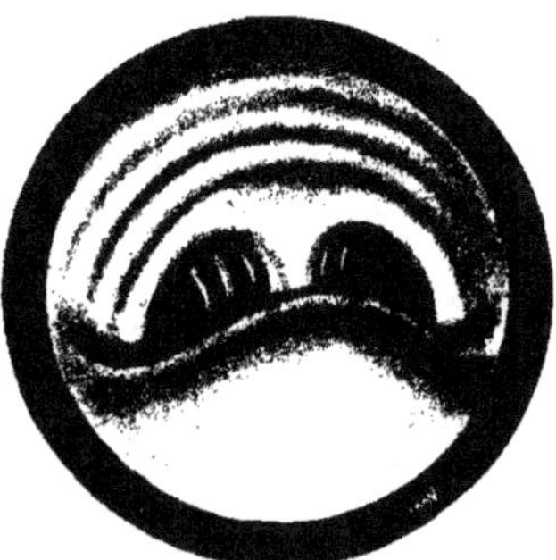

Fig. 213. — Compression trachéale par
adénopathie trachéo-bronchique.

Fig. 214. — Compression du tiers inférieur de la trachée par goitre plongeant.

une grande valeur au point de vue diagnostic, une bronchoscopie négative n'a aucune valeur. Les rayons X et les signes cliniques gardent alors
toute la leur.

Certains accidents ont été signalés par différents auteurs qui, à la suite
soit de l'introduction du tube, soit de l'excision pour analyse biopsique,
ont eu des hémorragies mortelles. Piniazeck, Schrœtter, Novotny, Mann et
d'autres auteurs disent qu'il faut en général essayer de franchir l'anévrysme, car les malades se trouvent soulagés par le tube qui amène toujours un certain degré de refoulement et une respiration beaucoup meilleure les jours suivants. Kahler cite un cas de soulagement de la dyspnée
par la dilatation bronchique dans un anévrysme.

Mais semblable pratique nous semble condamnable et, pour notre part,
nous croyons que, dès que l'on soupçonne un anévrysme, on ne doit
essayer de le franchir que si la compression est très peu marquée ; mais,
si elle l'est davantage, il faut s'abstenir de toute manœuvre.

L'oreillette gauche hypertrophiée peut comprimer la bronche gauche.
Kahler en a rapporté récemment quelques cas typiques, et l'on devra

toujours se méfier lorsqu'on fait pareille constatation, au cours d'un examen trachéoscopique.

L'*adénopathie trachéo-bronchique* est une cause de sténose trachéale et bronchique tout aussi fréquente. Nous avons eu l'occasion d'en diagnostiquer six cas, par le bronchoscope ; on sait combien est difficile ce diagnostic de par les signes cliniques. Les renseignements donnés par les rayons X ne sont point toujours probants, bien que cette méthode ait fait faire un grand pas au diagnostic des tumeurs intrathoraciques ; ils ne peuvent en tout cas indiquer les connexions des ganglions tuméfiés avec la bronche elle-même.

Or ceci est toujours possible par la bronchoscopie, d'après le siège de la compression (toujours au niveau de la partie inférieure de la trachée ou de la racine d'une grosse bronche), d'après sa forme en encoche limitée à une toute petite portion de la trachée ou de la bronche.

L'aspect le plus fréquent de la tuberculose des ganglions intertrachéobronchiques est un élargissement de l'éperon, qui peut être si marqué qu'il y a un véritable soulèvement en dedans de celle-ci, amenant une déformation de l'ouverture des deux bronches qui prennent alors une forme de croissant à concavité dirigée vers la ligne médiane. L'absence de mouvements de l'éperon en avant et en arrière, à chaque profonde inspiration est toujours pathognomonique d'une tumeur au niveau de la bifurcation, et celle-ci est en général tuberculeuse quoiqu'elle puisse être (plus rarement) maligne.

Rien ne ressemble parfois plus au point de vue clinique chez les jeunes enfants à un corps étranger bronchique qu'*une compression trachéale par adénopathie trachéobronchique.*

Chez un enfant de 22 mois envoyé à l'Hôpital des Enfants Malades (Service du Dr Méry (1912) pour du tirage sus-sternal et épigastrique ayant débuté brusquement, on pense à un corps étranger bronchique d'autant que la mère affirmait que tous les troubles avaient débuté alors qu'il se serait étranglé avec une dragée, à la suite de quoi il aurait fait un très violent accès de suffocation. Toutefois, elle ajoutait que deux mois auparavant il y avait eu des accidents analogues. L'examen trachéo-bronchoscopique nous fait constater, à 4 centimètres dans la trachée, une sorte de voussure de la paroi réduisant ce conduit à l'état de simple fente. Cette voussure est facile à dépasser avec le tube et n'occupe que 3 centimètres en hauteur, les bronches sont libres et il n'y a pas de corps étranger. Une trachéotomie basse avec canule spéciale un peu plus longue que les numéros habituels permit au petit malade de respirer librement.

Chez un autre (1), âgé de 4 ans, examiné avec le Dr Nepveu en décembre 1910 pour de la dyspnée survenue brusquement, la mère attribuait le

____

(1) *Comptes rendus de la Société de pédiatrie*, mars 1911.

début des accidents à la déglutition de morceaux d'amandes contenus dans un gâteau.

La *trachéoscopie* nous montra une trachée comprimée d'arrière en avant depuis le 3ᵉ anneau jusqu'un peu au-dessus de la bifurcation par une tumeur externe qui refoulait sa paroi postérieure de la gauche vers la droite.

Une *trachéotomie basse* avec longue canule rétablit la respiration. Température très élevée dans la suite, vomique purulente de matières caséeuses. Mais après une trachéoscopie inférieure qui montre que la trachée est libre, l'enfant peut être décanulé définitivement.

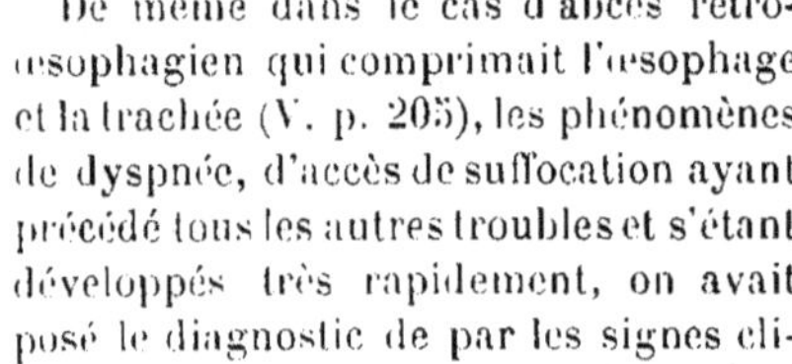

Dans un troisième, adressé de Tours par le Dʳ Tillaye, on pensait à un morceau de crayon dans la bronche d'après la radiographie, qui montrait une sorte d'ombre vers la bifurcation. Il y avait compression de la bronche gauche par un ganglion hypertrophié.

De même dans le cas d'abcès rétro-œsophagien qui comprimait l'œsophage et la trachée (V. p. 205), les phénomènes de dyspnée, d'accès de suffocation ayant précédé tous les autres troubles et s'étant développés très rapidement, on avait posé le diagnostic de par les signes cliniques, *de corps étranger bronchique*. Après la trachéotomie faite d'urgence, la trachéoscopie jointe aux rayons X permit seule d'établir le diagnostic (V. fig. 126)

Fig. 215. — Compression de la trachée par adénopathie trachéo-bronchique.

Quelques auteurs ont cité également des compressions trachéo-bronchiques, dues à des *ganglions syphilitiques hypertrophiés*. Kahler observa dans deux cas une lente rétrogression de la sténose après un traitement spécifique.

Pour les tumeurs du médiastin, citons les observations de Schrötter où, dans deux cas de lympho-sarcome du médiastin, il reconnut une sténose étendue d'une des grosses bronches, celles de Mann, d'Ephraim, celle de Kahler où cet auteur reconnut un carcinome entourant la partie inférieure de la trachée.

Quelques **conditions pathologiques de l'œsophage** comprimant la trachée peuvent être diagnostiquées par la *trachéoscopie*. Les abcès œsophagiens peuvent comprimer la trachée et se rompre dans ce conduit ; il s'agit là de phénomènes secondaires.

Nous avons publié récemment deux cas de compression de la trachée

____

(1) V. chapitre p. 203, Abcès rétro-œsophagiens et *Presse médicale*, avril 1922.

par abcès rétro-œsophagiens chez de tout jeunes enfants (1), et le signe clinique qui dominait le tableau était une dyspnée intense avec tirage qui a nécessité la trachéotomie; mais l'on peut observer aussi des compressions de la trachée par un corps étranger principalement chez l'enfant où ce conduit n'a aucune rigidité cartilagineuse ; ou par une tumeur œsophagienne, sans qu'il y ait pénétration de la paroi trachéale et nous avons relaté deux observations où il y avait dyspnée d'effort par compression de la trachée par tumeur de l'œsophage sans altération de sa paroi.

Enfin chez plusieurs malades examinés pour de la dyspnée de nature inconnue, nous avons trouvé que celle-ci était due à une *véritable hernie de l'œsophage* au niveau de la paroi postérieure de la trachée déhiscente. Chez l'un d'eux examiné en 1907 et adressé par le Dr Pickiewig, il existait à l'examen trachéoscopique, au niveau des deux premiers anneaux de la trachée, une *sorte de voussure qui faisait saillie sur la paroi postérieure de ce conduit* qui occupait à peu près les deux tiers de la lumière totale de la trachée (V. fig. 216) et qui cachait en grande partie l'éperon trachéal. Cette voussure se laissait déprimer et franchir facilement avec le tube et ne mesurait pas plus de 2 ou 3 centimètres en hauteur. C'était là la cause de la gêne respiratoire et de la petite toux qui secouait le malade depuis plusieurs années sans qu'on ait pu voir, ni dans son pharynx, ni dans ses bronches ou poumons, aucune cause qui pût l'expliquer.

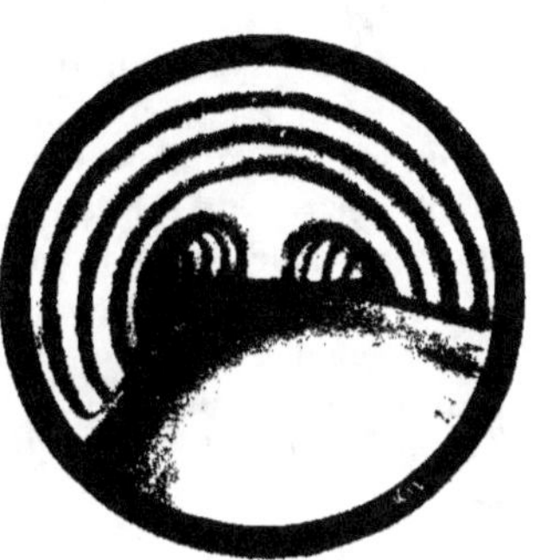

Fig. 216. — Hernie de la paroi postérieure de la trachée.

TRAITEMENT

Nous avons vu que lorsque la compression du tractus trachéobronchique est due à des ganglions syphilitiques hypertrophiés, on peut agir efficacement, et Kahler observa dans deux cas une lente rétrogression de la sténose, après un traitement spécifique.

Le diagnostic exact de compression étant posé par la trachéobronchoscopie dicte une thérapeutique appropriée : lorsque l'on a par la trachéoscopie constaté une compression par goitre plongeant, thymus, ou tumeur cervicale, on peut guérir son malade en agissant directement sur la tumeur par extirpation, énucléation, etc.; mais souvent il ne s'agit que d'un traitement palliatif; s'il y a phénomène d'asphyxie, la trachéotomie n'a de chance de donner quelque succès que si l'extrémité de la canule dépasse le point sténosé. Comme nous l'avons vu plus haut, dans deux cas que nous avons eu à soigner et où il y avait sténose de la portion inférieure de la trachée, nous avons rétabli la respiration grâce à une trachéotomie basse et à une longue canule qui dépassait le rétrécissement. Dans l'un d'eux, le petit malade a vidé à plusieurs reprises des ganglions caséifiés dans sa trachée et, à la suite d'un séjour prolongé au bord de la mer, il a pu être décanulé.

Dans certains cas on peut empêcher l'ouverture des masses caséeuses des ganglions suppurés dans la trachée d'avoir de funestes conséquences.

Quelques essais (Ephraim) thérapeutiques ont été faits dans ce sens, en empêchant l'irruption de masses suppurées dans l'intérieur de la bronche, ce qui chez les enfants était souvent une cause de mort subite. La longue canule sert à coup sûr de moyen de drainage pour l'évacuation au dehors. Il est probable que ce pronostic changera à l'avenir, et les cas de Panz et Wintermitz permettent de l'espérer. Ces auteurs citent en effet les observations de deux malades où il y eut ouverture de ganglion suppuré dans la bronche au voisinage de la bifurcation et où un écouvillonnage avec évacuation de l'abcès put être fait sous bronchoscopie par les voies naturelles amenant la guérison du malade.

VUES ENDOSCOPIQUES

(normales et pathologiques)

VUES ENDOSCOPIQUES (NORMALES ET PATHOLOGIQUES)

IMAGES DE L'ŒSOPHAGE NORMAL

1. Bouche de l'œsophage.
2. Portion cervicale supérieure.
3. Portion cervicale inférieure.
4. Portion thoracique un peu au-dessus de l'hiatus diaphragmatique.
5. Cardia normal.
6. Muqueuse gastrique immédiatement au-dessous du cardia.

VARIA

7. Compression de l'œsophage par adénopathie cervicale inférieure.
8. Angiome au niveau de la paroi postérieure du canal cardiaque.
9. Varices de la région du cardia.
10. Polype de l'œsophage du tiers inférieur obstruant en partie le cardia (tumeur bénigne).

CANCER DE L'ŒSOPHAGE (11 à 22)

11. Cancer forme infiltrante et bourgeonnante.
12. Cancer à forme sous-muqueuse et infiltrante.
13. Cancer greffé sur une grande dilatation de l'œsophage.
14. Cancer forme infiltrante et ulcéreuse.
15. Cancer du cardia forme infiltrante diffuse.
16. Ulcère cancéreux du tiers moyen de l'œsophage.
17.
18. Cancer forme bourgeonnante et polypeuse.
19.
20. Cancer forme sous muqueuse profonde.
21. Ulcère cancéreux du tiers inférieur de l'œsophage.
22. Le même après traitement par le radium (3 mois après) (cas n° 7, page 168) (malade soignée avec le Dr Guelpa) On constate la disparition complète de la tumeur.

VUES ENDOSCOPIQUES (NORMALES ET PATHOLOGIQUES) (*Suite*)

23. Syphilis de l'œsophage (gomme non ulcérée du tiers supérieur de l'œsophage).
24. Syphilis de l'œsophage. Gomme ulcérée au 1/3 supérieur de l'œsophage.
25. Lésions de brûlure récente, deux mois après l'accident (par potasse caustique) située un peu au-dessus du cardia.
26. Valvule cicatricielle incomplète du tiers moyen de l'œsophage par brûlure (caustique).
27. Sténose cicatricielle à forme limitée par corps étranger (sou enclavé depuis 4 ans au tiers moyen de l'œsophage) (V. page 157).
28. Sténose cicatricielle même forme par corps étranger (os).
29. Sténose cicatricielle valvulaire à la suite de blessure de guerre, à petit pertuis excentrique au tiers moyen de l'œsophage (plaie par balle).
30. Tuberculose de l'œsophage. Forme scléro-cicatricielle (obs. page 185).
31. Tuberculose de l'œsophage. Forme infiltrante et scléreuse (cas n° 1, p. 136).
32. Tuberculose de l'œsophage. Forme infiltrante scléreuse (cas n° 2, p. 136).
33. Diverticule de l'œsophage : à gauche, entrée du diverticule ; à droite, orifice proprement dit de l'œsophage.
34. ⎫
35. ⎬ Contracture spasmodique du canal cardiaque (cardiospasme).
36. Le même cardiospasme lorsqu'on essaie de le franchir avec le tube.
37. Sténose inflammatoire du cardia avec début de dégénérescence cicatricielle.
38. Sténose inflammatoire et cicatricielle de la bouche de l'œsophage (cas n° 1, page 239).
39. Aspect de la grande poche de dilatation avec les plis de sa paroi.

TRACHÉE

40. Ozène trachéo-bronchique.

Lésions cicatricielles de la trachée (partie supérieure) consécutives à blessure de guerre. Valvule laissant deux orifices latéraux. ⎱ 41. A la laryngoscopie directe. ⎰ 42. Avec le tube trachéal

43. Valvule trachéale cicatricielle en croissant par plaie par balle.
44. Fibrome de la trachée (à la laryngoscopie directe).

TABLE DES MATIÈRES

PREMIÈRE PARTIE

LES RÉTRÉCISSEMENTS DE L'ŒSOPHAGE

CHAPITRE PREMIER

MODES D'EXPLORATION DE L'ŒSOPHAGE

CHAPITRE II

RÉTRÉCISSEMENTS D'ORIGINE ENDOGÈNE

CHAPITRE III

STÉNOSES D'ORIGINE EXTRINSÈQUE PAR COMPRESSION DE L'ŒSOPHAGE

DEUXIÈME PARTIE

RÉTRÉCISSEMENT DE LA TRACHÉE ET DES BRONCHES

CHAPITRE PREMIER

EXAMEN DIRECT DE LA TRACHÉE ET DES BRONCHES

CHAPITRE II

LES RÉTRÉCISSEMENTS DE LA TRACHÉE
RÉTRÉCISSEMENTS D'ORIGINE ENDOGÈNE

RÉTRÉCISSEMENTS D'ORIGINE EXOGÈNE